临床全科医学理论与护理实践

初培罡　杨红菊　史富艳　孙海霞　连艳　温佳圣　主编

天津出版传媒集团

天津科学技术出版社

图书在版编目（CIP）数据

临床全科医学理论与护理实践 / 初培罡等主编. --
天津：天津科学技术出版社，2024.5
ISBN 978-7-5742-2068-3

Ⅰ．①临… Ⅱ．①初… Ⅲ．①家庭医学②常见病－护
理 Ⅳ．①R4

中国国家版本馆 CIP 数据核字(2024)第 088483 号

临床全科医学理论与护理实践
LINCHUANG QUANKE YIXUE LILUN YU HULI SHIJIAN
责任编辑：梁　旭
责任印制：兰　毅
出　　版：天津出版传媒集团
　　　　　天津科学技术出版社
地　　址：天津市西康路 35 号
邮　　编：300051
电　　话：（022）23332377
网　　址：www.tjkjcbs.com.cn
发　　行：新华书店经销
印　　刷：济南新广达图文快印有限公司

开本 787×1092 1/16 印张 30 字数 580 000
2024 年 5 月第 1 版第 1 次印刷
定价：149.00 元

临床全科医学理论与护理实践
编委会

前　言

随着时代的进步和医学领域的不断发展，人们对医疗服务的需求逐渐从单纯的疾病治疗转向全方位的健康管理。在这一背景下，全科医学以其独特的综合性、全面性的医疗服务模式，逐渐崭露头角，成为现代医学体系中不可或缺的一部分。全科医学不仅关注疾病的诊断与治疗，更注重患者的整体健康，包括生理、心理、社会等多方面的需求，体现了"以人为本"的医学理念。

护理实践作为全科医学的重要组成部分，对于患者的康复和生活质量提升具有至关重要的作用。全科护士不仅是医疗服务的提供者，更是患者健康的管理者、教育者和协调者。他们运用专业知识和技能，为患者提供全方位的护理服务，促进患者的身心康复，提高患者的生活质量。

本书《临床全科医学理论与护理实践》应运而生，旨在为读者提供一本系统、全面、实用的全科医学与护理实践的参考书。我们希望通过本书的阐述，能够帮助读者深入理解全科医学的核心理念和实践技能，掌握内科、儿科、关节与运动医学、精神健康等领域的护理知识和技巧，了解西药使用中的护理注意事项以及中医结合治疗的相关内容。同时，我们也希望本书能够为全科医学的发展和护理实践的提升贡献一分力量。

在本书的编写过程中，我们始终坚持内容全面、结构清晰、语言简洁的原则。全书共分为十八章，涵盖了全科医学的各个领域。第一章绪论部分对全科医学的定义、发展以及与专科医学的比较进行了详细阐述，为读者后续的学习奠定了基础。第二章至第四章聚焦于内科疾病，介绍了内科疾病的基本概念、分类、病因与发病机制、预防与诊疗原则，以及内科护理的基本技能和常见内科疾病的护理策略。这些内容对于提升内科护理实践水平具有重要意义。

第五章至第七章则专注于儿科领域，详细阐述了儿童的生长发育规律、营养与健康、保健与疾病预防等方面的知识，以及儿科常见疾病与治疗方法和儿科护理的特点与技巧。这些内容对于儿科护士和儿科医生来说具有重要的参考价值。

第八章至第十章围绕关节与运动医学展开，深入探讨了关节的解剖与生理、常见关节疾病及损伤以及运动医学的康复与护理原则。这些内容对于提升关节与运动医学领域的护理实践水平具有重要的指导意义。

第十一章至第十三章则针对精神健康与精神疾病领域进行了详细介绍，包括精神健康的基本概念、常见精神疾病的介绍与护理方法以及精神科护理的特殊要求。这些内容对于精神科护士和精神科医生来说具有重要的学习和实践价值。

第十四章至第十六章重点讲解了西药的相关知识，包括西药的分类与作用机制、药代动力学以及西药使用中的护理注意事项。这些内容对于提高西药使用的安全性和有效性具有重要的指导意义。

第十七章和第十八章分别探讨了针药结合治疗原理和推药结合治疗技术在临床实践中的应用及护理指导。这些内容体现了中医与西医的结合治疗理念，对于拓展全科医学的治疗手段和提高治疗效果具有重要的实践意义。

在编写本书的过程中，我们参考了大量的国内外文献资料，并结合自身的临床实践经验进行了总结归纳。我们力求使本书的内容既具有理论性又具有实践性，既适合医护人员的学习又适合临床实践的参考。同时，我们也期待读者在阅读本书的过程中能够提出宝贵的意见和建议，以便我们在未来的修订中不断完善和提高。

全科医学的发展是一个长期而艰巨的过程，需要每一位医护人员的共同努力和奉献。我们相信，通过不断学习和实践，全科医学将在未来的医疗服务中发挥更加重要的作用，为人类的健康事业做出更大的贡献。希望本书能够成为推动全科医学发展的一份微薄之力，为广大患者带来更加全面、优质的医疗服务。同时，我们也希望本书能够成为广大医护人员、医学生以及全科医学爱好者的良师益友，陪伴他们在全科医学的道路上不断前行。

目　录

第一章 绪论

第一节 全科医学的定义与发展

一、全科医学的定义

全科医学，作为一种医疗服务模式，强调为患者提供全面、连续和综合的医疗服务。它不仅仅关注疾病的诊断和治疗，还注重疾病的预防、康复以及健康促进。全科医学的核心在于其综合性，这种综合性体现在多个方面，包括服务内容的广泛性、服务对象的多样性以及服务方法的多元性。

全科医学的服务内容是广泛的。它涵盖了各个年龄阶段、各种性别以及各种疾病类型的患者。从新生儿的健康检查到老年人的慢性病管理，从女性的妇科检查到男性的前列腺筛查，全科医学都能够提供相应的服务。这种广泛性使得全科医学能够满足社区居民的基本医疗需求，成为他们健康的守门人。

全科医学的服务对象是多样的。它不仅仅服务于个人，还服务于家庭和社区。全科医生通过对个人、家庭和社区的健康状况进行全面评估，制定个性化的健康管理计划，提供针对性的健康指导和服务。这种以家庭为单位的医疗服务模式，有助于全科医生更好地了解患者的生活环境和社会背景，从而提供更加贴切和有效的医疗服务。

全科医学的服务方法是多元的。它不仅仅采用传统的生物医学模式来治疗疾病，还注重运用心理、社会和行为科学的方法来促进患者的健康。全科医生在诊疗过程中，会综合考虑患者的生理、心理和社会因素，制定全面的治疗方案。这种生物—心理—社会的医疗服务模式，有助于全科医生更好地满足患者的需求，提高他们的生活质量。

全科医学与家庭医生制度紧密相连。家庭医生制度是全科医学在实践中的一种重要体现。通过家庭医生制度，全科医生与社区居民建立长期的合作关系，为他们提供全面、连续和综合的医疗服务。这种制度有助于提高医疗服务的可及性和连续性，降低医疗费用，改善医患关系，提高患者的满意度和依从性。

作为初级卫生保健的基石，全科医学在卫生系统中发挥着举足轻重的作用。它不仅能够满足社区居民的基本医疗需求，还能够有效地预防和控制疾病的发生和传播。通过提供全面、连续和综合的医疗服务，全科医生能够帮助患者及时发现并处理健康问题，降低疾病的发生率和死亡率，提高社区居民的整体健康水平。

二、全科医学的发展历程

（一）起源与早期发展

全科医学的起源可以追溯到 19 世纪的欧洲。当时，随着工业革命和城市化的推进，人口大量聚集在城市中心，导致城市居民的医疗服务需求急剧增加。为了满足这些需求，一些医生开始在城市中开设诊所，为居民提供基本的医疗服务。这些医生就是全科医生的雏形。

在 20 世纪初，全科医学逐渐发展成为一门独立的医学专业。当时，医学界开始认识到，仅仅依靠专科医生无法满足广大民众的基本医疗需求。因此，全科医学应运而生，成为医学教育和实践的重要组成部分。在这个阶段，全科医生的培养逐渐规范化，形成了包括基础医学、临床医学和预防医学在内的综合知识体系。

（二）近年来的发展趋势与挑战

近年来，全科医学在全球范围内得到了快速发展。随着医疗技术的进步和医疗服务模式的创新，全科医学在医疗服务体系中的地位日益凸显。以下是一些主要的发展趋势。

（1）服务范围的扩大：随着人口老龄化和慢性病的增加，全科医生的服务范围不断扩大。除了传统的门诊服务外，全科医生还开始涉足家庭护理、康复医疗、健康管理等领域。这些新的服务领域对全科医生的专业知识和技能提出了更高的要求。

（2）跨学科协作的加强：为了更好地满足患者的需求，全科医生需要与其他医疗专业人员进行紧密的协作。例如，与专科医生、护士、药剂师、营养师等共同组成跨学科团队，为患者提供全面、连续和综合的医疗服务。这种跨学科协作有助于提高医疗服务的质量和效率。

（3）信息技术的应用：随着信息技术的快速发展，全科医生开始利用电子健康记录、远程医疗、移动健康等技术手段来提高医疗服务的可及性和便利性。这些技术手段有助于全科医生更好地管理患者的健康信息，提供更加个性化的医疗服务。

然而，在发展过程中，全科医学也面临着一些挑战。首先，人力资源的短缺是一个突出的问题。由于全科医生的培养周期长、工作压力大等原因，导致全科医生的数量无法满足社会的需求。其次，医疗服务的碎片化也是一个亟待解决的问题。由于不同医疗机构之间缺乏有效的协作和沟通机制，导致患者在接受医疗服务时面临诸多不便和重复检查等问题。最后，医疗费用的上涨也是一个不容忽视的问题。随着医疗技术的进步和医疗服务需求的增加，医疗费用不断上涨给社会和家庭带来了沉重的经济负担。

（三）未来展望与预测

展望未来，全科医学将继续发挥其在医疗服务体系中的核心作用。随着医疗技术的进步和医疗服务模式的创新，全科医学将呈现出以下发展趋势。

1. 服务模式的创新

在互联网和移动应用等技术的推动下，全科医学的服务模式将发生深刻变革。传统的面对面诊疗模式将逐渐与远程医疗服务、在线健康咨询等新型服务模式相融合。这不仅能有效满足患者的多样化需求，还能显著提高医疗服务的可及性和便利性。

远程医疗服务，借助互联网和视频通话等技术，使患者无须亲自前往医疗机构即可获得全科医生的专业诊疗。这种服务模式特别适用于偏远地区、行动不便或时间紧迫的患者。在线健康咨询则更为灵活，患者可以通过文字、语音或视频等方式，随时随地向全科医生咨询健康问题，获得及时的解答和指导。

此外，全科医学还将积极探索基于大数据和人工智能的智能化服务模式。通过对海量健康数据的分析和挖掘，全科医生能更准确地评估患者的健康状况，制定个性化的诊疗方案，从而提高医疗服务的质量和效率。

2. 跨学科协作的深化

随着医学领域的不断细分和专业化，全科医生单打独斗的时代已成为过去。为了更好地提供全面、连续和综合的医疗服务，全科医生必须与其他医疗专业人员进行紧密协作。这种协作不仅限于医院内部，还将扩展到社区、康复机构、养老院等多个领域。

跨学科团队将成为医疗服务的基本单元。在这个团队中，全科医生将发挥核心作用，负责患者的初步诊断、治疗方案的制定以及长期健康管理。同时，他们还将与专科医生、护士、药剂师、营养师等多学科专业人员紧密合作，共同为患者提供高质量的医疗服务。这种协作模式不仅能提高医疗服务的整体效果，还能有效缓解医疗资源分布不均的问题。

3. 健康管理的普及

随着健康观念的转变和健康管理需求的增加，全科医生在健康管理中的角色将越来越重要。他们不仅负责疾病的诊断和治疗，还将承担起健康促进、疾病预防和康复指导等任务。

全科医生将为患者提供个性化的健康管理计划。通过深入了解患者的生活习惯、家族病史、职业特点等信息，他们能为患者量身定制一套适合自己的健康管理方案。这套方案不仅包括定期的健康检查、风险评估和疾病预防措施，还包括营养指导、运动处方、心理调适等多个方面。

此外，全科医生还将利用现代信息技术手段，如移动应用、可穿戴设备等，对患者的健康状况进行实时监测和远程管理。这将使健康管理更加便捷、高效和精准。

4. 国际合作的加强

全球化进程的不断推进和医疗技术的快速发展为全科医学的国际合作提供了广阔的空间。通过参与国际交流、共同研究和培训项目等方式，全科医生可以不断提升自己的专业水平和国际视野。

国际交流是全科医生了解世界先进医疗理念和技术的重要途径。通过参加国际会议、访问学习等方式，全科医生可以与世界各地的同行进行深入交流和探讨，学习借鉴他们的成功经验和创新做法。这将有助于推动我国全科医学的快速发展和进步。

共同研究则是全科医生参与国际合作的重要形式之一。通过与国际知名医疗机构或研究团队合作开展科研项目，全科医生可以接触到最前沿的科研成果和技术进展，提高自己的科研能力和学术水平。同时，这也将为我国全科医学的发展注入新的活力和动力。

培训项目则是全科医生提升专业技能和知识水平的有效途径。通过参与国际培训项目或邀请国外专家来华授课等方式，全科医生可以学习到国际先进的诊疗技术和服务理念，提高自己的临床能力和服务质量。这将有助于提升我国全科医学在国际上的竞争力和影响力。

第二节　护理实践在全科医学中的角色

一、护理实践的定义与重要性

护理实践是指在医疗环境中，护士通过运用专业知识、技能和经验，为患者提供全面、连续和个性化的照护服务。它是患者照护的核心组成部分，对于促进患者康复和健康维护具有至关重要的作用。

（一）患者照护的核心组成部分

护理实践在医疗卫生体系中占有举足轻重的地位，特别是在患者的全面照护中，护士的作用不可或缺。护理工作涉及患者的生理、心理、社会和精神多个层面，这些层面的照护相互交织，共同构建了患者康复的全方位支持网络。

1. 生理需求的照护

生理需求的照护是护理工作的基础。护士不仅负责监测患者的生命体征，确保患者的生理状态稳定，还需要具备扎实的医学知识和临床技能，以准确执行医嘱，给予药物和治疗。在这个过程中，护士需要密切观察患者的反应和病情变化，及时发现并处理可能出现的问题。

除了直接的医疗操作，护士还承担着协助患者进行日常生活活动的责任。这包括帮助患者进食、洗漱、排泄等，以确保患者的基本生理需求得到满足。这些看似简单的日常活动，对于患者来说却是康复过程中的重要环节。

2. 心理需求的照护

心理照护是护理实践中不可或缺的一部分。疾病和治疗过程往往会给患者带来巨大的心理压力，导致焦虑、恐惧和抑郁等情绪问题。护士作为患者最直接的照护者，需要具备敏锐的观察力和良好的沟通能力，及时发现并应对患者的心理困扰。

通过倾听患者的诉说、给予安慰和支持，护士能够帮助患者缓解情绪压力，增强他们的心理适应能力。此外，护士还需要提供心理教育，帮助患者和家属更好地理解疾病过程和治疗方案，从而减轻他们的心理负担，增强战胜疾病的信心。

3. 社会需求的照护

社会照护关注的是患者与家人、朋友和社区的关系。疾病不仅影响患者的生理和心理健康，还可能破坏他们的社会关系网络。护士需要评估患者的社会支持状况，协助他们与家人和朋友保持联系，提供必要的社交支持。

同时，护士还需要关注患者的经济、文化背景，确保所提供的医疗服务符合患者的价值观。在必要时，护士还需要协助患者获取社会资源和服务，如申请医疗援助、联系社区服务和康复计划等，以帮助患者更好地融入社会，恢复正常生活。

4. 精神层面的照护

精神层面的照护关注的是患者的价值观和生命意义。每个人都有自己的精神世界，疾病和治疗过程可能会对这些精神世界造成冲击。护士需要尊重患者的文化习俗，提供精神支持和安慰。

通过鼓励患者表达内心的感受和需求，护士能够帮助他们寻找生活的意义和目的。在临终关怀中，护士还需要特别关注患者的精神需求，提供安宁疗护和灵性关怀，帮助患者和家属面对生命的终结，实现内心的平和与接受。

（二）促进患者康复与健康维护

在医疗领域，护理实践是患者全面照护的基石，它涉及多个层面的照护工作，包括生理、心理、社会和精神等。护士作为照护团队的核心成员，通过实施科学的护理计划、预防并发症、提高患者生活质量以及进行健康教育，为患者的康复和长期健康做出重要贡献。

1. 实施科学的护理计划

护理计划是护士根据患者的病情、健康状况和治疗方案制定的个性化照护方案。这一计划的制定需要护士具备扎实的医学知识、临床技能和敏锐的洞察力。计划的内容包括疼痛管理、营养支持、康复训练、心理干预等多个方面，旨在全面满足患者的生理和心理需求。

（1）疼痛管理。

护士通过定期评估患者的疼痛程度和性质，制定个性化的疼痛管理方案。他们运用药物和非药物手段，如按摩、热敷、冷敷等，帮助患者减轻或消除疼痛。同时，护士还向患者传授疼痛自我管理的技巧，如深呼吸、放松训练等，以提高患者的疼痛耐受能力。

（2）营养支持。

根据患者的营养需求和饮食偏好，护士制定个性化的饮食计划。他们关注患者的摄入量和营养平衡，确保患者获得足够的能量和营养素。对于不能自主进食的患者，护士通过鼻饲或静脉营养等方式提供必要的营养支持。

（3）康复训练。

针对患者的功能障碍和康复需求，护士制定个性化的康复训练计划。他们协助患者进行关节活动、肌力训练、平衡协调等康复训练，促进患者的功能恢复。同时，护士还关注患者的心理康复，通过心理干预帮助患者建立积极的心态和应对策略。

（4）心理干预。

心理照护是护理计划中的重要组成部分。护士通过倾听、安慰和支持，帮助患者缓解焦虑、恐惧和抑郁等情绪问题。他们运用心理评估工具，如焦虑量表、抑郁量表等，定期评估患者的心理状态，及时发现并处理心理问题。对于需要专业心理干预的患者，护士还协助联系心理医生或精神科医生提供进一步的治疗。

2. 预防并发症的发生

并发症是患者康复过程中的常见风险之一。护士通过密切观察患者的病情变化、定期检查和评估，及时发现潜在的并发症风险。他们采取一系列的预防措施，如定期翻身、拍背、保持皮肤清洁等，以降低感染、压疮和静脉血栓等并发症的发生率。

此外，护士还向患者和家属传授预防并发症的知识和技能。他们通过健康教育、示范和实践等方式，帮助患者和家属掌握正确的护理方法和技巧。这些措施不仅有助于降低并发症的发生率，还提高了患者的自我护理能力和生活质量。

3. 提高患者的生活质量

提高患者的生活质量是护理实践的重要目标之一。护士通过提供舒适的住院环境、减轻病痛、改善睡眠和饮食等措施，提高患者的舒适度和满意度。他们关注患者的日常需求，及时解决患者的问题和困难。

此外，护士还鼓励患者参与康复活动和社交娱乐。他们组织各种康复训练和娱乐活动，如理疗、音乐疗法、绘画等，帮助患者增强身体功能和社会适应能力。这些活动不仅有助于患者的身心康复，还提高了患者的生活质量和幸福感。

4. 健康教育与自我管理能力提升

健康教育是护理实践的重要组成部分。护士通过向患者和家属传授疾病预防、自我护理、康复锻炼和药物管理等方面的知识，提高他们的健康意识和自我管理能力。这种教育不仅有助于患者的当前康复，还对他们的长期健康维护具有重要意义。

在健康教育中，护士运用多种教学方法和手段，如讲解、演示、指导和实践等。他们根据患者的认知水平和学习能力，制定个性化的教学计划。通过反复强调和实践，护士帮助患者掌握必要的自我护理技能和知识。同时，护士还定期评估患者的学习效果，根据反馈及时调整教学计划和方法。

此外，护士还关注患者的自我管理能力提升。他们通过指导和监督患者的日常行为和生活习惯，帮助患者建立健康的生活方式。对于需要长期治疗和管理的慢性疾病患者，护士还协助制定个性化的自我管理计划，包括定期随访、药物管理、饮食控制等方面。这些措施有助于患者更好地控制疾病进展并提高生活质量。

二、护理实践在全科医学中的具体应用

（一）患者评估与健康教育

在全科医学环境中，护士在患者评估与健康教育方面发挥着不可或缺的作用。他们通过系统的评估，收集关键信息，并为患者和家属提供必要的健康教育，以促进患者的健康管理和治疗效果。

1. 患者评估的重要性

患者评估是护理实践的首要步骤，它涉及对患者生理、心理、社会和精神状态的全面了解。这一过程对于确保医疗决策的准确性和针对性至关重要。

（1）全面了解患者状况。

通过详细询问病史、进行体格检查和收集相关辅助检查结果，护士能够全面了解患者的健康状况。这包括患者的既往病史、家族遗传史、生活习惯、职业环境等多方面的信息。这些信息有助于护士形成对患者问题的初步判断，并为医生提供有价值的诊断线索。

（2）确保医疗决策的准确性。

准确的患者评估是制定有效治疗方案的基础。通过对患者生理、心理和社会状态的评估，医生能够更加准确地诊断疾病、制定个性化的治疗方案，并预测可能的治疗效果和并发症。这有助于避免误诊、误治和不必要的医疗资源浪费。

（3）提高治疗效果和患者满意度。

基于准确的患者评估，护士能够为患者提供更加精准、个性化的护理服务。这包括疼痛管理、营养支持、康复训练和心理干预等多个方面。通过满足患者的个性化需求，护士能够提高治疗效果，加速康复进程，并提升患者的满意度和幸福感。

2. 健康教育的内容与方法

健康教育是护士职责中的重要组成部分。它旨在帮助患者和家属建立正确的健康观念和行为习惯，提高自我管理能力，从而更好地应对疾病带来的挑战。

（1）健康教育的内容。

健康教育的内容涵盖疾病知识、药物使用、饮食调整、康复锻炼、情绪管理等方面。具体来说，护士需要向患者和家属解释疾病的病因、发展过程、治疗方法及预后情况；介绍药物的名称、作用、用法、用量及可能的副作用；指导患者进行合理的饮食调整，以满足营养需求和促进康复；教授患者康复锻炼的方法和技巧，以改善功能状态和预防并发症；以及帮助患者管理情绪，减轻焦虑和恐惧等负面情绪。

（2）健康教育的方法。

健康教育的方法多种多样，包括面对面交流、示范教学、书面材料和多媒体资源等。面对面交流是最直接、有效的方式，护士可以通过与患者和家属的沟通交流，解答他们的疑问和困惑，提供个性化的指导和建议。示范教学则通过护士的实际操作演示，帮助患者和家属掌握正确的护理技能和操作方法。书面材料如宣传册、手册等，可以提供系统的疾病知识和健康信息。多媒体资源如视频、动画等，则更加生动形象，有助于患者理解和记忆。

3. 健康教育对治疗效果的促进作用

有效的健康教育能够显著提高患者的治疗依从性和自我管理能力，从而对治疗效果产生积极的促进作用。

（1）提高治疗依从性。

通过健康教育，患者能够更加深入地了解疾病知识和治疗方案，明确治疗的重要性和必要性。这有助于增强患者的信心和决心，提高他们的治疗依从性。患者会更加积极地配合治疗，按时服药、定期复诊、遵循医嘱进行康复锻炼等，从而确保治疗效果的最大化。

（2）减少并发症的发生。

健康教育不仅关注疾病本身的治疗，还强调对并发症的预防和管理。通过向患者传授预防并发症的知识和技能，如保持皮肤清洁干燥、定期翻身拍背、合理饮食等，护士能够帮助患者降低并发症的发生风险。这有助于减轻患者的痛苦和不适，提高生活质量，并减少医疗资源的浪费。

（3）加速康复进程。

健康教育中的康复锻炼和心理干预等内容，对于促进患者的康复进程具有重要作用。通过科学的康复训练，患者能够改善功能状态、增强身体素质；而心理干预则有助于缓解焦虑、抑郁等负面情绪，提高患者的心理承受能力。这些因素共同作用，有助于加速患者的康复进程，使他们更快地回归正常生活和工作。

（二）慢性病管理与家庭护理

随着人口老龄化和生活方式的改变，慢性病已成为全球性的健康问题。护士在慢性病管理和家庭护理中扮演着关键角色，他们通过专业的知识和技能，帮助患者控制病情、提高生活质量。

1. 慢性病管理的挑战

慢性病管理是一项长期、复杂且多维度的任务。它不仅仅涉及医疗层面的治疗和控制，还涵盖了患者的生活方式、心理状态以及社会环境等多个方面。以下是慢性病管理面临的主要挑战。

病情监测的困难：慢性病的病情往往呈现波动性和进展性，需要定期、准确的监测以评估治疗效果和调整治疗方案。然而，由于患者可能存在的认知障碍、依从性问题以及医疗资源的不均衡分布等原因，病情监测往往面临诸多困难。

药物治疗的复杂性：慢性病的药物治疗通常涉及多种药物、多个剂量和频次的调整。这不仅增加了患者用药的复杂性，也增加了药物之间相互作用和不良反应的风险。同时，患者的用药依从性也是影响治疗效果的重要因素。

生活方式调整的挑战：慢性病的管理往往要求患者进行长期的生活方式调整，如饮食控制、增加运动、戒烟限酒等。然而，这些调整往往与患者的个人习惯、文化背景和社会环境等密切相关，因此实施起来难度较大。

2. 慢性病管理的策略

针对上述挑战，慢性病管理需要采取综合、个性化的策略，以确保患者的健康状况得到有效控制和改善。以下是几个关键策略。

定期评估与个性化管理计划：护士需要定期评估患者的健康状况，包括生理、心理和社会等多个层面。根据评估结果，护士应与医生紧密合作，制定个性化的管理计划，明确治疗目标、药物调整、生活方式干预等具体措施。

多学科团队协作：慢性病管理需要多学科团队的合作，包括医生、护士、营养师、药剂师、心理咨询师等。通过团队协作，可以确保患者得到全面、连续且协调的照护服务，提高治疗效果和生活质量。

患者教育与自我管理支持：患者教育是慢性病管理的重要组成部分。护士需要向患者和家属传授疾病知识、自我护理技能以及健康生活方式等方面的知识。同时，护士还应提供自我管理支持，如帮助患者制定自我监测计划、提供用药提醒等，以提高患者的自我管理能力。

3. 家庭护理的重要性与实施

对于慢性病患者来说，家庭是他们最熟悉、最舒适的环境。因此，家庭护理在慢性病管理中具有重要地位。以下是家庭护理的重要性及其实施方法。

家庭护理的重要性：家庭护理可以提供连续、个性化的照护服务，帮助患者更好地控制病情、预防并发症并提高生活质量。同时，家庭护理还可以减轻医疗机构的负担，降低医疗成本。

家庭护理的实施方法：

（1）定期家访与电话随访：护士通过定期家访和电话随访，了解患者的居家环境、生活状况以及健康状况。根据患者的具体情况，护士提供针对性的护理指导和支持。

（2）家庭护理技能培训：护士向患者和家属传授基础护理操作、病情观察方法以及急救措施等家庭护理技能。这有助于患者和家属更好地照顾患者，及时发现并处理潜在的健康问题。

（3）心理支持与社会资源链接：护士关注患者的心理需求，提供情感支持和心理疏导。同时，他们还帮助患者链接社会资源，如医疗援助、社区服务等，以满足患者的多元化需求。

4. 护士在慢性病管理与家庭护理中的专业作用

护士在慢性病管理与家庭护理中发挥着不可替代的专业作用。他们具备丰富的医学知识和护理技能，能够准确评估患者的健康状况，提供个性化的照护服务。具体来说，护士的专业作用体现在以下几个方面。

病情评估与监测：护士通过专业的观察和评估技能，及时发现患者的病情变化并报告给医生。他们协助医生制定和调整治疗方案，确保患者的健康状况得到有效控制。

护理技能的实施与指导：护士具备扎实的护理操作技能，能够熟练地为患者提供基础护理、专科护理以及急救护理等服务。同时，他们还向患者和家属传授相关护理技能，帮助他们更好地照顾患者。

沟通与协调：护士在医疗团队中充当着沟通与协调的角色。他们与患者、家属以及其他医疗团队成员进行有效沟通，确保信息准确传递和照护服务的顺畅进行。

教育与支持：护士通过健康教育帮助患者和家属建立正确的健康观念和行为习惯。他们提供疾病知识、自我护理技能以及心理支持等方面的教育和支持，帮助患者更好地应对慢性病带来的挑战。

（三）跨学科协作与团队工作

随着现代医学的飞速发展和疾病谱的不断变化，人们对于医疗服务的需求也日益增长。在这样的背景下，跨学科协作显得尤为重要。

1. 跨学科协作的必要性

在医学领域，跨学科协作是指将不同学科领域的专业知识和技能进行整合，共同解决复杂的健康问题。这种协作方式在全科医学中尤为重要，因为它涉及多个学科领域的交叉融合和共同决策。以下是跨学科协作的必要性。

解决复杂健康问题的需要：随着疾病谱的变化，许多健康问题呈现出复杂性和多样性的特点。单一学科往往难以解决这些问题，需要多个学科领域的专家共同合作。通过跨学科协作，可以将不同领域的专业知识和技能整合起来，形成综合性的诊疗方案，提高治疗效果和患者满意度。

促进医学发展的需要：医学是一个不断发展的学科，新的技术和治疗方法不断涌现。跨学科协作可以促进不同学科领域之间的交流和合作，推动医学的创新和发展。通过共同研究和实践，可以发现新的治疗方法和手段，提高医疗服务的水平和质量。

提高医疗效率的需要：跨学科协作可以避免重复检查和治疗，减少患者的等待时间和医疗费用。通过不同学科领域之间的有效沟通和协作，可以制定出更加合理和高效的治疗方案，提高医疗效率和服务质量。

2. 护士在跨学科协作中的角色与职责

护士作为医疗团队的重要成员之一，在跨学科协作中扮演着关键角色。他们不仅是患者与其他医疗专业人员之间的桥梁和纽带，还负责收集患者的健康信息、进行初步评估并参与制定和执行综合性的诊疗计划。以下是护士在跨学科协作中的具体角色与职责。

患者信息的收集与初步评估：护士负责收集患者的健康信息，包括病史、家族史、生活习惯等，并进行初步评估。这些信息对于医生和其他医疗专业人员了解患者的病情和制定治疗方案具有重要意义。通过初步评估，护士可以发现患者存在的健康问题和需求，为后续的诊疗工作提供依据。

诊疗计划的制定与执行：护士参与制定综合性的诊疗计划，确保患者得到全面、连续和协调的照护服务。他们与医生和其他相关人员共同讨论患者的病情和治疗方案，提出自己的意见和建议。在执行诊疗计划的过程中，护士负责实施各项护理措施，监测患者的病情变化并及时调整护理计划，确保治疗效果的最大化。

沟通与协调：护士在跨学科协作中充当着沟通与协调的角色。他们与患者、家属以及其他医疗团队成员进行有效沟通，确保信息准确传递和照护服务的顺畅进行。在沟通过程中，护士需要运用专业知识和沟通技巧，解答患者和家属的疑问和困惑，提供必要的心理支持和社会资源链接等帮助。同时，他们还需要与医生和其他医疗专业人员进行及时沟通和协调，共同解决诊疗过程中遇到的问题和挑战。

3. 团队工作对医疗服务质量的影响

团队工作是提高医疗服务质量的重要途径之一。通过有效的沟通和协作，医疗团队能够形成共同的目标和价值观，提高决策效率和执行力。以下是团队工作对医疗服务质量的具体影响。

提高决策效率和执行力：团队工作可以促进不同学科领域之间的交流和合作，形成共同的目标和价值观。在这样的氛围下，医疗团队成员可以更加积极地参与决策过程，提出自己的意见和建议。通过集思广益和共同决策，可以提高决策效率和执行力，确保患者得到及时、准确和有效的治疗。

增强医疗团队的凝聚力和向心力：团队工作可以增强医疗团队的凝聚力和向心力。在共同工作的过程中，医疗团队成员可以相互了解、相互尊重和支持彼此的工作。这种合作模式不仅能够提高工作效率和质量，还能增强团队成员之间的友谊和信任关系。当面对困难和挑战时，医疗团队可以更加团结一致地应对问题并共同寻找解决方案。

提高患者的治疗效果和生活质量：团队工作可以为患者提供更加全面、连续和协调的照护服务。通过不同学科领域之间的有效沟通和协作，医疗团队可以制定出更加合理和高效的治疗方案，减少重复检查和治疗带来的不必要的痛苦和费用支出。同时，在团队工作的过程中，护士可以与其他医疗专业人员共同关注患者的心理和社会需求并提供相应的支持和帮助。这种人性化的服务模式可以提高患者的治疗效果和生活质量，增强他们对医疗服务的满意度和信任感。

三、护理实践对全科医学发展的贡献与挑战

护理实践在全科医学发展中发挥着重要作用，同时也面临着一些挑战。

（一）提升医疗服务质量

在全科医学中，护理实践对于医疗服务质量的提升具有不可或缺的作用。通过科学、系统的护理计划和干预措施，护士不仅提高了患者的治疗效果，还显著改善了患者的生活质量。

1. 实施科学的护理计划

护士根据患者的具体病情和治疗方案，制定个性化的护理计划，确保患者得到全面、精准的照护。护理计划包括疼痛管理、营养支持、康复训练等多个方面，旨在促进患者的康复和健康维护。

2. 提高治疗效果

护士通过密切观察患者的病情变化，及时发现并处理潜在问题，减少并发症的发生，从而提高治疗效果。护士的专业知识和技能使得他们能够准确执行医嘱，确保患者得到正确的治疗。

3. 改善生活质量

护士关注患者的心理和社会需求，提供心理支持和人文关怀，帮助患者建立积极的生活态度。通过健康教育，护士帮助患者掌握自我护理技能，提高自我管理能力，从而改善生活质量。

4. 跨学科协作与团队工作的贡献

护士在跨学科协作中发挥着桥梁和纽带的作用，促进医疗团队内部的沟通和协作。通过团队工作，护士与其他医疗专业人员共同为患者提供全面、连续的医疗服务，提高整个医疗团队的协作效率和服务质量。

（二）应对人口老龄化等社会挑战

面对人口老龄化和慢性病发病率上升的社会挑战，护理实践在提供全面、连续的照护服务方面发挥着关键作用。

1. 满足老年人的医疗需求

护士通过专业的评估和技能，为老年人提供个性化的照护服务，满足他们特殊的医疗需求。护士关注老年人的生理功能变化和心理需求，提供针对性的护理干预，提高他们的生活质量。

2. 慢性病管理与家庭护理的作用

护士在慢性病管理中扮演着重要角色，他们帮助患者监测病情、控制危险因素并提

供心理支持。家庭护理使得护士能够将专业的照护服务延伸到患者的家庭环境中，帮助患者在熟悉的环境中保持健康状态。

3. 减少医疗支出

通过有效的慢性病管理和家庭护理，护士帮助患者减少不必要的住院和急诊就诊次数，从而降低医疗支出。护士的健康教育和指导帮助患者掌握自我护理技能，减少长期照护成本。

（三）护士角色与地位的演变

随着医疗技术的进步和社会需求的变化，护士的角色和地位在全科医学中经历了显著的演变。

1. 承担更多责任和任务

护士的角色从传统的执行医嘱者逐渐转变为患者健康的管理者、协调者和教育者。他们需要独立进行患者评估、制定护理计划并参与跨学科协作等高级实践活动。

2. 专业素养和综合能力的提升

护士需要不断学习和更新知识，以适应不断变化的医疗环境和技术发展。他们还需要提升沟通技巧、领导能力和批判性思维等综合能力，以更好地应对复杂的临床情况。

3. 发展机会与空间的拓展

随着护士角色的演变，他们获得了更多的职业发展机会和空间，如成为专科护士、护理教育者或研究者等。护士还可以通过继续教育和专业培训不断提升自己的专业水平和社会地位。

4. 面临的挑战与问题

工作压力增加：随着责任的加重和工作量的增加，护士面临着较大的工作压力和职业倦怠的风险。

职业认同感不足：部分护士可能对自己的职业价值产生怀疑或缺乏认同感，这影响了他们的工作积极性和职业满意度。

需要解决的问题：为了提升护士的职业地位和满意度，需要采取措施减轻他们的工作压力、提高职业认同感并创造更多的职业发展机会。

第三节 全科医学与专科医学的比较

一、服务范围与重点的差异

全科医学与专科医学在服务范围与重点上存在显著的差异，这种差异主要体现在全科医学的广度与深度以及专科医学的专业化与精细化上。

（一）全科医学的广度与深度

全科医学作为医疗服务体系的基础，其广度与深度在确保社区居民健康方面发挥着重要作用。全科医生通过提供全面、连续和综合的医疗服务，满足不同年龄、性别和疾病类型患者的需求。

1. 全科医学的广度

服务对象的广泛性：全科医生的服务对象包括儿童、青少年、成年人、老年人等各个年龄层，以及男性和女性等不同性别。他们还需要面对各种疾病类型的患者，包括常见病、多发病以及慢性病等。

服务内容的全面性：全科医生不仅关注疾病的诊断和治疗，还注重预防保健、健康教育、康复指导等方面。他们提供从健康咨询、疾病预防到疾病治疗和康复的全过程服务。

服务方式的连续性：全科医生通常长期服务于某一社区，与患者建立长期的合作关系。他们能够了解患者的家庭背景、生活习惯和健康状况，提供持续、连贯的医疗服务。

2. 全科医学的深度

整体健康观念的强调：全科医生不仅关注患者的疾病本身，还注重患者的整体健康状况。他们通过全面的健康评估，了解患者的生理、心理和社会状况，制定个性化的健康管理计划。

个性化服务的提供：全科医生根据患者的具体情况和需求，提供针对性的健康指导和服务。他们关注患者的个体差异，尊重患者的选择和意愿，确保医疗服务的人性化和有效性。

跨学科协作的实践：在处理复杂或多重健康问题时，全科医生需要与专科医生、其他医疗专业人员以及社区资源进行跨学科协作。他们共同制定治疗方案，确保患者得到全面、协调的医疗服务。

（二）专科医学的专业化与精细化

专科医学作为医学领域的一个重要分支，其专业化与精细化在推动医学进步和提高医疗质量方面发挥着关键作用。

1. 专科医学的专业化

专业知识的深化：专科医生通过长期的专业学习和临床实践，掌握了某一特定医学领域的深厚知识。他们能够对复杂、疑难的病例进行准确诊断和治疗，提供高水平的医疗服务。

专业技术的掌握：专科医生熟练掌握各种先进的医疗技术和设备，如微创手术、介入治疗、精准医疗等。这些技术的应用使得专科医生能够更加精确地诊断和治疗疾病，提高治疗效果和患者满意度。

2. 专科医学的精细化

亚专业的划分：随着医学的不断发展，专科领域进一步细分为多个亚专业。例如，心血管内科可以细分为冠心病、心律失常、心力衰竭等亚专业。这种精细化的划分使得医生能够更加专注于某一领域的研究和实践，提高专业水平和治疗效果。

个体化治疗的实施：专科医生根据患者的具体情况和基因特征，制定个体化的治疗方案。他们关注患者的个体差异和治疗效果的差异性，确保每位患者都能得到最适合自己的治疗。

科研与创新的推动：专科医生积极参与科研活动和创新实践，探索新的治疗方法和手段。他们通过临床研究、药物试验等方式，不断推动医学科技的进步和医疗质量的提升。

二、医疗服务模式与流程的比较

全科医学与专科医学在医疗服务模式和流程上也存在明显的差异。

（一）全科医学的连续性与综合性服务

全科医学，作为医疗服务体系的基础与核心，以其连续性和综合性的服务模式，为社区居民提供了全面、高效的医疗保障。全科医生通过长期与社区居民建立稳固的合作关系，不仅提升了医疗服务的可及性，更在保障居民健康方面发挥了不可替代的作用。

1. 全科医学的连续性服务

全科医学的连续性服务体现在与社区居民建立的长期合作关系上。这种关系的建立，是全科医生能够提供持续、稳定医疗服务的基础。通过长期的接触和了解，全科医生能够深入掌握每位患者的健康状况、家庭背景、生活习惯以及心理和社会需求。这种深入的了解，使得全科医生能够为患者提供更加精准、个性化的医疗服务。

在这种长期合作关系的基础上，全科医生会为患者提供持续的健康管理。他们不仅关注患者当前的疾病状况，更会着眼于患者的长期健康。通过定期的健康检查、随访和评估，全科医生能够及时发现患者潜在的健康问题，并采取相应的干预措施，从而防止疾病的恶化和并发症的发生。

此外，全科医生的服务不受时间和空间的限制。无论是在诊所、医院，还是患者家中，全科医生都能够为患者提供及时、有效的医疗服务。这种跨时空的服务模式，确保了患者在任何情况下都能够得到必要的医疗帮助。

2. 全科医学的综合性服务

全科医学的综合性服务体现在对患者生理、心理和社会的全面关注上。在诊疗过程中，全科医生不仅会关注患者的疾病本身，更会综合考虑疾病对患者整体健康状况和生活质量的影响。这种全面的关注，使得全科医生能够更加全面地了解患者的病情和需求，从而提供更加全面、有效的医疗服务。

为了满足患者的多样化需求，全科医生掌握了多种治疗手段。这些手段既包括传统的药物治疗、非药物治疗，也包括心理治疗等。全科医生会根据患者的具体情况和需求，选择合适的治疗手段进行组合应用，以提高治疗效果和患者的生活质量。

除了直接的医疗服务，全科医生还非常注重健康教育和预防保健工作。他们通过提供健康咨询、开展健康教育活动等方式，帮助患者掌握健康知识和技能，提高自我保健能力。这种预防为主的服务理念，不仅有助于降低疾病的发生率和复发率，更能够提高社区居民的整体健康水平。

（二）专科医学的转诊与专科化服务

专科医学作为医学领域的一个重要分支，以其专业性和高效性在医疗服务体系中占据着举足轻重的地位。专科医学的转诊和专科化服务模式，确保了患者能够在需要时得到专业、高效的医疗服务。然而，这一服务模式在实际运作中也面临着一些挑战和问题，需要不断完善和优化。

1. 专科医学的转诊服务

当患者病情复杂或需要专业治疗时，全科医生会将患者转诊给专科医生。这种转诊的必要性在于，专科医生具有深厚的专业知识和丰富的临床经验，能够针对患者的具体病情提供更加精确、专业的诊断和治疗。通过转诊，患者能够及时获得更加有效的治疗，从而提高治疗效果和生活质量。

转诊过程的顺利进行需要全科医生和专科医生之间的紧密协作。全科医生需要详细向专科医生介绍患者的病情、治疗情况和健康状况，以确保专科医生能够全面、准确地了解患者的病情和需求。同时，专科医生也需要及时向全科医生反馈治疗进展和结果，以便全科医生对患者进行后续的健康管理和随访。这种紧密的协作关系，不仅提高了医疗服务的连续性和质量，更有助于提升患者的满意度和信任度。

2. 专科医学的专科化服务

专科医生的专业性体现在他们掌握了先进的检查和治疗手段上。这些手段包括先进的医疗设备、手术技术、药物治疗等，能够针对患者的具体情况进行精确的诊断和治疗。通过这些手段的应用，专科医生能够更加准确地判断患者的病情和病因，从而制定更加有效的治疗方案。

除了专业性，专科医生还非常注重个性化的治疗方案。他们深知每位患者都是独一无二的个体，其病情、身体状况和需求都存在差异。因此，专科医生会根据患者的具体情况制定个性化的治疗方案，确保每位患者都能得到最适合自己的治疗。这种个性化的服务理念，不仅提高了治疗效果和患者的生活质量，更体现了医学的人文关怀和尊重生命的价值。

然而，专科医学的转诊与专科化服务在实际运作中也存在一些问题。例如，医疗服务断裂、重复检查等。这些问题的存在不仅影响了医疗服务的连续性和质量，更增加了患者的医疗负担和不满情绪。为了解决这些问题，我们需要加强全科与专科之间的沟通与协作建立有效的转诊机制和信息共享平台。通过加强沟通与协作，全科医生和专科医生能够更好地了解彼此的工作和需求从而提供更加连续、高效的医疗服务。同时，建立有效的转诊机制和信息共享平台也有助于减少重复检查和医疗服务断裂的现象发生从而降低患者的医疗负担和提高其满意度。

三、两者在医疗体系中的互补与合作

全科医学与专科医学在医疗体系中各自发挥着独特的作用，同时也存在互补与合作的关系。

（一）跨学科团队协作的重要性

随着医疗技术的日新月异和医疗服务需求的不断增长，跨学科团队协作已逐渐成为现代医疗服务体系的核心特征。全科医生、专科医生、护士、药剂师、营养师等多元化的医疗专业人员，需形成紧密无缝的合作，以确保患者能够获得全面、连续且高效的综合医疗服务。这种团队协作的重要性，体现在以下几个方面。

1. 提高医疗服务质量

跨学科团队协作的首要优势在于其能够显著提升医疗服务质量。在这种模式下，不同专业背景的医疗人员可以充分发挥各自的专业优势，通过集思广益、相互学习，共同解决复杂的医疗问题。这种团队协作的方式，不仅有助于提升治疗效果，更能显著提高患者的满意度。

此外，跨学科团队协作还能够有效减少医疗差错和不良事件的发生。在团队协作的过程中，各专业人员之间可以相互监督、相互提醒，从而及时发现并纠正潜在的医疗问题，确保患者的安全得到最大程度的保障。

2. 提升医疗服务效率

跨学科团队协作的另一大优势在于其能够显著提升医疗服务效率。在传统的医疗模式中，患者往往需要辗转于多个科室之间，接受不同医生的诊断和治疗。这不仅增加了患者的等待时间和医疗费用，还可能导致治疗方案的断裂和不一致。而跨学科团队协作则能够打破这种壁垒，通过各专业人员之间的信息共享和协同工作，避免不必要的重复检查和治疗，从而大大缩短患者的治疗周期和降低医疗费用。

同时，跨学科团队协作还有助于促进医疗服务的流程优化和标准化。各专业人员可以共同制定和执行统一的诊疗规范和操作流程，确保患者在不同科室之间接受连贯、一致的治疗方案。这不仅提高了工作效率，更使得医疗服务质量得到了显著提升。

3. 降低医疗成本

跨学科团队协作还有助于降低医疗成本。在传统的医疗模式中，由于各科室之间缺乏有效的沟通和协作，往往会导致医疗资源的浪费和重复配置。而跨学科团队协作则能够打破这种壁垒，通过各专业人员之间的紧密合作和资源共享，更加合理地配置和利用医疗资源。这不仅可以避免不必要的医疗浪费，更能够降低医疗机构的运营成本，从而为患者提供更加优质、高效的医疗服务。

（二）以患者为中心的综合医疗服务模式

在全科医学与专科医学的互补与合作中，以患者为中心的综合医疗服务模式显得尤为重要。这种模式强调以患者的需求和利益为出发点和落脚点，提供全面、连续、个性化的医疗服务。全科医生在这种模式中发挥着重要的协调者和整合者作用。

1. 全面健康管理

全科医生作为患者健康管理的第一责任人，负责患者的全面健康管理工作。他们不仅关注患者的疾病状况，还深入了解患者的生理、心理和社会背景等多方面信息。通过全面的健康评估，全科医生能够为患者制定个性化的健康管理计划，包括疾病预防、健康促进和慢性病管理等方面。同时，他们还会定期对患者进行健康教育和指导，帮助患者建立健康的生活方式和行为习惯。

在疾病预防方面，全科医生通过提供免疫接种、定期体检等预防性服务，帮助患者降低疾病的发生风险。他们还会根据患者的具体情况和需求，提供针对性的健康建议和干预措施，从而确保患者的健康得到最大限度的保障。

2. 与专科医生的协作

当患者的病情需要专业治疗时，全科医生会与专科医生进行紧密的沟通和协作。他们会共同讨论患者的病情和治疗方案，确保患者能够得到及时、有效的治疗。在治疗过程中，全科医生还会密切关注患者的治疗进展和效果，及时调整治疗方案和康复计划。这种团队协作的方式，不仅提高了治疗效果和患者满意度，更促进了医疗技术的创新和发展。

通过共同开展临床研究、学术交流等活动，全科医生与专科医生可以不断探索新的治疗方法和手段，推动医学科技的进步和医疗质量的提升。这种跨学科、跨领域的合作与交流，有助于打破传统医疗模式的束缚和局限，为患者提供更加优质、高效的医疗服务。

3. 关注患者的心理和社会需求

在以患者为中心的综合医疗服务模式中，全科医生还非常关注患者的心理和社会需求。他们通过提供心理咨询、社会支持等服务，帮助患者缓解焦虑、抑郁等心理问题，增强患者的自我认知和自我管理能力。同时，他们还会了解患者的家庭背景、生活习惯和社会关系等信息，为患者提供个性化的健康指导和支持。

这种关注患者心理和社会需求的做法，有助于提升患者的健康水平和生活质量。通过全面的健康管理和个性化的健康指导，全科医生能够帮助患者建立积极的生活态度和行为习惯，从而更好地应对疾病的挑战和生活的压力。同时，这种以患者为中心的服务理念，也能够增强医疗机构的竞争力和社会认可度，推动医疗服务的持续改进和创新发展。

第二章 内科疾病概述

第一节 内科疾病的基本概念与分类

一、内科疾病定义

（一）内科疾病的广义概念

内科疾病在广义上，可以理解为所有那些主要采用非手术治疗方法的疾病。这些疾病可能涉及人体各个系统器官的功能性和器质性疾病，包括但不限于呼吸系统、循环系统、消化系统、泌尿系统、血液系统、神经系统等。

1. 功能性疾病

功能性疾病是内科疾病中一大重要类别，它主要涉及身体器官或系统的功能异常，而器官本身的结构并没有发生明显的形态学改变。这类疾病在临床表现上多种多样，可能涉及多个系统，如循环系统、消化系统、神经系统等，给患者带来不小的困扰。

以心脏神经官能症为例，这是一种常见的心血管系统功能性疾病。患者可能会出现心悸、胸闷、气短、乏力等症状，这些症状在静息时可能更为明显，而在活动或转移注意力时则可能减轻。尽管患者主观感受强烈，但进行心电图、心脏超声等客观检查时，往往发现心脏结构并无明显异常，心功能也基本正常。这种疾病的发生多与患者的心理状态、生活环境、工作压力等因素有关。

功能性疾病的治疗需要综合考虑患者的生理和心理状态。药物治疗在一定程度上可以缓解症状，如使用 β 受体阻滞剂缓解心悸、使用镇静剂改善睡眠等。但更重要的是，患者需要调整生活方式，如保持规律的作息、进行适当的运动、避免过度劳累等。此外，心理治疗在功能性疾病的治疗中也占有重要地位，如认知行为疗法可以帮助患者调整对疾病的认识和态度，从而减轻症状。

除了心脏神经官能症，功能性消化不良、肠易激综合征等也是常见的功能性疾病。这些疾病的发生多与胃肠道功能紊乱有关，表现为腹痛、腹胀、腹泻或便秘等症状。同样地，这些疾病也需要综合治疗，包括药物治疗、生活方式调整和心理干预等。

2. 器质性疾病

与功能性疾病相对应的是器质性疾病，这类疾病是指器官或组织的结构发生了病理性改变。与功能性疾病不同，器质性疾病通常可以通过医学检查手段如 X 光、CT、MRI 等来发现和确诊。这类疾病的发生往往与感染、遗传、免疫、环境等多种因素有关。

以肺炎为例，这是一种常见的呼吸系统器质性疾病。患者的肺部组织因为炎症而出现实变，导致呼吸困难、咳嗽、咳痰等症状。通过胸部 X 光或 CT 检查，可以清晰地看到肺部炎症的病灶。对于肺炎的治疗，需要根据病情选择合适的抗生素进行抗感染治疗，同时给予止咳、化痰等对症治疗。

除了肺炎，肝硬化、肾炎、脑瘤等也是常见的器质性疾病。这些疾病的发生都与相应器官的结构改变有关，如肝硬化的患者肝脏结构发生纤维化改变，导致肝功能减退；肾炎的患者肾脏结构发生炎症改变，导致肾功能受损；脑瘤的患者脑部组织出现异常增生，形成肿瘤压迫脑组织。

器质性疾病的治疗需要根据病情制定个性化的治疗方案。除了药物治疗，可能还需要手术治疗、放射治疗、免疫治疗等多种手段。同时，患者也需要积极配合医生的治疗方案，遵医嘱定时定量服药、定期检查等。在治疗过程中，患者还需要保持良好的心态和生活习惯，以促进康复。

在广义的内科疾病范畴中，除了功能性疾病和器质性疾病外，还包括了许多慢性病和急性病。慢性病如高血压、糖尿病等需要长期的药物治疗和生活方式管理；而急性病如急性胃肠炎、急性上呼吸道感染等虽然病程较短但也需要及时的内科治疗。这些疾病都是内科医生需要关注和研究的重点对象。

（二）内科疾病的狭义概念

狭义上的内科疾病，特指那些主要采用药物治疗，不涉及手术或外科操作的疾病。在这个定义下，内科疾病的治疗手段主要依赖于药物和非侵入性的治疗方法，如物理治疗、心理治疗等。

1. 药物治疗在内科疾病中的应用与重要性

药物治疗在内科疾病的治疗中占有举足轻重的地位。作为最常用的治疗手段之一，它适用于各种不同类型的内科疾病，包括慢性病、急性病以及功能性和器质性疾病等。药物治疗的主要目的是通过给予患者特定的药物，以调整其生理机能、消除病因、缓解症状、防止疾病进展，并最终达到治愈疾病的目的。

在内科疾病的治疗中，药物的选择和使用需要遵循一定的原则和规范。首先，医生需要根据患者的病史、症状、体征以及实验室检查结果等，对疾病进行准确的诊断和评估。然后，根据疾病的种类、严重程度以及患者的个体差异等因素，选择最合适的药物和给药方式。在给药过程中，医生还需要密切关注患者的病情变化和药物反应，及时调整治疗方案以确保治疗效果和患者的安全。

以高血压为例，这是一种常见的慢性病，其主要危害在于长期高血压可能导致心、脾、肾等器官的功能损害。对于高血压患者，药物治疗是控制血压、预防并发症的重要手段。医生通常会根据患者的血压水平、合并症以及个体差异等因素，选择合适的降压药物进行治疗。在治疗过程中，医生还需要定期监测患者的血压变化，评估治疗效果，并根据需要调整药物剂量或更换药物种类。

除了慢性病，药物治疗在急性病的治疗中也发挥着重要作用。例如，对于急性上呼吸道感染患者，抗生素和抗病毒药物的使用可以有效地控制感染、缓解症状并缩短病程。然而，需要注意的是，药物治疗并非万能，它也有其局限性和副作用。因此，在使用药物治疗时，医生需要权衡利弊，遵循"安全、有效、经济"的原则，确保患者的最大利益。

此外，随着医学科技的进步和新药的不断研发，内科疾病的药物治疗也在不断发展和完善。未来，我们期待更加精准、高效、安全的药物和治疗方案的出现，为内科疾病患者带来更好的治疗效果和生活质量。

2. 非侵入性治疗在内科疾病中的角色与价值

非侵入性治疗在内科疾病的治疗中同样占据着重要的地位。与药物治疗相辅相成，非侵入性治疗通常不会对患者造成明显的身体损伤，而是通过调整患者的生理状态、改善生活方式或利用物理、心理等手段来达到治疗疾病的目的。这些治疗方法多样且灵活，可以根据患者的具体情况和需要进行选择和应用。

物理治疗是非侵入性治疗的一种常见形式，它利用物理因子如光、热、电、磁等来刺激人体的组织和器官，以促进血液循环、缓解疼痛、消炎消肿等。例如，对于慢性疼痛患者，热敷和按摩等物理治疗方法可以有效地缓解肌肉紧张和疼痛症状，提高患者的生活质量。此外，物理治疗还可以用于康复训练和运动损伤的恢复等领域。

心理治疗也是非侵入性治疗的重要组成部分，它主要通过调整患者的心理状态和行为模式来达到治疗疾病的目的。认知行为疗法是一种常见的心理治疗方法，它可以帮助患者识别和改变不良的思维和行为模式，从而缓解焦虑、抑郁等情绪问题。心理治疗在内科疾病的治疗中具有广泛的应用前景，特别是对于那些与心理因素密切相关的疾病如心脏神经官能症、功能性消化不良等具有重要意义。

除了物理治疗和心理治疗，非侵入性治疗还包括其他多种形式如中医针灸、推拿、拔罐等。这些方法具有独特的理论基础和治疗效果，在内科疾病的治疗中发挥着不可替代的作用。例如，针灸可以通过刺激穴位来调节人体的气血平衡和脏腑功能，从而治疗多种内科疾病如慢性胃炎、失眠等。

（三）内科疾病与外科疾病的区别

内科疾病与外科疾病在治疗手段、疾病类型和诊疗重点等方面存在明显的区别。

1. 内科与外科的治疗手段差异

内科与外科在治疗手段上的差异是显而易见的，这种差异主要源于两者处理疾病的方式和范畴的不同。内科疾病的治疗手段以药物和非侵入性治疗为主，而外科疾病则主要通过手术和侵入性操作来进行治疗。

内科医生在治疗疾病时，更倾向于采用药物来调整患者的生理机能，以达到消除病因、缓解症状、防止疾病进展的目的。药物治疗在内科疾病中占有举足轻重的地位，无论是慢性病的管理还是急性病的控制，药物都是不可或缺的治疗手段。除了药物，内科医生还会运用一系列非侵入性的治疗方法，如物理治疗、心理治疗等，这些方法在缓解患者症状、提高生活质量方面同样发挥着重要作用。

相比之下，外科医生在治疗疾病时则更多地依赖于手术和侵入性操作。外科疾病往往涉及器官或组织的结构改变，如肿瘤、骨折等，这些疾病通常需要通过手术来修复或切除病变组织。手术是治疗外科疾病的主要手段，而外科医生则需要具备精湛的手术技巧和丰富的临床经验，以确保手术的成功和患者的安全。

内科和外科在治疗手段上的差异还体现在对疾病的处理方式和治疗目标上。内科疾病多涉及脏器功能异常和慢性病管理，治疗目标主要是控制疾病进展、缓解症状、提高生活质量；而外科疾病多涉及结构异常和急性损伤，治疗目标则更多的是修复器官结构、恢复器官功能、挽救患者生命。

2. 内科与外科的疾病类型差异

内科与外科在疾病类型上的差异也是显而易见的。内科疾病主要涉及脏器功能异常和慢性病管理，如心脏病、肺病、肝病等；而外科疾病则更多地涉及结构异常和急性损伤，如骨折、肿瘤、器官移植等。

内科疾病通常不涉及器官或组织的结构改变，而是由于各种因素导致脏器功能发生异常。这些疾病往往需要长期的药物治疗和生活方式管理，以控制疾病进展、缓解症状、提高生活质量。内科医生在治疗这些疾病时，需要深入了解患者的病史、症状、体征等信息，制定个性化的治疗方案，并密切关注患者的病情变化，及时调整治疗方案以确保治疗效果。

外科疾病则往往涉及器官或组织的结构改变，如肿瘤、骨折等。这些疾病通常需要通过手术来修复或切除病变组织，以恢复器官的正常结构和功能。外科医生在治疗这些疾病时，需要具备精湛的手术技巧和丰富的临床经验，以确保手术的成功和患者的安全。同时，外科医生还需要关注患者的术后康复和并发症预防，以帮助患者尽快恢复健康。

内科与外科在疾病类型上的差异还体现在疾病的急慢性上。内科疾病多为慢性病，需要长期的治疗和管理；而外科疾病则多为急性病，需要及时的手术治疗和术后康复。这种差异也决定了内科和外科医生在工作方式和职业特点上的不同。

3. 内科与外科的诊疗重点差异

内科与外科在诊疗重点上的差异主要体现在对疾病的诊断和治疗过程中关注的侧重点不同。内科注重疾病的诊断和药物治疗，而外科则注重手术时机和操作技术。

内科医生在诊疗过程中，首先需要通过详细的病史询问、体格检查和实验室检查等手段来确诊疾病。在这个过程中，内科医生需要全面了解患者的病史、症状、体征等信息，以制定个性化的治疗方案。一旦确诊疾病，内科医生会根据患者的病情和药物特点选择合适的药物进行治疗，并密切关注患者的病情变化，及时调整治疗方案以确保治疗效果。因此，内科医生的诊疗重点更多地放在疾病的诊断和药物治疗上。

相比之下，外科医生在诊疗过程中则更注重手术时机和操作技术。外科医生需要根据患者的病情和手术要求来选择合适的手术时机和手术方式，并确保手术过程中的操作精准和安全。在手术前，外科医生会对患者进行全面的评估，以确定手术的可行性和风险；在手术中，外科医生需要运用精湛的手术技巧和丰富的临床经验来完成手术操作；在手术后，外科医生还需要关注患者的术后康复和并发症预防。因此，外科医生的诊疗重点更多地放在手术时机和操作技术上。

内科与外科在诊疗重点上的差异还体现在对疾病的处理方式和治疗目标上。内科疾病多涉及脏器功能异常和慢性病管理，治疗目标主要是控制疾病进展、缓解症状、提高生活质量；而外科疾病多涉及结构异常和急性损伤，治疗目标则更多的是修复器官结构、恢复器官功能、挽救患者生命。这种差异也决定了内科和外科医生在职业特点和工作方式上的不同。

二、内科疾病分类

（一）按病因分类的内科疾病

内科疾病按病因可分为感染性疾病和非感染性疾病两大类。这两大类疾病在发病原因、病理生理过程以及治疗方法等方面都有着显著的区别。

1. 感染性疾病

感染性疾病是由病原体（如细菌、病毒、寄生虫等）侵入人体后引起的疾病。这些病原体通过各种途径进入人体，并在体内繁殖，释放毒素，破坏人体正常生理功能，导致疾病的发生。

（1）细菌性疾病：细菌性疾病是由细菌感染引起的疾病，如肺炎、败血症等。这类疾病通常需要使用抗生素进行治疗，以杀灭或抑制细菌的生长繁殖，从而控制病情。

（2）病毒性疾病：病毒性疾病是由病毒感染引起的疾病，如流感、病毒性肝炎等。这类疾病的治疗通常需要使用抗病毒药物，同时配合对症治疗和支持治疗，以缓解症状、减轻病情。

（3）寄生虫病：寄生虫病是由寄生虫感染引起的疾病，如疟疾、血吸虫病等。这类疾病的治疗需要使用抗寄生虫药物，同时还需要注意改善环境卫生和个人卫生习惯，以防止寄生虫的再次感染。

2. 非感染性疾病

非感染性疾病是由非感染性因素（如代谢异常、免疫紊乱、肿瘤等）引起的疾病。这类疾病在发病原因和病理生理过程上与感染性疾病有着显著的区别，因此在治疗方法上也有所不同。

（1）代谢性疾病：代谢性疾病是由代谢异常引起的疾病，如糖尿病、高脂血症等。这类疾病的治疗需要通过调整饮食、运动等方式来改善代谢状态，同时还需要使用相应的药物进行治疗，以控制病情。

（2）免疫性疾病：免疫性疾病是由免疫系统异常引起的疾病，如风湿性关节炎、系统性红斑狼疮等。这类疾病的治疗需要使用免疫抑制剂等药物来调节免疫功能，同时还需要对症治疗和支持治疗来缓解症状、减轻痛苦。

（3）肿瘤性疾病：肿瘤性疾病是由肿瘤细胞异常增殖引起的疾病，如肺癌、肝癌等。这类疾病的治疗通常需要使用化疗药物、放疗等手段来杀灭或抑制肿瘤细胞的生长繁殖，同时还需要对症治疗和支持治疗来缓解副作用、提高生活质量。

（4）心血管疾病：心血管疾病是由心脏和血管病变引起的疾病，如高血压、冠心病等。这类疾病的治疗需要使用降压药物、扩血管药物等药物来改善心脏和血管的功能状态，同时还需要注意改善生活方式和饮食习惯等预防措施来降低发病风险。

（5）神经系统疾病：神经系统疾病是由神经系统结构和功能异常引起的疾病，如脑卒中、帕金森病等。这类疾病的治疗需要使用神经保护剂等药物来保护神经细胞的功能状态，同时还需要进行康复训练等物理治疗手段来恢复神经系统的功能状态。

（二）按系统分类的内科疾病

内科疾病按系统分类可分为呼吸系统疾病、循环系统疾病、消化系统疾病、泌尿系统疾病、血液系统疾病和神经系统疾病等几大类。这些疾病分别影响人体不同系统的结构和功能状态，导致相应的症状和体征出现。

1. 呼吸系统疾病

呼吸系统疾病是影响呼吸系统结构和功能的疾病总称。呼吸系统作为人体与外界环境进行气体交换的重要系统，其健康状况直接关系到人的生命活动。一旦呼吸系统受到疾病侵袭，人体就会出现各种不适症状，严重时甚至危及生命。

哮喘和慢性阻塞性肺病是呼吸系统疾病的典型代表。哮喘是一种慢性气道炎症性疾病，患者常表现为反复发作的喘息、气急、胸闷或咳嗽等症状。慢性阻塞性肺病则是一种具有气流阻塞特征的慢性支气管炎和（或）肺气肿，可进一步发展为肺心病和呼吸衰竭的常见慢性疾病。这两种疾病都会严重影响患者的呼吸功能，降低生活质量。

治疗呼吸系统疾病需要根据具体病情选择合适的药物和物理治疗手段。对于哮喘患者，常用的治疗药物包括糖皮质激素、$\beta 2$受体激动剂等，这些药物可以有效控制气道炎症，缓解症状。对于慢性阻塞性肺病患者，除了药物治疗外，还需要进行氧疗、呼吸康复等物理治疗，以改善呼吸功能，提高生活质量。

此外，预防呼吸系统疾病也至关重要。戒烟、避免空气污染、加强体育锻炼等措施都有助于降低呼吸系统疾病的发病风险。同时，对于已经患病的患者来说，积极配合治疗、定期随访也是控制病情、防止并发症的关键。

2. 循环系统疾病

循环系统疾病是影响心血管系统结构和功能的疾病总称。心血管系统负责将氧气和营养物质输送到全身各个组织和器官，同时将二氧化碳和代谢废物排出体外。一旦心血管系统发生疾病，就会严重影响人体的新陈代谢和生命活动。

心力衰竭和心律失常是循环系统疾病的常见类型。心力衰竭是指心脏无法泵出足够的血液来满足身体需要，患者常表现为乏力、呼吸困难、水肿等症状。心律失常则是指心脏跳动的节律或速率发生异常，患者可能感到心悸、胸闷等不适。这两种疾病都会对心脏功能造成损害，严重时甚至危及生命。

治疗循环系统疾病需要使用相应的药物来改善心脏和血管的功能状态。对于心力衰竭患者，常用的治疗药物包括利尿剂、血管紧张素转换酶抑制剂等，这些药物可以减轻心脏负担，改善症状。对于心律失常患者，则需要使用抗心律失常药物来恢复正常的心律。

除了药物治疗,改善生活方式和饮食习惯也是预防和治疗循环系统疾病的重要手段。保持健康的饮食习惯、增加体育锻炼、戒烟限酒等措施都有助于降低心血管疾病的发病风险。同时,对于已经患病的患者来说,定期随访、遵医嘱服药也是控制病情的关键。

3. 消化系统疾病

消化系统疾病是影响消化系统结构和功能的疾病总称。消化系统负责将食物消化成人体可以吸收的营养物质,同时将无法吸收的物质排出体外。一旦消化系统发生疾病,就会影响人体对营养物质的吸收和利用,导致营养不良等后果。

胃炎和肝硬化是消化系统疾病的常见类型。胃炎是指胃黏膜发生炎症的疾病,患者常表现为胃痛、胃胀、恶心等症状。肝硬化则是由多种原因引起的肝脏结构和功能改变的疾病,患者可能出现黄疸、腹水、消化道出血等严重症状。这两种疾病都会对消化功能造成损害,影响患者的身体健康。

治疗消化系统疾病需要根据具体病情选择合适的药物和物理治疗手段。对于胃炎患者,常用的治疗药物包括抑酸药、胃黏膜保护剂等,这些药物可以缓解胃痛、胃胀等症状。对于肝硬化患者,除了药物治疗,还需要进行针对并发症的治疗和营养支持等。

预防消化系统疾病也至关重要。保持健康的饮食习惯、避免过度饮酒、加强体育锻炼等措施都有助于降低消化系统疾病的发病风险。同时,对于已经患病的患者来说,积极配合治疗、定期随访也是控制病情、防止并发症的关键。

4. 泌尿系统疾病

泌尿系统疾病是影响泌尿系统结构和功能的疾病总称。泌尿系统负责将人体产生的废物和多余水分以尿液的形式排出体外,同时调节体内水、电解质和酸碱平衡。一旦泌尿系统发生疾病,就会影响这些生理功能的正常进行。

肾炎和尿路结石是泌尿系统疾病的常见类型。肾炎是指肾脏发生炎症的疾病,患者可能出现血尿、蛋白尿、水肿等症状。尿路结石则是在尿路中形成的固体结晶物质,可能导致尿路梗阻和感染等并发症。这两种疾病都会对肾功能造成损害,严重时甚至危及生命。

治疗泌尿系统疾病需要使用相应的药物来改善肾功能状态或促进结石排出等措施来缓解症状、减轻病情。对于肾炎患者,常用的治疗药物包括利尿剂、免疫抑制剂等,这些药物可以控制炎症、减轻肾脏负担。对于尿路结石患者,则需要根据结石的大小和位置选择合适的治疗方法,如药物治疗、体外冲击波碎石等。

预防泌尿系统疾病也至关重要。保持健康的生活习惯、增加水的摄入量、避免长时间憋尿等措施都有助于降低泌尿系统疾病的发病风险。同时,对于已经患病的患者来说,积极配合治疗、定期随访也是控制病情、防止并发症的关键。

5. 血液系统疾病

血液系统疾病是影响血液系统结构和功能的疾病总称。血液系统负责将氧气和营养物质输送到全身各个组织和器官，同时将二氧化碳和代谢废物排出体外。此外，血液系统还承担着免疫防御和止血等重要功能。一旦血液系统发生疾病，就会严重影响这些生理功能的正常进行。

贫血和白血病是血液系统疾病的典型代表。贫血是指血液中红细胞数量或质量不足导致的疾病，患者常表现为乏力、头晕、心悸等症状。白血病则是一种造血干细胞恶性克隆性疾病，患者可能出现发热、贫血、出血等症状。这两种疾病都会对血液系统的正常功能造成严重影响，甚至危及生命。

治疗血液系统疾病需要根据具体病情选择合适的药物和物理治疗手段。对于贫血患者，常用的治疗药物包括铁剂、叶酸等，这些药物可以补充造血原料，促进红细胞生成。对于白血病患者，则需要进行化疗、放疗等综合治疗，以杀灭恶性克隆细胞、控制病情进展。

预防血液系统疾病也至关重要。避免接触有毒有害物质、保持健康的生活习惯、加强体育锻炼等措施都有助于降低血液系统疾病的发病风险。同时，对于已经患病的患者来说，积极配合治疗、定期随访也是控制病情、防止并发症的关键。

6. 神经系统疾病

神经系统疾病是影响神经系统结构和功能的疾病总称。神经系统负责人体的感觉、运动、思维和情感等高级功能，一旦神经系统发生疾病，就会导致各种功能障碍和认知障碍。

癫痫和多发性硬化是神经系统疾病的常见类型。癫痫是一种由大脑神经元异常放电引起的慢性疾病，患者常表现为反复发作的抽搐、意识丧失等症状。多发性硬化则是一种中枢神经系统脱髓鞘疾病，患者可能出现肢体无力、感觉异常、视力下降等症状。这两种疾病都会对神经系统的正常功能造成严重损害，影响患者的生活质量。

治疗神经系统疾病需要使用相应的药物来保护神经细胞的功能状态或控制病情进展。对于癫痫患者，常用的治疗药物包括抗癫痫药物如丙戊酸钠等，这些药物可以控制癫痫发作、减轻症状。对于多发性硬化患者，则需要使用免疫抑制剂等药物来减轻免疫反应、控制病情进展。

除了药物治疗，康复训练等物理治疗手段也是治疗神经系统疾病的重要手段。通过专业的康复训练，可以帮助患者恢复肢体功能、提高生活质量。同时，心理干预和支持也是治疗神经系统疾病不可或缺的一部分，可以帮助患者调整心态、积极面对疾病。

预防神经系统疾病也至关重要。保持健康的生活习惯、避免过度压力和疲劳、加强体育锻炼等措施都有助于降低神经系统疾病的发病风险。同时，对于已经患病的患者来说，积极配合治疗、定期随访也是控制病情、防止并发症的关键。此外，家属和社会的支持和理解也对患者的康复起着重要的作用。

（三）按病程分类的内科疾病

内科疾病按病程可分为急性疾病和慢性疾病两大类。这两类疾病在发病时间、发展速度以及治疗方法等方面都有着显著的区别。

1. 急性疾病

急性疾病，顾名思义，是指那些发病急骤、病程较短的内科疾病。这类疾病通常如同暴风雨般突然袭来，给患者的身体健康带来极大的威胁。由于其病情发展迅速且严重，急性疾病往往需要及时的诊断和治疗，以挽救患者的生命。

急性心肌梗死是急性疾病的典型代表之一。它是由于冠状动脉急性、持续性缺血缺氧所引起的心肌坏死。患者常常表现为突发的剧烈胸痛、心悸、气短等症状，严重时甚至可能出现休克或猝死。急性心肌梗死的发病原因多种多样，包括冠状动脉粥样硬化、血栓形成、冠状动脉痉挛等。这些因素导致冠状动脉血流急剧减少或中断，使相应的心肌严重而持久地急性缺血，最终导致心肌坏死。对于急性心肌梗死的患者来说，时间就是生命。及时的诊断和治疗，如溶栓治疗、冠状动脉介入治疗等，可以有效恢复冠状动脉血流，挽救濒死的心肌，缩小梗死面积，从而保护心脏功能，降低死亡率。

急性胰腺炎是另一种常见的急性疾病。它是由于胰腺酶在胰腺内被激活后引起胰腺组织自身消化、水肿、出血甚至坏死的炎症反应。患者通常表现为突发的上腹疼痛、恶心、呕吐等症状，严重时可能出现休克或多器官功能障碍。急性胰腺炎的发病原因多与胆道疾病、酒精摄入、高脂血症等有关。这些因素导致胰管阻塞，胰管内压力升高，胰腺血液供应不足，从而引发炎症反应。急性胰腺炎的治疗需要禁食、胃肠减压、抑制胰酶分泌等措施，以减轻胰腺负担，控制炎症反应。对于重症患者，可能还需要进行血液透析、呼吸支持等治疗，以维持生命体征的稳定。

除了急性心肌梗死和急性胰腺炎，还有许多其他类型的急性疾病，如急性脑出血、急性呼吸衰竭等。这些疾病同样具有发病急骤、病情严重的特点，需要及时诊断和治疗。对于急性疾病的治疗，医生需要根据患者的具体病情和病因，迅速制定个性化的治疗方案。同时，患者和家属也需要积极配合医生的治疗建议，及时采取措施控制病情进展，缓解症状，预防并发症的发生。

在治疗急性疾病的过程中，医生和患者都需要保持冷静和理智。对于医生来说，他们需要凭借丰富的临床经验和专业知识，迅速准确地诊断病情，制定合适的治疗方案。对于患者来说，他们需要相信医生的专业判断，积极配合治疗，保持良好的心态和信心。同时，家属的支持和理解也对患者的康复起着重要的作用。他们需要给予患者足够的关心和照顾，帮助他们度过这个困难的时期。

2. 慢性疾病

慢性疾病是一类发病缓慢、病程较长的内科疾病。与急性疾病相比，慢性疾病的发展过程更为隐匿和持久，给患者的身体健康带来长期的威胁。由于其病情较为稳定但难以治愈，慢性疾病的治疗需要长期控制和管理病情，以避免并发症的发生和病情的恶化。

高血压是慢性疾病的常见类型之一。它是指以体循环动脉血压增高为主要特征，可伴有心、脑、肾等器官的功能或器质性损害的临床综合征。高血压的发病原因多种多样，包括遗传因素、环境因素、生活方式等。长期的高血压状态会对心、脾、肾等靶器官造成损害，导致冠心病、脑卒中、肾功能衰竭等严重并发症。对于高血压的治疗，除了药物治疗外，还需要改善生活方式，如低盐饮食、适量运动、戒烟限酒等。这些措施有助于降低血压水平，减少靶器官的损害，从而延缓病情的进展。

糖尿病是另一种常见的慢性疾病。它是一组以高血糖为特征的代谢性疾病，由于胰岛素分泌缺陷或其生物作用受损，或两者兼有引起。糖尿病的发病原因与遗传因素、环境因素、生活方式等密切相关。长期的高血糖状态会对全身各个器官造成损害，导致视网膜病变、肾脏病变、神经病变等并发症。对于糖尿病的治疗，除了药物治疗外，还需要控制饮食、增加运动等生活方式干预措施。这些措施有助于降低血糖水平，改善胰岛素抵抗，从而延缓病情的进展。

除了高血压和糖尿病，还有许多其他类型的慢性疾病，如慢性阻塞性肺疾病、慢性肝炎等。这些疾病同样具有病程较长、病情稳定但难以治愈的特点。对于慢性疾病的治疗，医生需要根据患者的具体病情和病因，制定个性化的治疗方案。同时，患者也需要积极配合医生的治疗建议，长期控制和管理病情，以避免并发症的发生和病情的恶化。在治疗慢性疾病的过程中，患者的自我管理和自我监测非常重要。他们需要定期监测血压、血糖等指标的变化，及时调整治疗方案和生活方式干预措施。同时，保持良好的心态和信心也是战胜慢性疾病的关键。

（四）特殊类型内科疾病

除了上述常见的内科疾病，还有一些特殊类型的内科疾病值得关注和研究。这些疾病在发病原因、病理生理过程以及治疗方法等方面都有着独特的特点和挑战。

1. 自身免疫性疾病

自身免疫性疾病是一类特殊的疾病，其核心问题在于机体的免疫系统错误地将自身组织或器官识别为外来入侵者，并对其发起攻击。这种"自我攻击"的行为会导致广泛的组织损伤和器官功能障碍，进而引发一系列的临床症状和体征。类风湿性关节炎和系统性红斑狼疮就是这类疾病的典型代表。

类风湿性关节炎是一种慢性、全身性的自身免疫性疾病，主要影响关节滑膜，但也可能累及其他器官。患者的免疫系统会错误地攻击关节滑膜，导致滑膜炎症、关节肿胀、疼痛和活动受限。随着病情的进展，关节结构可能受到破坏，出现关节畸形和残疾。类风湿性关节炎的确切病因尚不完全清楚，但遗传、环境和免疫因素都被认为在其发病中起着重要作用。治疗类风湿性关节炎的主要目标是控制炎症、缓解疼痛、保护关节功能并预防并发症。这通常需要使用免疫抑制剂、抗炎药物和生物制剂等药物来调节免疫功能、抑制炎症反应。同时，物理治疗、康复锻炼和生活方式调整也是治疗的重要组成部分。

系统性红斑狼疮则是一种更为复杂和严重的自身免疫性疾病，它可以影响全身多个器官和系统，包括皮肤、关节、肾脏、神经系统等。患者的免疫系统会产生大量的自身抗体，这些抗体会与自身组织结合，形成免疫复合物，沉积在血管壁或组织中，引发炎症反应和组织损伤。系统性红斑狼疮的症状和体征多种多样，取决于受累的器官和系统。治疗系统性红斑狼疮同样需要使用免疫抑制剂等药物来调节免疫功能、抑制炎症反应，并根据受累器官的不同进行相应的对症治疗和支持治疗。例如，对于肾脏受累的患者，可能需要使用特殊的药物来保护肾功能；对于神经系统受累的患者，可能需要使用抗癫痫药物或抗抑郁药物来缓解症状。

除了类风湿性关节炎和系统性红斑狼疮，还有许多其他类型的自身免疫性疾病，如甲状腺自身免疫病、多发性硬化症等。这些疾病同样具有免疫系统异常激活和攻击自身组织的特点，但受累的器官和临床表现可能有所不同。因此，对于自身免疫性疾病的诊断和治疗，需要综合考虑患者的病史、症状、体征以及实验室检查结果，制定个性化的治疗方案。

在治疗自身免疫性疾病的过程中，医生和患者都需要有耐心和信心。这类疾病往往难以治愈，需要长期控制和管理病情。同时，由于免疫抑制剂等药物的使用可能会增加感染的风险，因此患者需要特别注意预防感染的发生。此外，保持健康的生活方式、避免诱发因素也是控制病情的重要手段。

2. 遗传性疾病

遗传性疾病是一类由遗传物质改变而引起的疾病。这些改变可以发生在基因层面，如基因突变或基因缺失；也可以发生在染色体层面，如染色体数目异常或结构异常。这些改变会导致基因表达异常或缺失，从而影响人体正常的生理功能，引发一系列的临床症状和体征。

血友病是一种典型的遗传性疾病，它是由于血液中某些凝血因子缺乏而导致的出血性疾病。这些凝血因子的缺乏是由于相应的基因突变引起的。血友病患者的出血倾向明显增加，轻微的损伤就可能导致严重的出血。治疗血友病的主要方法是替代疗法，即通过输注含有缺乏的凝血因子的血液制品来补充凝血因子、控制出血。同时，患者还需要避免使用可能影响凝血功能的药物和食物，并定期进行凝血功能检查以监测病情。

囊性纤维化则是另一种常见的遗传性疾病，它是由于 CFTR 基因突变引起的。这个基因编码一种名为囊性纤维化跨膜传导调节因子的蛋白质，该蛋白质在细胞膜的氯离子通道功能中发挥重要作用。CFTR 基因突变会导致氯离子通道功能障碍，进而影响呼吸道、消化道和生殖道等器官的正常功能。囊性纤维化的主要症状包括反复呼吸道感染、胰腺功能不全、肠道梗阻等。治疗囊性纤维化需要综合考虑患者的症状和病情严重程度，采取相应的药物治疗、物理治疗和营养支持等措施来改善症状、延缓病情进展并提高生活质量。

除了血友病和囊性纤维化，还有许多其他类型的遗传性疾病，如先天愚型、遗传性耳聋等。这些疾病同样具有遗传物质改变的特点，但受累的基因和临床表现可能有所不同。因此，对于遗传性疾病的诊断和治疗，需要借助先进的遗传学技术和手段进行基因检测和诊断，明确致病基因和突变类型，为制定个性化的治疗方案提供依据。

在治疗遗传性疾病的过程中，除了药物治疗和物理治疗，遗传咨询和产前诊断也是非常重要的环节。遗传咨询可以帮助患者和家属了解疾病的遗传规律、复发风险和预防措施；产前诊断则可以在孕期对胎儿进行基因检测，判断胎儿是否携带致病基因或存在染色体异常，从而避免患儿的出生或提前制定干预措施。这些措施对于降低遗传性疾病的发生风险、提高人口素质具有重要意义。

第二节　内科疾病的病因与发病机制

一、内科疾病的病因学

内科疾病涵盖了人体各个系统的多种疾病，其病因复杂多样。为了更好地理解内科疾病的发病机制和预防策略，我们需要对其病因进行深入探讨。

（一）生物因素

生物因素是指由微生物（如细菌、病毒、寄生虫等）感染引起的疾病。这些微生物通过侵入人体、繁殖并释放毒素，导致人体组织和器官的损伤，进而引发内科疾病。

1. 细菌

细菌感染是内科疾病的常见病因之一。例如，肺炎链球菌感染可引起肺炎，表现为咳嗽、咳痰、发热等症状。结核分枝杆菌感染则可导致结核病，影响肺部及其他器官的功能。此外，还有沙门氏菌、大肠杆菌等细菌感染引起的食物中毒和肠道疾病等。

2. 病毒

病毒感染同样在内科疾病中占有重要地位。流感病毒可引起流行性感冒，表现为高热、头痛、肌肉酸痛等症状。肝炎病毒感染则可导致病毒性肝炎，损害肝功能并可能发展为肝硬化或肝癌。此外，还有人类免疫缺陷病毒（HIV）感染引起的艾滋病等。

3. 寄生虫

寄生虫感染也是内科疾病的病因之一。疟原虫感染可引起疟疾，表现为周期性发热、寒战等症状。血吸虫感染则可导致血吸虫病，损害肝脏和肠道等器官。此外，还有阿米巴原虫、弓形虫等寄生虫感染引起的疾病。

（二）理化因素

理化因素是指由物理和化学因素引起的疾病。这些因素通过直接或间接作用于人体，导致组织器官的损伤和功能障碍。

1. 药物

药物在内科疾病的治疗中发挥着重要作用，但滥用或不当使用也可导致疾病。抗生素滥用可导致菌群失调，引发二重感染或耐药性增加。化疗药物在杀死癌细胞的同时也会损伤正常细胞，引起恶心、呕吐、脱发等副作用。此外，还有解热镇痛药、抗精神病药等药物的不当使用也可能引起内科疾病。

2. 毒物

毒物暴露是内科疾病的另一重要病因。重金属中毒（如铅、汞、砷等）可损害神经系统、肾脏等器官功能。农药中毒则可引起急性或慢性中毒症状，影响人体健康。此外，还有工业毒物、生活毒物等暴露引起的疾病。

3. 放射线

放射线对人体具有一定的损伤作用，长期暴露或过量照射可引起内科疾病。放射性损伤可导致皮肤灼伤、溃疡等症状。放射性肿瘤则是在放射线照射后数年至数十年内发生的恶性肿瘤。此外，还有放射性甲状腺炎、放射性肺炎等疾病。

（三）营养因素

营养因素是指由饮食摄入不足、过剩或比例失调引起的疾病。这些因素通过影响人体代谢和器官功能，导致内科疾病的发生和发展。

1. 营养过剩

随着生活水平的提高和饮食结构的改变，营养过剩已成为内科疾病的重要病因之一。肥胖症是由于能量摄入超过消耗而导致的脂肪堆积过多的疾病。高脂血症则是由于脂肪摄入过多或代谢异常导致的血液中脂质含量升高的疾病。这些疾病与心血管疾病、糖尿病等慢性病的发生密切相关。

2. 营养不足

营养不足也是内科疾病的常见病因之一。蛋白质-能量营养不良是由于食物中蛋白质和能量供给不足或疾病因素引起的疾病。维生素缺乏症则是由于维生素摄入不足或吸收利用障碍导致的疾病。这些疾病可影响人体生长发育和免疫功能，增加感染和其他疾病的风险。

（四）遗传因素

遗传因素是指由基因变异或遗传性疾病引起的内科疾病。这些因素通过影响人体基因表达和代谢过程，导致组织和器官的结构和功能异常。

1. 基因突变

基因突变是遗传性疾病的重要病因之一。遗传性肿瘤如乳腺癌、结肠癌等可由单一基因或多个基因的突变引起。遗传性代谢病如苯丙酮尿症、糖原贮积症等则是由于代谢相关基因的突变导致的代谢异常。这些疾病具有家族聚集性，对患者及其家庭的健康造成严重影响。

2. 遗传性疾病

除了基因突变，还有一些遗传性疾病可直接导致内科疾病的发生。血友病是一种遗传性凝血因子缺乏症，患者可出现关节出血、肌肉血肿等症状。囊性纤维化则是一种常染色体隐性遗传病，主要表现为呼吸道和消化道的黏液分泌过多和堵塞。这些疾病对患者的生活质量造成严重影响，需要长期治疗和管理。

（五）免疫因素

免疫因素是指由免疫系统异常或失调引起的内科疾病。免疫系统是人体抵御外界病原体的重要屏障，但异常或失调的免疫系统也可导致疾病的发生和发展。

1. 自身免疫

自身免疫是指免疫系统错误地攻击自身组织和器官导致的疾病。类风湿性关节炎是一种慢性自身免疫性疾病，主要表现为关节滑膜的炎症和破坏。系统性红斑狼疮则是一种多系统受累的自身免疫性疾病，可影响皮肤、关节、肾脏等多个器官。这些疾病需要长期治疗和管理，以控制病情进展和缓解症状。

2. 免疫缺陷

免疫缺陷是指免疫系统功能低下或缺乏导致的疾病。艾滋病是由人类免疫缺陷病毒感染引起的疾病，病毒破坏人体免疫系统导致免疫功能严重受损。先天性免疫缺陷病则是由于免疫系统发育不全或遗传缺陷导致的疾病。这些疾病使患者容易感染各种病原体并难以治愈，严重影响患者的生活质量和寿命。

（六）精神心理因素

精神心理因素是指由心理压力、焦虑抑郁等精神心理状态引起的内科疾病。这些因素通过影响人体神经内分泌系统和免疫功能，导致内科疾病的发生和发展。

1. 压力

长期的心理压力可导致身心疾病的发生。工作压力、生活压力等可使人体处于紧张状态，影响神经内分泌系统的平衡和免疫功能的正常发挥。常见的由压力引起的身心疾病包括高血压、冠心病、消化性溃疡等。这些疾病需要患者在治疗身体疾病的同时调整心态和减轻压力。

2. 焦虑与抑郁

焦虑与抑郁是常见的心理疾病及其躯体化症状的重要病因之一。焦虑症表现为过度担忧和恐惧的情绪状态，常伴有心悸、出汗等自主神经症状。抑郁症则表现为情绪低落、兴趣丧失等症状，严重时可出现自杀倾向。这些心理疾病及其躯体化症状可影响患者的日常生活和工作能力，需要及时诊断和治疗。同时，心理干预和社会支持也是治疗这些疾病的重要手段之一。

二、内科疾病的发病机制

内科疾病涵盖了多个系统和器官的疾病，其发病机制复杂多样。大致可分为感染性疾病和非感染性疾病两大类。以下将分别概述这两类疾病的发病机制。

（一）感染性疾病的发病机制

感染性疾病是由微生物（如细菌、病毒、寄生虫等）感染引起的疾病。其发病机制主要涉及微生物入侵与机体防御、毒素与免疫反应等方面。

1. 微生物入侵与机体防御

微生物的致病力取决于其侵袭力、毒力和数量等因素。侵袭力强的微生物能够突破机体的屏障作用，如皮肤、黏膜等，进入体内并定植于特定部位。机体的防御机制包括屏障作用、非特异性免疫和特异性免疫。屏障作用能够阻挡微生物的入侵，非特异性免疫通过吞噬细胞、补体系统等清除入侵的微生物，特异性免疫则通过 T 细胞和 B 细胞介导的细胞免疫和体液免疫来清除感染。

当微生物成功突破机体防御并在体内繁殖时，会释放出毒素或引起免疫反应，导致组织和器官的损伤。毒素可直接作用于细胞，破坏细胞结构和功能；免疫反应则通过炎症介质、细胞因子等引起局部或全身的炎症反应，导致组织水肿、细胞浸润和器官功能障碍。

2. 毒素与免疫反应

外毒素是某些细菌产生的具有强毒性的蛋白质，能够直接损伤细胞或激活免疫反应。内毒素则是革兰阴性细菌细胞壁的成分，当细菌死亡或裂解时释放出来，引起发热、休克等全身症状。免疫反应在感染性疾病中起着重要作用，适度的免疫反应能够清除感染，但过度的免疫反应则会导致组织损伤和器官功能障碍。免疫反应的调节失控可表现为炎症反应过度、细胞免疫和体液免疫失衡等。

（二）非感染性疾病的发病机制

非感染性疾病是指非微生物感染引起的疾病，其发病机制涉及代谢、免疫、肿瘤、心血管和神经系统等多个方面。

1. 代谢性疾病的发病机制

代谢性疾病主要是由于代谢紊乱和代谢通路异常引起的疾病。如糖尿病的胰岛素分泌不足或抵抗导致血糖升高；高脂血症的脂蛋白代谢异常导致血脂升高。这些代谢紊乱和异常会影响组织和器官的正常功能，进而导致疾病的发生和发展。

2. 免疫性疾病的发病机制

免疫性疾病是由于免疫系统异常或失调引起的疾病。自身免疫反应的触发与持续是免疫性疾病的重要发病机制之一。如类风湿性关节炎的关节滑膜持续炎症是由于免疫系统错误地攻击自身关节组织引起的。免疫调节失衡也是免疫性疾病的发病机制之一，如系统性红斑狼疮的 T 细胞和 B 细胞过度活化导致全身多系统受累。

3. 肿瘤性疾病的发病机制

肿瘤性疾病是由于细胞异常增殖和分化引起的疾病。原癌基因的激活和抑癌基因的失活是肿瘤发生的重要分子机制之一。如肺癌中的 KRAS 基因突变导致细胞增殖失控和恶性转化。细胞周期失控和无限增殖也是肿瘤的重要特征之一，如肿瘤细胞的端粒酶活性增强导致细胞永生化。这些分子和细胞机制的异常会导致细胞增殖和分化失控，最终形成肿瘤。

4. 心血管疾病的发病机制

心血管疾病主要涉及心脏和血管的疾病。动脉粥样硬化是心血管疾病的重要发病机制之一，涉及脂质沉积、内皮损伤、平滑肌细胞增殖等多个环节。高血压也是心血管疾病的重要危险因素之一，其发病机制涉及肾素—血管紧张素—醛固酮系统激活、交感神经兴奋等多个方面。这些机制的异常会导致心脏和血管的结构和功能改变，进而引发心血管疾病。

5. 神经系统疾病的发病机制

神经系统疾病主要涉及大脑、脊髓和周围神经的疾病。神经元损伤与死亡是神经系统疾病的重要发病机制之一，如脑卒中的脑细胞缺血缺氧性坏死导致神经功能受损。神经递质失衡也是神经系统疾病的重要发病机制之一，如帕金森病的多巴胺能神经元功能减退导致运动障碍和认知障碍。这些机制的异常会导致神经系统的结构和功能改变，进而引发神经系统疾病。

第三节 内科疾病的预防与诊疗原则

一、内科疾病的预防原则

内科疾病作为一类涵盖广泛的健康问题，其预防策略的实施对于降低疾病发病率、提高人群健康水平具有至关重要的意义。预防原则通常分为三个层级：一级预防（病因预防）、二级预防（早期发现与治疗）和三级预防（康复与预防并发症）。

（一）一级预防（病因预防）

一级预防，即病因预防，旨在通过消除或减少疾病发生的危险因素，从而防止疾病的发生。这是预防医学中最为积极和主动的策略，其核心在于通过干预生活方式、改善环境条件和增强机体抵抗力等措施，从根本上阻断疾病的发生链条。

1. 健康教育与健康促进

在内科疾病的预防中，健康教育与健康促进占据着举足轻重的地位。它们不仅是一级预防的基石，更是构建全民健康防线的重要手段。通过广泛、深入、持久的健康教育与健康促进活动，我们可以有效地提高公众对疾病危险因素的认识，进而引导他们形成健康的生活方式和行为习惯。

健康教育的核心在于知识的普及和传播。这包括对营养知识的普及，让人们了解各种营养素的作用、食物中的营养成分以及合理的膳食结构。通过这样的教育，公众可以更加科学地安排自己的饮食，避免营养过剩或不足带来的健康问题。此外，健康教育还包括对合理膳食的推广，倡导适量运动，以及戒烟限酒等健康行为的宣传。这些行为的养成，对于降低高血压、糖尿病、心血管疾病等慢性非传染性疾病的发病风险具有重要意义。

健康促进则更注重于环境的改善和政策的支持。它旨在创造一个有利于健康的社会环境，让人们更容易地选择健康的生活方式。例如，通过改善公共交通系统、建设更多的绿色空间、提供方便的运动设施等措施，可以让人们更愿意选择步行、骑行等健康出行方式。同时，政府还可以通过制定相关政策，如提高烟草税、限制酒精广告等，来进一步推动公众养成健康的生活习惯。

健康教育与健康促进的实施需要多方面的合作与参与。医疗机构、学校、社区、媒体等都可以成为重要的合作伙伴。医疗机构可以通过开展健康讲座、提供健康咨询等方式来普及健康知识；学校可以将健康教育纳入课程体系，从小培养学生的健康意识；社区可以组织各种健康活动，如健康跑、健康饮食比赛等，来激发居民的参与热情；媒体则可以发挥其传播优势，通过电视、广播、报纸、网络等多种渠道来广泛传播健康信息。

2. 改善生活方式

生活方式是影响内科疾病发病风险的重要因素之一。不合理的饮食习惯、缺乏运动、吸烟和酗酒等不良生活方式是导致许多内科疾病发生的重要原因。因此，改善生活方式成了一级预防中的关键环节。

改善生活方式的首要任务是调整饮食结构。现代人的饮食中往往存在高热量、高脂肪、高盐等问题，这些问题都与内科病的发生密切相关。因此，我们需要适当增加蔬菜、水果、全谷类等健康食品的摄入，减少油炸、烧烤等不健康食品的摄入。同时，还需要注意饮食的均衡和多样化，确保各种营养素的均衡摄入。

增加体力活动也是改善生活方式的重要组成部分。缺乏运动会导致身体机能下降、免疫力降低等问题，进而增加内科疾病的发病风险。因此，我们需要每天保持一定的运动量，如散步、慢跑、游泳等有氧运动，以及力量训练等无氧运动。这些运动不仅可以增强身体素质，还可以提高心理健康水平。

戒烟限酒也是改善生活方式的重要措施之一。烟草中的尼古丁等有害物质会对人体造成多方面的损害，如增加心血管疾病的风险、损害肺功能等。而酒精则会对肝脏、心脏等器官造成损害，长期大量饮酒还会导致肝硬化、心肌病等疾病。因此，戒烟限酒对于降低内科疾病的发病风险具有重要意义。

3. 免疫接种

在内科疾病的预防中，免疫接种是一项非常重要的措施。通过给易感人群接种疫苗，可以刺激机体产生特异性免疫力，从而防止相应病原体的感染。这对于控制传染病的流行、保护易感人群具有重要意义。

免疫接种的实施需要依靠完善的疫苗接种体系和专业的医疗人员。疫苗接种体系需要确保疫苗的供应充足、质量可靠，同时还需要建立完善的接种记录和追踪系统，以确保每个需要接种的人都能及时接种到疫苗。而医疗人员则需要具备专业的知识和技能，能够正确地为接种者提供疫苗接种服务，并处理可能出现的不良反应等问题。

在实际操作中，免疫接种的策略会根据不同的疾病和人群特点进行调整。例如，对于季节性流感等常见传染病，我们会通过广泛接种流感疫苗来预防其发生和传播；而对于一些特殊人群，如老年人、儿童、孕妇等，我们还会根据他们的特点制定专门的免疫接种方案，以提供更全面的保护。

（二）二级预防（早期发现与治疗）

二级预防，即早期发现与治疗，旨在通过定期的健康检查和筛查，及时发现疾病的早期征兆或潜在风险，以便迅速采取干预措施，阻止疾病的进展和恶化。

1. 定期体检

在内科疾病的预防体系中，定期体检被视作二级预防的基石。所谓二级预防，是指在疾病尚未出现明显症状或体征之前，通过一系列的检查和监测手段，及时发现并处理潜在的健康问题或疾病风险，从而防止疾病的发生或延缓其进展。而定期体检，正是实现这一目标的重要手段。

定期体检的核心在于全面性和针对性。全面性是指体检项目应涵盖身体各个系统的主要指标，以便全面了解受检者的健康状况。这通常包括体格检查、实验室检查、影像学检查等多个方面。体格检查主要评估受检者的身体发育、营养状况、神经系统功能等；实验室检查则通过检测血液、尿液等样本中的生化指标，来评估受检者的肝肾功能、血糖血脂水平、免疫功能等；而影像学检查如 X 线、超声、CT、MRI 等，则可以对内脏器官的结构和功能进行更为深入的了解。

针对性则是指根据受检者的年龄、性别、职业、家族史等个体差异，制定个性化的体检方案。例如，对于中老年人，应重点关注心脑血管疾病的筛查，如心电图、心脏彩超、颈动脉超声等；对于女性，则应重视乳腺、宫颈等妇科疾病的筛查，如乳腺彩超、宫颈涂片等。此外，对于有特定职业暴露或环境暴露的人群，还应根据暴露因素制定相应的体检项目，以便及时发现与处理相关的健康问题。

定期体检的意义在于早发现、早诊断、早治疗。许多内科疾病在早期阶段往往没有明显的症状或体征，但通过体检却可以及时发现潜在的异常指标或病变。这些异常指标或病变可能是疾病的早期信号，也可能是疾病发生的高危因素。通过及时发现并处理这些异常或病变，可以显著降低内科疾病的发生率和死亡率，提高患者的生活质量和预后。

此外，定期体检还可以促进健康管理和健康促进。通过定期的体检结果反馈，受检者可以更加直观地了解自己的健康状况和变化趋势，从而有针对性地调整生活方式和饮食习惯，减少不良因素对健康的影响。同时，医疗机构也可以根据受检者的体检结果提供个性化的健康指导和干预措施，帮助受检者建立科学的生活方式和行为习惯，进一步提高健康水平。

2. 高危人群筛查

高危人群筛查是二级预防中的重要策略之一，它主要针对具有特定疾病家族史、不良生活习惯、长期接触有害物质等特定危险因素的人群进行有针对性的筛查。这些人群由于存在较高的疾病风险，因此需要通过更为精细的检查手段来及时发现潜在的健康问题。

高危人群筛查的关键在于确定筛查对象和选择合适的筛查方法。确定筛查对象时，需要考虑多个因素，如年龄、性别、家族史、生活习惯等。例如，对于具有乳腺癌家族史的女性来说，她们就是乳腺癌的高危人群，需要进行定期的乳腺筛查。选择合适的筛查方法时，则需要根据筛查对象的特点和筛查目的来确定。常用的筛查方法包括问卷调查、体格检查、实验室检查、影像学检查等。不同的筛查方法各有优缺点，需要根据实际情况进行选择。

高危人群筛查的意义在于提高疾病的早期发现率和治愈率。通过针对特定人群的筛查，可以更早地发现潜在的健康问题或病变，从而及时采取干预措施进行治疗。这不仅可以显著降低疾病的进展速度和严重程度，还可以提高患者的治愈率和生存质量。同时，高危人群筛查还可以为疾病预防和控制提供重要的科学依据和数据支持，有助于制定更为精准和有效的防控策略。

在实施高危人群筛查时，需要注意几个方面的问题。首先是要确保筛查的准确性和可靠性，避免出现误诊或漏诊的情况。这需要通过使用高质量的筛查工具和由专业人员进行操作来保障。其次是要注重筛查的连续性和动态性，定期对高危人群进行复查和监测，以便及时发现新的健康问题或病变。最后是要加强筛查与后续干预的衔接和配合，确保筛查结果能够得到及时有效的处理和治疗。

（三）三级预防（康复与预防并发症）

三级预防，即康复与预防并发症，主要针对已经患病的人群，通过科学的治疗和康复计划，减少疾病的残疾和死亡风险，提高患者的生活质量和预后。

1. 疾病管理与康复计划

在内科疾病的预防与治疗体系中，三级预防占据着至关重要的地位。其中，疾病管理与康复计划作为三级预防的核心内容，对于控制疾病进展、缓解症状、提高患者生活质量具有重要意义。

疾病管理是一个综合性的过程，它要求医疗团队根据患者的具体情况，制定个性化的治疗方案。这包括选择合适的药物、确定治疗周期、监测治疗效果等。同时，疾病管理还强调对患者进行全面的评估，包括病情严重程度、并发症风险、心理状况等，以便及时调整治疗方案，确保治疗效果最大化。

康复计划则是疾病管理的重要组成部分，它旨在帮助患者恢复身体功能、提高生活质量。康复计划的内容丰富多样，包括物理治疗、心理治疗、营养指导等。物理治疗可以帮助患者恢复肌肉力量、改善关节活动度；心理治疗则有助于缓解患者的焦虑、抑郁等情绪问题；营养指导则可以为患者提供合理的膳食建议，促进其身体康复。

在实施疾病管理与康复计划时，需要注重以下几个方面：首先，要确保治疗方案的个性化。每个患者的具体情况都不尽相同，因此治疗方案需要根据患者的具体情况进行调整。其次，要注重治疗效果的监测与评估。通过定期的随访和检查，可以及时了解患者的治疗效果和康复情况，以便及时调整治疗方案。最后，要加强医疗团队之间的沟通与协作。疾病管理与康复计划涉及多个学科领域，需要医疗团队之间的紧密合作，以确保患者得到全面、专业的治疗与康复服务。

2. 预防疾病复发与并发症

预防疾病复发与并发症是三级预防的重要目标之一。对于许多内科疾病来说，即使经过治疗和控制，仍然存在复发的风险和并发症的可能性。因此，预防疾病复发与并发症对于维护患者健康具有重要意义。

预防疾病复发需要从多个方面入手。首先，要持续进行治疗和康复措施。即使患者的病情已经得到控制，仍然需要按照医生的建议进行持续的治疗和康复锻炼，以巩固治疗效果、防止疾病复发。其次，要积极改善生活方式和环境因素。不良的生活方式和环境因素往往是导致疾病复发的重要原因之一。因此，患者需要积极调整饮食结构、增加运动量、戒烟限酒等，以降低疾病复发的风险。同时，还需要注意改善居住环境、减少接触有害物质等，以减少环境因素对健康的影响。

预防并发症同样重要。并发症的发生往往会给患者的治疗和康复带来更大的困难。因此，在预防并发症方面，需要注重以下几个方面：首先，要加强对患者的监测与评估。

通过定期的检查和评估，可以及时发现潜在的并发症风险，以便及时采取干预措施。其次，要注重对并发症的预防和治疗。针对不同的并发症风险，需要采取相应的预防和治疗措施，以降低并发症的发生率和对患者健康的影响。最后，要加强医疗团队之间的沟通与协作。预防并发症需要多个学科领域的专业知识，因此需要医疗团队之间的紧密合作，以确保患者得到全面、专业的预防与治疗服务。

二、内科疾病的诊疗原则

内科疾病作为一类涵盖广泛的健康问题，其诊疗过程需要遵循一定的原则，以确保诊断的准确性和治疗的有效性。以下将分别论述内科疾病的诊断原则、治疗原则和伦理与法律原则。

（一）诊断原则

诊断是内科疾病诊疗的首要环节，其准确性直接关系到后续治疗的效果。因此，在诊断过程中需要遵循以下原则。

1. 全面收集病史资料

在内科疾病的诊断过程中，详细询问患者病史是至关重要的第一步。医生通过与患者的交流，全面了解其症状、起病时间、病程变化以及伴随的其他症状，从而为后续的诊断和治疗提供重要线索。

在询问病史时，医生需要关注患者的主诉，即患者最痛苦或最明显的症状。这通常是患者就诊的主要原因，也是医生需要重点解决的问题。同时，医生还需要了解症状的起因和发展过程，以便更好地判断疾病的性质和严重程度。

除了主诉，伴随症状也是医生需要关注的重要方面。这些症状可能与主诉密切相关，也可能提示患者存在其他潜在的疾病。因此，医生在询问病史时，应尽可能详细地了解患者的所有症状，包括疼痛的部位、性质、持续时间等，以及是否伴随有发热、咳嗽、呼吸困难等其他症状。

此外，既往史和家族史也是医生在询问病史时需要关注的重要方面。既往史包括患者过去的疾病史、手术史、用药史等，这些信息有助于医生了解患者的健康状况和可能的疾病风险。家族史则涉及患者家族中是否有人患有类似的疾病，这有助于医生判断患者是否存在遗传性疾病的风险。

在全面收集病史资料的过程中，医生还需要注意沟通技巧和人文关怀。他们应以亲切、耐心的态度与患者交流，鼓励患者详细描述自己的症状和感受，以便获取更准确的病史信息。同时，医生还需要关注患者的心理状态，给予必要的心理支持和安慰，以缓解患者的紧张情绪和恐惧心理。

2. 体格检查与辅助检查

在全面了解患者的病史资料后，医生需要进行详细的体格检查以进一步评估患者的健康状况。体格检查包括观察患者的精神状态、皮肤黏膜情况、检查心肺功能等多个方面。这些检查有助于医生发现患者可能存在的体征异常，为后续的辅助检查提供指导。

辅助检查是内科疾病诊断过程中不可或缺的一部分。根据病情需要，医生会开具一系列辅助检查项目，如血常规、尿常规、生化检查、影像学检查等。这些检查项目能够提供更客观、准确的诊断依据，帮助医生进一步明确疾病的类型、严重程度和可能的病因。

血常规是一种常见的辅助检查项目，通过检测血液中各种细胞的数量和形态变化，可以了解患者是否存在感染、贫血等血液系统问题。尿常规则主要用于评估患者的泌尿系统状况，检测尿液中的成分变化可以提示肾脏、膀胱等器官的功能异常。生化检查包括肝功能、肾功能、血糖、血脂等多个方面，能够反映患者内脏器官的功能状态和代谢水平。而影像学检查如 X 线、超声、CT、MRI 等则能够直观地展示患者内部器官的结构和形态变化，为疾病的定位和定性提供重要依据。

3. 鉴别诊断与确诊

在收集完病史资料和进行必要的体格检查与辅助检查后，医生需要根据所掌握的信息进行鉴别诊断。鉴别诊断是一个复杂而严谨的过程，要求医生具备丰富的临床经验和扎实的医学知识。他们需要根据患者的临床表现、体格检查和辅助检查结果，结合已知的疾病特点和诊断标准，逐一排除与当前症状相似的其他疾病，最终确定最可能的诊断结果。

确诊是内科疾病诊断过程的最终目标。在鉴别诊断的基础上，医生会结合患者的具体情况给出确诊意见，并制定相应的治疗方案。确诊的准确性直接关系到患者的治疗效果和预后情况，因此医生在做出确诊决策时需要格外谨慎和细致。他们需要充分考虑各种可能的因素和影响条件，确保诊断结果的准确性和可靠性。同时，医生还需要与患者及其家属进行充分的沟通和交流，解释诊断结果和治疗方案的相关问题，以便患者能够更好地理解并配合治疗工作。

（二）治疗原则

治疗是内科疾病诊疗的核心环节，其目标是消除病因、缓解症状、改善预后。在治疗过程中，需要遵循以下原则。

1. 个体化治疗

内科疾病的治疗，首要的原则是个体化。每个患者都是独一无二的，他们的年龄、性别、基因背景、生活习惯、并发疾病等，都会对疾病的进程和治疗反应产生影响。因此，医生在制定治疗方案时，必须充分考虑患者的个体差异，制定出最适合患者的个体化治疗方案。

个体化治疗不仅仅体现在药物的选择上，还包括药物的剂量、给药途径、治疗周期等方面的调整。例如，对于肝肾功能不全的患者，医生可能需要调整药物的剂量，以避免药物在体内过度积累导致不良反应。对于某些特殊类型的疾病，如自身免疫性疾病，医生可能还需要根据患者的免疫状态来选择合适的免疫抑制剂。

此外，个体化治疗还要求医生密切关注患者的病情变化，及时调整治疗方案。内科疾病往往病情复杂多变，医生需要时刻保持警惕，一旦发现治疗效果不佳或出现不良反应，应立即调整治疗方案，以确保患者的安全。

2. 综合治疗

内科疾病的治疗往往需要采用综合治疗的方法。所谓综合治疗，就是根据患者的具体病情，采用多种治疗手段相结合的方法，以达到最佳的治疗效果。

药物治疗是内科疾病治疗的主要手段之一。随着医学的进步，越来越多的新药被研发出来，为内科病的治疗提供了更多的选择。但药物治疗并非万能，对于一些慢性疾病或功能性障碍，单纯的药物治疗往往难以取得满意的效果。此时，非药物治疗就显得尤为重要。

非药物治疗包括生活方式调整、心理干预、物理治疗等多种方法。生活方式调整主要是通过改变患者的饮食习惯、运动方式等来改善病情。例如，对于糖尿病患者，通过控制饮食、增加运动等方式，可以有效地控制血糖水平，减少并发症的发生。心理干预则是通过心理咨询、认知行为疗法等方法，帮助患者调整心态，积极面对疾病。物理治疗则是利用各种物理因子如光、热、电等来治疗疾病，如理疗、康复训练等。

综合治疗要求医生具备全面的医学知识和丰富的临床经验，能够根据患者的具体情况选择合适的治疗手段。同时，综合治疗还要求医生与患者之间建立良好的沟通机制，确保患者能够充分理解并积极配合治疗。

3. 长期管理与随访

对于许多内科疾病，尤其是慢性疾病，治疗过程往往是一个长期的过程。这就需要医生对患者进行长期的管理与随访，以确保治疗效果的持续性和稳定性。

长期管理主要包括定期评估患者的病情、调整治疗方案、监测治疗效果等。医生需要定期与患者进行沟通，了解患者的病情变化和治疗反应，及时调整治疗方案。同时，医生还需要对患者进行健康教育，帮助患者了解疾病的相关知识，掌握自我管理的技能。

随访是长期管理的重要组成部分。通过随访，医生可以及时了解患者的病情变化和治疗效果，发现潜在的问题并及时处理。随访的形式可以多种多样，如门诊随访、电话随访、网络随访等。医生应根据患者的具体情况选择合适的随访方式，确保随访的有效性和及时性。

（三）伦理与法律原则

在内科疾病的诊疗过程中，医生还需要遵循一定的伦理与法律原则，以确保患者的权益得到保障。

1. 尊重患者权益

在医疗活动中，患者的权益是至高无上的。作为内科医生，尊重患者权益不仅是职业道德的体现，也是法律规定的义务。患者的权益涵盖了多个方面，其中最为核心的是人格尊严、隐私权、知情权以及自主权。

医生必须尊重患者的人格尊严。在医疗过程中，患者可能会因为疾病而处于弱势地位，但这并不意味着他们可以失去作为人的基本尊严。医生在与患者交流时，应使用礼貌、尊重的语言，避免任何形式的歧视和侮辱。此外，医生还应对患者的身体和心理状况给予充分的关注，以人性化的方式进行治疗和护理。

保护患者的隐私权是医生的另一项重要职责。患者的病历资料、诊断结果、治疗方案等都属于个人隐私范畴，医生有义务对这些信息进行严格保密。除非得到患者的明确同意或法律另有规定，否则医生不得将这些信息泄露给任何人。在医疗团队内部，医生也应确保患者的隐私得到充分的保护，避免不必要的讨论和传播。

此外，医生还应尊重患者的知情权和自主权。知情权是指患者有权利了解自己的病情、治疗方案以及可能的风险和后果。医生在制定治疗方案时，应充分向患者说明各种治疗方法的优缺点，以及可能的风险和预后情况。同时，医生还应尊重患者的自主选择权，即在了解各种治疗方案的基础上，患者有权选择自己认为最合适的治疗方案。医生不得强迫或诱导患者接受某种特定的治疗方法，而应尊重患者的意愿和选择。

为了实现这些目标，医生需要与患者建立充分的沟通和信任关系。通过有效的沟通，医生可以了解患者的需求和期望，从而制定更加符合患者利益的治疗方案。同时，通过建立良好的信任关系，医生可以增强患者对治疗方案的信心和依从性，从而提高治疗效果和患者满意度。

2. 遵循医学伦理与法律规定

作为内科医生，遵循医学伦理和法律规定是职业生涯中不可或缺的一部分。医学伦理为医生提供了在医疗实践中应遵循的道德准则和行为规范，而法律规定则确保了医疗活动的合法性和患者的权益得到保障。

医学伦理的核心原则包括公正、不伤害、有利和尊重。公正原则要求医生在提供医疗服务时不受任何偏见或歧视的影响，对所有患者一视同仁。不伤害原则强调医生在治疗过程中应尽可能避免对患者造成不必要的伤害或痛苦。有利原则则鼓励医生采取对患者有益的治疗措施，以最大限度地促进患者的健康和福祉。而尊重原则则要求医生尊重患者的人格尊严、自主权和隐私权等权益。

在法律规定方面，医生必须遵守国家相关的法律法规和医疗行业的规章制度。这些规定确保了医疗活动的合法性、规范性和安全性。例如，《中华人民共和国医师法》明确规定了医生的执业资格、执业范围和执业行为等要求，为医生提供了明确的法律指引。此外，各地还制定了具体的医疗管理规章制度，以规范医疗机构的运行和医生的执业行为。

在遵循医学伦理和法律规定的过程中，医生可能会面临一些挑战和困境。例如，在处理复杂或疑难病例时，医生可能需要在多种治疗方案中做出选择，而这些选择可能涉及伦理和法律的权衡。此时，医生应充分考虑患者的权益和利益，遵循医学伦理的基本准则，并在必要时寻求法律或伦理咨询的支持。

第三章 内科护理的基本技能

第一节 护理评估与记录

一、护理评估

（一）护理评估的重要性

护理评估是内科患者护理工作的重要组成部分，具有不可替代的基石作用。它不仅为护理决策提供基础数据，确保服务符合患者的实际需求，而且通过持续的评估过程不断优化护理服务，提升护理质量。

1. 基石作用：为护理决策提供基础数据

护理评估，作为内科护理工作中不可或缺的一环，扮演着为护理决策提供基础数据的基石角色。这一评估过程涵盖了患者生理、心理、社会以及环境等各个方面的信息收集与分析，其目的在于为接下来的护理计划制定、护理措施选择和护理效果预测提供全面而准确的数据支持。

护理评估的重要性在于它确保了护理工作的科学性和有效性。在医疗实践中，患者的生理状况、心理状态、社会环境以及生活环境都是影响护理效果的关键因素。而护理评估正是通过对这些因素的深入了解和分析，帮助护理人员形成了对患者状况的全面认识，从而制定出更加符合患者实际需求的护理计划。

具体来说，护理评估包括对患者的生命体征、疼痛程度、营养状况等生理指标的监测和记录，这些数据能够直接反映患者的身体健康状况，是护理人员制定针对性护理措施的重要依据。同时，评估还包括对患者心理状态、应对能力、社会支持等方面的了解和评估，这些信息有助于护理人员把握患者的心理需求和情绪变化，进而提供更为人性化的心理护理服务。

护理评估的全面性和准确性直接关系到护理决策的科学性和有效性。如果评估过程中存在遗漏或误差，那么后续的护理计划制定和护理措施选择就可能偏离患者的实际需求，从而影响护理效果甚至威胁患者的安全。因此，护理人员在进行评估时必须保持高度的责任心和专业性，确保所收集的信息真实可靠。

此外，护理评估还是一个动态的过程。随着患者病情的变化和治疗方案的调整，护理评估也需要不断更新和完善。这就要求护理人员在与患者的日常接触中保持敏锐的观察力和判断力，及时发现新的问题和需求，以便及时调整护理计划和措施。

2. 患者中心：确保服务符合患者实际需求

在护理工作中，患者的需求和满意度是衡量服务质量的重要标准。因此，护理评估必须坚持以患者为中心的原则，确保所提供的护理服务符合患者的实际需求。

以患者为中心意味着在护理评估过程中要充分尊重患者的主体地位和个体差异。每个患者都有其独特的生理特征、心理状态和社会背景，这些因素都会对他们的健康需求和护理期望产生影响。因此，护理人员在进行评估时不能采用一刀切的方式，而应该根据患者的具体情况进行个性化的评估和护理。

为了实现这一目标，护理人员需要与患者建立良好的沟通关系。通过深入的交流和观察，护理人员可以了解患者的真实感受和需求，进而制定出更加符合患者期望的护理计划。同时，护理人员还需要关注患者的心理变化，及时提供心理支持和疏导，帮助患者建立积极的心态面对疾病和治疗。

此外，以患者为中心的护理评估还要求护理人员具备高度的责任心和同理心。他们需要时刻关注患者的需求和变化，及时发现问题并采取措施加以解决。在护理过程中，护理人员要始终保持耐心和细心，为患者提供温馨、舒适的护理环境和服务。

3. 质量改进：通过评估不断优化护理服务

护理评估不仅为护理决策提供基础数据，还是护理质量持续改进的重要工具。通过定期的评估，护理人员可以及时发现护理过程中存在的问题和不足，进而分析原因并采取改进措施，以不断优化护理服务流程和质量。

护理评估在质量改进方面的作用主要体现在以下几个方面：首先，通过定期的评估，护理人员可以了解护理服务的实际效果与患者期望之间的差距，从而明确改进的方向和目标。其次，评估结果可以为护理人员提供反馈和学习的机会，帮助他们总结经验教训、提高专业技能和服务水平。最后，评估结果还可以作为医院管理层评价护理质量和制定改进措施的重要依据。

在实践中，护理评估的质量改进作用需要通过建立完善的评估机制和反馈系统来实现。医院应该制定科学的评估标准和流程，明确评估的时间、频率和方式，确保评估工作的全面性和客观性。同时，医院还应该建立有效的反馈机制，及时将评估结果反馈给护理人员和管理层，以便他们根据反馈意见进行针对性的改进和调整。

此外，为了充分发挥护理评估在质量改进中的作用，医院还需要加强对护理人员的培训和教育。通过组织定期的培训和交流活动，提高护理人员对评估工作的认识和重视程度，帮助他们掌握科学的评估方法和技巧。同时，医院还可以鼓励护理人员积极参与质量改进项目的研究和实施工作，为护理服务的持续优化贡献智慧和力量。

（二）护理评估的内容

护理评估的内容广泛而深入，包括生理评估、心理社会评估和环境评估三个主要方面。

1. 生理评估

生理评估是护理工作中的重要环节，它主要关注患者的身体状况和生理功能。通过全面细致的生理评估，护理人员能够获取患者生命体征、疼痛状况以及营养状况等关键信息，为制定个性化的护理计划和预测疾病进展提供有力依据。

生命体征的监测是生理评估的核心内容之一。体温、脉搏、呼吸和血压等生命体征的变化能够直接反映患者的身体状况和病情变化。例如，体温升高可能意味着感染或炎症的存在，而心率和呼吸频率的异常则可能提示心脏或呼吸系统的问题。因此，护理人员需要定期监测和记录患者的生命体征，以便及时发现异常并采取相应的护理措施。

疼痛评估在生理评估中也占据重要地位。疼痛是许多疾病常见的症状之一，它不仅给患者带来身体上的痛苦，还可能影响患者的心理状态和生活质量。因此，护理人员需要通过详细的疼痛评估来了解患者疼痛的部位、性质、强度和频率等信息。这些信息有助于护理人员判断疼痛的原因和程度，从而制定有效的疼痛管理计划，缓解患者的痛苦。

营养状况的评估是生理评估中不可忽视的一部分。良好的营养状况对于患者的康复和疾病治疗至关重要。护理人员需要通过评估患者的体重、饮食摄入以及实验室指标（如血红蛋白、白蛋白等）来了解患者的营养状况。如果患者存在营养不良或营养过剩的问题，护理人员需要及时调整患者的饮食计划，提供合理的营养支持。

2. 心理社会评估

心理社会评估在护理工作中同样具有重要意义，它主要关注患者的心理状态和社会环境。心理状态是影响患者康复和治疗效果的重要因素之一，而社会环境则对患者的心理状态和生活质量产生深远影响。因此，护理人员需要通过心理社会评估来了解患者的心理需求和社会问题，以便提供针对性的心理支持和社会资源链接。

情绪状态的评估是心理社会评估的重要组成部分。焦虑、抑郁等负性情绪在许多疾病中都是常见的心理反应。这些情绪不仅会影响患者的心理健康，还可能对疾病的治疗和康复产生不利影响。因此，护理人员需要通过观察和交流来了解患者的情绪状态，及时发现并处理负性情绪问题。对于存在情绪问题的患者，护理人员可以采取心理疏导、认知行为疗法等措施来帮助患者缓解情绪困扰，提升心理健康水平。

应对能力的评估也是心理社会评估的重要内容之一。患者在面对疾病和治疗时，需要具备一定的自我调节和应对压力的能力。然而，不同患者的应对能力存在差异，有些患者可能难以有效应对疾病带来的压力和挑战。因此，护理人员需要通过评估患者的应对能力来了解他们在面对困难时的反应和应对策略。对于应对能力不足的患者，护理人员可以提供心理支持和应对技能培训，帮助他们增强自我调节和应对压力的能力。

社会支持的评估在心理社会评估中同样占据重要地位。家庭、朋友和社区资源等社会支持因素对患者的心理健康和生活质量具有重要影响。良好的社会支持网络能够为患者提供情感支持、物质帮助和信息支持等，有助于患者更好地应对疾病和治疗过程中的困难。因此，护理人员需要评估患者的社会支持状况，了解他们的家庭关系、社交网络以及可利用的社会资源等信息。对于社会支持不足的患者，护理人员可以协助他们寻找和链接相关资源，如家庭访视、社区服务等，以提升患者的社会支持水平。

3. 环境评估

环境评估在护理工作中同样具有重要意义，它主要关注患者所处的物理环境和社会环境。一个安全、舒适的环境对于患者的康复和治疗至关重要，而不良的环境则可能给患者的身心健康带来负面影响。因此，护理人员需要通过环境评估来了解患者所处的环境状况，以便制定安全有效的护理措施和预防不良事件。

居住环境的评估是环境评估的重要组成部分。护理人员需要巡视患者的居住环境，了解房间的安全性、清洁度以及便利设施等情况。例如，房间是否存在安全隐患（如电线裸露、家具摆放不稳等），是否保持清洁卫生（如定期打扫、消毒等），以及是否配备了必要的便利设施（如扶手、呼叫器等）。这些信息有助于护理人员判断患者居住环境的安全性和舒适性，从而提出针对性的改进建议。

安全防护的评估也是环境评估中不可忽视的一部分。在医院等医疗机构中，患者可能面临跌倒、感染等安全风险。因此，护理人员需要评估患者的安全防护情况，了解是否存在跌倒风险（如地面湿滑、障碍物等），感染控制措施是否到位（如手卫生、隔离制度等），以及应急设备是否齐全且易于使用（如灭火器、应急照明等）。对于发现的安全隐患问题，护理人员需要及时向相关部门报告并协助采取措施加以改进，以确保患者的安全。

此外，环境评估还应关注患者所处的社会环境。社会环境的变化可能对患者的心理状态和康复过程产生影响。例如，家庭关系紧张、经济困难或社交孤立等问题都可能给患者带来压力和困扰。因此，护理人员需要与患者及其家属保持良好的沟通，及时了解患者的社会环境变化并提供必要的支持和帮助。

二、护理记录

（一）护理记录的原则

护理记录是内科患者护理工作中的重要环节，它记录了患者的健康状况、护理措施和护理效果，是评价护理质量、保障患者安全的重要依据。因此，护理记录必须遵循一定的原则和要求，以确保其准确性、及时性、完整性和保密性。

1. 准确性

准确性是护理记录的生命线。一份真实、准确的护理记录能够客观反映患者的实际状况，为医生提供可靠的诊断依据，帮助护理人员制定针对性的护理计划。反之，如果护理记录存在虚构、夸大或遗漏重要信息的情况，将可能导致医生误诊、误治，甚至危及患者的生命。

为了确保护理记录的准确性，护理人员在进行记录时应保持严谨的工作态度。首先，要仔细核对患者的基本信息，如姓名、年龄、性别等，确保无误。其次，要详细记录患者的病情变化和护理措施的执行情况，包括生命体征、症状表现、用药情况、护理操作等。对于不确定或模糊的信息，护理人员应及时向医生、患者或家属进行核实，并在记录中注明核实结果，以确保所记录的内容与实际情况相符。

此外，护理人员还应定期参加培训和学习，提高专业知识和记录技能。只有具备扎实的专业知识和良好的记录能力，才能准确捕捉和记录患者的病情变化和护理需求，为医生提供有价值的诊断信息。

2. 及时性

及时性是护理记录的另一重要特征。患者的病情是时刻变化的，特别是危重或病情不稳定的患者，他们的病情变化可能非常迅速。因此，护理人员必须做到随时记录、及时整理，确保信息的实时性和准确性。

对于危重患者或病情不稳定的患者，护理人员应增加巡视和观察的频率，一旦发现重要信息或病情变化，应立即进行记录。同时，要与医生保持密切沟通，及时汇报患者的病情变化和治疗反应，以便医生及时调整治疗方案。

此外，护理人员还应养成良好的记录习惯。比如，可以在每次巡视或执行护理措施后，立即进行简短的记录，以避免遗忘或混淆。这样不仅可以确保信息的及时性，还可以提高工作效率和准确性。

3. 完整性

完整性是护理记录的基本要求之一。一份完整的护理记录应涵盖患者护理的全过程，包括护理评估、护理计划、护理措施的执行和护理效果的评价等。只有全面、详细地记录患者的生理、心理、社会等方面的信息以及护理措施的具体内容和执行情况，才能为医生提供全面的诊断依据，帮助护理人员制定更加科学、合理的护理计划。

在记录过程中，护理人员应注重细节和全面性。例如，在记录患者的生理信息时，应包括生命体征、疼痛程度、饮食摄入等方面；在记录心理信息时，应关注患者的情绪状态、应对能力等；在记录社会信息时，应了解患者的家庭背景、社会支持等。同时，对于护理过程中出现的问题和困难，护理人员也应及时记录并分析原因，提出改进措施，以便不断完善护理计划和提高护理质量。

4. 保密性

保密性是护理记录的基本原则之一。护理记录涉及患者的个人隐私和敏感信息，如病史、诊断结果、治疗方案等。这些信息一旦泄露或被非法获取，将对患者的隐私权和人身安全造成严重威胁。因此，护理人员必须严格遵守保密规定，确保患者的信息安全。

为了保障护理记录的保密性，医疗机构应建立完善的保密制度和操作流程。护理人员应妥善保管护理记录本和电子数据，避免随意放置或泄露给无关人员。对于需要查阅或复制护理记录的情况，应严格按照规定程序进行审批和登记，确保信息的安全性和可追溯性。同时，医疗机构还应定期对护理人员进行保密教育和培训，提高他们的保密意识和能力。

（二）护理记录的内容

护理记录是医疗护理工作中的重要文档，它详细记录了患者的基本信息、护理评估结果、护理措施的执行情况以及病情变化和效果评价。这些记录不仅为医护人员提供了全面了解患者病情的窗口，也是制定和调整护理计划、评价护理效果的重要依据。以下将详细阐述这四个方面的内容和要求。

1. 患者基本信息

患者基本信息是护理记录的首要部分，包括姓名、年龄、性别、病史等关键数据。这些信息对于护理人员来说至关重要，因为它们直接关联到患者的护理需求和风险评估。

姓名和年龄可以帮助护理人员确认患者的身份，避免发生身份混淆的错误。年龄还是评估患者生理功能、疾病风险和治疗反应的重要因素。

性别对于某些疾病的护理和治疗具有重要意义，如泌尿系统疾病、妇科疾病等。

病史是评估患者当前健康状况和未来疾病风险的重要依据。了解患者的既往病史、家族病史和过敏史等，有助于护理人员制定更加个性化的护理计划，预防并发症的发生。

在记录患者基本信息时，护理人员应确保信息的准确性和完整性。任何错误或遗漏都可能导致护理计划的偏差和患者安全的隐患。同时，护理人员还应严格遵守隐私保护原则，确保患者信息的安全性和保密性。

2. 护理评估结果

护理评估是护理工作的重要环节，其结果直接决定了护理计划的制定和执行。护理评估涉及患者的生理、心理、社会等多个层面，旨在全面了解患者的健康状况和需求。

生理评估包括生命体征的监测、疼痛评估、营养状况分析等。这些数据可以反映患者的生理功能状态和疾病严重程度，为制定针对性的护理措施提供依据。

心理评估关注患者的情绪状态、认知能力和应对方式等。心理问题的存在往往会影响患者的治疗依从性和生活质量，因此护理人员需要给予足够的关注和支持。

社会评估则涉及患者的家庭背景、社会支持和生活环境等。这些信息有助于护理人员了解患者的社会资源和需求，从而制定更加符合实际的护理计划。

在记录护理评估结果时，护理人员应客观、全面地反映患者的实际状况。评估结果的分析和解释应基于专业知识和临床经验，以确保评估的准确性和有效性。同时，护理人员还应关注评估结果的动态变化，及时调整护理计划以满足患者的变化需求。

3. 护理措施与执行情况

护理措施是针对患者存在的问题和需求而制定的具体护理方案。其目标是改善患者的健康状况，促进疾病的康复和预防并发症的发生。护理措施的执行情况是评价护理质量的重要指标之一。

在护理记录中，护理人员应详细记录所实施的护理措施及其执行情况。这包括护理操作的名称、时间、方法、频率以及执行过程中的注意事项等。同时，还应记录患者对护理措施的反应和效果，如症状缓解情况、心理状态改善情况等。这些信息有助于评价护理措施的有效性和可行性，为后续的护理工作提供参考和依据。

在执行护理措施时，护理人员应遵循安全、舒适、有效的原则，确保患者的安全和舒适。对于执行过程中出现的问题和困难，应及时记录并分析原因，提出改进措施和建议。此外，护理人员还应与医生、患者及其家属保持良好的沟通和合作，共同促进患者的康复和健康。

4. 病情变化和效果评价

患者的病情是不断变化的，护理人员应及时、准确地记录患者的病情变化及其原因。这包括生命体征的变化、症状的加重或减轻、并发症的发生等。同时，还应记录治疗方案的调整情况和护理效果的评价结果。

在记录病情变化和效果评价时，护理人员应客观、真实地反映患者的实际状况。对于病情恶化或治疗无效的情况，应及时向医生报告并配合处理。对于护理过程中取得的成绩和进步，也应给予充分的肯定和鼓励。这些信息有助于医护人员全面了解患者的病情和治疗过程，为制定更加科学、合理的护理计划提供依据和支持。

第二节 内科患者的日常护理

一、内科患者的日常护理概述

内科患者的日常护理是医疗工作中不可或缺的一部分，它涉及患者身体与心理的稳定性、生活质量的提高以及疾病恶化和并发症的预防。下面将分别从这三个方面进行详细论述。

（一）维持患者身体与心理的稳定性

内科患者的身体与心理稳定性是日常护理工作的首要目标。身体稳定性方面，护理人员需要密切监测患者的生命体征，如体温、脉搏、呼吸、血压等，确保其在正常范围内波动。同时，定期巡视病房，观察患者的病情变化，及时发现并处理异常情况。对于需要长期卧床的患者，护理人员还需协助其进行体位变换，以防止压疮和静脉血栓等并发症的发生。

心理稳定性方面，内科患者往往因疾病困扰、治疗痛苦以及对未来的担忧而产生焦虑、恐惧、抑郁等负面情绪。护理人员应通过有效的沟通技巧，了解患者的心理需求和困扰，给予关心、安慰和支持。同时，为患者提供安全、舒适的病房环境，减少外界刺激对其心理的不良影响。必要时，可请心理医生会诊，为患者提供专业的心理疏导和干预。

为了维持患者的身体与心理稳定性，护理人员还需做好以下工作。

（1）严格执行医嘱，按时按量给予患者药物治疗，确保治疗效果。

（2）协助患者进行日常活动，如洗漱、进食、排便等，确保其生活需求得到满足。

（3）对患者进行健康教育，提高其自我保健意识和能力。

（二）提高患者生活质量

提高内科患者的生活质量是日常护理工作的另一重要目标。生活质量是一个综合性的概念，它包括患者的生理、心理、社会等多个方面。为了提高患者的生活质量，护理人员需要从以下几个方面入手。

（1）疼痛管理：对于伴有疼痛的患者，护理人员应遵医嘱给予止痛药物，并观察其效果和不良反应。同时，通过心理支持、物理疗法等非药物手段，帮助患者缓解疼痛带来的不适。

（2）营养支持：根据患者的营养需求和饮食喜好，制定个性化的饮食计划。对于不能自主进食的患者，可通过鼻饲或静脉营养等方式提供必要的营养支持。

（3）康复训练：对于需要康复训练的患者，如脑卒中、骨折等，护理人员应协助其进行康复训练，促进功能的恢复和提高。

（4）社交与娱乐：鼓励患者与家人、朋友保持联系，提供适当的社交和娱乐活动，如看电视、听音乐、阅读等，以丰富患者的住院生活，缓解其孤独和无聊感。

（三）预防疾病恶化与并发症发生

预防内科患者疾病恶化和并发症的发生是日常护理工作的又一重要任务。疾病恶化和并发症的发生往往会导致患者病情加重、治疗难度增加甚至危及生命。为了预防这些不良事件的发生，护理人员需要做好以下几个方面的工作。

（1）密切观察病情：定期巡视病房，密切观察患者的病情变化，如意识状态、呼吸频率、心率等。一旦发现异常情况，应立即报告医生并采取相应措施。

（2）严格执行无菌操作：在进行各项护理操作时，护理人员应严格遵守无菌原则，防止医源性感染的发生。同时，加强病房的清洁和消毒工作，为患者提供一个安全、清洁的治疗环境。

（3）预防并发症：针对患者可能出现的并发症风险，如深静脉血栓、肺部感染等，护理人员应采取相应的预防措施，如定期翻身拍背、使用弹力袜等。同时加强对患者的健康教育，提高其自我防范意识和能力。

（4）合理用药：遵医嘱给予患者药物治疗时，护理人员应核对药物名称、剂量和用法等信息，确保用药准确无误。同时密切观察患者的药物反应情况，及时发现并处理不良反应和药物相互作用等问题。

二、内科患者的日常护理原则

内科患者的日常护理是医疗工作中至关重要的一环，它关乎患者的身体健康、心理状况以及康复进程。在日常护理工作中，我们必须遵循一些基本的原则，以确保患者得到全面、细致、科学的护理。

（一）尊重患者

尊重患者是内科日常护理工作的首要原则。每位患者都是一个独立的个体，拥有自己的尊严和权益。护理人员应当充分尊重患者的人格尊严、隐私权、知情权和自主权等，维护患者的合法权益。

1. 维护患者尊严与权益

在护理过程中，护理人员应始终保持礼貌、友善的态度，尊重患者的个人习惯和价值观。对于患者的隐私信息，护理人员应严格保密，避免在公共场合或无关人员面前泄露。同时，护理人员还应尊重患者的知情权，及时向患者及其家属解释病情、治疗方案和护理计划等，使其充分了解并配合治疗。

2. 提供个性化护理服务

尊重患者还体现在提供个性化的护理服务上。每位患者的病情、身体状况、心理需求等都有所不同，因此护理人员应根据患者的实际情况制定个性化的护理计划，提供针对性的护理服务。例如，对于行动不便的患者，护理人员应协助其进行日常活动；对于情绪低落的患者，护理人员应给予心理支持和安慰；对于有特殊饮食需求的患者，护理人员应为其制定个性化的饮食计划等。

（二）保持患者舒适

保持患者舒适是内科日常护理工作的另一重要原则。舒适的环境和状态有助于减轻患者的紧张情绪、缓解疼痛和不适感，促进康复进程。

1. 创造良好治疗环境

为了保持患者舒适，护理人员应努力创造一个安静、整洁、温馨的治疗环境。病房内应保持适宜的温度、湿度和光线，定期开窗通风，保持空气新鲜。同时，护理人员还应合理安排病房内的设施布局，确保患者使用方便、安全。例如，将呼叫器、水杯等常用物品放置在患者触手可及的地方；在床边设置护栏，防止患者坠床等。

2. 减轻患者不适感与疼痛

内科患者往往伴有各种不适感和疼痛，如头痛、胸痛、腹痛等。护理人员应密切关注患者的疼痛程度和部位，遵医嘱给予止痛药物或其他治疗措施，以减轻患者的疼痛感。同时，护理人员还可通过心理支持、物理疗法等非药物手段帮助患者缓解疼痛带来的不适。例如，为患者提供心理疏导，教会其使用放松技巧；协助患者进行热敷、按摩等物理疗法等。

（三）促进健康

促进健康是内科日常护理工作的又一重要目标。护理人员应通过健康教育、康复指导等方式帮助患者建立健康的生活方式，提高自我护理能力，促进康复进程。

1. 教育患者健康生活方式

健康教育是促进患者健康的重要手段之一。护理人员应向患者传授有关疾病知识、营养与饮食、运动与康复等方面的知识，帮助其建立科学的生活方式。例如，对于高血压患者，护理人员应告知其低盐饮食的重要性；对于糖尿病患者，护理人员应教会其如何正确监测血糖等。通过健康教育，使患者了解自身疾病的特点和治疗方案，积极配合治疗与护理工作。

2. 鼓励患者自我护理与康复活动

自我护理与康复活动是内科患者康复进程中的重要组成部分。护理人员应鼓励并指导患者进行力所能及的自我护理活动，如洗漱、进食、排便等。同时，根据患者的实际情况制定个性化的康复计划，指导其进行适度的康复锻炼。通过自我护理与康复活动，增强患者的自理能力和自信心，促进康复进程。

（四）预防并发症

预防并发症是内科日常护理工作的又一重要任务。并发症的发生往往会导致患者病情加重、治疗难度增加甚至危及生命。因此，护理人员应采取有效措施预防并发症的发生。

1. 及时发现并处理潜在问题

在护理过程中，护理人员应密切观察患者的病情变化及生命体征变化等情况，及时发现并处理潜在问题。例如，对于长期卧床的患者，护理人员应定期为其翻身拍背以预防肺部感染；对于使用导尿管的患者，护理人员应定期更换导尿管并观察尿液情况以预防尿路感染等。一旦发现异常情况或潜在风险，护理人员应立即报告医生并采取相应措施进行处理。

2. 采取预防措施降低风险

除了及时发现并处理问题，护理人员还应采取预防措施降低并发症的发生风险。例如，对于高龄患者或存在跌倒风险的患者，护理人员应在病房内设置防滑垫、扶手等设施；对于使用特殊药物的患者，护理人员应密切监测其药物反应情况并采取相应措施预防不良反应的发生等。通过采取预防措施，降低并发症的发生概率，保障患者的安全与健康。

三、内科患者的日常护理内容

内科患者的日常护理是医疗工作中至关重要的一环，它涉及患者的基础生活需求、疾病治疗与康复的多个方面。为了确保患者得到全面、科学的护理，护理人员需要遵循一系列的日常护理内容。

（一）基础护理

基础护理是内科患者日常护理的基础，它包括个人卫生、营养饮食和排泄护理等方面，旨在满足患者的基本生活需求，维护其身体舒适和清洁。

1. 个人卫生

个人卫生是内科患者护理中的首要任务。保持患者身体清洁和舒适，有助于减少感染风险，促进康复。护理人员应协助患者进行日常洗漱，如刷牙、洗脸、梳头等。对于无法自理的患者，还需进行更为细致的全身清洁工作，如床上擦浴、洗头等。

在协助患者进行洗漱时，护理人员应注意使用温和的洁面产品和洗发水，避免刺激患者的皮肤。同时，还应检查患者的口腔情况，及时清理食物残渣和牙菌斑，以预防口腔感染。对于长时间卧床的患者，护理人员还应定期为其翻身、拍背，以预防压疮和肺部感染。

此外，护理人员还应关注患者的衣物和床单被罩的清洁度。定期更换清洁的衣物和床单被罩，保持床铺的整洁和干燥，有助于减少细菌滋生，提高患者的舒适度。在更换衣物和床单被罩时，护理人员应注意患者的保暖和隐私保护，尊重其个人尊严。

2. 营养饮食

营养饮食是内科患者康复的基石。合理的饮食安排不仅能为患者提供充足的能量和营养素，还有助于改善其免疫功能，促进康复。护理人员应根据患者的病情、营养需求和饮食禁忌等因素，制定个性化的饮食计划。

在制定饮食计划时，护理人员应充分考虑患者的消化能力、吞咽功能和口味偏好等因素。对于需要特殊饮食的患者，如糖尿病患者、高血压患者等，还应根据其病情调整饮食结构和营养配比。同时，护理人员还应关注患者的进食情况，鼓励其按时按量进食，避免暴饮暴食或过度节食。

对于不能自主进食的患者，护理人员应通过鼻饲或静脉营养等方式提供必要的营养支持。在执行这些操作时，护理人员应严格遵守无菌原则，确保营养液的卫生和安全。同时，还应密切观察患者的反应和生命体征变化，及时调整营养支持方案。

此外，护理人员还应向患者及其家属传授有关营养与饮食的知识。指导其选择健康、均衡的食物，以满足患者的营养需求。通过健康教育，帮助患者及其家属树立正确的饮食观念，提高其对营养饮食的重视程度。

3. 排泄护理

排泄护理是内科患者日常护理中不可或缺的一部分。正常的排泄功能对于维持患者的内环境稳定和身体健康具有重要意义。护理人员应协助患者进行正常的排便活动，如使用便盆、尿壶等辅助器具。在执行这些操作时，护理人员应保持温柔、耐心的态度，尊重患者的隐私和尊严。

对于便秘或腹泻的患者，护理人员还应采取相应的措施帮助其缓解症状。如增加膳食纤维的摄入、鼓励患者多饮水、进行适当的腹部按摩等。同时，还应密切观察患者的排泄情况，记录其大便和尿液的性状、颜色和量等信息，以便及时发现异常情况并采取相应的处理措施。

对于需要导尿的患者，护理人员应严格执行无菌操作，定期更换导尿管和尿袋。在操作过程中，应注意保护患者的尿道黏膜和皮肤完整性，避免造成不必要的损伤和感染。同时，还应密切观察尿液的颜色、性状和量等变化，及时发现并处理可能出现的并发症。

（二）活动与休息

活动与休息是内科患者康复过程中的重要组成部分。护理人员应根据患者的身体状况和康复需求，为其制定个性化的活动与休息计划。

1. 评估患者活动能力并制定计划

在患者入院之初，护理人员需要对其进行全面的身体评估，特别关注患者的活动能力和康复需求。这一评估过程应细致入微，涵盖患者的肌肉力量、关节灵活性、平衡能力、心肺功能以及疼痛程度等多个方面。通过评估，护理人员能够了解患者的实际状况，为后续制定个性化的活动与休息计划提供科学依据。

制定活动与休息计划时，护理人员需根据患者的具体情况，如年龄、病情、康复目标等，量身定制合适的方案。计划应明确每天的活动时间、活动内容和休息方式，确保患者既能够得到适当的锻炼，又不会因过度劳累而影响康复进程。同时，计划还应具有一定的灵活性，以便根据患者的康复进展和实际需求进行及时调整。

对于能够下床活动的患者，护理人员可鼓励其进行适度的有氧运动，如散步、慢跑等。这些活动能够增强患者的心肺功能，提高肌肉力量和耐力，有助于加快康复速度。而对于不能下床活动的患者，护理人员则可指导其进行床上肢体活动、深呼吸练习等，以保持关节灵活性和肌肉张力，预防并发症的发生。

2. 协助患者进行适宜活动与锻炼

在活动期间，护理人员应始终陪伴在患者身旁，提供必要的协助和支持。对于行动不便的患者，护理人员可帮助其转移位置、调整姿势，确保患者能够安全、舒适地完成各项活动。同时，护理人员还应密切关注患者的反应和生命体征变化，一旦发现异常情况应立即停止活动并采取相应的处理措施。

除了陪伴和协助外，护理人员还应给予患者充分的鼓励和支持。通过正面激励和及时反馈，帮助患者树立信心，激发其主动参与康复锻炼的积极性。同时，护理人员还可根据患者的兴趣和爱好设计一些趣味性的活动项目，以增加锻炼的趣味性和吸引力。

对于不能下床活动的患者，护理人员可指导其进行床上肢体活动或被动运动等。这些活动虽然强度较小，但对于保持患者的肌肉力量和关节灵活性同样具有重要意义。在执行这些活动时，护理人员应注意保护患者的安全，避免发生意外损伤。

3. 安排充足休息时间并创造良好睡眠环境

充足的休息和高质量的睡眠是内科患者康复过程中不可或缺的重要因素。护理人员应合理安排患者的作息时间表，确保其每天都能获得足够的休息时间。在制定作息时间表时，护理人员应充分考虑患者的生物钟和睡眠习惯等因素，尽量保持其原有的作息规律以减少不适感。

同时护理人员还应为患者创造一个安静、舒适、温馨的睡眠环境。可以通过调整病房内的温度、湿度和光线等物理因素来营造适宜的睡眠氛围。此外还可以使用耳塞、眼罩等辅助工具来减少外界噪音和光线的干扰。在夜间巡视时护理人员应保持动作轻柔和话语低声以避免打扰患者的睡眠。

除了物理环境的调整，护理人员还应关注患者的心理状况对睡眠的影响。可以通过与患者沟通交流、提供心理疏导等方式来缓解其焦虑、抑郁等不良情绪，帮助其放松心情、准备入睡。对于存在严重睡眠障碍的患者，护理人员还应及时报告医生并协助采取药物治疗等干预措施以保障患者的睡眠质量。

（三）药物治疗

药物治疗是内科患者治疗过程中的重要环节。护理人员应确保患者准确、按时地服用药物，并密切观察其反应和效果。

1. 确保准确按时给药并观察反应

药物治疗的首要任务是确保患者能够准确、按时地服用药物。护理人员作为执行者，必须严格遵守医嘱，按时按量给患者服用药物。在给药前，护理人员应进行"五查"工作，即核对患者的姓名、药物名称、剂量、用法以及给药时间，确保每一项信息都准确无误。这是防止药物误用、错用的关键步骤，也是保障患者安全的基础。

给药过程中，护理人员应关注患者的反应和感受。有些药物可能会引起患者的不适或疼痛，如某些抗生素在静脉注射时可能会引起局部疼痛或静脉炎。护理人员应及时询问患者的感受，并根据情况调整给药速度或方式，以减轻患者的不适。

给药后，护理人员应密切观察患者的反应和效果。这包括观察患者的症状是否缓解、有无不良反应出现等。例如，对于使用降压药物的患者，护理人员应定期监测其血压变化，以评估药物的治疗效果。如发现异常情况或不良反应，护理人员应立即报告医生，并协助医生进行相应的处理。

2. 提供药物知识与用药指导

为了使患者及其家属更好地了解药物的治疗作用和风险，提高用药的依从性和安全性，护理人员应向他们传授有关药物的知识和用药指导。这包括药物的名称、作用机制、适应症、用法用量、注意事项以及可能的不良反应等。

在传授药物知识时，护理人员应根据患者的理解能力和需求，采用通俗易懂的语言和方式进行讲解。对于老年患者或记忆力较差的患者，护理人员还可采用图文并茂的方式，如制作药物卡片或用药手册，以帮助患者更好地记忆和理解。

除了口头传授，护理人员还可通过示范、演示等方式向患者及其家属展示正确的用药方法和技巧。例如，对于需要使用吸入剂的患者，护理人员可演示正确的吸入方法和步骤，以确保患者能够正确使用药物。

3. 监测药物效果与副作用并及时报告

在药物治疗过程中，护理人员应定期监测患者的药物效果和副作用情况。这有助于及时发现问题并采取相应的处理措施，防止病情恶化或发生严重的并发症。

对于需要长期服用药物的患者，护理人员还应定期为其进行药物血浓度监测等检查项目。这可以帮助医生了解患者体内的药物代谢情况，为调整治疗方案提供依据。

在监测过程中，护理人员应密切关注患者的生命体征变化、症状改善情况以及有无不良反应出现等。一旦发现异常情况或不良反应，如过敏反应、药物性肝损伤等，护理人员应立即报告医生并协助医生进行相应的处理。同时，护理人员还应记录患者的用药情况和反应情况，为医生提供详细的病史资料。

（四）病情观察

病情观察是内科患者日常护理中的重要环节。护理人员应密切观察患者的病情变化，及时发现异常情况并报告医生处理。

1. 监测生命体征与病情变化

生命体征是反映患者身体状况和病情变化的重要指标，包括体温、脉搏、呼吸、血压等。护理人员应定期监测这些指标，以了解患者的生理状态和病情动态。在监测过程中，护理人员应使用正确的测量方法和工具，确保测量结果的准确性。同时，还应注意观察患者的症状、体征和情绪变化等，这些细微的变化往往能够提前预示病情的发展或转归。

对于危重患者或病情不稳定的患者，护理人员应增加巡视次数，提高观察的频次和密度。这有助于及时发现患者的异常情况或病情变化，为医生提供准确的诊断和治疗依据。在巡视过程中，护理人员还应关注患者的舒适度和需求，及时为其提供必要的护理和支持。

2. 及时发现异常情况并报告医生处理

在病情观察过程中，护理人员一旦发现患者的异常情况或病情变化，应立即报告医生。这要求护理人员具备敏锐的观察力和判断力，能够准确识别患者的异常表现并判断其严重程度。在报告医生时，护理人员应详细描述患者的症状、体征和病情变化过程，以便医生能够迅速了解情况并做出正确的处理决策。

除了报告医生，护理人员还应根据患者的实际情况采取相应的紧急处理措施。例如，对于突然出现呼吸困难的患者，护理人员应立即协助其取半卧位或坐位，保持呼吸道通畅并给予吸氧等支持治疗。这些紧急处理措施能够在医生到达之前为患者争取宝贵的抢救时间，提高患者的救治成功率。

3. 记录观察结果以供评估与参考

观察结果的记录是内科护理工作中的重要环节。护理人员应将观察到的患者情况和处理措施详细记录下来，包括生命体征、症状体征、用药情况、反应效果等。这些记录应真实、准确、完整，能够客观反映患者的病情变化和治疗效果。

记录观察结果不仅有助于医生了解患者的病情和治疗效果，还可以为后续的护理计划和康复评估提供重要参考依据。通过对记录的分析和总结，护理人员可以发现患者病情的规律和趋势，为制定更加个性化的护理方案提供依据。同时，这些记录也是护理人员与医生、患者及其家属沟通的重要工具，有助于增进彼此的理解和信任。

在记录观察结果时，护理人员应注意保护患者的隐私和权益，避免泄露患者的个人信息和病情。同时，还应遵守医疗机构的记录管理规定和法律法规要求，确保记录的合法性和规范性。

四、内科患者的特殊护理需求

内科患者因疾病种类多样、病程长短不一，往往具有不同的特殊护理需求。这些需求涉及慢性病管理、康复护理以及心理护理等多个方面。为了满足患者的这些特殊需求，护理人员需要有针对性地提供全面、细致的护理服务。以下将详细论述内科患者在这些方面的特殊护理需求。

（一）慢性病管理

慢性病是内科患者中较为常见的一类疾病，如高血压、糖尿病、心脏病等。这类疾病需要长期控制和治疗，因此慢性病管理成为内科患者特殊护理需求中的重要方面。

1. 制定长期护理计划与目标

对于慢性病患者而言，制定一个长期、全面的护理计划是至关重要的。这个计划应该涵盖患者的生理、心理和社会需求，并根据其病情和生活环境进行个性化调整。护理人员需要与患者及其家属充分沟通，共同确定治疗目标和护理重点。

长期护理计划的内容应包括疾病控制、症状缓解和生活质量提高等方面。具体来说，可以制定一系列可衡量的短期和长期目标，如降低血压、控制血糖、减轻疼痛等。这些目标不仅有助于患者和护理人员明确治疗方向，还可以作为评估治疗效果的重要依据。

在制定长期护理计划时，护理人员还需要考虑患者的自我管理能力和家庭支持情况。对于自我管理能力较强的患者，可以鼓励其积极参与护理计划的制定和执行；对于家庭支持不足的患者，护理人员则需要提供更多的指导和帮助。

2. 定期评估与调整治疗方案

慢性病的治疗是一个持续的过程，患者的病情可能会随着时间和治疗的变化而发生变化。因此，护理人员需要定期评估患者的病情和治疗效果，以便及时发现问题并调整治疗方案。

评估的内容应包括患者的生命体征、症状体征、用药情况、生活质量等方面。通过定期评估，护理人员可以了解患者的病情是否得到控制、症状是否缓解以及生活质量是否提高等信息。这些信息将为调整治疗方案提供重要依据。

在调整治疗方案时，护理人员需要与医生紧密合作，根据患者的具体情况制定个性化的治疗计划。这可能包括调整药物剂量、更换药物品种、调整饮食和运动计划等。同时，护理人员还需要关注患者的心理状况和社会支持情况，为其提供必要的心理干预和社会支持。

3. 提供健康教育与自我管理技能培训

健康教育和自我管理技能培训是慢性病患者长期护理策略中的重要组成部分。通过健康教育，患者可以了解自己的疾病知识、药物知识以及饮食和运动等方面的指导原则。这有助于患者更好地配合治疗，提高治疗效果和生活质量。

同时，护理人员还需要教会患者一些自我管理技能，如血糖监测、血压监测等。这些技能可以帮助患者及时了解自己的身体状况，发现问题并及时就医。此外，护理人员还可以向患者介绍一些有效的自我护理方法，如合理安排作息时间、保持良好的心态等。这些方法有助于患者在日常生活中更好地控制疾病，减轻病情对生活质量的影响。

在实施健康教育和自我管理技能培训时，护理人员需要采用通俗易懂的语言和方式进行讲解和示范。对于老年患者或记忆力较差的患者，护理人员还可以采用图文并茂的方式或反复强调重要信息，以确保患者能够充分理解和掌握相关知识和技能。

（二）康复护理

康复护理是针对内科患者中存在功能障碍的患者提供的一种特殊护理服务。其目标是帮助患者恢复或改善功能，提高生活质量。

1. 评估功能障碍程度并制定康复计划

康复护理的第一步是对患者的功能障碍程度进行全面而细致的评估。这一过程涉及多个方面，包括患者的运动功能、感觉功能以及认知功能等。运动功能的评估可以了解患者的肌肉力量、关节活动度和协调性等方面的情况；感觉功能的评估则关注患者的触觉、痛觉和温度觉等感官能力；认知功能的评估则着重于患者的注意力、记忆力和思维能力等方面。

评估过程中，护理人员需要运用专业的知识和技能，结合各种评估工具和方法，以确保评估结果的准确性和可靠性。同时，他们还需要与患者及其家属进行充分的沟通，了解患者的病史、生活习惯和康复期望等信息，以便制定更加符合患者实际情况的康复计划。

根据评估结果，护理人员需要为患者制定个性化的康复计划。这个计划应该明确康复目标，即希望通过康复训练达到什么样的功能恢复水平；同时还需要列出具体的治疗措施，包括将要采用的康复训练方法、频率和持续时间等。康复计划的制定需要综合考虑患者的身体状况、康复潜力和个人意愿等因素，以确保计划的可行性和有效性。

2. 实施康复训练措施如物理治疗等

一旦康复计划制定完成，护理人员就需要开始为患者实施相应的康复训练措施。这些措施可能包括物理治疗、作业治疗、言语治疗等多种方法。物理治疗主要通过运动疗法、按摩和理疗等手段来帮助患者恢复或改善运动功能；作业治疗则着重于提高患者的日常生活能力，如穿衣、洗澡和进食等；言语治疗则针对患者的言语和吞咽功能进行训练。

在实施康复训练过程中，护理人员需要密切关注患者的反应和效果。他们需要定期评估患者的康复进展，以便及时发现问题并调整治疗策略。同时，他们还需要与患者及其家属保持密切沟通，了解他们的意见和建议，以便更好地满足患者的康复需求。

3. 监测康复效果并调整治疗策略

康复护理是一个持续的过程，需要定期监测患者的康复效果以确保治疗的有效性。护理人员可以通过观察患者的运动功能、感觉功能等方面的变化来评估康复效果；同时还可以通过问卷调查等方式收集患者及其家属的反馈意见，以便更全面地了解康复效果。

根据监测结果和患者及其家属的反馈意见，护理人员需要及时调整治疗策略。这可能包括改变康复训练的方法、增加或减少训练的频率和持续时间等。调整治疗策略的目的是为了确保康复护理的效果最大化，同时避免不必要的资源浪费和患者负担。

（三）心理护理

内科患者往往因疾病的影响而出现各种心理问题，如焦虑、抑郁等。这些心理问题不仅会影响患者的治疗效果和生活质量，还可能加重病情。因此，心理护理成为内科患者特殊护理需求中的重要方面。

1. 评估患者心理状态与需求

在进行心理护理之前，首先需要对患者的心理状态进行全面而细致的评估。这一步骤至关重要，因为只有准确了解患者的心理需求和问题所在，才能制定出具有针对性的个性化护理方案。

评估内容包括患者的情绪状态、认知功能以及应对方式等多个方面。情绪状态的评估可以帮助护理人员了解患者是否存在焦虑、抑郁、恐惧等负面情绪，以及这些情绪的强度和持续时间。认知功能的评估则关注患者的注意力、记忆力、思维能力和判断力等方面，以判断其是否存在认知障碍或思维混乱等问题。应对方式的评估则可以揭示患者在面对疾病和治疗时所采取的应对策略和行为模式，从而为护理人员提供指导患者改变不良应对方式的依据。

在评估过程中，护理人员需要运用专业的心理学知识和技巧，通过观察、交谈和量表测量等多种方法收集信息。同时，他们还需要保持敏锐的洞察力和同理心，以捕捉患者微妙的情绪变化和需求。

2. 提供心理支持与情绪疏导方法

一旦完成了对患者心理状态的评估，护理人员就需要根据评估结果提供相应的心理支持和情绪疏导方法。这是心理护理的核心环节，也是帮助患者缓解心理问题、增强心理韧性的关键。

心理支持方面，护理人员需要给予患者充分的关心和鼓励，让他们感受到被理解和被支持。这可以通过倾听患者的诉求和感受、给予积极的反馈和肯定、提供必要的解释和指导等方式实现。同时，护理人员还需要帮助患者建立积极的应对策略，如面对疾病和治疗时的乐观态度、自我激励和自我调节等。

情绪疏导方面，护理人员可以教授患者一些简单而有效的情绪调节技巧，如深呼吸、放松训练、冥想等。这些技巧可以帮助患者缓解紧张、焦虑等负面情绪，恢复内心的平静和稳定。此外，护理人员还可以根据患者的具体情况和需求，采用认知行为疗法等方法帮助患者改变不良的思维和行为模式。例如，对于存在恐惧和焦虑情绪的患者，护理人员可以通过认知重建和行为暴露等技术帮助他们逐渐克服恐惧、建立自信。

3. 鼓励家属参与并提供情感支持

家属在患者的心理康复过程中扮演着重要的角色。他们不仅是患者最亲密的陪伴者，还是患者重要的社会支持来源。因此，在心理护理过程中，护理人员需要鼓励家属积极参与并提供情感支持。

护理人员需要向家属介绍患者的心理问题和需求，让他们了解患者当前的心理状态和所面临的挑战。这有助于家属更好地理解患者的行为和情绪反应，从而提供更加贴心的支持和帮助。

护理人员需要指导家属如何与患者沟通和交流。有效的沟通是建立良好家庭关系的基础，也是缓解患者心理压力的重要途径。护理人员可以教授家属一些沟通技巧和方法，如倾听、表达关心和支持、避免批评和指责等。这些技巧可以帮助家属与患者建立更加和谐的关系，增强彼此之间的信任和理解。

护理人员还需要教育家属如何提供情感支持。情感支持是家属在心理护理中能够给予患者的最宝贵的财富。它可以帮助患者增强自信、缓解焦虑、减轻痛苦。为了提供有效的情感支持，家属需要学会如何表达关心和爱意、如何陪伴患者度过艰难时刻、如何给予患者积极的反馈和鼓励等。同时，家属还需要注意自己的情绪管理，避免将负面情绪传递给患者，造成不必要的心理压力。

第三节　内科急危重症的护理

一、内科急危重症护理的原则

内科急危重症护理的核心在于迅速、准确地判断病情，采取有效的护理措施，以挽救患者的生命。其护理原则如下。

（一）快速反应在内科急危重症患者护理中的重要性及实践

内科急危重症患者的护理工作中，快速反应是至关重要的一环。这类患者的病情往往瞬息万变，稍有迟疑或疏忽，就可能错失抢救的最佳时机。因此，护理人员必须具备敏锐的观察力和快速的反应能力，以确保在第一时间发现病情变化并采取相应措施。

1. 快速反应的重要性

快速反应有助于及时发现患者的病情变化。在内科急危重症患者的护理过程中，患者的病情可能随时发生变化，有些变化甚至是致命的。护理人员只有保持高度警惕，时刻关注患者的生命体征和症状变化，才能在第一时间发现问题并采取措施。

快速反应有助于提高抢救成功率。对于内科急危重症患者来说，时间就是生命。一旦发现患者病情变化，护理人员必须立即通知医生、准备急救设备，并协助医生进行抢救。在这个过程中，任何一个环节的延误都可能导致抢救失败。因此，快速反应对于提高抢救成功率具有重要意义。

2. 实践中的快速反应措施

为了做到快速反应，护理人员需要采取一系列措施。护理人员应熟练掌握各种急救技能和操作流程，以便在需要时能够迅速准确地实施抢救措施。这包括心肺复苏、吸氧、吸痰、止血等基本技能，以及使用各种急救设备和药物的能力。

护理人员应建立完善的病情观察制度。通过定期巡视病房、密切观察患者的生命体征和症状变化，护理人员可以及时发现患者的病情变化并采取相应措施。同时，护理人员还应做好记录工作，详细记录患者的病情变化和处理措施，以便为后续治疗提供参考。

此外，护理人员还应加强与其他医疗团队成员的沟通协作。在内科急危重症患者的抢救过程中，往往需要多学科的合作。护理人员应及时向医生汇报患者的病情变化和处理情况，协助医生制定治疗方案和护理措施，确保患者得到全面有效的治疗。

（二）优先处理危及生命的症状在内科护理中的策略

在内科急危重症患者的护理中，优先处理危及生命的症状是至关重要的。这类症状往往直接威胁到患者的生命安全，需要护理人员立即采取紧急护理措施，以维持患者的生命体征。

1. 呼吸困难的护理策略

呼吸困难是内科急危重症患者常见的危及生命的症状之一。对于这类患者，护理人员应立即采取吸氧、保持呼吸道通畅等措施。同时，密切观察患者的呼吸频率、节律和深度，以及血氧饱和度的变化，及时调整氧疗方案和护理措施。必要时，协助医生进行气管插管或机械通气治疗。

2. 心搏骤停的护理策略

心搏骤停是内科急危重症患者最为紧急的情况之一。一旦发生心搏骤停，护理人员应立即进行心肺复苏（CPR），包括胸外按压、人工呼吸等紧急处理措施。同时，迅速通知医生并准备除颤仪等急救设备，协助医生进行进一步抢救治疗。在抢救过程中，护理人员应保持冷静、沉着应对，确保各项抢救措施有序进行。

3. 大出血的护理策略

大出血也是内科急危重症患者常见的危及生命的症状之一。对于这类患者，护理人员应立即采取止血措施，如压迫止血、止血带止血等。同时，密切观察患者的血压、心率等生命体征的变化，以及出血部位和出血量的变化。必要时，协助医生进行输血治疗或手术止血。在护理过程中，护理人员还应做好患者的心理护理工作，减轻患者的恐惧和焦虑情绪。

（三）多学科合作在内科急危重症患者护理中的应用与价值

多学科合作在内科急危重症患者的护理中发挥着至关重要的作用。这类患者的病情往往复杂多变，需要多个学科的专业知识和技能进行综合治疗。因此，护理人员应与其他医疗团队成员保持密切沟通，共同制定治疗方案和护理措施，确保患者得到全面、有效的治疗。

1. 多学科合作的应用方式

在内科急危重症患者的护理中，多学科合作的应用方式主要包括以下几个方面：首先，建立多学科协作团队，包括医生、护士、药师、检验师等专业人员，共同负责患者的诊断和治疗工作；其次，定期召开多学科会诊或病例讨论会，对患者的病情进行深入分析和评估，制定个性化的治疗方案和护理措施；最后，加强不同学科之间的信息共享和沟通协作，确保各项工作无缝衔接、高效运转。

2. 多学科合作的价值体现

多学科合作在内科急危重症患者的护理中具有重要的价值体现。首先，通过多学科的专业知识和技能的融合，可以为患者提供更加全面、准确的诊断和治疗方案；其次，多学科合作可以提高工作效率和抢救成功率，减少不必要的重复检查和治疗环节；最后，多学科合作还可以促进不同学科之间的交流和学习，推动医学科学的进步和发展。

（四）持续监测与评估在内科急危重症患者护理中的意义及实施方法

持续监测与评估在内科急危重症患者的护理中具有至关重要的意义。通过对患者的生命体征、意识状态、症状变化等进行持续监测和评估，护理人员可以及时发现病情变化并采取相应措施，确保患者的安全和康复。

1. 持续监测与评估的意义

持续监测与评估有助于及时发现患者的病情变化。对于内科急危重症患者来说，任何细微的病情变化都可能对治疗效果和预后产生重要影响。因此，护理人员需要通过持续监测和评估来捕捉这些变化，为医生提供准确的诊断和治疗依据。

持续监测与评估有助于评估治疗效果并调整治疗方案。通过对患者的生命体征、症状变化等进行定期评估，护理人员可以了解治疗效果如何，并根据评估结果协助医生调整治疗方案和护理措施。这有助于确保患者得到最佳的治疗效果并促进康复。

2. 实施方法

为了实施持续监测与评估，护理人员需要采取一系列措施。建立完善的监测与评估制度。制定详细的监测计划，明确监测的频率、内容和标准，确保各项监测工作有序进行。同时，建立评估机制，定期对患者的病情进行评估和分析，为医生提供准确的诊断和治疗建议。

加强护理人员的培训和教育。提高护理人员对持续监测与评估的认识和重视程度，使他们能够熟练掌握各种监测技能和评估方法。此外，还应加强护理人员的沟通能力和团队协作能力培训，确保他们能够与其他医疗团队成员有效沟通并共同制定治疗方案和护理措施。

利用现代科技手段提高监测与评估的准确性和效率。例如，使用电子病历系统记录患者的生命体征、症状变化等信息，方便随时查阅和分析；利用智能监护设备对患者的生命体征进行实时监测和预警；应用大数据分析技术对患者的病情进行趋势预测和风险评估等。这些科技手段的应用可以帮助护理人员更加准确、高效地实施持续监测与评估工作。

二、常见内科急危重症

（一）急性心力衰竭的病理机制与临床护理

急性心力衰竭是一种严重的心血管疾病，其病理机制复杂，临床表现多样。

1. 病理机制

急性心力衰竭的病理机制主要包括心脏收缩或舒张功能的突然严重障碍。这种功能障碍导致心排血量急剧下降，使得组织器官灌注不足，同时引发急性瘀血。心脏收缩功能的障碍可能与心肌缺血、心肌梗死、心肌炎等因素有关；而舒张功能障碍则可能与心脏瓣膜疾病、心包积液等有关。

2. 临床表现

急性心力衰竭的临床表现多样，但最常见的症状是突发严重呼吸困难。患者可能因肺部瘀血而出现端坐呼吸、咳粉红色泡沫痰等症状。此外，患者还可能出现心悸、乏力、头晕等不适。

3. 护理策略

针对急性心力衰竭患者的临床护理策略主要包括以下几个方面。

（1）密切观察病情变化：护理人员应密切监测患者的生命体征，如心率、血压、呼吸等，以及肺部啰音、水肿等体征的变化。一旦发现异常情况，应立即报告医生并采取相应措施。

（2）保持呼吸道通畅：对于呼吸困难的患者，护理人员应协助其取半卧位或端坐位，并给予吸氧、吸痰等处理，以保持呼吸道通畅。

（3）控制输液速度和量：对于心力衰竭患者，输液速度和量应严格控制，避免加重心脏负担。护理人员应根据患者的具体情况和医生的医嘱来调整输液计划。

（4）心理护理：急性心力衰竭患者往往病情危重，容易产生恐惧、焦虑等不良情绪。护理人员应给予患者关心和支持，帮助其树立战胜疾病的信心。

（5）健康教育：在患者病情稳定后，护理人员应向患者及其家属传授有关心力衰竭的知识，如饮食控制、运动锻炼、药物使用等，以帮助患者更好地管理自己的健康。

（二）急性心肌梗死的诊断与紧急处理

急性心肌梗死是一种严重的心血管急症，其诊断和治疗对于患者的预后至关重要。

1. 诊断方法

急性心肌梗死的诊断主要依据患者的临床表现、心电图改变和血清心肌坏死标志物浓度的变化。典型的心肌梗死症状包括突发剧烈胸痛、心悸、气短等。心电图检查可发现特征性的 ST 段抬高或压低、T 波倒置等改变。血清心肌坏死标志物如肌酸激酶同工酶（CK-MB）、肌钙蛋白（cTn）等浓度的升高也有助于诊断的确立。

2. 紧急处理

一旦怀疑患者发生急性心肌梗死，应立即采取紧急处理措施以挽救濒死的心肌、缩小梗死范围并保护心功能。具体措施如下。

（1）一般处理：患者应卧床休息，保持环境安静，减少探视。对于烦躁不安、剧烈疼痛的患者，可给予镇静止痛药以缓解症状。同时，应持续监测患者的生命体征和心电图变化。

（2）再灌注治疗：再灌注治疗是急性心肌梗死最重要的治疗措施之一，其目的是尽快恢复心肌的血液灌注以挽救濒死的心肌。常用的再灌注治疗方法包括经皮冠状动脉介入治疗（PCI）和溶栓治疗。PCI 是目前首选的治疗方法，能够迅速开通闭塞的冠状动脉并恢复血流；而溶栓治疗则适用于无 PCI 条件的医院或患者。

（3）药物治疗：药物治疗在急性心肌梗死的治疗中占有重要地位。常用的药物包括抗血小板药、抗凝药、β 受体阻滞剂、血管紧张素转化酶抑制剂（ACEI）等。这些药物的使用有助于防止血栓形成、缩小梗死范围并改善心功能。

（4）并发症处理：急性心肌梗死患者可能出现多种并发症，如心律失常、心力衰竭、休克等。对于这些并发症的处理，应根据患者的具体情况和医生的医嘱来进行。例如，对于心律失常的患者，可给予抗心律失常药物治疗或电复律；对于心力衰竭的患者，可给予利尿、扩血管等药物治疗；对于休克的患者，应迅速补充血容量并纠正休克状态。

（三）严重心律失常的识别与急救措施

严重心律失常是心血管急症中的一种常见情况，其识别与急救对于患者的生命安全至关重要。

1. 识别方法

严重心律失常的识别主要依据患者的临床表现和心电图改变。常见的严重心律失常包括室性心动过速、心室颤动、三度房室传导阻滞等。这些心律失常可导致心脏泵血功能严重受损，甚至危及生命。因此，对于出现突发心悸、胸闷、头晕、晕厥等症状的患者，应高度警惕严重心律失常的可能性。同时，心电图检查是诊断心律失常的重要手段，可帮助医生迅速识别心律失常的类型和严重程度。

2. 急救措施

对于严重心律失常的急救处理，应根据患者的具体情况和心律失常的类型来制定个性化的治疗方案。以下是一些常用的急救措施。

（1）电复律：对于室性心动过速、心室颤动等致命性心律失常，应立即进行电复律治疗以恢复正常的窦性心律。电复律前应先给予镇静剂以减轻患者的痛苦和恐惧感，并确保患者处于安全的环境中。同时，应注意电复律的能量选择和操作技巧以避免并发症的发生。

（2）药物治疗：药物治疗是严重心律失常的重要辅助治疗手段。常用的药物包括抗心律失常药、洋地黄类药物、β受体阻滞剂等。这些药物的使用有助于控制心律失常的发作并改善患者的症状。但应注意药物的适应症、禁忌症和不良反应等问题。

（3）临时起搏器植入：对于三度房室传导阻滞等严重缓慢性心律失常的患者，可考虑植入临时起搏器以提高心率并维持正常的心脏泵血功能。临时起搏器的植入应在无菌条件下进行，并密切监测患者的生命体征和起搏器的工作状态。

（4）原发病治疗：严重心律失常往往继发于其他心血管疾病或全身性疾病。因此，在治疗心律失常的同时，还应积极治疗原发病以消除诱因并改善患者的预后。例如，对于冠心病引起的心律失常，应给予抗血小板、降脂等药物治疗；对于甲状腺功能亢进引起的心律失常，应给予抗甲状腺药物治疗等。

（四）重症哮喘与慢性阻塞性肺病急性加重的治疗与护理

重症哮喘和慢性阻塞性肺病（COPD）急性加重是呼吸系统常见的急危重症，需要迅速而有效的治疗和护理。

1. 治疗策略

（1）重症哮喘的治疗：重症哮喘发作时应立即给予紧急治疗，包括吸入短效β2受体激动剂、全身使用糖皮质激素和茶碱类药物等。对于严重呼吸困难的患者，可考虑给予机械通气辅助呼吸。同时，应积极治疗诱因和并发症，如感染、过敏等。

（2）COPD急性加重的治疗：COPD急性加重期的治疗目标是缓解症状、改善肺功能和预防并发症。治疗措施包括给予支气管扩张剂、糖皮质激素和抗菌药物等。对于严重呼吸衰竭的患者，可能需要机械通气支持。此外，还应积极治疗诱因和基础疾病，如戒烟、控制感染等。

2. 护理要点

（1）保持呼吸道通畅：对于重症哮喘和COPD急性加重的患者，保持呼吸道通畅至关重要。护理人员应协助患者排痰、翻身拍背，并给予雾化吸入等处理以促进痰液排出。同时，应密切观察患者的呼吸频率、节律和深度等变化，及时发现并处理呼吸困难的情况。

（2）氧疗与机械通气护理：对于需要氧疗或机械通气的患者，护理人员应熟练掌握相关设备的操作和维护技能，并根据患者的具体情况调整氧浓度和呼吸机参数。在机械通气过程中，应密切监测患者的生命体征和血气分析结果，及时发现并处理并发症的情况。

（3）药物治疗的护理：重症哮喘和COPD急性加重的患者需要使用多种药物进行治疗。护理人员应准确执行医嘱，按时按量给予患者药物，并密切观察药物疗效和不良反应的发生情况。同时，应向患者及其家属解释药物的作用和注意事项，以提高患者的用药依从性。

（4）心理护理与健康教育：重症哮喘和COPD急性加重的患者往往病情危重、情绪紧张。护理人员应给予患者关心和支持，帮助其树立战胜疾病的信心。同时，应向患者及其家属传授有关疾病的知识和自我管理技能，如正确使用吸入器、预防呼吸道感染等，以帮助患者更好地管理自己的健康。

（五）急性上消化道出血的紧急处理与护理

急性上消化道出血是一种常见的消化系统急症，其紧急处理和护理对于患者的预后至关重要。

1. 紧急处理方法

（1）一般处理：患者应卧床休息，保持头低足高位以促进血液回流；保持呼吸道通畅以防止呕血时窒息；同时密切监测患者的生命体征和病情变化。

（2）补充血容量：迅速建立静脉通道并给予扩容治疗以补充血容量。对于失血性休克的患者，应迅速输注红细胞悬液、血浆等血液制品以纠正休克状态。

（3）止血治疗：止血是急性上消化道出血治疗的关键环节。常用的止血方法包括药物止血、内镜下止血和手术治疗等。药物止血可选用质子泵抑制剂、生长抑素等；内镜下止血可采用电凝、激光、注射硬化剂等方法；对于药物治疗和内镜治疗无效的患者，可考虑手术治疗。

2. 护理措施

（1）密切观察病情变化：护理人员应密切监测患者的生命体征和病情变化，如心率、血压、呼吸、体温等。同时注意观察呕血和黑便的量、颜色及性状等变化，以便及时发现再出血的情况。

（2）保持呼吸道通畅：对于呕血的患者，护理人员应协助其取侧卧位或头偏向一侧以防止窒息。同时给予吸氧、吸痰等处理以保持呼吸道通畅。

（3）饮食护理：急性上消化道出血期间应禁食水以减少胃肠道负担和刺激。待出血停止后，可逐渐给予流质、半流质饮食，并逐步过渡到正常饮食。饮食应以清淡、易消化为主，避免辛辣、刺激性食物的摄入。

（4）心理护理与健康教育：急性上消化道出血往往起病急骤、病情危重，容易给患者带来恐惧和焦虑情绪。护理人员应给予患者关心和支持，帮助其树立战胜疾病的信心。同时向患者及其家属传授有关上消化道出血的知识和自我保健技能。

三、护理措施

对于内科急危重症患者，护理人员应采取以下护理措施。

（一）保持呼吸道通畅

在内科急危重症患者的护理中，保持呼吸道通畅是至关重要的。呼吸道是维持人体生命活动的重要通道，一旦受阻，将严重影响患者的通气功能和氧合作用，甚至危及生命。因此，护理人员应采取一系列措施来保持患者的呼吸道通畅。

1. 清理呼吸道分泌物

对于呼吸困难或窒息的患者，护理人员应立即采取措施清理呼吸道分泌物。这可以通过吸痰、拍背、改变体位等方法来实现。吸痰是最常用的清理呼吸道分泌物的方法之一，可以有效地清除呼吸道内的痰液和异物。拍背和改变体位则有助于促进痰液的排出和改善通气功能。在清理呼吸道分泌物时，护理人员应注意操作轻柔、准确，避免损伤患者的呼吸道黏膜。

2. 给予吸氧或机械通气

对于呼吸困难或低氧血症的患者，护理人员应及时给予吸氧或机械通气治疗。吸氧可以提高患者血液中的氧含量，改善组织的氧供情况。机械通气则可以通过正压通气的方式帮助患者维持正常的通气功能和氧合作用。在给予吸氧或机械通气时，护理人员应根据患者的具体情况和医生的医嘱来选择合适的氧流量、通气模式和参数设置，以确保治疗的安全性和有效性。

3. 指导患者进行深呼吸和有效咳嗽

深呼吸和有效咳嗽是促进排痰和改善通气功能的重要方法。护理人员应指导患者进行正确的深呼吸和有效咳嗽动作，以帮助其清除呼吸道内的痰液和异物。同时，护理人员还应向患者解释深呼吸和有效咳嗽的重要性，鼓励其积极参与并配合治疗。

（二）建立静脉通道

建立静脉通道是内科急危重症患者护理中的重要环节。静脉通道是输液、给药和抢救的重要途径，对于维持患者的生命体征和稳定病情具有重要意义。因此，护理人员应迅速、准确地建立静脉通道，确保药物能够及时准确地进入患者体内。

1. 选择合适的静脉和穿刺部位

建立静脉通道时，护理人员应选择合适的静脉和穿刺部位。一般来说，应选择较粗、较直、弹性较好的静脉进行穿刺，以提高穿刺成功率和减少血管损伤。同时，应避免在关节活动处、静脉瓣膜处或已有静脉炎的部位进行穿刺。对于危重患者或需要长期输液的患者，可考虑使用中心静脉置管或经外周静脉置入中心静脉导管（PICC）等更为安全和稳定的输液方式。

2. 熟练掌握穿刺技术

护理人员应熟练掌握静脉穿刺技术，包括选择合适的针头、掌握正确的进针角度和深度、避免反复穿刺等。在穿刺过程中，应保持手法稳定、轻柔，并注意观察患者的反应和病情变化。如遇到穿刺困难或血管损伤等情况，应及时调整穿刺方案或寻求其他途径建立静脉通道。

3. 确保输液安全和有效

建立静脉通道后，护理人员应确保输液的安全和有效性。这包括核对药物名称、剂量和用法、定期检查输液管路是否通畅、观察输液速度和量是否符合要求等。同时，还应注意观察患者输液过程中的反应和病情变化，及时发现并处理输液反应、过敏反应等不良反应。对于需要特殊药物的患者，如使用血管活性药物、化疗药物等，护理人员还应掌握相应的使用方法和注意事项，以确保药物使用的安全性和有效性。

（三）心电监护与生命体征监测

心电监护与生命体征监测是内科急危重症患者护理中的重要内容。通过实时监测患者的心电活动和生命体征变化，可以及时发现异常情况并采取相应的处理措施，从而保障患者的生命安全。

1. 心电监护

心电监护是通过心电图机实时监测患者的心电活动变化的一种方法。它可以反映心脏的节律、传导功能和心肌缺血等情况，对于诊断心律失常、心肌梗死等心血管疾病具有重要价值。在护理过程中，护理人员应熟练掌握心电图机的操作方法和心电图的解读技巧，及时发现并报告异常情况。同时，还应注意观察患者的心率、心律变化趋势，为医生制定治疗方案提供依据。

2. 生命体征监测

生命体征监测是指对患者体温、脉搏、呼吸、血压等指标的实时监测。这些指标反映了患者的生命状态和身体功能状况，是评估患者病情严重程度和治疗效果的重要依据。在护理过程中，护理人员应定期测量并记录患者的生命体征数据，及时发现异常情况并报告医生。同时，还应根据患者的具体情况制定相应的监测计划，如对于高热患者应加强体温监测、对于休克患者应密切关注血压变化等。通过持续、准确的生命体征监测，可以为医生提供及时、全面的病情信息，有助于提高治疗效果和改善患者预后。

（四）遵医嘱给予急救药物

在内科急危重症患者的抢救过程中，急救药物的使用是至关重要的。护理人员作为医疗团队的重要成员之一，应遵医嘱准确及时地给予患者急救药物，以确保抢救工作的顺利进行。

1. 核对药物信息

在给予急救药物前，护理人员应认真核对药物信息，包括药物名称、剂量、用法等。这有助于确保药物使用的准确性和安全性。同时，还应了解患者的药物过敏史和用药史，避免使用可能导致过敏反应或不良反应的药物。

2. 掌握正确的给药方法

不同的急救药物有不同的给药方法和注意事项。护理人员应熟练掌握各种药物的给药途径、速度和时间等要求，以确保药物能够迅速、有效地发挥作用。例如，对于需要静脉注射的药物，护理人员应掌握正确的注射技巧和速度控制方法；对于需要口服的药物，则应指导患者正确服用并观察其反应。

3. 观察药物疗效和不良反应

在给予急救药物后，护理人员应密切观察患者的反应和病情变化，以评估药物的疗效和安全性。如发现药物效果不佳或出现不良反应时，应及时报告医生并采取相应的处理措施。此外，护理人员还应向患者和家属解释药物的作用和注意事项，以提高其用药依从性和安全性意识。

（五）准备急救设备与器械

在内科急危重症患者的护理中，急救设备与器械的准备是必不可少的。这些设备和器械在抢救过程中发挥着至关重要的作用，能够帮助医护人员迅速稳定患者的生命体征、缓解症状并争取更多的治疗时间。因此，护理人员应熟练掌握各种急救设备与器械的使用方法和注意事项，以确保在紧急情况下能够迅速、准确地使用它们。

1. 呼吸机

呼吸机是一种能够辅助或替代患者自主呼吸的医疗设备。在内科急危重症患者的抢救中，呼吸机常用于呼吸衰竭、重症哮喘等疾病的急救。护理人员应熟练掌握呼吸机的操作方法、参数设置和报警处理等方面的知识，以确保在使用过程中能够及时发现并处理问题。此外，还应定期检查呼吸机的性能和状态，确保其随时处于良好备用状态。

2. 除颤仪

除颤仪是一种能够自动检测患者心律并给予电击除颤的医疗设备。在内科急危重症患者的抢救中，除颤仪常用于心脏骤停患者的急救。护理人员应熟练掌握除颤仪的操作方法、电极片贴放位置和能量选择等方面的知识，以确保在紧急情况下能够迅速、准确地进行除颤操作。同时，还应定期检查除颤仪的性能和电池电量，确保其随时可用。

3. 吸引器

吸引器是一种能够清除患者呼吸道分泌物和异物的医疗设备。在内科急危重症患者的抢救中，吸引器常用于呼吸困难、窒息等患者的急救。护理人员应熟练掌握吸引器的操作方法、吸引压力和时间控制等方面的知识，以确保在使用过程中能够避免对患者造成损伤。此外，还应定期清洗和消毒吸引器及其附件，避免交叉感染的发生。

4. 心电监护仪

心电监护仪是一种能够实时监测患者心电活动和生命体征的医疗设备。在内科急危重症患者的护理中，心电监护仪可以帮助医护人员及时发现患者的心律失常、心肌缺血等异常情况，为抢救工作提供有力支持。护理人员应熟练掌握心电监护仪的操作方法、导联连接和报警设置等方面的知识，以确保在使用过程中能够准确记录并解读患者的心电信息。同时，还应定期检查心电监护仪的性能和电池电量，确保其正常工作。

（六）配合医生进行急救操作

在内科急危重症患者的抢救过程中，护理人员需要积极配合医生进行各种急救操作。这些操作往往具有紧急性、复杂性和高风险性等特点，要求护理人员具备扎实的专业知识、熟练的操作技能和良好的心理素质。以下是一些常见的配合医生进行的急救操作及其注意事项。

1. 心肺复苏（CPR）

心肺复苏是一种针对心脏骤停患者的紧急抢救措施。在进行心肺复苏时，护理人员需要迅速准确地判断患者的心跳和呼吸情况，并按照医生的指示进行胸外按压、人工呼吸等操作。在执行过程中，护理人员应保持冷静、坚定，确保按压频率、深度和人工呼吸的比例符合要求。同时，还应密切观察患者的反应和复苏效果，及时调整操作策略。

2. 气管插管

气管插管是一种建立人工气道的急救操作。在进行气管插管时，护理人员需要协助医生固定患者的头部和颈部位置，保持呼吸道通畅，并准备好所需的器械和药物。在插管过程中，护理人员应密切观察患者的生命体征变化，及时发现并处理插管过程中的并发症。插管成功后，护理人员还需要协助医生进行气囊充气、固定导管等操作，并定期检查导管的位置和通畅性。

3. 深静脉穿刺

深静脉穿刺是一种建立静脉通路的急救操作。在进行深静脉穿刺时，护理人员需要协助医生确定穿刺部位、消毒铺巾并准备好所需的器械和药物。在穿刺过程中，护理人员应熟练掌握穿刺技巧并配合医生固定穿刺针和导管位置。同时还应密切观察患者的生命体征变化和穿刺部位的情况，及时发现并处理并发症。穿刺成功后，护理人员还需要协助医生进行导管固定、冲洗管路等操作，并定期检查导管的通畅性和固定情况。

四、护理记录与交接

在内科急危重症患者的护理过程中，护理记录与交接是确保患者治疗连续性和安全性的重要环节。

（一）详细记录急救过程与病情变化的必要性

在内科急危重症患者的救治中，详细记录急救过程与病情变化是护理工作的核心要求之一。这种记录不仅是对患者病情的客观反映，更是医护人员对患者负责、对医疗质量负责的直接体现。以下将从记录内容、记录作用及记录要求三个方面，深入阐述详细记录的必要性。

1. 记录内容

急救过程与病情变化的记录应详尽而全面，涵盖患者从入院到出院或转科的全过程。具体内容包括但不限于以下几个方面。

急救措施的实施时间：记录患者接受急救措施的具体时间，如心肺复苏的开始与结束时间、药物给予的时间等。这些时间点对于评估急救效果、判断病情发展趋势具有重要意义。

药物使用情况：详细记录患者所使用的药物名称、剂量、给药途径及用药后的反应。这有助于医生了解药物治疗的效果，及时调整用药方案，避免药物不良反应的发生。

生命体征变化：持续监测并记录患者的生命体征，如心率、血压、呼吸频率、体温等。这些指标的变化直接反映了患者的病情变化，是医护人员判断病情、制定治疗方案的重要依据。

其他相关观察与干预：包括患者的意识状态、疼痛程度、出入量、排泄情况、皮肤状况等。这些细节的观察与记录，有助于医护人员全面了解患者的病情，及时发现并处理潜在问题。

2. 记录的作用

详细记录急救过程与病情变化在内科急危重症患者的救治中发挥着至关重要的作用。具体来说，其作用主要体现在以下几个方面。

为医生提供全面病情信息：医生在接诊患者时，需要全面了解患者的病情、治疗经过及效果。详细的护理记录能够为医生提供第一手资料，帮助医生快速准确地判断病情，制定有效的治疗方案。

为后续护理和治疗提供参考：患者的病情变化是一个动态的过程，前期的治疗与护理对后续的治疗方案具有重要影响。详细的记录有助于医护人员了解患者的病史、治疗经过及效果，为后续的护理和治疗提供有力参考。

作为法律依据保护医患双方权益：在医疗纠纷或法律诉讼中，详细的护理记录可以作为重要证据，证明医护人员在救治过程中的行为是否符合医学规范和专业标准。同时，它也可以保护患者的权益，确保患者得到应有的治疗和护理。

3. 记录的要求

为了保证急救过程与病情变化的记录能够发挥应有的作用，医护人员在进行记录时需要遵循以下要求。

准确性：记录的信息必须真实无误，能够客观反映患者的实际情况。医护人员在进行记录时，需要仔细核对各项数据和信息，确保准确无误。同时，还需要注意避免主观臆断和猜测，以免影响记录的准确性。

完整性：记录的内容需要全面涵盖患者的急救过程与病情变化，不遗漏任何重要信息。医护人员在进行记录时，需要按照规定的格式和要求进行填写，确保信息的完整性。同时，还需要注意及时更新记录，反映患者的最新状况。

及时性：记录需要实时更新，以反映患者的最新状况。医护人员在进行记录时，需要做到随时观察、随时记录，确保信息的及时性。这有助于医护人员及时发现并处理患者的问题，提高救治效果。

（二）与接班护士或医生进行准确交接的流程与要点

在内科急危重症患者的护理工作中，与接班护士或医生进行准确交接是确保患者治疗连续性和安全性的关键环节。一个完整、准确的交接过程能够帮助接班人员快速了解患者状况，减少信息传递的误差，从而提高治疗效果和患者满意度。

1. 交接前的准备

交接前的准备工作至关重要，它关系到交接过程的顺利进行以及信息的完整传递。具体来说，交接前的准备包括以下几个方面。

整理患者资料：在交接前，护理人员需要整理好患者的相关资料，包括护理记录、诊断报告、医嘱单等。这些资料是了解患者病情和治疗方案的重要依据，必须确保它们的完整性和准确性。

汇总患者当前状况：护理人员需要全面了解患者当前的状况，包括生命体征、意识状态、疼痛程度、治疗方案执行情况等。这些信息能够帮助接班人员快速了解患者的整体状况，为后续的治疗和护理提供有力支持。

明确交接内容：在交接前，护理人员需要明确交接的内容，包括需要传递的信息、需要重点关注的问题等。这有助于确保交接过程的针对性和效率。

2. 交接过程

交接过程是信息传递的关键环节，需要护理人员和接班人员共同参与，确保信息的准确传递。具体来说，交接过程包括以下几个方面。

面对面交接：护理人员和接班人员需要进行面对面交接，确保信息能够直接、准确地传递。在交接过程中，双方需要保持沟通畅通，及时解答对方的问题。

详细介绍患者病情：护理人员需要向接班人员详细介绍患者的病情，包括诊断结果、治疗方案、病情变化等。这些信息是接班人员了解患者状况的基础，必须确保准确无误。

说明已采取的护理措施及效果：护理人员需要向接班人员说明已经采取的护理措施以及它们的效果。这有助于接班人员了解患者的护理需求和护理重点，为后续的护理工作提供参考。

提醒特殊需求或潜在风险：如果患者有特殊需求或存在潜在风险，护理人员需要向接班人员重点提醒。这有助于接班人员关注患者的特殊情况，采取针对性的措施，确保患者的安全。

3. 交接后的确认

交接后的确认是确保交接过程完整性和准确性的重要步骤。具体来说，交接后的确认包括以下几个方面。

接班人员复述关键信息：为了确保接班人员准确理解交接内容，可以要求其复述关键信息。这有助于发现信息传递中的误差和遗漏，及时进行纠正和补充。

双方签字确认：在交接完成后，护理人员和接班人员需要在交接记录上签字确认。这表示双方已经完成了信息的传递和确认工作，对交接内容负有共同责任。签字确认有助于明确责任，防止因信息传递不准确而导致的纠纷和事故。

（三）确保患者治疗的连续性与安全性的实践策略

在内科急危重症患者的治疗过程中，确保治疗的连续性与安全性是医护人员的首要职责。这需要一套完整、科学的实践策略来指导和规范各个环节的工作。以下将从标准化流程、培训与教育、质量监控与反馈三个方面，详细阐述如何确保患者治疗的连续性与安全性。

1. 标准化流程

标准化流程是确保治疗连续性和安全性的基础。通过制定并执行统一的护理记录与交接标准，可以规范各个环节的工作，减少信息传递的误差和遗漏，提高治疗效果和患者满意度。

制定护理记录与交接标准：医院应制定详细的护理记录与交接标准，明确记录的内容、格式和要求，以及交接的流程、要点和注意事项。这些标准应根据内科急危重症患者的特点和需求进行制定，确保具有针对性和可操作性。同时，标准应定期更新，以适应医学发展和实践变化的需求。

执行与监督：医护人员必须严格按照制定的标准执行护理记录和交接工作。医院应建立相应的监督机制，定期对护理记录和交接工作进行抽查和评估，确保标准的有效执行。对于不符合标准的情况，应及时进行整改和处罚，以维护标准的严肃性和权威性。

流程评估与更新：医院应定期对护理记录与交接流程进行评估，分析流程中存在的问题和不足，及时进行改进和优化。评估可以包括患者满意度调查、医护人员反馈、医疗质量指标等多个方面，以全面了解流程的执行情况和效果。同时，医院应关注医学发展和实践变化的新趋势，及时更新流程内容和标准，以适应新的治疗需求和挑战。

2. 培训与教育

培训与教育是提高医护人员记录与交接能力的重要途径。通过定期的培训和教育活动，可以提升医护人员的专业素养和责任意识，提高记录与交接的质量。

定期培训：医院应定期组织针对护理记录与交接的培训活动，包括理论讲座、实践操作、案例分析等多种形式。培训内容应涵盖护理记录与交接的标准、流程、要点和注意事项等方面，以确保医护人员全面掌握相关知识和技能。同时，培训应针对不同层次和岗位的医护人员制定个性化的培训计划，以满足不同需求。

经验分享：鼓励医护人员在日常工作中积极分享经验、交流心得。可以通过定期的座谈会、研讨会等活动，为医护人员提供一个交流学习的平台。通过分享成功案例、剖析失败原因等方式，可以帮助医护人员相互学习、共同提高。

提升团队整体水平：医院应注重团队建设和文化建设，营造积极向上的工作氛围。可以通过定期的团队建设活动、激励机制等措施，提高医护人员的凝聚力和归属感。同时，应注重培养医护人员的团队协作意识和沟通能力，以提升团队整体水平和工作效率。

3. 质量监控与反馈

质量监控与反馈是确保治疗连续性和安全性的重要保障。通过定期对护理记录进行质量检查以及收集医生、患者及家属的反馈意见，可以及时发现并改进存在的问题和不足。

定期质量检查：医院应建立护理记录质量检查制度，定期对护理记录进行抽查和评估。检查内容应包括记录的完整性、准确性、及时性等方面，以确保记录符合标准和要求。对于发现的问题和不足，应及时进行整改和处罚，并追究相关人员的责任。同时，应将检查结果作为医护人员考核和评价的重要依据之一。

收集反馈意见：医院应建立有效的反馈机制，积极收集医生、患者及家属对护理记录与交接工作的意见和建议。可以通过问卷调查、座谈会、投诉箱等多种方式收集反馈意见，及时了解工作中存在的问题和不足。对于收集到的反馈意见，应认真进行分析和归纳整理，并制定相应的改进措施和计划。同时应注重与医生、患者及家属的沟通和交流，及时解释和回应他们的关切和问题。

持续改进服务质量：医院应将持续改进作为提升治疗连续性和安全性的重要手段之一。可以根据质量检查和反馈意见的结果制定针对性的改进措施和计划，并明确责任人和时间节点实施和跟踪监督。

第四章　常见内科疾病的护理策略

第一节　心血管疾病的护理

一、概述

心血管疾病是一类涉及心脏、血管以及血液循环系统的疾病，其发病率和死亡率在全球范围内均居高不下。心血管疾病的护理是医疗工作的重要组成部分，对于提高患者的生活质量、降低并发症和死亡率具有重要意义。

（一）心血管疾病的概念与分类

心血管疾病是一类涉及心脏和血管的疾病，其发病率和死亡率在全球范围内均居高不下。这类疾病不仅影响患者的身体健康，还对其心理和社会功能造成深远影响。因此，深入了解心血管疾病的概念、分类及护理原则与目标，对于提高患者的生活质量和预后具有重要意义。

1. 心血管疾病的概念

心血管疾病是指影响心脏和血管结构、功能的一类疾病。它们可以单独发生，也可以相互关联，形成复杂的病理生理过程。心血管疾病的发生与多种因素有关，包括遗传、生活方式、环境因素等。

2. 心血管疾病的分类

心血管疾病根据病理生理特点和临床表现可分为多种类型。以下是一些常见的心血管疾病及其简要描述。

（1）冠心病：冠心病是冠状动脉粥样硬化导致心肌缺血、缺氧而引起的心脏病。它是最常见的心血管疾病之一，主要表现为心绞痛、心肌梗死等。冠心病的危险因素包括高血压、高胆固醇血症、吸烟等。

（2）高血压：高血压是以体循环动脉压升高为主要临床表现的心血管综合征。它是一种全身性疾病，可导致心、脾、肾等器官功能受损。高血压的危险因素包括遗传、高盐饮食、缺乏运动等。

（3）心力衰竭：心力衰竭是心脏结构或功能性疾病导致心室充盈和（或）射血功能

受损，心排血量不能满足机体组织代谢需要，以肺循环和（或）体循环瘀血，器官、组织血液灌注不足为临床表现的一组综合征。心力衰竭可由多种心血管疾病引起，如冠心病、心肌病等。

（4）心律失常：心律失常是指心脏电传导系统异常所引起的心跳不规则、过快或过慢等症状的总称。心律失常可分为多种类型，如房性期前收缩、室性早搏、心房颤动等。心律失常可由心脏本身疾病引起，也可由其他因素如电解质紊乱、药物等引起。

（5）心肌病：心肌病是指影响心脏肌肉结构和功能的一类疾病。心肌病可分为多种类型，如扩张型心肌病、肥厚型心肌病、限制性心肌病等。心肌病可由遗传、感染、代谢等多种因素引起。

（二）心血管疾病的护理原则与目标

心血管疾病的护理是医疗工作的重要组成部分，它涉及患者的生理、心理和社会等多个方面。以下将详细介绍心血管疾病的护理原则与目标。

1. 护理原则

心血管疾病的护理原则是以患者为中心，全面评估患者的身体状况、心理状态和社会支持，制定个性化的护理计划，提供全面、连续、优质的护理服务。具体来说，护理原则包括以下几个方面。

（1）全面评估：在患者入院后，护理人员应对患者的身体状况、心理状态和社会支持进行全面评估。这包括了解患者的病史、家族史、生活习惯等，以及评估患者的心功能、血压、血糖等指标。通过全面评估，可以为患者制定个性化的护理计划提供依据。

（2）个性化护理：心血管疾病患者的情况千差万别，因此护理人员应根据患者的具体情况制定个性化的护理计划。这包括针对患者的症状、病情和需求制定相应的护理措施，如饮食指导、运动康复、心理干预等。个性化护理可以提高患者的舒适度和满意度，促进康复。

（3）连续护理：心血管疾病往往需要长期治疗和管理，因此护理人员应提供连续的护理服务。这包括在患者住院期间提供 24 小时不间断的护理服务，以及在患者出院后提供定期的随访和健康教育。连续护理可以帮助患者更好地管理疾病，预防并发症的发生。

（4）优质护理：心血管疾病的护理需要高度的专业性和责任心。护理人员应具备扎实的专业知识和技能，能够熟练掌握各种护理操作和设备使用。同时，护理人员还应具备良好的沟通能力和服务意识，能够与患者建立良好的护患关系，提供温馨、周到的护理服务。

2. 护理目标

心血管疾病的护理目标是缓解症状、预防并发症、促进康复和提高生活质量。具体来说，护理目标包括以下几个方面。

（1）缓解症状：心血管疾病患者往往会出现各种症状，如胸痛、呼吸困难、心悸等。护理人员的首要任务是采取措施缓解患者的症状，减轻其痛苦。这包括给予药物治疗、氧疗、休息等护理措施。

（2）预防并发症：心血管疾病患者容易发生各种并发症，如心律失常、心力衰竭、心肌梗死等。护理人员应密切观察患者的病情变化，及时发现并处理潜在问题，预防并发症的发生。这包括定期监测患者的生命体征、心电图等指标，以及给予相应的预防性治疗。

（3）促进康复：心血管疾病患者的康复是一个长期的过程，需要护理人员的耐心和指导。护理人员应根据患者的具体情况制定康复计划，包括运动康复、心理康复等。同时，护理人员还应教会患者自我管理和控制疾病的方法，如合理饮食、规律作息等。

（4）提高生活质量：心血管疾病对患者的生活质量造成很大影响。护理人员应通过健康教育、心理干预等措施帮助患者树立积极的生活态度，提高其生活质量。这包括教会患者如何调整心态、应对压力等技巧，以及提供必要的社会支持和资源。

二、常见心血管疾病的护理措施

（一）冠心病的护理

冠心病，全称冠状动脉粥样硬化性心脏病，是由于冠状动脉发生粥样硬化导致管腔狭窄或闭塞，进而引起心肌缺血、缺氧或坏死的心脏病。其护理措施涉及急性期护理、康复期护理以及预防与健康教育等多个方面。

1. 急性期护理要点

卧床休息与环境管理：确保患者处于安静、舒适的环境中，减少外界刺激，降低心肌耗氧量。

生命体征监测：持续监测心电图、血压、心率等，及时发现心律失常、心力衰竭等并发症的征兆。

药物治疗与观察：遵医嘱给予抗血小板、抗凝、扩冠等药物治疗，并密切观察药物疗效及可能的不良反应，如出血、低血压等。

急救准备：随时做好心肺复苏、除颤等急救措施的准备。

2. 康复期护理策略

运动康复计划：根据患者的具体情况，制定循序渐进的运动康复计划，从床边活动逐渐过渡到有氧运动，如散步、慢跑等。

心理康复支持：提供心理咨询和心理干预，帮助患者建立积极的生活态度，减轻焦虑、抑郁等情绪负担。

生活指导：包括合理饮食（低盐、低脂、高纤维）、戒烟限酒、控制体重、规律作息等生活方式的调整建议。

3. 预防与健康教育

危险因素控制：教育患者及家属识别并控制冠心病的危险因素，如高血压、高血脂、糖尿病等。

规律随访与复查：强调定期随访的重要性，确保患者遵医嘱进行必要的检查和化验。

自我管理与健康促进：鼓励患者积极参与自我健康管理活动，如参加健康讲座、心脏病患者俱乐部等，提高自我保健意识和能力。

（二）高血压的护理

高血压是一种以体循环动脉压升高为主要临床表现的心血管综合征。其护理措施主要包括血压监测、药物治疗的配合与观察以及生活方式指导等。

1. 血压监测与记录

定期测量血压：为患者定期测量血压，并详细记录测量结果，以便评估血压控制情况。

教授自测方法：向患者及家属教授正确的血压测量方法，包括选择合适的袖带、保持正确的体位和测量时间等。

监测注意事项：提醒患者在测量血压前避免剧烈运动、情绪激动等影响因素，确保测量结果的准确性。

2. 药物治疗的配合与观察

遵医嘱用药：确保患者按时按量服用降压药物，避免漏服或过量服用。

观察药物疗效：密切观察患者用药后的血压变化，评估药物的降压效果。

注意不良反应：提醒患者关注用药过程中可能出现的不良反应，如头晕、乏力等，并及时向医生反馈。

3. 生活方式指导

饮食调整：指导患者选择低盐、低脂、高纤维的饮食，增加新鲜蔬菜和水果的摄入。

控制体重：鼓励患者通过合理饮食和适当运动来控制体重，降低血压水平。

戒烟限酒：向患者强调戒烟限酒对血压控制的重要性，并提供戒烟限酒的方法和技巧。

适量运动：根据患者的具体情况，制定个性化的运动计划，如散步、慢跑、游泳等有氧运动。

心理调适：引导患者保持积极乐观的心态，避免情绪波动对血压的不良影响。

（三）心力衰竭的护理

心力衰竭是心脏结构或功能性疾病导致心室充盈和（或）射血功能受损而引起的一组综合征。其护理措施涉及心功能评估、液体管理与饮食指导以及心理支持与家属教育等方面。

1. 心功能评估

详细询问病史：了解患者的既往病史、家族史以及用药史等，为心功能评估提供基础信息。

观察症状体征：密切观察患者的症状体征变化，如呼吸困难、水肿、乏力等，以及心率、心律、血压等生命体征的变化。

进行必要检查：协助医生进行心电图、超声心动图等必要检查，以明确心功能状态和病因。

2. 液体管理与饮食指导

严格限制液体摄入：根据患者的具体情况，制定个性化的液体摄入计划，确保每日液体摄入量在合理范围内。

低盐低脂饮食：指导患者选择低盐、低脂、易消化的饮食，避免过多摄入高盐高脂食物加重心脏负担。

保持大便通畅：鼓励患者摄入足够的膳食纤维和水分，保持大便通畅，避免用力排便加重心脏负担。

3. 心理支持与家属教育

提供心理支持：心力衰竭患者往往伴有焦虑、抑郁等心理问题，需要给予及时的心理支持和干预，如倾听、安慰、解释等。

家属教育：向家属介绍心力衰竭的相关知识及家庭护理要点，使其能够更好地照顾和支持患者，如协助患者进行日常活动、观察病情变化等。同时，教育家属给予患者情感上的支持和理解，共同面对疾病带来的挑战。

三、特殊心血管疾病的护理策略

（一）心律失常的护理

心律失常是指心脏冲动的起源部位、心搏频率和节律以及冲动传导的任一异常。对于这类患者，护理措施尤为关键，以确保患者安全并促进康复。

1. 心电监测与解读

持续心电监测：为患者连接心电监护仪，设定合适的监测参数，确保波形清晰可辨。

波形解读与记录：护理人员应熟悉心电图的基本知识，能够准确解读各种波形变化，如房颤、室颤等，并详细记录异常波形出现的时间、持续时间和伴随症状。

及时报告与处理：一旦发现严重心律失常或波形异常，应立即报告医生，并根据医嘱采取相应的处理措施，如药物复律、电复律等。

2. 急救准备与措施

急救药品与器械准备：确保急救车内备有齐全的急救药品（如胺碘酮、利多卡因等）和器械（如除颤仪、临时起搏器等），并定期检查其有效期和性能。

急救技能培训：护理人员应熟练掌握心肺复苏术、电除颤等急救技能，确保在紧急情况下能够迅速准确地采取措施。

应急预案制定：针对可能出现的各种心律失常情况，制定详细的应急预案，包括人员分工、处理流程等，以确保在紧急情况下能够有条不紊地进行救治。

3. 长期管理与随访

建立健康档案：为心律失常患者建立详细的健康档案，包括病史、诊断、治疗经过等信息，以便进行长期管理。

定期随访与复查：根据患者的具体情况，制定个性化的随访计划，并定期进行心电图、超声心动图等复查，以评估病情变化和治疗效果。

自我监测与管理教育：向患者介绍心律失常的相关知识及自我监测方法，如如何正确测量脉搏、观察症状变化等，并教育其遵医嘱规律服药、避免诱发因素等自我管理技能。

（二）心肌梗死的护理

心肌梗死是冠状动脉急性、持续性缺血缺氧所引起的心肌坏死。对于这类危重患者，护理措施至关重要，直接影响患者的预后和生活质量。

1. 急性期紧急护理

绝对卧床休息与环境管理：确保患者处于安静、舒适的环境中，减少探视和外界刺激。协助患者采取舒适的体位，如半卧位或侧卧位，以减轻心脏负担。

生命体征监测与处理：密切监测患者的心电图、血压、心率等生命体征变化，及时发现并处理心律失常、心力衰竭等并发症。准备好急救药品和器械，以便在紧急情况下迅速采取有效措施。

药物治疗与观察：遵医嘱给予溶栓、抗凝、扩冠等药物治疗，并密切观察药物疗效及不良反应。确保药物按时按量准确给予，同时注意观察患者有无出血倾向等不良反应。

2. 疼痛控制与心理支持

疼痛评估与处理：定期评估患者的疼痛程度，根据医嘱给予相应的止痛措施，如使用止痛药、硝酸甘油等。同时注意观察疼痛的性质、部位和持续时间，以便及时发现病情变化。

心理支持与干预：心肌梗死患者常伴有焦虑、恐惧等心理问题，需要给予及时的心理支持和干预。护理人员应主动与患者沟通，了解其心理需求并给予针对性的心理疏导和安慰。同时鼓励患者表达情感，减轻心理压力。

3. 康复期运动与饮食指导

运动康复计划制定与执行：根据患者的具体情况制定个性化的运动康复计划，从床上活动开始逐渐增加活动量，以促进心肌侧支循环的建立和心功能的恢复。在运动过程中密切观察患者的反应和心电图变化，确保安全有效。

饮食调整与指导：指导患者选择低盐低脂易消化的饮食，增加新鲜蔬菜和水果的摄入以保持大便通畅。教育患者避免暴饮暴食和刺激性食物，以免加重心脏负担。同时根据患者的具体情况制定个性化的饮食计划以满足其营养需求。

生活方式改善建议：教育患者戒烟限酒并控制体重以降低复发风险。向患者介绍心肌梗死的相关知识及危险因素控制措施，如控制血压、血糖、血脂等。鼓励患者积极参与自我管理和健康促进活动以改善生活质量。

第二节　呼吸系统疾病的护理

一、概述

呼吸系统疾病是指影响呼吸道、肺部以及呼吸肌等结构和功能的疾病，其发病率和死亡率在全球范围内均较高。呼吸系统疾病的护理是医疗工作的重要组成部分，对于提高患者的生活质量、缓解病情、预防并发症具有重要意义。

（一）呼吸系统疾病的概念与分类

1. 呼吸系统疾病的概念

呼吸系统疾病是指影响呼吸系统结构和功能的一类疾病。呼吸系统包括鼻腔、咽喉、气管、支气管、肺泡以及与之相关的血管、神经和肌肉等。这些疾病可能由感染、过敏、环境因素、遗传因素等多种原因引起，导致呼吸道的炎症、狭窄、阻塞或肺功能减退等症状。

2. 呼吸系统疾病的分类

呼吸系统疾病可根据不同的标准进行分类，常见的分类方法包括发病部位、病理生理特点和临床表现等。

按发病部位分类：

上呼吸道疾病：如鼻炎、咽炎、喉炎等，主要影响鼻腔、咽喉等上呼吸道结构。

下呼吸道疾病：如支气管炎、肺炎、哮喘等，主要影响气管、支气管和肺等下呼吸道结构。

按病理生理特点分类：

阻塞性肺疾病：如慢性阻塞性肺疾病（COPD）、哮喘等，以气道阻塞和气流受限为主要特征。

限制性肺疾病：如肺纤维化、胸腔积液等，以肺容积减少和肺顺应性降低为主要特征。

血管性肺疾病：如肺栓塞、肺动脉高压等，主要涉及肺部血管结构和功能的改变。

按临床表现分类：

急性呼吸道疾病：如急性上呼吸道感染、急性支气管炎等，病程较短，症状明显。

慢性呼吸道疾病：如慢性支气管炎、慢性阻塞性肺疾病等，病程较长，症状反复发作。

肺部感染性疾病：如肺炎、肺结核等，以肺部感染为主要表现。

肺部肿瘤性疾病：如肺癌、支气管肺癌等，以肺部肿瘤为主要表现。

每种呼吸系统疾病都有其特定的发病原因、病理过程和临床表现，需要针对具体疾病制定相应的治疗方案和护理措施。

（二）护理原则与目标

1. 护理原则

患者为中心：护理工作应始终以患者的需求和利益为出发点和落脚点，关注患者的身心状况和社会环境，提供全面、连续、个性化的护理服务。

全面评估：对患者进行全面细致的评估，包括呼吸功能、心理状态、生活环境等方面，为制定护理计划和实施护理措施提供依据。

个性化护理：根据患者的具体情况和需求，制定个性化的护理计划，确保护理措施的针对性和有效性。

密切观察病情变化：在护理过程中密切关注患者的病情变化，及时发现并处理潜在问题，确保患者的安全和舒适。

2. 护理目标

缓解症状：通过实施有效的护理措施，缓解患者的呼吸困难、咳嗽、咳痰等症状，减轻患者的痛苦和不适。

预防并发症：积极预防呼吸系统疾病的并发症，如呼吸衰竭、肺心病等，降低疾病对患者健康和生活质量的影响。

提高生活质量：通过心理支持、健康教育等护理措施，帮助患者建立积极的心态和健康的生活方式，提高患者的生活质量和自我管理能力。

促进康复：对于需要康复的患者，制定并实施康复护理计划，促进患者的肺功能恢复和身体健康。

在实现这些护理目标的过程中，护理人员需要加强与患者的沟通交流，了解患者的需求和期望，提供及时有效的帮助和支持。同时，还需要不断学习和更新专业知识，提高护理技能和服务水平，为患者提供更加优质的护理服务。

二、常见呼吸系统疾病的护理措施

（一）慢性阻塞性肺疾病（COPD）的护理

1. 呼吸困难的缓解策略

体位调整：协助患者采取半卧位或侧卧位，使膈肌下降，胸腔容积扩大，以减轻呼吸困难。对于严重呼吸困难的患者，可考虑使用床旁桌或椅子支撑身体，以减轻疲劳感。

呼吸技巧训练：教会患者缩唇呼吸、腹式呼吸等技巧。缩唇呼吸可帮助患者控制呼气速度，避免气道塌陷；腹式呼吸则能增加膈肌活动度，提高肺通气量。这些技巧需要定期练习，以形成习惯。

氧疗：对于缺氧症状明显的患者，应遵医嘱给予氧气吸入。吸氧时要注意保持呼吸道湿润，避免氧中毒等并发症。同时，要定期监测血氧饱和度，以评估氧疗效果。

2. 长期氧疗与呼吸锻炼

氧疗的重要性：向患者解释长期氧疗的必要性，以及如何正确使用和维护氧气设备。教育患者及家属注意用氧安全，避免火灾等意外发生。

呼吸功能锻炼：指导患者进行深呼吸、缓慢呼气等呼吸功能锻炼，以增强呼吸肌的力量和耐力。这些锻炼可以在日常生活中随时进行，如散步、做家务等。

定期评估与调整：定期评估患者的呼吸功能和氧疗效果，根据病情调整氧流量和浓度。同时，要关注患者的心理状况，给予必要的心理支持和干预。

3. 健康教育与自我管理

诱发因素教育：向患者介绍COPD的诱发因素，如吸烟、空气污染、呼吸道感染等。重点强调吸烟的危害性，鼓励患者戒烟并避免二手烟暴露。

预防措施指导：教育患者采取预防措施，如避免到人群密集场所、注意保暖避免感冒等。对于无法避免的诱发因素，要教会患者采取相应的应对措施。

自我管理与控制：提高患者的自我管理和控制能力，包括正确使用药物、定期随访复查等。教育患者及家属识别病情加重的征兆，以便及时就医。

（二）哮喘的护理

1. 哮喘发作的紧急处理

快速识别与处理：在哮喘发作时，护理人员要迅速识别并处理。协助患者采取舒适体位，保持呼吸道通畅，给予吸氧等紧急处理措施。同时密切观察病情变化，记录症状缓解情况。

药物使用与观察：遵医嘱给予解痉平喘药物治疗，如β2 受体激动剂、茶碱类药物等。密切观察药物疗效及不良反应，如心悸、手抖等。教会患者正确使用吸入性药物，以提高治疗效果。

心理支持与干预：哮喘发作时患者往往伴有紧张和恐惧情绪，护理人员要给予心理支持和干预。通过沟通、解释和安慰等方式缓解患者的焦虑情绪，帮助其保持平静心态。

2. 药物治疗的配合与观察

药物知识教育：向患者详细介绍治疗哮喘的药物种类、作用机制、用法用量及注意事项等。重点强调吸入性药物的正确使用方法和技巧，以确保药物能够到达肺部发挥作用。

用药观察与记录：指导患者按时按量使用药物，并密切观察药物疗效及不良反应。对于使用激素类药物的患者，要特别注意观察有无感染、骨质疏松等并发症的发生。

定期评估与调整：定期评估患者的哮喘控制情况，根据病情调整药物剂量和种类。同时，要关注患者的心理状况和生活质量，给予必要的支持和帮助。

3. 环境控制与过敏原避免

过敏原识别与避免：协助患者寻找并识别过敏原，如尘螨、花粉、宠物皮毛等。教育患者避免接触过敏原，如保持室内清洁、定期更换床上用品等。对于无法避免的过敏原，可考虑采取脱敏治疗等方法进行干预。

室内环境控制：保持室内空气清新，定期开窗通风换气。避免使用刺激性气味较强的清洁剂或香水等物品。对于空气污染严重的地区，建议使用空气净化器或加湿器等设备改善室内环境。

生活方式调整：指导患者调整生活方式，如避免剧烈运动、保持情绪稳定等。鼓励患者参加适当的体育锻炼和户外活动，以增强身体素质和免疫力。同时，要保持良好的作息习惯和充足的睡眠时间。

（三）肺炎的护理

1. 高热与咳嗽的护理措施

高热护理：对于高热患者，遵医嘱给予物理降温或药物降温。物理降温可采用温水擦浴、冰袋冷敷等方法；药物降温则需根据患者病情选择合适的退热药物。同时密切观察体温变化，记录降温效果。

咳嗽护理：协助患者有效咳嗽排痰，教会其正确的咳嗽方法和技巧。对于痰液黏稠不易咳出的患者，可给予雾化吸入或吸痰处理。保持室内空气湿润有利于痰液排出，可采用加湿器等方法增加室内湿度。

休息与饮食指导：指导患者合理安排休息时间，保证充足的睡眠和体力恢复。为患者提供高热量、高蛋白、高维生素的易消化饮食以满足其营养需求。鼓励患者多饮水以补充体内水分消耗。

2. 抗生素治疗的配合与观察

抗生素使用指导：遵医嘱给予抗生素治疗，并向患者解释抗生素的作用机制和用法用量。教育患者按时按量服用药物，避免漏服或过量服用。同时密切观察药物疗效及不良反应如过敏反应等。

疗效观察与记录：密切观察患者的病情变化如体温下降、咳嗽减轻等以评估治疗效果。定期监测血常规等指标了解感染控制情况。对于治疗效果不佳的患者要及时报告医生调整治疗方案。

并发症预防与处理：肺炎患者可能出现并发症如脓胸、心包炎等，护理人员要密切观察并及时发现和处理这些并发症。对于已经出现并发症的患者要采取相应的治疗措施并加强护理以减轻患者的痛苦和促进康复。

3. 营养支持与康复指导

营养支持：为患者提供均衡的营养支持以满足其康复需求。根据患者的饮食习惯和口味偏好制定个性化的饮食计划。鼓励患者多摄入富含蛋白质和维生素的食物如鱼类、瘦肉、新鲜蔬菜水果等。

康复指导：指导患者进行适当的康复锻炼如散步、太极拳等以增强身体素质和提高免疫力。对于卧床不起的患者要定期为其进行肢体被动活动以预防肌肉萎缩和关节僵硬等并发症的发生。同时，要关注患者的心理状况给予必要的心理支持和干预以帮助其树立战胜疾病的信心。

三、特殊呼吸系统疾病的护理策略

（一）肺栓塞的护理

1. 急性期紧急处理与监护

环境准备：确保患者处于安静、舒适的环境中，减少外界刺激，保持空气流通。

呼吸道管理：保持患者呼吸道通畅，对于呼吸困难的患者，及时给予吸氧或机械通气支持。

药物治疗与观察：迅速遵医嘱给予溶栓、抗凝等药物治疗，并密切观察药物疗效及不良反应，如出血倾向、过敏反应等。

生命体征监测：持续监测患者的体温、脉搏、呼吸、血压等生命体征，及时发现异常并报告医生。

2. 溶栓与抗凝治疗的配合

药物使用指导：确保患者按时、按量服用溶栓和抗凝药物，避免漏服或错服。

出血风险评估：对患者进行出血风险评估，如观察皮肤黏膜有无出血点、瘀斑等，以及监测凝血功能指标。

并发症预防与处理：及时发现并处理溶栓和抗凝治疗过程中可能出现的并发症，如消化道出血、颅内出血等。

3. 预防深静脉血栓的措施

体位与活动指导：指导患者采取正确的体位和活动方式，如抬高下肢、定期翻身等，以促进血液循环。

物理预防措施：对于无法活动的患者，可使用间歇性充气加压装置或穿弹力袜等物理方法预防深静脉血栓的形成。

健康教育：向患者及家属讲解深静脉血栓的危害、预防措施和识别方法，提高其自我防范意识和能力。

（二）肺癌的护理

1. 疼痛控制与舒适护理

疼痛评估与处理：定期评估患者的疼痛程度和性质，遵医嘱给予镇痛药物治疗或采取非药物止痛措施，如热敷、按摩等。

舒适体位与呼吸方式指导：协助患者采取舒适的体位和呼吸方式，以减轻疼痛感和呼吸困难。对于咳嗽、咳痰的患者，指导其进行有效咳嗽和深呼吸练习。

心理支持：关注患者的心理需求，给予安慰、鼓励和支持，帮助其树立战胜疾病的信心。

2. 营养支持与心理干预

营养评估与饮食指导：评估患者的营养状况，为其制定个性化的饮食计划。鼓励患者多摄入高蛋白、高热量、高维生素的食物，以满足机体需要。对于吞咽困难或食欲不振的患者，可采取少食多餐的方式进食。

肠外营养支持：对于无法进食的患者，遵医嘱给予肠外营养支持，如静脉输注营养液等。同时注意观察患者的消化功能和电解质平衡情况。

心理干预与疏导：针对患者可能出现的焦虑、恐惧、抑郁等心理问题，进行及时有效的心理干预和疏导。通过沟通、倾听、解释等方式缓解患者的负面情绪，帮助其建立积极的心态面对疾病和治疗。

3. 治疗副作用的观察与处理

放疗副作用的观察与处理：密切观察患者放疗过程中可能出现的皮肤反应、消化道反应等副作用，并遵医嘱给予相应的处理措施。如使用皮肤保护剂、止吐药等缓解症状。同时向患者解释放疗的原理和作用机制，消除其恐惧心理。

化疗副作用的观察与处理：密切观察患者化疗过程中可能出现的恶心、呕吐、脱发等副作用，并及时采取措施进行处理。如给予止吐药、生发剂等缓解症状。同时向患者解释化疗的目的和可能带来的不适感受，提高其耐受性和配合度。对于严重的骨髓抑制等副作用，需密切监测血常规指标并及时处理异常情况。

健康教育与自我管理指导：向患者及家属讲解肺癌的治疗方案、副作用及应对措施等相关知识，提高其自我管理和控制能力。指导患者正确应对治疗过程中的各种不适和困难，如合理饮食调整、适当锻炼增强免疫力等。同时鼓励患者积极参与康复活动和社会交往，提升生活质量。

第三节　消化系统疾病的护理

一、概述

（一）消化系统疾病的概念与分类

1. 消化系统疾病的概念

消化系统疾病，顾名思义，是指影响消化系统正常功能的各类疾病。消化系统包括口腔、食管、胃、小肠、大肠等消化道，以及肝、胆、胰腺等消化腺。这些器官在食物的消化、吸收和排泄过程中起着至关重要的作用。当这些器官受到疾病侵袭时，消化系统的正常功能就会受到影响，从而导致一系列的临床症状。

2. 消化系统疾病的分类

消化系统疾病种类繁多，可根据疾病的性质、部位和临床表现进行分类。以下是一些常见的分类方式。

炎症性疾病：如胃炎、肠炎等，这类疾病通常由感染、自身免疫反应或化学物质刺激等因素引起，表现为局部组织的红肿、疼痛和功能障碍。

感染性疾病：如病毒性肝炎、细菌性痢疾等，这类疾病由病原体（如病毒、细菌）感染引起，具有传染性和流行性。

肿瘤性疾病：如胃癌、肝癌等，这类疾病由细胞异常增生形成肿瘤所致，可分为良性和恶性两种。恶性肿瘤（即癌症）具有侵袭性和转移性，对生命威胁较大。

功能性疾病：如功能性消化不良、肠易激综合征等，这类疾病没有明显的器质性病变，但表现为消化系统的功能异常，如消化不良、腹痛、腹泻等。

此外，还有一些其他类型的消化系统疾病，如先天性畸形、血管性疾病等。这些分类有助于医生更准确地诊断疾病并制定合适的治疗方案。

（二）护理原则与目标

1. 护理原则

在消化系统疾病的护理中，应遵循以下原则。

患者为中心：护理工作应始终以患者的需求和利益为出发点和落脚点，关注患者的身心状况和社会支持情况。

全面评估：在患者入院时及住院期间，应对其进行全面评估，包括身体状况、心理状态、生活习惯等，以便制定个性化的护理计划。

连续性护理：护理工作应具有连续性，确保患者在整个治疗过程中都能得到及时、有效的护理。

多学科合作：护理人员应与医生、药师、营养师等多学科团队紧密合作，共同为患者提供全面的医疗护理服务。

2. 护理目标

消化系统疾病的护理目标主要包括以下几个方面。

缓解症状：通过药物治疗、生活调整等措施，帮助患者缓解消化系统疾病的临床症状，如腹痛、腹泻、恶心等。

预防并发症：密切观察患者的病情变化，及时发现并处理潜在问题，以预防并发症的发生。例如，对于肝硬化患者应预防消化道出血等并发症。

促进康复：通过健康教育、康复训练等措施，帮助患者恢复消化系统的正常功能，提高生活质量。例如，指导患者进行合理的饮食调整和运动锻炼。

提高生活质量：关注患者的心理需求和社会支持情况，提供心理支持和健康教育，帮助患者树立战胜疾病的信心，积极面对生活。

二、常见消化系统疾病的护理措施

（一）胃炎的护理

胃炎是指胃黏膜发生炎症的疾病，其护理重点在于缓解疼痛、促进胃黏膜修复和预防复发。以下是针对胃炎患者的详细护理措施。

1. 疼痛缓解与饮食调整

胃炎患者常常伴有上腹部疼痛，这不仅影响患者的生活质量，还可能加重胃黏膜的损伤。因此，缓解疼痛是胃炎护理的首要任务。护理人员应指导患者采取舒适的体位，如屈曲卧位或使用软垫支撑腹部，以减轻腹壁的紧张度和疼痛感。

此外，饮食调整对于胃炎患者同样重要。护理人员应根据患者的饮食习惯和病情，制定个性化的饮食计划。一般来说，胃炎患者应避免辛辣、油腻、过热或过冷等刺激性食物，以免加重胃黏膜的炎症和疼痛。同时，建议患者多摄入富含蛋白质和维生素的食物，如瘦肉、鱼类、新鲜蔬菜和水果等，以促进胃黏膜的修复。

2. 药物治疗的配合与观察

胃炎的治疗通常包括药物治疗，如抑酸剂、抗生素等。护理人员应确保患者按时服药，并密切观察药物疗效和不良反应。例如，使用抑酸剂时，应注意观察患者的疼痛缓解情况和有无便秘等副作用；使用抗生素时，应注意观察患者的体温变化和有无过敏反应等。如发现异常情况，护理人员应及时报告医生并调整治疗方案。

3. 预防复发与健康教育

预防胃炎的复发是护理工作的长期目标。护理人员应向患者传授预防复发的知识，如保持饮食卫生、避免过度劳累、戒烟限酒等。同时，指导患者进行适当的锻炼和放松训练，以增强身体抵抗力和缓解精神压力。此外，定期随访和复查也是预防复发的重要措施，护理人员应提醒患者按时就诊并进行相关检查。

（二）肝硬化的护理

肝硬化是一种慢性进行性肝病，其护理重点在于管理腹水、预防消化道出血和改善营养状况。以下是针对肝硬化患者的详细护理措施。

1. 腹水的管理与利尿剂使用

肝硬化患者常伴有腹水症状，这不仅影响患者的舒适度，还可能加重病情。护理人员应定期监测患者的腹水量和性质，并遵医嘱给予利尿剂治疗。在使用过程中，应密切观察患者的电解质平衡和肾功能变化，防止低钾血症、肾功能损害等并发症的发生。同时，指导患者采取半卧位以减轻腹部压力，改善呼吸和循环功能。

2. 消化道出血的预防与处理

肝硬化患者易发生消化道出血并发症，这可能与门静脉高压、胃黏膜糜烂等因素有关。护理人员应指导患者采取预防措施，如避免硬食物、保持大便通畅等。同时，密切观察患者的呕吐物、粪便等排泄物的性状和颜色变化，以便及时发现出血症状。一旦发生出血症状，应立即采取止血措施如使用止血药物、内镜下止血等，并通知医生进行紧急处理。

3. 营养支持与心理干预

肝硬化患者常伴有营养不良和心理问题，这与肝功能减退、消化吸收障碍以及疾病带来的精神压力有关。护理人员应根据患者的营养状况制定个性化的饮食计划，给予高蛋白、高热量、高维生素的易消化食物以满足患者的营养需求。对于无法进食的患者可考虑给予肠外营养支持如静脉输注营养液等。

此外，心理干预和支持也是肝硬化护理的重要组成部分。护理人员应关注患者的心理变化给予安慰和鼓励以帮助其树立战胜疾病的信心。同时加强与患者的沟通交流了解其需求和困惑并给予针对性的解答和指导。

（三）胰腺炎的护理

胰腺炎是指胰腺组织发生炎症的疾病其护理重点在于控制疼痛、促进胰腺修复和预防复发。以下是针对胰腺炎患者的详细护理措施。

1. 疼痛控制与禁食禁水

胰腺炎患者常伴有剧烈的腹痛症状这不仅给患者带来极大的痛苦还可能加重病情。因此控制疼痛是胰腺炎护理的首要任务。护理人员可遵医嘱给予止痛药物治疗如使用阿片类药物或非甾体抗炎药等以缓解患者的疼痛感。同时采取舒适的体位如屈曲卧位或使用软垫支撑腹部以减轻腹壁的紧张度和疼痛感。

在疼痛控制的同时根据病情需要禁食禁水以减少胰腺分泌和刺激也是非常重要的护理措施。护理人员应向患者解释禁食禁水的目的和意义并取得其配合。在禁食期间可通过静脉输液给予患者必要的营养和水分支持以满足其基本生理需求。

2. 药物治疗的配合与观察

胰腺炎的治疗需要使用抗生素、抑酸剂等药物进行治疗以控制感染和减少胃酸分泌对胰腺的刺激。护理人员应确保患者按时服药并密切观察药物疗效和不良反应。例如使用抗生素时应注意观察患者的体温变化和有无过敏反应等；使用抑酸剂时应注意观察患者的疼痛缓解情况和有无便秘等副作用。如发现异常情况应及时报告医生并调整治疗方案。

3. 预防复发与饮食指导

胰腺炎患者康复后仍需注意饮食卫生和避免暴饮暴食等不良习惯以防止复发。护理人员应向患者传授正确的饮食知识和健康生活方式如少量多餐、细嚼慢咽、避免高脂高蛋白食物等以减少胰腺的负担和刺激。同时指导患者进行适当的锻炼以增强身体素质和免疫力。此外定期随访和复查也是预防复发的重要措施。护理人员应提醒患者按时就诊并进行相关检查以便及时发现并处理潜在问题。

三、特殊消化系统疾病的护理策略

（一）消化道出血的护理

消化道出血是一种临床常见的急症，严重威胁患者的生命安全。护理人员在消化道出血患者的救治过程中起着至关重要的作用。以下是针对消化道出血患者的详细护理措施。

1. 出血量的评估与监护

对于消化道出血患者，护理人员应迅速评估出血量，这是制定救治方案的关键。评估出血量可以通过观察患者的呕吐物、粪便颜色、性状以及监测生命体征如心率、血压、呼吸等指标来进行。同时，建立静脉通道以备输血和补液之需，确保患者能够及时接受有效的治疗。

在监护方面，护理人员应密切监测患者的生命体征变化，包括体温、脉搏、呼吸、血压等。此外，还需关注患者的神志变化、尿量以及末梢循环情况，以便及时发现病情恶化并采取相应措施。

2. 止血措施的配合与观察

针对消化道出血的止血措施有多种，如内镜下止血、药物止血等。护理人员应根据出血原因和部位，配合医生采取针对性的止血措施。在止血过程中，护理人员应密切观察患者的反应和止血效果，如止血是否迅速、有无再出血迹象等。同时，还需关注止血措施可能带来的并发症，如内镜下止血可能导致的穿孔、感染等风险。

在观察过程中，护理人员应详细记录患者的病情变化、止血效果以及不良反应等信息，为医生调整治疗方案提供有力依据。

3. 输血与补液的管理

对于大量出血的患者，输血与补液是维持血容量和电解质平衡的重要措施。护理人员应及时给予输血和补液治疗，确保患者能够得到及时有效的救治。在输血过程中，护理人员应严格执行无菌操作和查对制度，确保输血安全。同时，还需根据患者的失血量和补液量来调整输液速度和成分，避免输液过快或过慢导致的并发症。

在补液过程中，护理人员应密切关注患者的尿量、末梢循环情况以及电解质水平等指标，以便及时发现并处理补液不足或过量等问题。此外，还需定期评估患者的营养状况和需求，给予合理的营养支持治疗。

（二）胃肠道肿瘤的护理

胃肠道肿瘤是一种常见的恶性肿瘤，对患者的生活质量和生命安全构成严重威胁。护理人员在胃肠道肿瘤患者的治疗过程中起着重要作用。以下是针对胃肠道肿瘤患者的详细护理措施。

1. 围手术期护理要点

胃肠道肿瘤患者通常需要接受手术治疗，护理人员应在术前对患者进行全面的评估和教育。评估内容包括患者的身体状况、心理状态以及手术风险等；教育内容则包括手术流程、术后注意事项以及康复锻炼等。通过全面的评估和教育，帮助患者做好术前准备并缓解焦虑情绪。

术后护理的重点在于密切观察患者的生命体征和手术部位情况，及时发现并处理并发症。护理人员应定期为患者测量体温、脉搏、呼吸等指标；观察手术部位有无出血、感染等迹象；关注患者的疼痛程度和性质等。此外，还需指导患者进行正确的咳嗽、排痰和呼吸运动等康复训练，促进术后恢复。

2. 化疗与放疗的配合与观察

化疗和放疗是胃肠道肿瘤的常用辅助治疗手段，护理人员应向患者详细解释治疗方案和注意事项。在化疗过程中，护理人员应关注患者的恶心、呕吐等消化道反应以及骨髓抑制等副作用；在放疗过程中则需关注皮肤损伤、放射性肠炎等并发症的预防和处理。同时，护理人员还需密切观察治疗过程中的疗效和不良反应情况，为医生调整治疗方案提供有力依据。

在化疗和放疗期间，护理人员还应给予患者心理支持和生活照顾等方面的帮助。通过与患者的沟通交流和提供舒适的病房环境等措施来缓解患者的焦虑和恐惧情绪；协助患者解决生活上的困难并提供必要的营养支持等帮助患者度过治疗期。

3. 营养支持与心理干预

胃肠道肿瘤患者常伴有营养不良和心理问题，这与肿瘤消耗、治疗副作用以及心理压力等因素有关。护理人员应根据患者的营养状况制定个性化的饮食计划并给予营养支持治疗。对于不能进食或进食困难的患者可考虑给予肠内或肠外营养支持；对于存在吞咽困难的患者可给予流质或半流质饮食等。通过合理的营养支持来改善患者的营养状况并提高机体免疫力。

在心理干预方面，护理人员应关注患者的心理变化和需求并给予针对性的支持和帮助。通过与患者的沟通交流来了解其内心感受和困惑；提供疾病相关知识的宣教来帮助患者树立战胜疾病的信心；组织病友间的交流活动来减轻患者的孤独感和焦虑情绪等。通过心理干预和支持帮助患者建立积极的心态并更好地配合治疗。

第五章　儿童的生长发育

第一节　儿童生长发育的基本规律

一、儿童生长发育概述

儿童的生长发育是一个复杂而协调的过程，它遵循着一定的规律和顺序。了解这些规律，对于促进儿童健康成长、预防疾病以及制定合理的保健措施具有重要意义。

（一）生长发育的定义与重要性

生长发育，作为儿童成长过程中的核心环节，是指从出生到成熟，儿童身体各器官、系统的形态、结构和功能不断发育、完善的过程。这一过程极为复杂且细致，它不仅仅局限于体格上的增长，更涵盖了心理、智力、情感以及社会性等多方面的全面发展。儿童的生长发育状态，不仅是衡量其个体健康状况的重要指标，更在某种程度上反映了一个国家或地区儿童保健工作的整体水平。

从体格生长的角度来看，儿童的身高、体重、头围、胸围等指标的变化，直接反映了其营养状况、生活环境和健康状态。这些指标的增长速度和趋势，是评估儿童生长发育是否正常的重要依据。例如，身高和体重的增长速度过快或过慢，都可能预示着潜在的健康问题，需要及时进行干预和调整。

心理、智力、情感和社会性等方面的发展，同样是儿童生长发育不可或缺的部分。这些方面的发展状况，直接影响着儿童未来的学习能力、社会适应能力和生活质量。因此，在关注儿童体格生长的同时，也不能忽视这些非体格方面的发展。

儿童的生长发育还具有连续性和阶段性相结合的特点。连续性意味着儿童的生长发育是一个持续不断的过程，每个阶段都为下一个阶段的发展奠定基础。而阶段性则强调了儿童生长发育过程中的某些关键时期，这些时期的发展状况对儿童的未来发展具有决定性影响。

因此，重视儿童的生长发育，就是重视儿童的未来和民族的希望。这不仅需要家庭、学校和社会的共同努力，更需要科学合理的保健措施和干预策略，以确保每个儿童都能获得最佳的生长发育环境。

（二）儿童生长发育的阶段划分

儿童的生长发育是一个连续而复杂的过程，为了便于理解和指导，通常将其划分为不同的阶段。每个阶段都有其特征和发展重点，需要针对不同阶段的特点制定相应的保健措施。以下是儿童生长发育的阶段划分及主要特点。

（1）胎儿期：从受精卵形成到胎儿娩出前，这一时期是生命的起点，也是生长发育最为迅速的时期。胎儿期的营养和环境因素对胎儿的生长发育具有重要影响，孕妇的健康状况和生活习惯会直接影响到胎儿的发育。

（2）新生儿期：自胎儿娩出脐带结扎至生后 28 天，这一时期是新生儿适应外界环境的关键时期。新生儿的生理机能尚未完善，对外界环境的适应能力较弱，需要特别的照顾和保护。

（3）婴儿期：自出生到 1 周岁之前，这一时期是婴儿体格生长最为迅速的时期。婴儿的身高、体重等体格指标快速增长，同时心理和社会性发展也开始萌芽。

（4）幼儿期：自 1 岁至满 3 周岁之前，这一时期是幼儿语言、思维和社交能力迅速发展的时期。幼儿开始学会说话、走路，对周围的事物充满好奇，探索欲望强烈。

（5）学龄前期：自 3 周岁至 6～7 岁入小学前，这一时期是儿童为进入学校做准备的关键时期。儿童的智力、情感和社交能力进一步发展，开始形成自己的个性和价值观。

（6）学龄期：自入小学始（6～7 岁）至青春期前，这一时期是儿童接受系统教育的重要时期。儿童的学习能力、思维能力和社交能力得到全面提升，为未来的学习和生活奠定坚实基础。

（7）青春期：青春期年龄范围一般从 10～20 岁，是从儿童到成人的过渡时期。这一时期的生理变化最为显著，性器官发育成熟，第二性征出现。同时，心理和社会性发展也进入一个新的阶段，青少年开始形成自己的世界观和价值观。

了解儿童生长发育的阶段划分及主要特点，有助于我们更好地理解和关注儿童的成长过程，为他们提供科学合理的保健措施和干预策略。

（三）生长发育的评估指标和方法

儿童生长发育的评估是确保儿童健康成长的重要环节。通过科学、系统的评估，可以及时发现儿童在生长发育过程中可能存在的问题，为制定个性化的保健措施和干预策略提供依据。以下将详细介绍生长发育的评估指标和方法。

1. 评估指标

（1）体格指标：主要包括身高、体重、头围、胸围等。这些指标是反映儿童生长发育状况最直观、最常用的指标。通过定期测量和记录这些指标的变化，可以了解儿童的生长速度和趋势，判断其营养状况和健康状态。

（2）心理发展指标：主要包括智力、语言、运动等方面的发展水平。这些指标是评估儿童心理发展状况的重要依据。通过心理测验、行为观察等方法，可以了解儿童的认知、情感、社交等方面的发展状况，为制定针对性的教育干预措施提供依据。

2. 评估方法

（1）定期健康检查：是评估儿童生长发育状况的基本方法。通过定期（如每半年或每年一次）对儿童进行全面的体格检查和心理测验，可以及时发现潜在的健康问题和发展延迟，为早期干预提供机会。

（2）生长发育监测：是一种长期、连续的评估方法。通过建立儿童生长发育档案，定期测量和记录体格指标和心理发展指标的变化，可以动态地了解儿童的生长发育状况，为制定个性化的保健措施提供依据。

（3）心理行为评估：是针对儿童心理发展问题的专门评估方法。通过心理测验、行为观察、访谈等手段，可以深入了解儿童的心理特征、行为模式和社交能力等方面的情况，为制定针对性的心理干预措施提供依据。

二、儿童生理发育规律

儿童的生理发育遵循着一定的规律和顺序，不同器官系统的发育速度和顺序也各不相同。

（一）体格生长的规律

儿童的体格生长是一个连续且动态的过程，呈现出一定的规律和模式。这些规律不仅反映了儿童生长发育的内在机制，也为儿童保健和教育工作提供了重要的参考依据。

1. 身高和体重的增长规律

儿童的身高和体重增长是体格生长最直观的体现。在出生后的第一年，儿童的身高和体重增长非常迅速，尤其是在出生后的前三个月，增长速度更是达到了顶峰。随后，增长速度逐渐减缓，但总体上仍保持着稳定的增长趋势。这种增长模式反映了儿童在生长发育初期对营养和环境的高度依赖性。

身高和体重的增长呈现出一定的比例关系。在婴儿期，儿童的身材比较匀称，身高和体重的比例相对稳定。但随着年龄的增长，体型比例逐渐发生变化。例如，青春期前后，儿童的四肢长度增长较快，导致身材逐渐变得修长。这种变化不仅与遗传因素有关，还与营养、运动等环境因素密切相关。

此外，儿童的头围、胸围等体格指标也随着年龄的增长而不断变化。头围的增长主要反映了脑部的发育情况，而胸围的增长则与呼吸系统和胸廓的发育有关。这些指标的变化不仅有助于评估儿童的生长发育状况，还能为制定个性化的保健措施提供依据。

2. 体型比例的变化规律

随着儿童的生长发育，体型比例也会发生变化。在婴儿期，儿童的头部相对较大，四肢较短，身体呈现出"头重脚轻"的特点。但随着年龄的增长和四肢的发育，儿童的身材逐渐变得匀称和修长。这种变化不仅使儿童的外观更加美观，还有助于提高运动能力和协调性。

体型比例的变化与儿童的生理功能和心理发展密切相关。例如，随着四肢长度的增加和肌肉力量的增强，儿童的运动能力逐渐提高，能够完成更加复杂的动作和技能。同时，心理发展也促进了儿童对自我形象的认知和评价，使儿童更加关注自己的外貌和形象。

（二）器官系统的发育顺序和特点

儿童的生长发育过程中，各器官系统的发育顺序和特点各不相同。这种差异不仅反映了不同器官系统的生理功能和发育机制，也为儿童保健和教育工作提供了重要的参考依据。

1. 神经系统的发育

神经系统是儿童最早发育的系统之一，出生时已具备基本的结构和功能。在出生后的早期阶段，神经系统的发育非常迅速，尤其是大脑皮层的发育。大脑皮层的神经元数量不断增加，突触连接逐渐丰富，为儿童感知、学习和记忆等高级神经活动的发展奠定了基础。

随着年龄的增长，神经系统的发育逐渐完善。神经元的髓鞘化过程使得神经冲动传导速度加快，提高了神经系统的反应速度和准确性。同时，大脑皮层的功能区划分逐渐明确，不同区域负责不同的功能任务，如运动、感觉、语言等。这种功能区的划分为儿童各种复杂行为的习得提供了生理基础。

2. 消化系统的发育

消化系统是儿童生长发育过程中另一个重要的系统。出生时，儿童的消化系统已具备基本的消化功能，但结构和功能尚未完善。例如，新生儿的胃容量较小，食管和肠道的肌肉收缩力较弱，容易出现吐奶和消化不良等问题。

随着年龄的增长，消化系统的发育逐渐完善。胃容量增加，食管和肠道的肌肉收缩力增强，使得儿童能够摄入更多种类的食物并更好地消化吸收。同时，肝脏和胰腺等消化腺体的功能也逐渐成熟，能够分泌更多的消化液和酶类物质来促进食物的消化和吸收。这种发育过程为儿童提供了更加充足的营养来源和能量供应。

3. 心血管系统的发育

心血管系统是儿童生长发育过程中至关重要的系统之一。出生时，儿童的心脏和血管已具备基本的结构和功能，但调节能力较弱。例如，新生儿的心率较快且波动较大，血压也相对较低且不稳定。

随着年龄的增长和心血管系统的发育完善，儿童的心率和血压逐渐趋于稳定。心脏的肌肉逐渐增厚且弹性增加，能够更好地泵出血液来满足身体各部位的需求。同时血管也逐渐变得更加坚韧和有弹性，能够更好地承受血液流动时的压力。这种发育过程为儿童提供了更加稳定和有效的血液循环系统来支持其生长发育和代谢需求。

（三）生理功能的发展与完善

随着器官系统的发育和完善，儿童的生理功能也逐渐发展和完善起来。这些生理功能的发展和完善是儿童适应环境、学习知识和形成个性的重要基础。

1. 感知觉的发展

感知觉是儿童认识世界的基础。出生时，儿童的感知觉能力非常有限，只能对光线、声音等简单的刺激做出反应。但随着年龄的增长和神经系统的发育完善，儿童的感知觉能力逐渐提高。他们能够逐渐分辨出不同的颜色、形状和声音等刺激特征，并对这些刺激做出更加准确和灵敏的反应。这种感知觉能力的发展为儿童提供了更加丰富的信息来源和认知经验。

2. 运动能力的发展

运动能力是儿童掌握各种动作技能和完成各种行为活动的基础。出生时，儿童的运动能力非常有限，只能进行一些简单的反射性动作。但随着年龄的增长和肌肉骨骼系统的发育完善，儿童的运动能力逐渐提高。他们能够逐渐掌握抬头、翻身、坐立、爬行等基本动作技能，并进一步学习走路、跑步、跳跃等更加复杂的动作技能。这种运动能力的发展为儿童提供了更加广泛的行为空间和探索机会。

3. 语言和认知的发展

语言和认知是儿童理解和表达复杂思想和情感的基础。出生时，儿童的语言和认知能力非常有限，只能通过哭声来表达自己的需求和情感。但随着年龄的增长和大脑皮层的发育完善以及语言环境的刺激作用，儿童的语言和认知能力逐渐提高。他们能够逐渐理解和使用简单的词汇和句子来表达自己的思想和情感，并进一步学习阅读、写作等更加复杂的语言技能。同时认知能力也得到快速发展如注意力集中能力提高、记忆力增强以及思维逻辑能力逐渐形成等。这种语言和认知能力的发展为儿童提供了更加丰富的交流手段和思维工具来探索世界和表达自己。

三、儿童心理发展规律

儿童的心理发展是一个复杂而渐进的过程，它涉及认知、情感、社会性和个性等多个方面。了解儿童心理发展的规律，对于促进儿童全面发展和预防心理行为问题具有重要意义。

（一）认知发展理论

认知发展是指儿童在成长过程中，其知识获取、思维方式、问题解决能力等方面的不断进步和变化。在众多描述儿童认知发展的理论中，皮亚杰的认知发展阶段论尤为引人瞩目。这一理论不仅为教育工作者和家长提供了深入了解儿童认知特点的窗口，也为他们设计适宜的教育活动提供了宝贵的指导。

1. 皮亚杰的认知发展阶段论概述

皮亚杰的认知发展阶段论将儿童的认知发展划分为四个阶段：感知运动阶段、前运算阶段、具体运算阶段和形式运算阶段。每个阶段都有其独特的认知特点和发展任务，反映了儿童在不同年龄阶段对世界的理解和探索方式的变化。

2. 各阶段的特点与教育意义

（1）感知运动阶段：此阶段儿童主要通过感官和运动来探索世界。教育工作者和家长应提供丰富的感官刺激和运动机会，促进儿童的感知和动作协调发展。

（2）前运算阶段：儿童开始运用符号进行思维，但思维具有局限性和不可逆性。教育活动应注重培养儿童的初步逻辑思维能力和想象力，同时避免过于抽象和复杂的概念。

（3）具体运算阶段：儿童的思维逐渐具有可逆性和守恒性，能够进行简单的逻辑推理。教育应关注培养儿童的逻辑思维能力和问题解决能力，引导他们运用所学知识解决实际问题。

（4）形式运算阶段：儿童的思维达到抽象逻辑水平，能够进行复杂的推理和假设检验。教育应鼓励儿童进行独立思考和创新实践，培养他们的批判性思维和创造力。

3. 教育实践中的应用

根据皮亚杰的认知发展阶段论，教育工作者和家长可以针对不同阶段的儿童设计适宜的教育活动。例如，在感知运动阶段，可以通过游戏和手工活动培养儿童的感知和动手能力；在前运算阶段，可以利用故事和绘画激发儿童的想象力和初步逻辑思维能力；在具体运算阶段，可以通过数学和科学实验培养儿童的逻辑思维和问题解决能力；在形式运算阶段，可以组织辩论和研究项目等活动培养儿童的批判性思维和创新能力。

（二）情感和社会性的发展

情感和社会性的发展是儿童心理发展的重要组成部分，对儿童未来的心理健康和社会适应能力具有深远影响。在教育过程中，关注儿童的情感需求和社会性发展，为他们提供安全、温暖和支持的环境至关重要。

1. 依恋关系的形成与发展

依恋关系是儿童早期情感发展的核心。它是指儿童与主要抚养者之间形成的深厚情感纽带。依恋关系的形成受到多种因素的影响，包括抚养者的敏感性、儿童的先天气质以及亲子互动的质量等。安全型依恋有助于培养儿童的自信心和积极探索世界的勇气；而不安全型依恋则可能导致儿童在情感表达和人际交往方面出现困难。因此，教育工作者和家长应关注儿童依恋关系的形成与发展，为他们提供稳定、关爱和支持的成长环境。

2. 同伴关系的发展与作用

同伴关系的发展是儿童社会性发展的重要标志。随着年龄的增长，儿童逐渐从家庭走向社会，同伴关系在他们的生活中占据越来越重要的地位。良好的同伴关系有助于培养儿童的合作精神、社交技能和同理心；而不良的同伴关系则可能导致孤独、焦虑和攻击性行为等问题。因此，教育工作者和家长应关注儿童同伴关系的发展，为他们提供与同龄人互动的机会，引导他们学会合作与分享，处理冲突和解决问题。

3. 教育实践中的情感与社会性培养策略

在教育实践中，可以采取多种策略来促进儿童的情感与社会性发展。首先，建立亲密的师生关系和同伴关系，让儿童感受到被接纳和尊重；其次，创设积极的班级氛围和文化，鼓励儿童表达自己的情感和想法；再次，提供丰富的社会性活动机会，如角色扮演、小组合作等，让儿童在实践中学习社交技能和同理心；最后，关注儿童的个别差异和需求，为他们提供个性化的支持和引导。

（三）性格和个性的形成与影响因素

性格和个性是儿童心理发展的重要产物，它们反映了儿童在行为、情感和思维方面的独特性和稳定性。性格和个性的形成受到多种因素的影响，包括遗传、环境、教育等。这些因素相互作用，共同塑造着儿童的性格和个性。

1. 遗传因素的影响

遗传为儿童提供了性格和个性的基础。研究发现，许多性格特质和个性倾向具有一定的遗传性。例如，外向性、神经质等性格特质在一定程度上受到遗传因素的影响。然而，遗传并不是决定性的因素，它只为儿童提供了发展的可能性。

2. 环境与教育的影响

环境和教育在塑造儿童性格和个性方面发挥着重要作用。家庭、学校和社会环境都对儿童的性格形成产生深远影响。家庭环境中的亲子关系、教育方式以及家庭氛围等因素都会影响儿童的性格发展。学校教育中的师生关系、同伴关系以及教育方式等也会对儿童的性格产生影响。此外，社会文化、价值观念等社会环境因素也会对儿童的性格和个性产生影响。

3. 教育实践中的性格与个性培养策略

在教育实践中，可以采取多种策略来培养儿童的良好性格和个性。首先，关注儿童的个体差异和需求，尊重他们的独特性和自主性；其次，创设积极的教育环境和文化氛围，鼓励儿童表达自己的情感和想法；再次，提供丰富的教育活动和机会，让儿童在实践中锻炼自己的能力和品质；最后，加强与家长的沟通和合作，共同关注和支持儿童的性格和个性发展。通过这些策略的实施，可以帮助儿童形成健康、积极、向上的性格和个性。

第二节　儿童营养与健康

一、儿童营养需求

儿童的营养需求是确保他们正常生长发育和维持健康状态的基础。不同年龄段的儿童，其营养需求有所不同，但总体来说，包括能量和各种营养素的需求。

（一）能量需求

儿童的能量需求主要由基础代谢率、身体活动水平和生长发育的能量消耗三部分组成。基础代谢率是指儿童在静息状态下所消耗的最低能量，它与儿童的体表面积、性别、年龄等因素有关。身体活动水平则是指儿童在日常生活中的活动强度和时间，活动水平越高，能量消耗越大。生长发育的能量消耗是儿童特有的能量需求，用于支持身体各器官、系统的生长和发育。

为了满足儿童的能量需求，家长和保育人员需要合理安排儿童的饮食，确保他们摄入足够的能量。同时，还要鼓励儿童进行适当的身体活动，以促进能量的消耗和代谢。

（二）营养素需求

除了能量外，儿童还需要摄入各种营养素，包括蛋白质、脂肪、碳水化合物、维生素和矿物质等。这些营养素对于儿童的生长发育和健康状态都起着至关重要的作用。

蛋白质是构成人体组织和细胞的基本成分，对于儿童的生长发育尤为重要。脂肪则是能量的重要来源，同时也是构成细胞膜和神经组织的重要成分。碳水化合物则是人体主要的能量来源，对于维持儿童的正常生理功能具有重要作用。

维生素和矿物质是人体必需的微量营养素，它们在人体内发挥着重要的生理功能。例如，维生素 A 有助于维持正常的视觉功能，维生素 D 有助于促进钙的吸收和利用，钙和磷则是构成骨骼和牙齿的主要成分。

为了满足儿童的营养素需求，家长和保育人员需要选择富含各种营养素的食物，并合理搭配和烹饪，以确保儿童获得全面、均衡的营养。

二、婴幼儿喂养与辅食添加

婴幼儿的喂养和辅食添加是确保他们获得充足营养和健康成长的关键。在这个阶段，母乳和辅食是婴幼儿主要的营养来源。

（一）母乳喂养的优点与方法

母乳喂养，作为自然界赋予母亲与孩子的最原始、最深厚的纽带，其优点远不止于营养的提供。母乳，这一生命之初的甘泉，凝聚了大自然无尽的智慧与爱意，为孩子的成长奠定了坚实的基础。

1. 母乳喂养的显著优点

（1）营养丰富且易于吸收：母乳中的营养成分完美匹配婴儿生长发育的需求，其中的蛋白质、脂肪、碳水化合物、维生素和矿物质等比例恰当，易于婴儿娇嫩的肠胃消化吸收。

（2）增强免疫力：母乳中含有大量的免疫活性物质，如免疫球蛋白、乳铁蛋白等，能有效提升婴儿的免疫力，减少疾病的发生。

（3）促进智力发育：母乳中的某些特殊成分，如 DHA（脑黄金），对婴儿的智力发育和视力发育具有显著的促进作用。

（4）增进母子情感：母乳喂养过程中的亲密接触和眼神交流，有助于增进母子间的情感联系，为孩子的心理健康打下良好的基础。

2. 母乳喂养的正确方法

（1）保持乳房清洁：每次哺乳前，母亲应清洁乳房，避免婴儿吸入不洁物质。

（2）掌握正确的哺乳姿势：母亲应采用舒适的姿势，将婴儿紧密地搂在怀中，使婴儿的嘴唇完全包住乳头和乳晕，确保婴儿能够充分吸吮到乳汁。

（3）按需哺乳：母亲应根据婴儿的需求进行哺乳，不必刻意追求固定的哺乳时间和次数。

（4）保持合理的饮食和休息：母亲在哺乳期间应保持均衡的饮食，摄入足够的营养和水分，同时保证充足的睡眠和休息，以保证乳汁的质量和数量。

（二）配方奶的选择与使用

当母乳喂养无法进行或母乳不足时，配方奶成了婴幼儿营养的重要来源。选择合适的配方奶并正确使用，对婴幼儿的健康成长至关重要。

1. 配方奶的选择原则

（1）根据年龄选择：不同年龄段的婴幼儿对营养的需求不同，因此应选择与其年龄段相匹配的配方奶。

（2）考虑健康状况：对于有特殊健康需求的婴幼儿，如早产儿、过敏儿等，应选择专门为其设计的特殊配方奶。

（3）品牌信誉与口碑：选择知名度高、口碑好的品牌，其产品质量和安全性更有保障。

2. 配方奶的正确使用方法

（1）按照说明书冲调：严格按照配方奶说明书上的比例和方法进行冲调，避免过浓或过稀，以免影响婴幼儿的消化吸收。

（2）保持清洁与卫生：冲调前需洗净双手并确保冲调器具的清洁和消毒，防止病菌的传播。

（3）检查奶粉质量：开封前检查奶粉的包装是否完整、有无漏气现象；开封后检查奶粉的颜色、气味是否正常，如有异常应及时停用。

（4）合理保存与处理剩余奶：冲调好的配方奶应及时喂给婴幼儿，剩余奶应妥善处理，避免长时间放置导致变质。

（三）辅食添加的原则和顺序

随着婴幼儿的成长发育，辅食的添加成了喂养过程中必不可少的一环。科学合理地添加辅食，有助于满足婴幼儿不断增长的营养需求，促进其健康成长。

1. 辅食添加的原则

（1）由少到多：辅食的添加应从少量开始，逐渐增加至适量，以避免婴幼儿因不适应而出现消化不良等问题。

（2）由稀到稠：辅食的质地应从稀糊状开始，逐渐过渡到稠糊状、碎状、丁状等，以适应婴幼儿咀嚼和吞咽能力的发展。

（3）由细到粗：辅食的颗粒大小应从细小开始，逐渐增大，以帮助婴幼儿锻炼咀嚼能力和消化功能。

（4）由一种到多种：辅食的种类应从单一开始，逐渐增加至多样化，以提供全面的营养和培养婴幼儿的味觉和饮食习惯。

2. 辅食添加的顺序建议

（1）6 个月左右：开始添加稀糊状的辅食，如米粉、菜泥、果泥等。这些食物易于消化且富含营养素，是婴幼儿早期辅食的理想选择。

（2）7～9 个月：逐渐添加碎状、丁状的辅食，如肉末、蛋黄、豆腐等。这些食物能提供更多的蛋白质和微量元素，满足婴幼儿生长发育的需求。

（3）10～12 个月：可以尝试添加一些软烂的饭菜和手指食物，如软饭、面条、馒头片等。这些食物有助于锻炼婴幼儿的咀嚼能力和自主进食能力。

在辅食添加的过程中，需要密切关注婴幼儿的反应和排便情况，以便及时调整辅食的种类和数量。同时，还要确保辅食的新鲜、卫生和安全，避免食物过敏和中毒等问题的发生。

（四）喂养问题的识别与处理

在婴幼儿的喂养过程中，可能会遇到各种喂养问题。这些问题如不及时识别和处理，可能会影响婴幼儿的营养摄入和健康成长。因此，家长需要细心观察婴幼儿的喂养情况，及时发现并妥善处理问题。

1. 厌食问题的识别与处理

厌食是指婴幼儿对食物不感兴趣、拒绝进食或进食量明显减少的现象。厌食的原因可能包括生理因素（如疾病、过敏）、心理因素（如情绪不稳、强迫进食）和环境因素（如餐具不合适、食物单一）等。

处理厌食问题时，家长可以尝试以下方法：改变食物的口味、形状或烹饪方式，以激发婴幼儿的食欲；关注婴幼儿的情绪状态和生活环境，营造轻松愉快的进餐氛围；避免强迫进食，尊重婴幼儿的意愿和节奏；寻求专业医生的帮助，排除疾病因素的影响。

2. 挑食问题的识别与处理

挑食是指婴幼儿对食物的选择性很强，只愿意吃某些特定的食物而拒绝其他食物的现象。挑食的原因可能包括味觉偏好、对新食物的恐惧感、模仿行为等。

处理挑食问题时，家长可以采取以下措施：提供多样化的食物选择，让婴幼儿尝试不同的口味和质地；以身作则，成为婴幼儿的榜样，展示良好的饮食习惯；鼓励表扬婴幼儿的进步和尝试新食物的行为；耐心引导和教育，帮助婴幼儿建立正确的饮食观念。同时，家长还要关注婴幼儿的营养摄入情况，确保其获得全面均衡的营养。

三、学龄前儿童与青少年的饮食指导

学龄前儿童和青少年正处于生长发育的关键时期，他们的饮食结构和营养摄入对于健康成长至关重要。在这个阶段，需要注重均衡饮食、合理选择零食、培养良好的餐桌礼仪和饮食文化，并预防肥胖和营养不良等健康问题。

（一）均衡饮食的概念与实践

均衡饮食，顾名思义，是指通过科学合理地搭配各类食物，确保人体获得全面、均衡的营养素，从而维持身体健康和正常的生理功能。对于学龄前儿童和青少年这一特殊群体来说，均衡饮食的重要性不言而喻。他们的身体正处于快速生长发育阶段，对各种营养素的需求相对较高，因此更需要注重饮食的均衡性。

1. 均衡饮食的基本概念

均衡饮食并不是简单地指吃得多或吃得少，而是强调食物的种类和数量要合理搭配。根据营养学的理论，人体所需的营养素包括碳水化合物、蛋白质、脂肪、维生素、矿物质和水等六大类。这些营养素在食物中的含量和比例各不相同，因此需要通过合理搭配各种食物来确保人体获得全面均衡的营养。

对于学龄前儿童和青少年来说，均衡饮食需要特别关注五大类食物：谷类及薯类、动物性食物、豆类及其制品、蔬菜水果类和纯热能食物。这五大类食物在营养学上被称为"平衡膳食宝塔"的基石，它们提供了人体所需的能量和各种营养素，是维持健康的基础。

2. 均衡饮食的实践方法

（1）多样化摄入各类食物：为了确保获得全面的营养，应该尽量多样化地摄入各类食物。每种食物所含的营养素种类和数量都有所不同，通过多样化摄入可以相互补充，达到均衡的效果。

（2）适量摄入动物性食物：动物性食物如肉、蛋、奶等是优质蛋白质的重要来源，同时也富含脂肪、矿物质和维生素等营养素。但是过量摄入动物性食物可能导致能量过剩和肥胖等问题，因此需要适量摄入。

（3）增加蔬菜水果的摄入量：蔬菜水果富含维生素、矿物质和膳食纤维等营养素，对维持身体健康和预防疾病有重要作用。应该鼓励学龄前儿童和青少年多吃蔬菜水果，尤其是深色蔬菜和水果。

（4）控制纯热能食物的摄入量：纯热能食物如糖果、甜饮料等含有较高的糖分和能量，但营养素含量相对较低。过量摄入这些食物可能导致能量过剩和肥胖等问题，因此需要控制摄入量。

（二）零食的选择与健康影响

零食作为正餐之外的补充，对于学龄前儿童和青少年来说具有一定的吸引力。然而，不合理地选择零食可能对健康产生不良影响。因此，家长和学校需要引导孩子们正确选择零食，并控制摄入量。

1. 零食的选择原则

（1）优先选择营养丰富的零食：如水果、坚果、酸奶等富含优质蛋白质、维生素和矿物质的零食是较好的选择。这些零食不仅可以补充正餐中不足的营养素，还有助于促进消化和增强免疫力。

（2）避免过多摄入高糖、高盐、高脂肪的零食：如糖果、薯片、油炸食品等含有较高的糖分、盐分和脂肪，过量摄入可能导致肥胖、高血压等健康问题。因此，应该尽量避免或减少这类零食的摄入。

2. 零食对健康的影响

（1）合理摄入零食有助于补充营养素：在正餐之外适当摄入一些营养丰富的零食，可以补充正餐中不足的营养素，满足身体对能量的需求。

（2）过量摄入零食可能导致肥胖和营养不良：如果孩子们过多地摄入高糖、高盐、高脂肪的零食，可能导致能量过剩和肥胖等问题。同时，这些零食中的营养素含量相对较低，长期过量摄入可能导致营养不良。

（三）餐桌礼仪与饮食文化的培养

餐桌礼仪和饮食文化是一个人文明素养和家庭教养的重要体现。对于学龄前儿童和青少年来说，培养良好的餐桌礼仪和饮食文化不仅有助于他们养成良好的饮食习惯和生活方式，还有助于提高他们的社交能力和文化素养。

1. 餐桌礼仪的培养

（1）尊重长辈：在餐桌上应该尊重长辈，让长辈先入座、先动筷，不要随意插话或打断长辈的谈话。

（2）礼貌待人：在用餐过程中应该保持礼貌，不要大声喧哗、随意吐痰或乱扔食物残渣等。

（3）文明用餐：应该学会正确使用餐具，不要用手抓食物或用嘴直接啃咬食物；同时要注意个人卫生和公共卫生，保持餐桌整洁。

2. 饮食文化的培养

（1）了解不同地域和民族的饮食习俗：通过介绍不同地域和民族的饮食习俗和特色美食，可以拓宽孩子们的视野和口味，增加他们对饮食文化的兴趣和认同感。

（2）传承家庭饮食传统：家庭是孩子最初接触饮食文化的地方，家长可以通过传承家庭饮食传统，让孩子们了解和尊重家族的文化和传统。

（四）预防肥胖和营养不良的策略

肥胖和营养不良是学龄前儿童和青少年面临的两大健康问题。为了预防这些问题的发生，需要采取一系列综合性的策略。

1. 预防肥胖的策略

（1）合理控制饮食摄入量：应该根据孩子们的年龄、性别和身体状况等因素，合理制定饮食计划，控制总能量和脂肪的摄入量。

（2）增加身体活动量：通过增加户外活动和体育锻炼时间，可以促进孩子们的身体发育和能量消耗，有助于预防肥胖的发生。

（3）培养良好的生活习惯：如定时定量用餐、避免暴饮暴食、少吃零食等良好的生活习惯有助于预防肥胖的发生。

2. 预防营养不良的策略

（1）注重全面均衡的营养摄入：应该确保孩子们获得全面均衡的营养素，包括蛋白质、脂肪、碳水化合物、维生素和矿物质等。

（2）定期进行健康检查和营养评估：通过定期的健康检查和营养评估，可以及时发现并纠正营养不良的问题。

（3）加强宣传教育：家长和学校应该加强宣传教育，提高孩子们的健康意识和自我保健能力，促进他们养成良好的饮食习惯和生活方式。

第三节 儿童保健与疾病预防

一、儿童日常保健

儿童日常保健是确保儿童身心健康发展的基础性工作，涉及睡眠、身体活动、个人卫生习惯以及定期健康检查等多个方面。以下将逐一论述这些方面的重要性及相应的指导措施。

（一）睡眠的重要性与睡眠卫生指导

睡眠，对于每一个人，尤其是正在成长中的儿童来说，其重要性不言而喻。它不仅是身体得到休息和恢复的时间，更是大脑进行记忆巩固和智力发展的关键时期。因此，深入了解睡眠的重要性，并为儿童提供科学的睡眠卫生指导，是每一位家长和教育工作者的责任。

1. 睡眠对儿童的重要性

（1）促进生长发育：在深度睡眠中，生长激素的分泌达到高峰，这对于儿童的骨骼、肌肉和内脏器官的生长发育至关重要。

（2）增强免疫功能：良好的睡眠能够增强免疫系统的功能，使儿童更能抵抗疾病的侵袭。

（3）提高注意力和学习能力：充足的睡眠有助于大脑进行记忆巩固和信息处理，从而提高儿童的注意力和学习能力。

2. 睡眠卫生指导

（1）确保足够的睡眠时间：家长应根据儿童的年龄和日常活动量，合理安排作息时间，确保他们每天都能获得足够的睡眠时间。对于学龄前儿童，每天 10～13 小时的睡眠是必要的；对于学龄儿童，每天 9～11 小时的睡眠也是不可或缺的。

（2）营造舒适的睡眠环境：一个安静、温暖、舒适的睡眠环境有助于提高儿童的睡眠质量。家长应避免在儿童睡前进行刺激性的活动，如看电视、玩游戏等，并保持卧室的整洁和安静。

（3）建立规律的睡眠习惯：每天固定的睡眠时间和起床时间有助于调整儿童的生物钟，使他们更容易入睡并保持深度睡眠。

（4）睡前放松训练：家长可以在儿童睡前进行一些放松训练，如深呼吸、瑜伽或听轻音乐等，以帮助他们放松身心，更好地进入睡眠状态。

（二）身体活动与运动锻炼的推荐

身体活动和运动锻炼对于儿童的健康成长具有不可替代的作用。它们不仅能够促进儿童的新陈代谢和血液循环，还能增强肌肉力量和耐力，提高免疫力和心肺功能。更重要的是，运动还能培养儿童的团队合作精神、自信心和抗挫折能力，为他们的全面发展打下坚实的基础。

1. 身体活动的益处

（1）促进新陈代谢和血液循环：通过运动，儿童的身体能够得到有效的锻炼，新陈代谢和血液循环也会因此得到改善。

（2）增强肌肉力量和耐力：适当的运动能够锻炼儿童的肌肉，提高他们的力量和耐力。

（3）提高免疫力和心肺功能：运动有助于增强儿童的免疫系统，使他们更能抵抗疾病的侵袭。同时，心肺功能也会得到相应的提高。

2. 推荐的运动项目

（1）学龄前儿童：对于学龄前儿童来说，一些简单的体操、舞蹈和跑步等运动是不错的选择。这些运动既能够锻炼他们的身体，又能培养他们的协调性和节奏感。

（2）学龄儿童：对于学龄儿童来说，可以尝试更具挑战性的运动，如篮球、足球和游泳等。这些运动不仅能够锻炼他们的身体，还能培养他们的团队合作精神和竞争意识。

3. 鼓励户外活动

除了上述的运动项目，家长还应鼓励儿童多参加户外活动，如骑自行车、徒步等。这些活动能够增加儿童的身体活动量，使他们在阳光下和大自然中健康成长。

（三）个人卫生习惯的培养

良好的个人卫生习惯是儿童健康成长的重要保障。从小培养儿童正确的卫生意识，教会他们正确的洗手、刷牙等方法，并督促他们养成良好的卫生习惯，是每一位家长和教育工作者的责任。

1. 洗手的重要性及方法

洗手是预防传染病的有效措施之一。家长应教育儿童在关键时刻及时洗手，如饭前便后、接触公共物品后等。同时，还要教会他们正确的洗手方法：用流动水将双手淋湿，涂抹适量肥皂或洗手液，认真搓洗双手至少 20 秒，然后用流动水冲洗干净，最后用干净毛巾或纸巾擦干双手。通过这样的洗手过程，可以有效地去除手上的细菌和病毒，降低感染疾病的风险。

2. 刷牙的重要性及方法

刷牙是维护口腔健康的重要措施。家长应指导儿童每天早晚刷牙，每次刷牙时间不少于 2 分钟，并使用含氟牙膏和适合儿童年龄的牙刷。通过定期刷牙，可以去除口腔内的食物残渣和细菌，防止牙菌斑和牙结石的形成，从而降低患龋齿和牙周病的风险。此外，家长还应定期带儿童去口腔科检查，及时发现和处理口腔问题。

（四）定期健康检查与生长发育监测

定期健康检查和生长发育监测是确保儿童健康成长的重要手段。通过定期的检查和监测，可以及时发现和处理潜在的健康问题，为儿童的全面发展提供有力的保障。

1. 定期健康检查的重要性

定期健康检查可以全面了解儿童的身体健康状况，包括体格检查、实验室检查、影像学检查等多个方面。通过这些检查，可以及时发现潜在的健康隐患，如营养不良、贫血、近视等，从而采取相应的治疗措施进行干预和纠正。同时，医生还会根据儿童的年龄和性别制定相应的检查方案，确保检查的全面性和针对性。

2. 生长发育监测的意义

生长发育监测是对儿童身高、体重、胸围等生长发育指标进行定期测量和评估的过程。通过这些数据的监测和分析，可以了解儿童的生长发育情况是否正常，是否存在生长迟缓或过度肥胖等问题。如果发现问题，可以及时采取相应的措施进行干预和调整，确保儿童的生长发育能够沿着正常的轨道进行。

二、常见儿童疾病的预防与控制

儿童时期是疾病易发的阶段，因此做好常见儿童疾病的预防与控制工作至关重要。以下将针对传染性疾病、过敏性疾病、意外伤害和慢性疾病等四个方面进行论述。

（一）传染性疾病的预防措施

传染性疾病是儿童时期最常见的疾病之一，如流感、水痘等。为了预防这些疾病的发生，家长和教育工作者需要采取以下措施。

加强儿童的免疫力。通过合理饮食、充足睡眠、适当运动等方式提高儿童的抵抗力，减少感染机会。同时，还要按照免疫规划要求及时接种疫苗，增强特异性免疫力。

做好环境卫生和个人卫生工作。保持室内空气流通，定期开窗通风；注意个人卫生习惯的培养，如勤洗手、不共用毛巾等；避免去人群密集的场所，减少接触病原体的机会。

及时发现和处理传染源。一旦发现有儿童感染传染病，应立即采取隔离措施，并及时就医治疗。同时，还要对周围环境进行彻底消毒处理，防止病原体扩散。

（二）过敏性疾病的管理与控制

过敏性疾病是儿童时期另一类常见的疾病，如哮喘、过敏性鼻炎等。这类疾病的发生与儿童的过敏体质和环境因素有关。为了管理和控制这些疾病，家长和教育工作者需要采取以下措施。

避免接触过敏原。了解儿童的过敏史和过敏原，尽量避免接触已知的过敏原，如花粉、尘螨等。同时，还要保持室内空气清新，减少室内污染物的含量。

进行规范化治疗。一旦儿童被确诊为过敏性疾病，应按照医生的建议进行规范化治疗，包括使用抗过敏药物、定期随访等。家长要密切关注儿童的病情变化，及时调整治疗方案。

加强健康教育。通过健康教育让儿童了解过敏性疾病的知识和预防措施，提高他们的自我保健意识和能力。同时，家长和教育工作者也要不断学习新知识，为儿童提供更好的健康指导。

（三）意外伤害的预防与处理策略

意外伤害是儿童时期最常见的健康问题之一，如跌落、溺水等。这些意外伤害往往会给儿童带来严重的身体伤害和心理创伤。为了预防和处理这些意外伤害，家长和教育工作者需要采取以下措施：

加强安全意识教育。通过安全教育让儿童了解各种危险因素和安全隐患，提高他们的安全意识和自我保护能力。同时，家长和教育工作者也要时刻保持警惕，及时发现并消除潜在的安全隐患。

采取有效的防护措施。根据儿童的年龄和活动特点，采取相应的防护措施，如安装防护栏、设置警示标志等。此外，还要加强对儿童的监护和照顾，避免他们独自处于危险环境中。

及时处理意外伤害。一旦发生意外伤害，应立即采取急救措施，如止血、包扎等，并及时就医治疗。同时，还要对受伤儿童进行心理安抚和支持，帮助他们渡过难关。

（四）慢性疾病的早期识别与干预

慢性疾病是儿童时期需要特别关注的健康问题之一，如肥胖、近视等。这些慢性疾病往往会对儿童的身体健康和长期发展产生不良影响。为了早期识别和干预这些慢性疾病，家长和教育工作者需要采取以下措施。

定期进行健康检查。通过定期体检可以及时发现潜在的慢性疾病风险，如超重、视力下降等。一旦发现这些问题，应立即采取相应的干预措施，如调整饮食结构、增加运动量等。

加强健康教育。通过健康教育让儿童了解慢性疾病的知识和预防措施，提高他们的自我保健意识和能力。同时，家长和教育工作者也要不断学习新知识，为儿童提供更好的健康指导。

建立长期随访机制。对于已经确诊为慢性疾病的儿童，应建立长期随访机制，定期监测病情变化，及时调整治疗方案。同时，还要加强与医疗机构的沟通协作，为儿童提供全面、连续的健康管理服务。

三、儿童心理健康与行为指导

儿童心理健康和行为问题是近年来越来越受到关注的问题。以下将针对心理健康的标准与维护方法、常见心理问题的识别与处理、行为问题的分析与纠正策略以及家庭与学校在心理健康教育中的角色与责任进行论述。

（一）心理健康的标准与维护方法

心理健康是个体全面发展的重要组成部分，尤其在儿童时期，其心理健康的状态直接关系到他们未来的成长轨迹和生活质量。因此，明确心理健康的标准并采取相应的维护方法显得尤为重要。

1. 心理健康的标准

对于儿童而言，心理健康的标准主要包括以下几个方面。

（1）智力正常：儿童的智力水平应与其年龄相符，能够正常地学习和掌握知识。

（2）情绪稳定：儿童的情绪应保持稳定，不易受到外界因素的干扰而产生剧烈波动。

（3）性格开朗：儿童应具备积极向上、开朗活泼的性格特点，对周围的人和事充满好奇心和探索欲。

（4）行为适应：儿童的行为应符合社会规范，能够适应不同环境和场合的要求，与他人建立良好的人际关系。

2. 维护心理健康的方法

为确保儿童的心理健康，家长和教育工作者可以采取以下方法。

（1）给予充分的关爱和支持：儿童在成长过程中需要得到家长和教师的关爱和支持，以满足他们的情感需求。家长和教师应多与儿童沟通，了解他们的内心世界，为他们提供必要的帮助和支持。

（2）尊重儿童的个性和意愿：每个儿童都有其独特的个性和意愿，家长和教师应尊重并理解这些差异，避免过度干涉和压制。在教育和引导过程中，应注重培养儿童的自主性和创造性，让他们能够按照自己的兴趣和意愿去发展。

（3）提供良好的生活环境和教育资源：优质的生活环境和教育资源对儿童的心理健康具有积极的影响。家长和教师应为儿童创造一个安全、舒适、富有启发性的生活环境，提供丰富多样的教育资源，以激发他们的学习兴趣和探索欲望。

（二）常见心理问题的识别与处理

在儿童成长过程中，他们可能会遇到各种心理问题。这些问题的及时识别和处理对于儿童的心理健康至关重要。

1. 常见心理问题

（1）焦虑：表现为过度担心、紧张不安等情绪状态。焦虑可能源于学业压力、家庭关系等多种因素。

（2）抑郁：表现为情绪低落、兴趣丧失、自我评价降低等。抑郁可能由生活中的挫折、人际关系问题等原因引起。

（3）自卑：表现为对自己能力、价值的否定和低估。自卑可能源于儿童时期的负面经历或他人的负面评价。

2. 识别与处理

家长和教育工作者应密切关注儿童的情绪变化和行为表现，以便及时发现心理问题。以下是一些建议的识别与处理方法。

（1）观察与沟通：通过日常观察和与儿童的沟通，了解他们的情绪状态和行为变化。当发现异常情况时，及时与儿童进行深入交流，了解他们的内心感受和需要。

（2）心理咨询：当发现儿童存在心理问题时，可以寻求专业心理咨询师的帮助。心理咨询师能够通过专业的技术和方法，帮助儿童缓解情绪困扰、改变不良认知和行为模式。

（3）家庭和学校支持：家庭和学校应为儿童提供必要的情感支持和资源。家长和教师可以与儿童共同制定解决问题的方案，鼓励他们积极参与活动、拓展兴趣爱好，以增强自信心和自尊心。

（三）行为问题的分析与纠正策略

行为问题是儿童心理健康领域的另一重要议题。这些问题的分析和纠正对于改善儿童的行为习惯和社会适应能力具有重要意义。

1. 行为问题的类型

（1）攻击行为：如打人、咬人、抢夺他人物品等。这类行为可能源于儿童的挫败感、模仿他人或缺乏社交技能。

（2）退缩行为：如孤僻、回避社交场合、过度依赖他人等。这类行为可能由儿童的性格特点、缺乏自信或过度保护的家庭环境引起。

2. 分析与纠正策略

针对不同类型的行为问题，家长和教育工作者可以采取以下策略进行分析和纠正。

（1）深入了解原因：通过观察和沟通，深入了解儿童行为问题的背景和原因。这有助于找到问题的根源，为后续的纠正策略提供依据。

（2）行为疗法：针对攻击行为等外显性行为问题，可以采用行为疗法进行纠正。这包括正向强化（如奖励良好行为）、负向强化（如忽略不良行为）和惩罚（如适度剥夺某些权利）等方法。但需要注意的是，惩罚应适度且合理，避免对儿童造成心理伤害。

（3）认知疗法和社交技能训练：针对退缩行为等内隐性行为问题，可以采用认知疗法和社交技能训练进行干预。认知疗法帮助儿童改变不良的认知模式，提升自信心；社交技能训练则教授儿童如何与他人建立良好关系、解决冲突等社交技能。

（四）家庭与学校在心理健康教育中的角色与责任

家庭和学校作为儿童成长的重要环境，在心理健康教育中扮演着举足轻重的角色。双方需要密切合作，共同为儿童的心理健康保驾护航。

1. 家庭的角色与责任

（1）提供温馨和谐的家庭环境：家庭应为儿童提供一个充满爱、温暖和支持的成长环境。这有助于培养儿童的安全感和归属感，为他们的心理健康奠定坚实基础。

（2）关注儿童的情感需求：家长应时刻关注儿童的情感变化，给予他们必要的关爱和支持。当发现儿童存在心理问题时，应及时寻求专业帮助，避免问题恶化。

（3）培养儿童的自主性和责任感：家长应在日常生活中注重培养儿童的自主性和责任感，让他们学会独立解决问题和承担责任。这有助于提升儿童的自信心和自尊心，促进他们的心理健康发展。

2. 学校的角色与责任

（1）将心理健康教育纳入课程体系：学校应将心理健康教育作为重要内容纳入课程体系，通过课堂教学、专题讲座等形式普及心理健康知识。这有助于提升儿童对心理健康的认识和理解。

（2）提供心理咨询和辅导服务：学校应设立心理咨询室，配备专业的心理咨询师或心理辅导老师，为儿童提供个性化的心理咨询和辅导服务。这有助于及时发现和解决儿童的心理问题，防止问题进一步恶化。

（3）营造积极向上的校园文化氛围：学校应通过各种途径营造积极向上的校园文化氛围，如开展丰富多彩的课外活动、建立学生互助组织等。这有助于培养儿童的团队协作精神和积极乐观的生活态度，促进他们的心理健康发展。

第六章　儿科常见疾病与治疗

第一节　儿科常见感染性疾病

一、呼吸道感染

（一）急性喉炎

1. 引言

急性喉炎是儿童常见的呼吸道疾病之一，其发病率较高，且对患儿的日常生活影响较大。

2. 定义与病因

急性喉炎是指喉部黏膜的急性炎症，通常由病毒或细菌感染引起。常见的病毒包括副流感病毒、腺病毒等；常见的细菌则有溶血性链球菌、金黄色葡萄球菌等。此外，过度用声、吸入有害气体或粉尘等也可诱发急性喉炎。

3. 症状表现

急性喉炎的主要症状包括喉部疼痛、声音嘶哑、咳嗽等。患儿可能因喉部疼痛而拒食，严重时还可能出现呼吸困难、发热等症状。这些症状不仅影响患儿的正常生活，还可能对其健康造成严重威胁。

4. 诊断方法

诊断急性喉炎主要依据患儿的症状和体征。医生通常会详细询问患儿的病史，观察其喉部情况，必要时还会进行血常规等辅助检查以明确病因。

5. 治疗与护理

治疗急性喉炎的首要目标是缓解症状、控制感染。对于病毒感染引起的急性喉炎，通常采用对症治疗的方法，如保持喉部湿润、使用抗炎药物等。对于细菌感染引起的急性喉炎，则需要使用抗生素进行治疗。在治疗过程中，家长应密切关注患儿的症状变化，遵医嘱定时给患儿服药，并注意观察药物的不良反应。同时，家长还应为患儿提供良好的护理环境，保持室内空气流通，避免患儿接触刺激性气体和粉尘等。

6. 预防措施

预防急性喉炎的关键在于增强患儿的免疫力、避免感染源。家长应鼓励患儿多参加户外活动、锻炼身体；注意个人卫生习惯的培养；在呼吸道疾病高发季节尽量避免带患儿去人群密集的场所；对于有过敏史的患儿，还应避免接触过敏原。

（二）急性支气管炎

1. 引言

急性支气管炎是儿童常见的下呼吸道感染性疾病之一，其发病率较高且具有一定的季节性。

2. 定义与病因

急性支气管炎是指支气管黏膜的急性炎症，通常由病毒或细菌感染引起。常见的病毒有流感病毒、呼吸道合胞病毒等；常见的细菌则有肺炎链球菌、流感嗜血杆菌等。此外，吸入刺激性气体、过敏反应等也可能诱发急性支气管炎。

3. 症状表现

急性支气管炎的主要症状包括咳嗽、咳痰、喘息等。咳嗽初为干咳，后逐渐转为湿性咳嗽，咳出黄色或绿色痰液。喘息症状在婴幼儿中较为常见，严重时可能出现呼吸困难、发绀等症状。此外，患儿还可能伴有发热、乏力等全身症状。

4. 诊断方法

诊断急性支气管炎主要依据患儿的症状和体征。医生通常会详细询问患儿的病史，观察其咳嗽、咳痰和喘息等症状的严重程度和持续时间，必要时还会进行胸部 X 线检查以排除其他肺部疾病。

5. 治疗与护理

治疗急性支气管炎的主要目标是缓解症状、控制感染。对于病毒感染引起的急性支气管炎，通常采用对症治疗的方法，如止咳、化痰、平喘等。对于细菌感染引起的急性支气管炎，则需要使用抗生素进行治疗。在治疗过程中，家长应密切关注患儿的症状变化，遵医嘱定时给患儿服药，并注意观察药物的不良反应。同时，家长还应为患儿提供良好的护理环境，保持室内空气流通，避免患儿接触刺激性气体和粉尘等。对于喘息症状严重的患儿，还可考虑使用雾化吸入等治疗方法缓解症状。

6. 预防措施

预防急性支气管炎的关键在于增强患儿的免疫力、避免感染源。家长应鼓励患儿多参加户外活动、锻炼身体；注意个人卫生习惯的培养；在呼吸道疾病高发季节尽量避免带患儿去人群密集的场所；对于有过敏史的患儿，还应避免接触过敏原。此外，及时接种疫苗也是预防急性支气管炎的有效措施之一。

（三）肺炎

1. 引言

肺炎是儿童常见的下呼吸道感染性疾病之一，其发病率和死亡率均较高。

2. 定义与病因

肺炎是指肺部的炎症，可由病毒、细菌或支原体等病原体引起。常见的病毒有流感病毒、呼吸道合胞病毒等；常见的细菌则有肺炎链球菌、金黄色葡萄球菌等。此外，吸入有害气体、过敏反应等也可能引起肺炎。肺炎的发病与患儿的免疫力、年龄、生活环境等因素密切相关。

3. 症状表现

肺炎的主要症状包括发热、咳嗽、呼吸困难等。发热通常为高热，可持续数天至一周左右；咳嗽初为干咳，后逐渐转为湿性咳嗽，咳出黄色或绿色痰液；呼吸困难表现为呼吸急促、鼻翼扇动等症状。此外，患儿还可能伴有胸痛、乏力、食欲不振等全身症状。重症肺炎患儿还可能出现意识障碍、休克等严重症状。

4. 诊断方法

诊断肺炎主要依据患儿的症状和体征，结合相关辅助检查进行确诊。医生通常会详细询问患儿的病史，观察其咳嗽、咳痰和呼吸困难等症状的严重程度和持续时间，进行肺部听诊以了解肺部情况。必要时还会进行血常规、胸部 X 线或 CT 等辅助检查以明确病因和病情严重程度。

5. 治疗与护理

治疗肺炎的首要目标是控制感染、缓解症状。根据病原体的不同，医生会选择相应的抗生素或抗病毒药物进行治疗。同时还会给予止咳、化痰、平喘等对症治疗以缓解患儿的症状。对于重症肺炎患儿，则需要住院治疗并进行氧疗、呼吸支持等抢救措施。在治疗过程中，家长应密切关注患儿的症状变化，遵医嘱定时给患儿服药并注意观察药物的不良反应。同时还应为患儿提供良好的护理环境，保持室内空气流通并避免患儿接触刺激性气体和粉尘等。

6. 预防措施

预防肺炎的关键在于增强患儿的免疫力、避免感染源并及时接种疫苗。家长应鼓励患儿多参加户外活动、锻炼身体以增强抵抗力；注意个人卫生习惯的培养以减少病原体感染的机会；在呼吸道疾病高发季节尽量避免带患儿去人群密集的场所；及时接种相关疫苗以预防肺炎的发生。对于有过敏史的患儿还应避免接触过敏原以减少过敏反应引起的肺炎风险。

二、消化道感染

（一）急性胃肠炎

1. 引言

急性胃肠炎是常见的消化道疾病，其发病率高，对患者的生活和健康造成较大影响。

2. 定义与病因

急性胃肠炎是胃肠黏膜的急性炎症，主要由细菌、病毒、寄生虫等病原体感染引起。此外，饮食不当、药物过敏等也可能诱发急性胃肠炎。病原体通过口腔进入消化道，破坏胃肠黏膜的完整性，引起炎症反应。

3. 症状表现

急性胃肠炎的主要症状包括腹泻、呕吐、腹痛等。腹泻表现为大便次数增多，粪便呈水样或糊状，可能含有未消化的食物、黏液或血液。呕吐则表现为胃内容物不自主地经口吐出，可能伴有恶心、反酸等症状。腹痛多位于脐周或下腹部，呈阵发性绞痛或持续性隐痛。此外，患者还可能出现发热、乏力、脱水等全身症状。

4. 诊断方法

诊断急性胃肠炎主要依据患者的症状和体征，结合相关辅助检查进行确诊。医生通常会详细询问患者的病史，观察其腹泻、呕吐和腹痛等症状的严重程度和持续时间，进行腹部触诊以了解腹部情况。必要时还会进行血常规、大便常规等辅助检查以明确病因和病情严重程度。

5. 治疗与护理

治疗急性胃肠炎的首要目标是缓解症状、控制感染。对于轻症患者，通常采用补液、调整饮食等对症治疗的方法。补液可以纠正脱水和电解质紊乱，调整饮食则以清淡、易消化为主，避免刺激性食物和药物。对于重症患者或病原体明确的患者，则需要使用抗生素进行治疗。在治疗过程中，患者应遵医嘱定时服药，并注意观察症状的变化和药物的不良反应。同时，良好的护理环境和生活习惯也有助于患者的康复。

6. 预防措施

预防急性胃肠炎的关键在于注意饮食卫生、增强免疫力。建议养成饭前便后洗手的习惯，避免进食不洁食物和饮用生水。加强锻炼、保持良好的作息和饮食习惯也有助于增强免疫力，减少感染的机会。

（二）细菌性痢疾

1. 引言

细菌性痢疾是一种由痢疾杆菌引起的肠道传染病，具有较高的发病率和传染性。

2. 定义与病因

细菌性痢疾是由痢疾杆菌引起的肠道传染病。痢疾杆菌通过污染的食物、水或日常生活接触传播给易感人群，破坏肠道黏膜屏障，引起炎症反应和临床症状。

3. 症状表现

细菌性痢疾的主要症状包括发热、腹痛、脓血便等。发热通常为高热，可持续数天至一周左右；腹痛多位于下腹部或脐周，呈阵发性绞痛；脓血便是细菌性痢疾的特征性表现，表现为黏液脓血便或纯血便，伴有里急后重感。此外，患者还可能出现恶心、呕吐、乏力等全身症状。

4. 诊断方法

诊断细菌性痢疾主要依据患者的症状和体征，结合相关辅助检查进行确诊。医生通常会详细询问患者的病史和流行病学史，观察其发热、腹痛和脓血便等症状的严重程度和持续时间，进行腹部触诊和肛门指检以了解肠道情况。必要时还会进行血常规、大便常规及细菌培养等辅助检查以明确病因和病情严重程度。

5. 治疗与护理

治疗细菌性痢疾的首要目标是控制感染、缓解症状。患者需隔离治疗至症状消失后一周左右，以避免传染给他人。针对病原体使用敏感的抗生素进行治疗，如喹诺酮类、头孢类等。同时给予补液、调整饮食等对症治疗以缓解患者的症状。在治疗过程中，患者应遵医嘱定时服药并注意观察药物的不良反应。同时还应保持良好的生活习惯和饮食卫生以减少再次感染的机会。

6. 预防措施

预防细菌性痢疾的关键在于注意个人卫生习惯的培养和饮食卫生管理。建议养成饭前便后洗手的习惯；避免进食不洁食物和饮用生水；加强食品卫生监督管理以减少食物传播疾病的风险；对于易感人群可进行预防性接种以减少感染的机会。

（三）轮状病毒肠炎

1. 引言

轮状病毒肠炎是一种常见的肠道感染性疾病，主要由轮状病毒感染引起。

2. 定义与病因

轮状病毒肠炎是由轮状病毒感染引起的肠道感染性疾病。轮状病毒主要通过粪-口途径传播给易感人群，破坏肠道黏膜屏障并引起炎症反应和临床症状。该病毒具有季节性流行的特点，好发于秋冬季节。

3. 症状表现

轮状病毒肠炎的主要症状包括腹泻、呕吐、发热等。腹泻表现为水样便或蛋花样便，次数增多且量较大；呕吐则表现为胃内容物不自主地经口吐出；发热通常为低热或中度发热。此外患者还可能出现腹痛、腹胀、乏力等全身症状。部分严重病例可能并发脱水、电解质紊乱等并发症。

4. 诊断方法

诊断轮状病毒肠炎主要依据患者的症状和体征以及相关辅助检查进行确诊。医生通常会详细询问患者的病史和流行病学史，观察其腹泻、呕吐和发热等症状的严重程度和持续时间，进行腹部触诊以了解腹部情况。必要时还会进行大便常规、病毒抗原检测等辅助检查以明确病因和病情严重程度。需要注意的是，由于轮状病毒肠炎与其他肠道感染性疾病的症状相似，因此需通过相关辅助检查进行鉴别诊断。

5. 治疗与护理

治疗轮状病毒肠炎的首要目标是缓解症状、预防脱水及并发症的发生。针对病原体目前尚无特效抗病毒药物，因此主要采用对症治疗的方法如补液纠正脱水、调整饮食减少肠道刺激等。在治疗过程中患者应遵医嘱定时服药并注意观察症状的变化和药物的不良反应；同时还应保持良好的生活习惯和饮食卫生以减少再次感染的机会；对于婴幼儿患者还需加强护理和观察以及时发现并处理可能出现的并发症如营养不良等。

6. 预防措施

预防轮状病毒肠炎的关键在于注意个人卫生习惯的培养和饮食卫生管理以及加强免疫接种工作。建议养成饭前便后洗手的习惯；避免进食不洁食物和饮用生水；加强食品卫生监督管理以减少食物传播疾病的风险；对于易感人群可进行预防性接种以减少感染的机会；此外还应加强宣传教育提高公众对肠道感染性疾病的认识和重视程度。

三、泌尿系统感染

（一）膀胱炎

1. 引言

膀胱炎作为泌尿系统感染的常见疾病，对患者的生活质量和健康造成了一定的影响。了解其定义、病因、症状、诊断和治疗对于预防和治疗膀胱炎具有重要意义。

2. 定义与病因

膀胱炎是指膀胱发生的炎症，主要由细菌感染引起。常见的病原体包括大肠杆菌、变形杆菌等。这些细菌通过尿道进入膀胱，引起膀胱黏膜的炎症反应。此外，不良的生活习惯、尿路梗阻、免疫力下降等因素也可能诱发膀胱炎。

3. 症状表现

膀胱炎的典型症状包括尿频、尿急、尿痛等。尿频表现为排尿次数增多，尿急则表现为强烈的排尿冲动，难以控制。尿痛则是在排尿过程中出现的疼痛感，可能伴有尿道烧灼感。此外，患者还可能出现尿液浑浊、血尿等症状。

4. 诊断方法

诊断膀胱炎主要依据患者的症状和体征，结合相关辅助检查进行确诊。医生通常会详细询问患者的病史，观察其症状的严重程度和持续时间，进行腹部触诊以了解膀胱情况。必要时还会进行尿常规、尿培养等辅助检查以明确病因和病情严重程度。

5. 治疗与护理

治疗膀胱炎的首要目标是控制感染、缓解症状。对于轻症患者，通常采用口服抗生素的方法进行治疗，如头孢菌素类、喹诺酮类等。同时增加水的摄入量，促进排尿，有助于冲洗膀胱内的细菌。对于重症患者或口服药物效果不佳的患者，则需要静脉给予抗生素进行治疗。在治疗过程中，患者应遵医嘱定时服药，并注意观察症状的变化和药物的不良反应。同时，保持良好的生活习惯和饮食卫生也有助于预防膀胱炎的复发。

6. 预防措施

预防膀胱炎的关键在于注意个人卫生习惯的培养和增强免疫力。建议养成勤洗手的习惯，避免长时间憋尿，保持外阴部清洁干燥。加强锻炼、保持良好的作息和饮食习惯也有助于增强免疫力，减少感染的机会。

（二）肾盂肾炎

1. 引言

肾盂肾炎是泌尿系统感染中较为严重的疾病之一，其发病率较高，对患者的生活和健康造成较大影响。

2. 定义与病因

肾盂肾炎是指肾脏和肾盂发生的炎症，主要由细菌感染引起。常见的病原体包括大肠杆菌、克雷伯菌等。这些细菌通过尿道上行感染至肾脏和肾盂，引起炎症反应。此外，尿路梗阻、妊娠、免疫力下降等因素也可能诱发肾盂肾炎。

3. 症状表现

肾盂肾炎的典型症状包括发热、腰痛、尿频等。发热通常为高热，可能伴有寒战、头痛等全身症状。腰痛表现为患侧腰部的胀痛或绞痛，可能放射至下腹部或腹股沟区。尿频则是排尿次数增多，可能伴有尿急、尿痛等症状。此外，患者还可能出现恶心、呕吐、食欲不振等消化道症状。

4. 诊断方法

诊断肾盂肾炎主要依据患者的症状和体征，结合相关辅助检查进行确诊。医生通常会详细询问患者的病史和流行病学史，观察其发热、腰痛和尿频等症状的严重程度和持续时间，进行腹部触诊和肾区叩击痛检查以了解肾脏情况。必要时还会进行尿常规、尿培养、肾功能检查以及影像学检查等辅助检查以明确病因和病情严重程度。需要注意的是，由于肾盂肾炎与其他泌尿系统感染性疾病的症状相似，因此需通过相关辅助检查进行鉴别诊断。

5. 治疗与护理

治疗肾盂肾炎的首要目标是控制感染、缓解症状并预防并发症的发生。对于轻症患者，通常采用口服或静脉给予抗生素的方法进行治疗，如头孢菌素类、氨基糖苷类等。同时增加水的摄入量，促进排尿，有助于冲洗肾脏内的细菌。对于重症患者或口服药物效果不佳的患者，则需要住院治疗，进行静脉给予抗生素、补液等对症治疗。在治疗过程中，患者应遵医嘱定时服药并注意观察症状的变化和药物的不良反应；同时还应保持良好的生活习惯和饮食卫生以减少再次感染的机会；对于可能出现的并发症如肾功能不全等也需密切监测并及时处理。

6. 预防措施

预防肾盂肾炎的关键在于注意个人卫生习惯的培养和增强免疫力以及及时治疗尿路梗阻等易感因素。建议养成勤洗手的习惯；避免长时间憋尿；保持外阴部清洁干燥；加强锻炼、保持良好的作息和饮食习惯也有助于增强免疫力减少感染的机会；对于存在尿路梗阻等易感因素的患者应及时就医治疗以消除隐患。此外还应加强宣传教育提高公众对泌尿系统感染性疾病的认识和重视程度，以便及时发现并治疗相关疾病防止其进展为更严重的后果如肾功能不全等。

四、皮肤和软组织感染

（一）蜂窝织炎

1. 引言

蜂窝织炎是一种常见且可能严重的皮肤和软组织感染，需要及时的医疗干预以防止并发症的发生。了解其定义、病因、症状、诊断和治疗对于患者和医护人员都至关重要。

2. 病因与发病机制

蜂窝织炎主要由溶血性链球菌、金黄色葡萄球菌等细菌引起。这些细菌通过破损的皮肤、淋巴管或血液循环侵入皮下组织，引发炎症反应。此外，免疫力下降、糖尿病、静脉功能不全等因素也可能增加感染的风险。

3. 症状与诊断

蜂窝织炎的典型症状包括局部红肿、疼痛、发热和皮肤紧绷。随着病情的发展，红肿范围可能迅速扩大，并伴有明显的压痛和触痛。全身症状如寒战、高热和乏力也可能出现。诊断主要依据患者的症状和体征，以及可能的危险因素。医生可能会进行血液检查以评估感染的严重程度，并进行细菌培养以确定病原体。

4. 治疗与护理

治疗蜂窝织炎的关键是早期、足量使用抗生素以控制感染。通常选择静脉给予广谱抗生素，如青霉素类或头孢菌素类。同时，局部处理如热敷、理疗等有助于缓解症状和促进炎症消退。对于严重的蜂窝织炎或伴有脓肿形成的患者，可能需要手术切开引流。在治疗过程中，患者应保持休息和充足的水分摄入，并遵医嘱定时服药。医护人员应密切观察病情变化，及时调整治疗方案并预防并发症的发生。

5. 预防措施与健康教育

预防蜂窝织炎的关键在于保持皮肤清洁和完整，避免破损和创伤。对于存在皮肤疾病或免疫力低下的患者，应积极治疗原发病并加强皮肤护理。此外，加强锻炼、保持良好的作息和饮食习惯也有助于增强免疫力，减少感染的风险。医护人员应向患者和家属提供相关的健康教育，使他们了解蜂窝织炎的症状、治疗方法和预防措施，以便及时发现并就医。

（二）脓疱疮

1. 引言

脓疱疮是一种高度传染性的皮肤感染，主要由金黄色葡萄球菌或链球菌引起。它通常影响儿童，但也可以发生在成年人身上。了解其定义、病因、症状、诊断和治疗对于控制感染和传播至关重要。

2. 病因与传播途径

脓疱疮主要由金黄色葡萄球菌或链球菌引起，这些细菌通常存在于皮肤表面或环境中。当皮肤受到损伤或免疫力下降时，这些细菌会侵入皮肤并引起感染。脓疱疮通过直接接触传播，如接触患者的皮肤、衣物或共用毛巾等物品。此外，昆虫叮咬、搔抓等也可能导致细菌的传播和感染。

3. 症状与诊断

脓疱疮的典型症状是在皮肤上出现小脓疱，这些脓疱通常呈黄色或蜜黄色，周围有红晕。脓疱易破裂，流出黄色脓液，干燥后形成黄色痂皮。脓疱疮多发生于面部、四肢等暴露部位，患者可能伴有瘙痒、疼痛等不适。诊断主要依据患者的症状和体征，医生可能会进行细菌培养以明确病原体。

4. 治疗与护理

治疗脓疱疮的目标是控制感染、缓解症状并防止传播。对于轻症患者，可局部使用抗生素软膏如莫匹罗星软膏等进行治疗。同时保持皮肤清洁干燥，避免搔抓以防止感染扩散。对于重症患者或局部治疗效果不佳的患者，可口服或静脉给予抗生素进行治疗。在治疗过程中，患者应遵医嘱定时用药并注意观察症状的变化和药物的不良反应。医护人员应密切观察病情变化，及时调整治疗方案并预防并发症的发生。此外，患者应避免与他人共用毛巾、衣物等个人用品以防止传播。

5. 预防措施与健康教育

预防脓疱疮的关键在于保持个人卫生和良好的生活习惯。建议勤洗手、勤洗澡、勤换衣物，保持皮肤清洁干燥。避免与他人共用毛巾、衣物等个人用品以防止传播。对于已经感染的患者应及时就医治疗并隔离以防止传播给他人。医护人员应向患者和家属提供相关的健康教育，使他们了解脓疱疮的症状、治疗方法和预防措施，以便及时发现并就医。

（三）疖和痈

1. 引言

疖和痈是常见的皮肤和软组织感染，主要由金黄色葡萄球菌引起。了解它们的定义、病因、症状、诊断和治疗对于及时控制感染和促进愈合至关重要。

2. 病因与发病机制

疖和痈的主要病因是金黄色葡萄球菌感染。当皮肤受到损伤或免疫力下降时，这些细菌会侵入毛囊及其周围组织并引起感染。疖是单个毛囊及其周围组织的感染，而痈则是多个相邻毛囊及其周围组织的感染。感染会导致局部红肿、疼痛和化脓等症状。

3. 症状与诊断

疖的典型症状是在皮肤上出现红肿、疼痛的结节，中央有脓头形成。随着病情的发展，脓头会逐渐增大并自行破溃排出脓液和坏死组织。痈的症状与疖相似，但感染范围更广，可能伴有寒战、高热等全身症状。诊断主要依据患者的症状和体征，医生可能会进行细菌培养以明确病原体。对于痈的诊断还需注意与蜂窝织炎等其他皮肤和软组织感染进行鉴别诊断。

4. 治疗与护理

治疗疖和痈的关键是控制感染、缓解症状并促进愈合。对于轻症患者可局部使用抗生素软膏或鱼石脂软膏等药物进行治疗；同时局部热敷也有助于促进炎症消退和脓液排出；对于重症患者或局部治疗效果不佳的患者则需口服或静脉给予抗生素进行治疗；对于已经破溃的疖和痈需进行清创处理并定期换药以促进愈合；在治疗过程中患者应遵医嘱定时用药并注意观察症状的变化和药物的不良反应；医护人员应密切观察病情变化及时调整治疗方案并预防并发症的发生；此外患者还应保持良好的生活习惯和皮肤卫生以减少再次感染的机会。

5. 预防措施与健康教育

预防疖和痈的关键在于保持皮肤清洁和完整避免破损和创伤；对于存在皮肤疾病或免疫力低下的患者应积极治疗原发病并加强皮肤护理；此外加强锻炼保持良好的作息和饮食习惯也有助于增强免疫力减少感染的风险；医护人员应向患者和家属提供相关的健康教育使他们了解疖和痈的症状治疗方法和预防措施以便及时发现并就医；对于已经感染的患者应告知其避免挤压患处以防止感染扩散和并发症的发生并遵医嘱定时用药和复查以确保治愈。

五、中枢神经系统感染

（一）脑膜炎

1. 引言

脑膜炎，作为中枢神经系统的一种常见感染，是指脑膜的炎症。脑膜是覆盖在脑和脊髓表面的三层薄膜，它们分别是硬脑膜、蛛网膜和软脑膜。当这些薄膜受到细菌、病毒等病原体的侵袭时，就会发生脑膜炎。本部分将详细介绍脑膜炎的定义、病因、症状、诊断、治疗及预防措施。

2. 病因与发病机制

脑膜炎的病因多种多样，常见的病原体包括细菌、病毒、真菌等。其中，细菌性脑膜炎以脑膜炎奈瑟菌、肺炎链球菌等为主要病原体；病毒性脑膜炎则多由肠道病毒、疱疹病毒等引起。这些病原体通过血液、淋巴液或直接侵犯等途径进入脑膜，引发炎症反应，导致脑膜充血、水肿和渗出，从而产生一系列临床症状。

3. 症状与诊断

脑膜炎的典型症状包括头痛、发热、颈项强直等。头痛多呈持续性，可伴有恶心、呕吐等颅内压增高的表现。发热通常为高热，可伴有寒战。颈项强直是脑膜炎症刺激颈神经根所致，表现为颈部抵抗感、活动受限。此外，患者还可能出现意识障碍、癫痫发作等症状。诊断脑膜炎主要依据患者的临床表现、脑脊液检查和病原学检查。脑脊液检查可见压力升高、白细胞增多、蛋白质升高等改变；病原学检查可通过细菌培养、病毒分离等方法明确病原体。

4. 治疗与护理

脑膜炎的治疗原则是根据病原体使用相应的抗生素或抗病毒药物，降低颅内压等支持治疗。对于细菌性脑膜炎，应尽早使用敏感抗生素，如青霉素、头孢菌素等；对于病毒性脑膜炎，可使用抗病毒药物如阿昔洛韦等。同时，应给予患者脱水剂以降低颅内压，减轻脑水肿。在治疗过程中，密切观察患者病情变化，及时调整治疗方案。护理方面，应保持患者呼吸道通畅，防止误吸和窒息；定期翻身拍背，预防肺部感染；加强皮肤护理，预防压疮等并发症的发生。

5. 预防措施与健康教育

预防脑膜炎的关键在于提高机体免疫力和减少病原体暴露机会。建议加强锻炼、保持营养均衡、接种相关疫苗等措施以增强免疫力。同时，注意个人卫生和环境卫生，避免与感染者密切接触等以减少病原体暴露机会。对于高发地区和高危人群，应进行定期筛查和预防性治疗。此外，医护人员应向患者和家属提供相关的健康教育知识，帮助他们了解脑膜炎的症状、治疗方法和预防措施等方面的知识。

（二）脑炎

1. 引言

脑炎是中枢神经系统感染的另一种重要类型，指脑实质的炎症。与脑膜炎不同，脑炎的病变主要累及脑实质组织，包括神经元、胶质细胞等。本部分将详细介绍脑炎的定义、病因、症状、诊断、治疗及预防措施。

2. 病因与发病机制

脑炎的病因同样多种多样，常见的病原体包括病毒、细菌、寄生虫等。其中，病毒性脑炎最为常见，多由单纯疱疹病毒、乙型脑炎病毒等引起。这些病原体通过血液、淋巴液或直接侵犯等途径进入脑实质组织，引发炎症反应和神经细胞损伤，从而产生一系列临床症状。

3. 症状与诊断

脑炎的症状与脑膜炎相似但更为严重，主要包括发热、头痛、意识障碍等。发热通常为高热且不易控制；头痛剧烈且难以忍受；意识障碍可表现为嗜睡、昏迷等不同程度。此外患者还可能出现癫痫发作、肢体瘫痪等神经系统症状。诊断脑炎主要依据患者的临床表现和脑脊液检查；脑脊液检查可见压力升高、白细胞增多等改变；同时可进行病原学检查以明确病原体；影像学检查如 CT、MRI 等也有助于了解脑部病变情况。

4.治疗与护理

脑炎的治疗原则与脑膜炎相似，即根据病原体使用相应的抗生素或抗病毒药物，以及降低颅内压等支持治疗。对于病毒性脑炎，可使用抗病毒药物如阿昔洛韦等进行治疗；对于细菌性脑炎，则应尽早使用敏感抗生素进行治疗。同时，应给予患者脱水剂以降低颅内压、减轻脑水肿；对于癫痫发作的患者，应给予抗癫痫药物治疗；对于肢体瘫痪的患者，应进行康复训练以促进功能恢复。在治疗过程中，应密切观察患者病情变化，及时调整治疗方案。

护理方面，应注意保持患者呼吸道通畅，防止误吸和窒息；加强皮肤护理，预防压疮等并发症的发生；对于意识障碍的患者，应加强安全防护措施，避免意外伤害的发生。

5.预防措施与健康教育

预防脑炎的关键同样在于提高机体免疫力和减少病原体暴露机会。建议加强锻炼、保持营养均衡、接种相关疫苗等措施以增强免疫力；同时注意个人卫生和环境卫生，避免与感染者密切接触等以减少病原体暴露机会。对于高发地区和高危人群，应进行定期筛查和预防性治疗。

医护人员应向患者和家属提供相关的健康教育知识，帮助他们了解脑炎的症状、治疗方法和预防措施等方面的知识。此外，还应加强社会宣传，提高公众对脑炎的认识和重视程度，以减少疾病的发生和传播。

六、全身性感染性疾病

（一）败血症

1. 引言

败血症是一种严重的全身性感染性疾病，由病原菌进入血流并在其中大量生长繁殖引起。本病具有起病急、病情重、进展快的特点，若不及时治疗，可导致多器官功能障碍甚至死亡。本部分将详细介绍败血症的定义、病因、症状、诊断、治疗及预防措施。

2. 病因与发病机制

败血症的病因主要是病原菌感染，常见的病原菌包括细菌、真菌等。这些病原菌通过破损的皮肤黏膜、呼吸道、消化道等途径进入人体，进而侵入血流并在其中大量繁殖，释放毒素和炎性因子，引发全身性炎症反应。败血症的发病机制涉及复杂的免疫和炎症反应过程，包括病原菌与宿主免疫系统的相互作用、炎性因子的释放和级联反应等。

3. 症状与诊断

败血症的症状多样且非特异性，常见的包括发热、寒战、休克等。发热通常为高热，可伴有全身不适、乏力等症状；寒战是败血症的常见症状之一，表现为全身肌肉不自主地收缩；休克则是败血症的严重表现，患者可出现血压下降、心率增快、四肢厥冷等症状。诊断败血症主要依据患者的临床表现、血培养和其他相关检查。血培养是确诊败血症的关键检查，通过培养血液中的病原菌来明确诊断；其他相关检查包括血常规、肝肾功能、凝血功能等，有助于评估患者的病情和预后。

4. 治疗与护理

败血症的治疗原则是早期、足量、联合使用抗生素，以及针对休克等严重症状的支持治疗。抗生素的选择应根据病原菌的种类和药敏试验结果来确定，同时应注意抗生素的副作用和耐药性问题。支持治疗包括输血、补液、纠正电解质紊乱等措施，以维持患者的生命体征稳定。在治疗过程中，应密切观察患者的病情变化，及时调整治疗方案。护理方面，应注意保持患者呼吸道通畅、预防压疮等并发症的发生、加强营养支持等。

5. 预防措施

预防败血症的关键在于减少病原菌的暴露机会和提高机体的免疫力。建议加强个人卫生和环境卫生管理，避免与感染者密切接触；对于易感人群如老年人、儿童、慢性病患者等，应加强营养支持和锻炼以提高免疫力；对于存在感染风险的人群如手术患者、创伤患者等，应采取严格的消毒和隔离措施以减少病原菌的暴露机会。

（二）感染性休克

1. 引言

感染性休克是一种严重的全身性感染性疾病，由微生物及其毒素等引起的脓毒病综合征伴休克。本病具有起病急、病情重、病死率高的特点，是临床急危重症之一。本部分将详细介绍感染性休克的定义、病因、症状、诊断、治疗及预防措施。

2. 病因与发病机制

感染性休克的病因主要是病原菌感染及其产生的毒素和炎性因子。常见的病原菌包括细菌、真菌等，它们通过不同途径侵入人体并在其中大量繁殖，释放毒素和炎性因子引发全身性炎症反应。这些炎性因子可导致血管扩张、通透性增加、血液灌注不足等病理生理改变，进而引发休克和多器官功能障碍。感染性休克的发病机制涉及复杂的免疫和炎症反应过程以及血流动力学改变等。

3. 症状与诊断

感染性休克的症状多样且严重，常见的包括休克、多器官功能障碍等。休克表现为血压下降、心率增快、四肢厥冷等症状；多器官功能障碍则涉及心、肺、肾等多个器官系统，患者可出现呼吸困难、少尿或无尿等症状。诊断感染性休克主要依据患者的临床表现、血培养和其他相关检查。血培养有助于明确病原菌种类并指导抗生素治疗；其他相关检查包括血常规、肝肾功能、凝血功能等以及血流动力学监测等有助于评估患者的病情和预后。

4.治疗与护理

感染性休克的治疗原则是：早期识别并控制感染源、恢复血流动力学稳定以及支持器官功能。针对感染源的控制，包括使用抗生素和手术清除感染灶等措施；恢复血流动力学稳定，则需要给予液体复苏和血管活性药物等支持治疗；支持器官功能则涉及呼吸支持、肾脏替代治疗等多个方面。在治疗过程中，应密切观察患者的病情变化，并及时调整治疗方案。护理方面，应注意保持患者呼吸道通畅，预防压疮等并发症的发生，加强营养支持等。

5.预防措施

预防感染性休克的关键在于减少病原菌的暴露机会和提高机体的免疫力。建议加强个人卫生和环境卫生管理，避免与感染者密切接触；对于易感人群，如老年人、儿童、慢性病患者等，应加强营养支持和锻炼，以提高免疫力；对于存在感染风险的人群，如手术患者、创伤患者等，应采取严格的消毒和隔离措施，以减少病原菌的暴露机会；此外，还应加强医疗机构的感染控制工作，以降低医院内感染的发生率。

第二节 儿科常见慢性疾病

一、呼吸系统慢性疾病

（一）哮喘

哮喘，作为一种儿童期常见的慢性呼吸系统疾病，对患儿及其家庭的生活质量造成了显著影响。其典型症状包括反复发作的喘息、气促、胸闷等，这些症状往往在夜间或清晨加重。哮喘的发病机制复杂，涉及气道炎症、气道高反应性和多种环境因素。

1. 气道炎症与哮喘

气道炎症是哮喘发病的核心机制。多种炎性细胞和介质参与了这一过程，导致气道黏膜充血、水肿，黏液分泌增加，气道平滑肌收缩等病理生理改变。这些改变使得气道变得狭窄，通气受阻，从而引发哮喘症状。

2. 哮喘的药物治疗

针对气道炎症，吸入性糖皮质激素是目前最有效的控制药物。通过局部作用于气道黏膜，糖皮质激素能够减轻炎症反应，减少黏液分泌，降低气道高反应性。此外，支气管舒张剂（如 β2 受体激动剂、抗胆碱能药物等）也是治疗哮喘的重要药物，它们能够迅速扩张气道，缓解喘息症状。

3. 非药物治疗

除了药物治疗，避免过敏原和增强免疫力也是哮喘管理的重要组成部分。对于过敏性哮喘患儿，识别和避免过敏原是减少症状发作的关键。常见的过敏原包括尘螨、花粉、宠物皮屑等。此外，通过均衡饮食、规律作息和适当锻炼来增强免疫力，也有助于减少呼吸道感染诱发的哮喘发作。

4. 哮喘的长期管理

哮喘是一种需要长期管理的疾病。除了急性发作期的治疗外，缓解期的管理同样重要。这包括定期随访、监测肺功能、调整治疗方案以及教育和培训患儿及其家长如何识别和管理哮喘症状。通过有效的长期管理，可以显著减少哮喘发作的频率和严重程度，提高患儿的生活质量。

（二）慢性支气管炎

慢性支气管炎是儿童期较为常见的慢性呼吸系统疾病之一，其特点是支气管黏膜及其周围组织的慢性非特异性炎症。这种炎症可能导致气道狭窄、黏液分泌增多以及气道壁的结构改变。

1. 发病原因

慢性支气管炎的发病原因多种多样，其中反复呼吸道感染是最常见的诱因。这些感染可能由病毒、细菌或支原体等引起，它们破坏气道黏膜的完整性，导致慢性炎症的发生。此外，过敏因素也可能在慢性支气管炎的发病中发挥作用。例如，对某些吸入性过敏原（如尘螨、花粉等）的过敏反应可能引发气道炎症和黏液分泌增多。

2. 临床表现

慢性支气管炎的临床表现主要包括咳嗽、咳痰和喘息。这些症状可能持续数月或数年，并对患儿的日常活动和睡眠质量造成显著影响。此外，随着病情的进展，患儿可能出现肺功能下降和生长发育迟缓等并发症。

3. 治疗原则与方法

慢性支气管炎的治疗原则主要包括控制感染、缓解症状和改善肺功能。针对感染的控制，医生通常会根据患儿的病原体类型和病情严重程度选择合适的抗生素进行治疗。

同时，祛痰止咳药物可以帮助患儿排出痰液，缓解咳嗽症状。吸入疗法也是一种有效的治疗方法，通过吸入药物直接作用于气道黏膜，减轻炎症和扩张气道。

除了药物治疗，非药物治疗在慢性支气管炎的管理中也起着重要作用。这包括避免过敏原和刺激性气体、保持室内空气清新、加强体育锻炼以增强免疫力等。此外，对于病情较重的患儿，可能需要长期氧疗或机械通气等支持治疗。

（三）囊性纤维化

囊性纤维化是一种罕见的遗传性呼吸系统疾病，主要影响胰腺和呼吸系统。该病由基因突变引起，导致体内黏液分泌异常增多且黏稠度增加。这些异常黏液堵塞了呼吸道和胰腺导管，引起反复呼吸道感染和胰腺功能受损。

1. 临床表现与诊断

囊性纤维化的临床表现多样，但最常见的症状是反复呼吸道感染、营养不良和生长发育迟缓。此外，患儿还可能出现慢性咳嗽、咳痰和呼吸困难等症状。诊断囊性纤维化通常需要进行基因检测以确认突变位点的存在。同时，医生还会根据患儿的临床表现、家族史和体格检查等结果进行综合评估。

2. 治疗目标与策略

治疗囊性纤维化的主要目标是改善营养状况、控制感染和缓解呼吸道症状。针对营养不良，医生会为患儿制定个性化的营养支持方案，包括高热量、高蛋白饮食和补充胰酶等消化酶制剂。控制感染方面，医生会根据患儿的病原体类型和药敏试验结果选择合适的抗生素进行治疗。同时，物理治疗（如胸部物理治疗、气道清除技术等）也有助于清除呼吸道内的异常黏液和分泌物。

3. 长期管理与预后

囊性纤维化是一种需要长期管理的疾病。除了急性发作期的治疗外，缓解期的管理同样重要。这包括定期随访监测病情、调整治疗方案，以及教育和培训患儿及其家长如何识别和管理囊性纤维化的症状。通过有效的长期管理，可以显著减少呼吸道感染的频率和严重程度，改善患儿的营养状况和生长发育情况，提高患儿的生活质量。

然而，由于囊性纤维化是一种进展性疾病，随着病情的加重，患儿可能出现肺功能衰竭和胰腺功能衰竭等严重并发症，预后较差。因此，早期诊断和及时干预对于改善囊性纤维化患儿的预后至关重要。

二、消化系统慢性疾病

（一）乳糜泻

乳糜泻，又称麸质不耐受症，是一种因小肠黏膜对麸质（一种存在于小麦、大麦、黑麦等谷物中的蛋白质）产生异常免疫反应而引起的慢性消化系统疾病。在儿童期起病较为常见，且对患儿的生长发育和营养状况有显著影响。

1. 发病机制

乳糜泻的发病机制涉及遗传、免疫和环境因素。具有特定遗传背景的人群（如携带 HLA-DQ2 或 HLA-DQ8 基因型）更易发病。当这类人群摄入麸质后，小肠黏膜的免疫系统会将其误认为是外来病原体，从而产生炎症反应，破坏小肠绒毛结构，导致营养物质吸收不良。

2. 临床表现

乳糜泻的典型症状包括腹泻、腹胀、腹痛等消化系统症状，以及营养不良、生长发育迟缓、体重下降等全身症状。部分患儿还可能出现贫血、骨质疏松等并发症。症状的严重程度与麸质摄入量密切相关。

3. 诊断与鉴别诊断

诊断乳糜泻需要结合病史、临床表现、实验室检查和肠道活检等结果进行综合评估。病史中应重点关注患儿的饮食习惯和家族遗传史。实验室检查可发现血清中抗麸质抗体（如抗组织转谷氨酰胺酶抗体）升高。肠道活检是确诊乳糜泻的金标准，可观察到小肠绒毛萎缩和隐窝增生等病理改变。鉴别诊断需排除其他引起相似症状的消化系统疾病，如克罗恩病、溃疡性结肠炎等。

4. 治疗与饮食管理

治疗乳糜泻的关键在于避免麸质摄入。患儿应采用无麸质饮食，避免食用含麸质的食物，如小麦、大麦、黑麦等谷物及其制品。同时，需要给予营养支持，补充因吸收不良而缺乏的营养素，如维生素、矿物质等。对于症状严重的患儿，可能需要使用免疫抑制剂等药物来控制肠道炎症。饮食管理是治疗乳糜泻的重要组成部分，需要长期坚持并定期评估营养状况。

5. 预后与随访

乳糜泻是一种需要长期管理的慢性疾病。通过严格的饮食控制和营养支持，大多数患儿的症状可以得到缓解，生长发育逐渐恢复正常。然而，部分患儿可能因无法完全避免麸质摄入或合并其他免疫性疾病而出现病情反复或加重。因此，定期随访和监测病情变化至关重要。随访内容包括评估营养状况、生长发育情况、肠道炎症指标等。

（二）炎症性肠病

炎症性肠病（IBD）是一种慢性非特异性肠道炎症性疾病，主要包括克罗恩病（CD）和溃疡性结肠炎（UC）。这两种疾病在儿童期起病均较为常见，对患儿的生长发育和生活质量产生显著影响。

1. 发病机制

IBD 的发病机制复杂，涉及遗传、免疫、环境和肠道微生态等多种因素。具有遗传易感性的人群在环境因素的触发下，肠道免疫系统发生异常激活，导致肠道黏膜持续受损和修复失衡，最终形成慢性炎症。

2. 临床表现

IBD 的临床表现多样，但最常见的症状是腹痛、腹泻和便血。这些症状可能持续数周至数月不等，并伴有发热、乏力等全身症状。克罗恩病通常累及肠道的任何部位，从口腔到肛门均可受累；而溃疡性结肠炎则主要局限于结肠黏膜和黏膜下层。随着病情的进展，患儿可能出现肠梗阻、肠穿孔、营养不良和生长发育迟缓等并发症。

3. 诊断与评估

诊断 IBD 需要结合临床表现、实验室检查、影像学检查和肠道活检等结果进行综合评估。实验室检查可发现血常规异常、炎性指标升高等改变；影像学检查如 CT 或 MRI 可观察肠道病变部位和范围；肠道活检是确诊 IBD 的金标准，可观察到肠道黏膜的炎症和溃疡形成等病理改变。评估病情严重程度和疾病活动度对于制定治疗方案和判断预后具有重要意义。

4. 治疗策略

治疗 IBD 的目标在于控制肠道炎症、缓解症状、改善营养状况和促进生长发育。治疗方法包括药物治疗、营养支持和手术治疗等。药物治疗是 IBD 治疗的核心，常用药物包括免疫抑制剂（如 5-ASA、硫唑嘌呤等）、生物制剂（如抗 TNF-α 单抗等）和糖皮质激素等。营养支持对于改善患儿的营养状况和生长发育至关重要，可通过肠内营养或肠外营养途径进行补充。对于部分药物治疗无效或出现严重并发症的患儿，可能需要考虑手术治疗。

5. 长期管理与随访

IBD 是一种需要长期管理的慢性疾病。通过定期随访和监测病情变化，可以及时调整治疗方案并预防并发症的发生。随访内容包括评估疾病活动度、营养状况、生长发育情况和药物副作用等。同时，对患儿及其家长进行教育和培训，提高他们对疾病的认识和自我管理能力也是长期管理的重要组成部分。

三、心血管系统慢性疾病

（一）先天性心脏病

1. 疾病概述

先天性心脏病是指在胎儿发育过程中，由于遗传、环境或多种因素综合作用导致的心脏结构或功能异常。这些异常可能涉及心脏的瓣膜、心室、心房、血管等部位，严重影响患儿的心血管功能和生活质量。

2. 类型与症状

先天性心脏病的种类繁多，常见的包括室间隔缺损、房间隔缺损、动脉导管未闭、法洛四联症等。不同类型的心脏病表现症状不尽相同，但常见的症状包括心悸、胸闷、气促、乏力、发绀等。这些症状可能在患儿出生后不久即出现，也可能在成长过程中逐渐显现。

3. 诊断与评估

诊断先天性心脏病需要结合患儿的病史、临床表现、体格检查和辅助检查结果进行综合评估。病史中应重点关注患儿的家族遗传史、母亲孕期史和患儿的生长发育情况。体格检查可发现心脏杂音、心音异常等体征。辅助检查包括心电图、心脏超声、心脏核磁共振等，可进一步明确心脏结构和功能异常的具体情况。

4. 治疗策略

治疗先天性心脏病的方法因病情而异，包括手术治疗、药物治疗和介入治疗等。手术治疗是根治先天性心脏病的主要方法，包括开胸手术和微创手术等。药物治疗主要用于缓解症状、控制心律失常等。介入治疗是一种微创的治疗方法，如经导管封堵术等，适用于部分先天性心脏病患儿。制定治疗方案时需综合考虑患儿的病情、年龄、身体状况等因素。

5. 长期管理与随访

先天性心脏病患儿需要长期的治疗和随访。随访内容包括评估心脏功能、监测病情变化、调整治疗方案等。同时，对患儿及其家长进行教育和培训，提高他们对疾病的认识和自我管理能力也是长期管理的重要组成部分。通过有效的长期管理和随访，可以显著改善患儿的生活质量并降低并发症的发生风险。

（二）川崎病

1. 疾病概述

川崎病是一种以全身血管炎为主要病变的急性发热出疹性小儿疾病。该病好发于 5 岁以下的婴幼儿，且男孩多于女孩。川崎病的病因尚不明确，可能与感染、免疫异常等因素有关。

2. 临床表现与诊断

川崎病的典型临床表现包括持续高热、皮疹、眼结膜充血、口腔黏膜充血、手足硬性水肿等。这些症状可能持续数天至数周不等，严重影响患儿的健康状况。诊断川崎病需要结合患儿的病史、临床表现和辅助检查结果进行综合评估。辅助检查包括血常规、C反应蛋白、血沉等炎性指标检测以及心电图、心脏超声等心血管系统检查。

3. 治疗与并发症预防

治疗川崎病的主要目标是控制炎症、缓解症状并预防冠状动脉病变等并发症的发生。治疗方法包括丙种球蛋白静脉滴注、阿司匹林口服等药物治疗以及对症治疗等。丙种球蛋白可以迅速降低炎性指标并改善患儿的临床症状；阿司匹林具有抗炎和抗血小板聚集的作用，有助于预防血栓形成和冠状动脉病变。在治疗过程中需要密切监测患儿的病情变化并及时调整治疗方案。

4. 长期管理与随访

虽然多数川崎病患儿经过积极治疗可以痊愈且预后良好，但部分患儿可能出现冠状动脉病变等后遗症。因此，长期管理和随访对于预防并发症的发生至关重要。随访内容包括评估心脏功能、监测炎性指标变化以及冠状动脉病变情况等。同时需要对患儿及其家长进行教育和培训，提高他们对疾病的认识和自我防范意识。通过有效的长期管理和随访可以显著降低并发症的发生风险并提高患儿的生活质量。

四、泌尿系统慢性疾病

（一）肾病综合征

1. 疾病概述

肾病综合征是由多种病因引起的，以肾小球基底膜通透性增加为病理基础的一组临床症候群。其特点是大量蛋白尿、低蛋白血症、水肿和高脂血症。儿童期肾病综合征多为原发性，与免疫反应异常密切相关。

2. 临床表现

肾病综合征的主要临床表现包括大量蛋白尿（尿蛋白大于3.5g/d）、低蛋白血症（血浆白蛋白低于30g/L）、水肿（可轻可重，严重时可出现全身性水肿）和高脂血症（以胆固醇升高为主）。此外，患儿还可能出现乏力、食欲缺乏、感染等非特异性症状。

3. 诊断与鉴别诊断

诊断肾病综合征需满足上述四大临床表现中的前两项。同时，需要排除继发性肾病综合征的可能性，如过敏性紫癜肾炎、乙型肝炎病毒相关性肾炎等。鉴别诊断主要包括与其他引起蛋白尿和水肿的疾病进行区分，如急性肾炎、慢性肾炎等。

4. 治疗原则与方法

治疗肾病综合征的原则是控制水肿、减少蛋白尿、保护肾功能和预防并发症。治疗方法包括药物治疗（如糖皮质激素、免疫抑制剂等）、营养支持（高蛋白饮食、补充必需氨基酸等）和对症治疗（如利尿消肿、降压等）。其中，糖皮质激素是首选药物，通过抑制免疫反应来减少蛋白尿和保护肾功能。免疫抑制剂主要用于激素依赖型或激素抵抗型患儿。

5. 预后与随访

肾病综合征的预后因病理类型、治疗反应和并发症等因素而异。大部分患儿经过积极治疗可以缓解病情并保持良好的肾功能。然而，部分患儿可能出现病情反复、激素依赖或激素抵抗等情况，导致肾功能逐渐恶化。因此，定期随访和监测病情变化至关重要。随访内容包括评估肾功能、监测蛋白尿和血脂水平等。

（二）慢性肾脏病

1. 疾病概述

慢性肾脏病是指肾脏结构或功能异常持续 3 个月以上，并对健康产生影响的疾病。儿童期慢性肾脏病可能与先天性发育异常（如肾发育不良、多囊肾等）、遗传性疾病（如 Alport 综合征等）、继发性肾脏疾病（如紫癜性肾炎、狼疮性肾炎等）以及慢性感染或梗阻等因素有关。

2. 临床表现与分期

慢性肾脏病的临床表现多样，早期可能无明显症状，随着病情进展可出现乏力、食欲缺乏、夜尿增多等症状。根据肾小球滤过率（GFR）的不同，慢性肾脏病可分为五期，从轻度肾功能受损到尿毒症不等。每期都有不同的治疗目标和策略。

3. 诊断与评估

诊断慢性肾脏病需要综合考虑病史、临床表现、实验室检查和影像学检查结果。实验室检查包括肾功能检测（如血肌酐、尿素氮等）、尿常规和尿蛋白定量等。影像学检查如超声、CT 或 MRI 等可以观察肾脏形态和结构变化。评估病情严重程度和分期对于制定治疗方案和判断预后具有重要意义。

4. 治疗目标与策略

治疗慢性肾脏病的目标在于控制病情进展、保护肾功能、减少并发症和提高生活质量。治疗方法包括药物治疗（如降压药、利尿剂等）、营养支持（如低蛋白饮食、补充必需氨基酸等）和替代治疗（如透析、肾移植等）。对于继发性肾脏疾病，还需要积极治疗原发病以减轻肾脏损害。在治疗过程中需要密切监测病情变化并及时调整治疗方案。

5. 长期管理与随访

慢性肾脏病是一种需要长期管理的疾病。通过定期随访和监测病情变化，可以及时发现并处理并发症，保护肾功能并延缓病情进展。随访内容包括评估肾功能、监测血压和血脂水平等。同时需要对患儿及其家长进行教育和培训，提高他们对疾病的认识和自我管理能力。通过有效的长期管理和随访可以显著改善患儿的生活质量并降低并发症的发生风险。

五、神经系统慢性疾病

（一）癫痫

1. 疾病概述

癫痫是一种由脑部神经元异常放电引起的慢性疾病。这种异常放电可能导致短暂的意识丧失、抽搐、感觉异常或行为改变等症状。癫痫在儿童期较为常见，且可能对患儿的认知、行为和心理发展产生深远影响。

2. 病因与分类

癫痫的病因多种多样，包括遗传、脑部结构异常、代谢疾病、感染等。根据发作类型和病因，癫痫可分为多种类型，如局部性发作、全身性发作等。不同类型的癫痫在症状、治疗和预后方面可能存在差异。

3. 诊断与评估

诊断癫痫需要详细询问病史、进行体格检查和神经系统检查，以及必要的辅助检查，如脑电图（EEG）、磁共振成像（MRI）等。EEG 是诊断癫痫的重要工具，可以记录脑部的电活动，帮助确定异常放电的部位和类型。评估病情严重程度和预后需要考虑多个因素，如发作频率、持续时间、病因等。

4. 治疗原则与方法

治疗癫痫的原则是控制发作、减少药物副作用、提高生活质量。大多数患儿可以通过抗癫痫药物治疗控制发作。对于药物治疗无效的患儿，可以考虑手术治疗或神经调控治疗等替代疗法。在选择治疗方案时，需要权衡利弊，根据患儿的具体情况制定个体化治疗方案。

5. 长期管理与随访

癫痫是一种需要长期管理的疾病。定期随访和监测病情对于控制发作、调整治疗方案和预防并发症至关重要。随访内容包括评估发作控制情况、药物副作用、生活质量等。

同时，需要对患儿及其家长进行教育和心理支持，帮助他们更好地应对疾病带来的挑战。

（二）脑瘫

1. 疾病概述

脑瘫是一种由于非进行性脑损伤导致的运动功能障碍综合征。这种损伤可能发生在出生前、出生时或出生后一个月内，导致脑部发育异常或受损。脑瘫患儿的运动功能可能受到不同程度的影响，表现为肌张力异常、姿势异常、反射异常等。

2. 类型与表现

根据受损部位和程度的不同，脑瘫可分为多种类型，如痉挛型、徐动型、共济失调型等。不同类型的脑瘫在症状表现上可能有所不同，但都以运动功能障碍为核心表现。除了运动障碍外，脑瘫患儿还可能伴有智力、语言、视力等方面的障碍。

3. 诊断与评估

诊断脑瘫需要综合考虑病史、临床表现和辅助检查结果。病史中应关注孕期、分娩过程和新生儿期的相关情况。临床表现主要包括运动功能障碍和其他伴随症状。辅助检查包括神经影像学检查（如 MRI、CT 等）和神经电生理检查（如肌电图等），有助于明确脑部受损部位和程度。评估病情严重程度和预后需要考虑多个因素，如运动功能受损程度、伴随症状等。

4. 治疗原则与方法

治疗脑瘫的原则是改善运动功能、提高生活自理能力、预防并发症。治疗方法包括物理治疗、作业治疗、言语治疗等康复治疗手段，以及药物治疗和手术治疗等辅助治疗手段。物理治疗主要通过运动训练、按摩等手段改善肌张力和姿势异常；作业治疗着重于提高患儿的日常生活自理能力；言语治疗则针对语言障碍进行训练。药物治疗主要用于控制癫痫等伴随症状；手术治疗则针对某些特定类型的脑瘫进行矫形或神经调控治疗。在制定治疗方案时，需要根据患儿的具体情况制定个体化康复计划。

5. 长期管理与随访

脑瘫患儿需要长期康复治疗和管理。定期随访和监测病情对于调整治疗方案、预防并发症和改善生活质量至关重要。随访内容包括评估运动功能改善情况、伴随症状控制情况等。同时，需要对患儿及其家长进行教育和心理支持，帮助他们更好地应对疾病带来的挑战和提高康复效果。

（三）自闭症谱系障碍

1. 疾病概述

自闭症谱系障碍是一种神经发育障碍性疾病，主要表现为社交沟通障碍和重复刻板行为等症状。这些症状可能对患儿的学习、生活和社交产生严重影响，导致他们难以融入社会。自闭症的病因尚不完全清楚，可能与遗传、环境等多种因素有关。

2. 核心症状与伴随表现

自闭症谱系障碍的核心症状包括社交沟通障碍、语言交流障碍和重复刻板行为。社交沟通障碍表现为缺乏与他人建立情感联系的能力、难以理解他人情感和意图等；语言交流障碍则表现为语言发育迟缓或异常、难以使用语言进行有效沟通等；重复刻板行为则包括反复进行某些无意义的行为或仪式、对特定物品的过度依恋等。此外，自闭症患儿还可能伴有智力障碍、感觉异常、睡眠障碍等伴随表现。

3. 诊断与评估

诊断自闭症谱系障碍需要综合考虑病史、临床表现和辅助检查结果。病史中应关注患儿的发育历程、家族遗传史等；临床表现则主要包括核心症状和伴随表现；辅助检查如神经影像学检查、遗传学检查等有助于明确病因和评估病情严重程度。评估自闭症患儿的严重程度和预后需要考虑多个因素，如症状严重程度、智力水平、家庭支持等。

4. 治疗原则与方法

治疗自闭症谱系障碍的原则是改善社交能力、提高生活质量、减少不适应行为。治疗方法包括行为疗法、语言疗法、药物治疗等综合治疗手段。行为疗法如应用行为分析（ABA）等可以帮助患儿建立正确的社交行为模式；语言疗法则着重于提高患儿的语言理解和表达能力；药物治疗主要用于控制伴随的精神症状如焦虑、抑郁等。在制定治疗方案时，需要根据患儿的具体情况制定个体化康复计划，并注重家庭和社会的支持。

5. 长期管理与随访

自闭症谱系障碍是一种需要长期康复治疗和管理的疾病。定期随访和监测病情对于调整治疗方案、预防并发症和改善生活质量至关重要。随访内容包括评估社交能力改善情况、伴随症状控制情况等。同时，需要对患儿及其家长进行教育和心理支持，帮助他们更好地应对疾病带来的挑战和提高康复效果。此外，家庭和社会的支持对自闭症谱系障碍患儿的康复也至关重要，需要建立多学科的康复团队，为患儿提供全面的康复服务。

六、代谢性疾病

（一）糖尿病

1. 疾病概述

儿童期糖尿病以 1 型糖尿病为主，这是一种由于胰岛素分泌绝对不足而引起的慢性代谢性疾病。胰岛素是调节血糖水平的关键激素，其分泌不足导致血糖升高，进而引发一系列症状。儿童期糖尿病对患儿的生长发育和长期健康均有重大影响。

2. 病因与发病机制

1 型糖尿病的确切病因尚不完全清楚，但通常认为是遗传和环境因素共同作用的结果。遗传因素增加了患病风险，而环境因素如病毒感染、自身免疫反应等可能触发疾病发生。发病机制涉及胰岛 β 细胞的自身免疫破坏，导致胰岛素分泌减少。

3. 临床表现与诊断

儿童期糖尿病的典型症状包括多饮、多尿、多食和体重下降。此外，患儿可能出现疲劳、视力模糊、感染易发等症状。诊断糖尿病需要检测血糖水平，通常包括空腹血糖、餐后血糖和糖化血红蛋白等指标。

4. 治疗原则与方法

治疗儿童期糖尿病的原则是控制血糖水平、预防并发症，并保障患儿的正常生长发育。主要治疗方法包括胰岛素替代治疗、饮食控制和运动治疗。胰岛素替代治疗通过注射胰岛素来弥补体内胰岛素的不足；饮食控制旨在合理分配营养，控制血糖波动；运动治疗则通过增加身体活动来提高胰岛素敏感性。

5. 长期管理与随访

糖尿病是一种需要长期管理的疾病。患儿需要定期监测血糖水平、调整治疗方案，并接受相关并发症的筛查。此外，教育和心理支持对患儿及其家庭也至关重要，以帮助他们更好地应对疾病带来的挑战。

（二）肥胖症

1. 疾病概述

肥胖症是指体内脂肪堆积过多或分布异常而引起的慢性疾病。儿童期肥胖症与不良饮食习惯、缺乏运动等生活方式密切相关。肥胖不仅影响患儿的外观和心理健康，还增加了成年后患多种慢性病的风险。

2. 病因与影响因素

儿童期肥胖症的病因复杂多样，包括遗传因素、环境因素和行为因素等。遗传因素决定了个体对肥胖的易感性；环境因素如饮食结构、家庭习惯等影响着患儿的能量摄入和消耗；行为因素则涉及运动量、睡眠习惯等。

3. 临床表现与评估

肥胖症的临床表现因个体而异，但通常包括体重超标、体脂率增加等。评估肥胖程度常采用体质指数（BMI）等指标。此外，还需要关注患儿的心理健康状况和社会适应能力。

4. 治疗原则与方法

治疗儿童期肥胖症的目标在于减轻体重、改善健康状况并预防并发症。主要治疗方法包括生活方式干预（如饮食调整、增加运动量）、药物治疗和手术治疗等。生活方式干预是首选方法，通过改善饮食习惯和增加身体活动来减少能量摄入和增加能量消耗；药物治疗和手术治疗通常用于严重肥胖或伴有并发症的患儿。

5. 长期管理与随访

肥胖症是一种需要长期管理的疾病。患儿需要定期接受体重监测和健康状况评估，并根据情况调整治疗方案。同时，教育和心理支持对患儿及其家庭也至关重要，以帮助他们建立健康的生活方式和应对肥胖带来的心理压力。

（三）甲状腺疾病

1. 疾病概述

甲状腺疾病是指甲状腺功能或结构异常而引起的疾病。儿童期常见的甲状腺疾病包括先天性甲状腺功能减退症和自身免疫性甲状腺炎等。这些疾病对患儿的生长发育和智力发展均有重大影响。

2. 病因与发病机制

先天性甲状腺功能减退症的病因包括甲状腺发育不良、缺碘等；自身免疫性甲状腺炎则与免疫系统异常有关，导致甲状腺组织受损。发病机制涉及甲状腺激素合成和分泌障碍，进而影响全身代谢和器官功能。

3. 临床表现与诊断

先天性甲状腺功能减退症的临床表现包括智力低下、生长发育迟缓等；自身免疫性甲状腺炎则可能表现为颈部肿块、甲状腺功能减退等症状。诊断甲状腺疾病需要检测甲状腺激素水平和相关抗体等指标，并结合临床表现进行综合分析。

4. 治疗原则与方法

治疗儿童期甲状腺疾病的原则是控制甲状腺功能、缓解症状并保障患儿的生长发育。主要治疗方法包括药物治疗（如甲状腺激素替代治疗、免疫抑制剂等）、手术治疗和放射性碘治疗等。具体治疗方案需根据患儿病情和年龄等因素制定。对于先天性甲状腺功能减退症，早期发现和及时治疗至关重要；对于自身免疫性甲状腺炎，则需要根据病情选择合适的免疫抑制剂或手术方案。

5. 长期管理与随访

甲状腺疾病是一种需要长期管理的疾病。患儿需要定期接受甲状腺功能检测和相关并发症的筛查，并根据情况调整治疗方案。同时，教育和心理支持对患儿及其家庭也至关重要，以帮助他们更好地应对疾病带来的挑战并提高生活质量。

七、血液和免疫系统疾病

（一）贫血

1. 疾病概述

贫血是儿童期常见的血液系统疾病，主要表现为血液中红细胞数量减少或质量异常，导致携氧能力下降。贫血不仅影响患儿的生长发育，还可能引发一系列并发症，对患儿的健康造成长期影响。

2. 病因与发病机制

儿童期贫血的病因多样，包括营养不良、慢性疾病、遗传因素等。营养不良性贫血多见于缺铁、叶酸或维生素 B12 等造血原料不足；慢性疾病性贫血则与慢性炎症、感染或肿瘤等消耗性疾病有关。发病机制涉及红细胞生成减少、破坏过多或失血等。

3. 临床表现与诊断

贫血的临床表现因贫血程度和病因不同而异，常见症状包括面色苍白、乏力、头晕等。诊断贫血需要检测血常规，包括血红蛋白、红细胞计数等指标，并结合病史和体格检查进行综合判断。

4. 治疗原则与方法

治疗儿童期贫血的原则是纠正贫血原因、补充造血原料，并关注患儿的生长发育和营养状况。药物治疗是常用方法，如铁剂、叶酸等用于补充造血原料；营养支持则通过改善饮食结构和增加营养摄入来促进红细胞生成；对于严重贫血或急性失血，可能需要输血治疗。

5. 预防与护理

预防儿童期贫血的关键在于合理饮食和营养均衡。家长应引导孩子养成良好的饮食习惯，多吃富含铁、叶酸等造血原料的食物。同时，定期体检和早期发现贫血迹象也是预防的重要措施。对于已经患病的患儿，护理重点在于观察病情变化、预防并发症和提供心理支持。

（二）血友病

1. 疾病概述

血友病是一种遗传性凝血功能障碍性疾病，主要由于凝血因子缺乏而导致出血倾向。儿童期血友病患儿面临长期治疗和出血风险，对患儿及其家庭造成巨大负担。

2. 病因与发病机制

血友病的发病原因与凝血因子基因突变有关，导致凝血因子合成减少或功能异常。凝血因子在血液凝固过程中起关键作用，缺乏时易导致出血不止。

3. 临床表现与诊断

血友病的临床表现主要为出血倾向，包括皮肤瘀斑、关节腔出血等。诊断血友病需要检测凝血因子活性和相关基因检测，结合家族史和临床表现进行综合判断。

4. 治疗原则与方法

治疗儿童期血友病的原则是预防出血事件、控制症状并改善生活质量。替代治疗是主要方法，通过输注凝血因子来补充体内缺乏的凝血因子；药物治疗则用于辅助止血和缓解疼痛；物理治疗如冷敷、压迫等也有助于控制出血。对于严重出血或并发症，可能需要手术治疗。

5. 预防与护理

预防儿童期血友病的关键在于避免外伤和减少出血风险。家长应引导孩子注意安全，避免剧烈运动和碰撞。同时，定期体检和凝血因子活性监测也是预防的重要措施。对于已经患病的患儿，护理重点在于观察出血情况、预防并发症和提供心理支持。

（三）风湿性疾病

1. 疾病概述

风湿性疾病是一组侵犯关节、骨骼、肌肉等组织的疾病，常表现为炎症、疼痛和功能障碍。儿童期风湿性疾病对患儿的生长发育和生活质量造成严重影响。

2. 病因与发病机制

儿童期风湿性疾病的病因复杂多样，包括遗传因素、环境因素和免疫异常等。遗传因素在发病中起重要作用，环境因素如感染、寒冷等也可能诱发疾病。发病机制涉及免疫系统异常激活和炎症反应过度等。

3. 临床表现与诊断

风湿性疾病的临床表现因疾病类型和严重程度而异，常见症状包括关节疼痛、肿胀、晨僵等。诊断风湿性疾病需要结合病史、体格检查和实验室检查进行综合判断，如血沉、C 反应蛋白等炎性指标检测以及关节影像学检查等。

4. 治疗原则与方法

治疗儿童期风湿性疾病的原则是控制炎症、缓解症状并改善生活质量。药物治疗是主要方法，包括糖皮质激素、免疫抑制剂等用于控制炎症和免疫反应；物理治疗如热敷、按摩等有助于缓解疼痛和改善关节功能；心理治疗则用于缓解患儿焦虑和压力。对于严重关节畸形或功能障碍，可能需要手术治疗。

5. 预防与护理

预防儿童期风湿性疾病的关键在于增强免疫力和避免诱发因素。家长应引导孩子加强锻炼、保持营养均衡以增强免疫力；同时注意保暖、避免感染等诱发因素。对于已经患病的患儿，护理重点在于观察病情变化、预防并发症和提供心理支持。此外，定期随访和遵医嘱调整治疗方案也是确保患儿健康的关键。

八、骨骼和肌肉疾病

（一）脊柱侧弯

1. 疾病概述

脊柱侧弯是一种复杂的脊柱三维畸形，它不仅影响脊柱的外观，还可能导致疼痛、功能障碍等严重后果。儿童期是脊柱发育的关键时期，因此脊柱侧弯的早期发现和治疗尤为重要。

2. 病因与发病机制

脊柱侧弯的病因多种多样，包括先天性发育异常、遗传因素、姿势不良、神经肌肉疾病等。发病机制涉及脊柱的骨性结构、肌肉、韧带等多个方面的异常。这些异常因素相互作用，导致脊柱在冠状位、矢状位和轴位上的序列发生异常改变。

3. 临床表现与诊断

脊柱侧弯的临床表现因病情严重程度和个体差异而异。轻度脊柱侧弯可能仅表现为轻微的脊柱弯曲，而重度脊柱侧弯则可能导致明显的外观畸形、疼痛、呼吸困难等症状。诊断脊柱侧弯需要综合考虑病史、体格检查、影像学检查（如 X 线、CT、MRI 等）等多方面信息。

4. 治疗原则与方法

治疗脊柱侧弯的原则是早期发现、早期治疗，以及个体化、综合治疗。治疗方法包括保守治疗和手术治疗两大类。保守治疗主要包括支具治疗、物理治疗、康复锻炼等，适用于轻度至中度脊柱侧弯患儿。手术治疗则适用于病情严重、保守治疗无效的患儿，手术方法包括脊柱融合术、脊柱矫形术等。具体治疗方案需根据患儿病情、年龄、生长发育情况等因素综合考虑。

5. 预防与护理

预防脊柱侧弯的关键在于加强儿童期脊柱保健意识，注意保持正确的坐姿、站姿和行走姿势，避免长时间保持同一姿势。对于已经患病的患儿，护理重点在于观察病情变化、定期复查、及时调整治疗方案，同时提供心理支持和社会适应能力等方面的帮助。

（二）肌营养不良症

1. 疾病概述

肌营养不良症是一组罕见的遗传性肌肉疾病，主要特征是进行性加重的肌无力和肌肉变性。这类疾病对儿童期的患儿影响尤为严重，不仅损害他们的运动能力，还可能影响呼吸、吞咽等生命活动。

2. 病因与发病机制

肌营养不良症的发病原因主要与遗传因素有关，涉及多个基因的突变。这些基因突变导致肌肉细胞中的蛋白质合成、结构或功能发生异常，进而引发肌肉变性、坏死和纤维化等病理过程。发病机制复杂多样，不同类型的肌营养不良症可能具有不同的发病机制。

3. 临床表现与诊断

肌营养不良症的临床表现因疾病类型和病情严重程度而异。常见症状包括进行性加重的肌无力、肌肉萎缩、运动发育迟缓等。部分患儿还可能出现呼吸困难、吞咽困难等症状。诊断肌营养不良症需要综合考虑病史、家族史、体格检查、实验室检查（如肌酶谱、基因检测等）以及肌肉活检等多方面信息。

4. 治疗原则与方法

治疗肌营养不良症的原则是延缓病情进展、改善症状、提高生活质量。目前尚无特效治疗方法能够完全治愈肌营养不良症，但综合治疗手段可以在一定程度上改善患儿的预后。治疗方法包括药物治疗（如糖皮质激素、免疫抑制剂等用于控制炎症和免疫反应）、物理治疗（如康复训练、理疗等用于改善肌肉功能和防止肌肉萎缩）、心理治疗（用于缓解患儿及其家庭的心理压力）等。近年来，基因治疗和干细胞治疗等新兴治疗手段在肌营养不良症的治疗中展现出一定的潜力，但仍处于研究阶段。

5. 预防与护理

预防肌营养不良症的关键在于加强遗传咨询和产前诊断，避免致病基因的传递。对于已经患病的患儿，护理重点在于提供全面的康复支持和生活照顾，包括定期评估病情、调整治疗方案、预防并发症等。同时，关注患儿的心理健康和社会适应能力也是护理工作的重要组成部分。此外，家长和医护人员应共同努力，为患儿创造一个充满关爱和支持的生活环境。

第三节　儿科急症与急救

一、呼吸急症

（一）急性呼吸困难

1. 病因与发病机制

急性呼吸困难是儿科常见的急症，其背后隐藏着多种可能的病因。哮喘发作、肺炎，以及急性呼吸窘迫综合征是其中最为常见的三大原因。哮喘发作时，气道痉挛导致气道狭窄，使得呼吸变得尤为困难。而肺炎则会引起肺部炎症，导致肺泡内充满炎性渗出物，影响正常的气体交换。急性呼吸窘迫综合征则是一种更为严重的状况，它会导致肺组织弹性显著降低，严重影响肺部的通气和换气功能。

2. 临床表现

急性呼吸困难的临床表现多样且明显。患儿通常会出现呼吸急促、费力的症状，呼吸频率明显增快。由于缺氧，患儿的口唇会发绀，面色苍白或呈现灰暗色。鼻翼扇动是身体为了获取更多氧气的一种自然反应，而三凹征则是呼吸肌极度用力造成的体征，表现为胸骨上窝、锁骨上窝和肋间隙在吸气时明显凹陷。此外，急性呼吸困难还可能伴随咳嗽、发热、胸痛等症状。

3. 诊断与鉴别诊断

对于急性呼吸困难的诊断，医生通常会依据患儿的病史、症状、体征以及辅助检查结果来进行。血常规检查可以帮助判断是否存在感染，胸片则可以直观地显示肺部的情况，肺功能检查则有助于评估呼吸系统的功能状态。在鉴别诊断方面，医生需要排除心源性呼吸困难和中毒性呼吸困难等可能性。心源性呼吸困难通常与心脏疾病有关，而中毒性呼吸困难则可能由药物或毒物中毒引起。

4. 急救处理

面对急性呼吸困难的患儿，急救处理至关重要。首先，必须保持患儿的呼吸道通畅，这可以通过清除口鼻分泌物、抬高下颌等方法实现。同时，应给予患儿吸氧以缓解缺氧症状，吸氧方式应根据病情选择，如鼻导管、面罩等。针对病因的治疗也是关键，如哮喘发作时应使用解痉药物，肺炎则需使用抗生素等。此外，对症支持治疗也很重要，如退热、止咳、化痰等。在整个急救过程中，医生需要密切观察患儿的病情变化，以便及时调整治疗方案。

5. 预防措施

预防急性呼吸困难的发生同样重要。首先，应加强儿童呼吸道疾病防治知识的宣传，提高家长和儿童对呼吸道疾病的认知。其次，家长应提高对儿童呼吸道疾病的识别和处理能力，以便在疾病初期就能采取有效措施。鼓励儿童参加体育锻炼也是预防急性呼吸困难的有效手段之一，因为适当的体育锻炼可以增强体质、提高免疫力。最后，应避免儿童接触过敏原和刺激性物质，以降低呼吸道疾病的发生风险。通过这些预防措施的实施，我们可以有效降低儿童急性呼吸困难的发生率，保障儿童的健康成长。

（二）异物吸入

1. 病因与危害

异物吸入是儿童常见的意外伤害之一，其病因主要源于儿童的好奇心和探索欲望，使他们容易将各种小物件放入口中。常见的异物包括食物、玩具零件、硬币等，这些看似平常的物品一旦误入呼吸道，就可能成为致命的威胁。异物堵塞气道会导致窒息，这是异物吸入最直接的危害，严重时甚至危及生命。此外，异物在气道内停留还可能引发感染、肺不张等并发症，进一步加重病情。

2. 临床表现

异物吸入的临床表现因异物大小和堵塞部位不同而有所差异。一般来说，儿童在异物吸入后会突然出现呛咳、气急、面色青紫等症状。呛咳是异物刺激气道引起的保护性反射，气急则是由于气道受阻导致呼吸困难。面色青紫是缺氧的表现，说明异物已经严重影响了呼吸功能。此外，患儿还可能出现烦躁不安、哭闹等症状，这是因为他们无法用语言表达自己的不适和恐惧。

3. 诊断与鉴别诊断

对于异物吸入的诊断，医生主要依据异物吸入史、症状及体征来进行综合判断。其中，异物吸入史是最直接的证据，家长或目击者提供的病史对于诊断至关重要。症状和体征方面，医生会特别注意观察患儿是否有三凹征、肺部哮鸣音等体征，这些体征是异物堵塞气道的典型表现。在鉴别诊断方面，医生需要排除哮喘发作、急性喉炎等疾病引起的类似症状。这些疾病虽然也可能出现呼吸困难等症状，但发病机制和治疗方法与异物吸入截然不同。

4. 急救处理

异物吸入的急救处理关键在于迅速清除异物，恢复呼吸道的通畅。对于 1 岁以上的儿童，海姆立克急救法是首选的急救方法。这种方法通过冲击腹部使膈肌上抬，产生向上的气流将异物排出。对于 1 岁以下的婴儿，拍背法和胸部快速按压法则更为适用。拍背法是通过拍击患儿背部产生震动使异物排出，而胸部快速按压法则是通过快速按压胸部产生气流将异物冲出。若异物无法自行排出或病情严重，应立即就医寻求专业医生的帮助。

5. 预防措施

预防异物吸入是避免这一意外伤害发生的最佳选择。首先，家长应教育儿童不要将小物件放入口中或鼻腔内，这是防止异物吸入最直接有效的方法。其次，避免在儿童进食时逗笑或惊吓他们，因为这些行为可能导致食物误入气道。此外，将小物件放置在儿童触及不到的地方也是减少异物吸入风险的有效措施。最后，提高家长对儿童异物吸入的识别和处理能力也至关重要。家长应了解异物吸入的危害和急救方法，以便在意外发生时能够迅速采取正确的措施保护儿童的安全。通过这些预防措施的实施，我们可以大大降低儿童异物吸入的发生率，为他们的健康成长保驾护航。

（三）急性喉头水肿

1. 病因与发病机制

急性喉头水肿是儿科急症之一，其病因多种多样，但最常见的原因是感染和过敏反应。感染，尤其是急性喉炎，常由细菌或病毒引起，导致喉部黏膜发生炎症，进而充血水肿。过敏反应则通常由某种过敏原触发，如药物、食物或其他环境中的致敏物质，导致喉部组织迅速肿胀。这种肿胀使得喉腔变得狭窄，从而限制了空气的流通，造成呼吸困难。在严重的情况下，急性喉头水肿可能迅速进展，威胁患儿的生命。

2. 临床表现

急性喉头水肿的临床表现因病情的严重程度而异，但通常包括喉部疼痛、声音嘶哑和咳嗽。患儿可能会感觉到喉咙有异物感或紧迫感，说话或吞咽时疼痛加剧。随着喉部水肿的加重，呼吸困难和呼吸急促变得越来越明显。喉鸣是急性喉头水肿的典型体征，它是由于空气通过狭窄的喉腔时产生的湍流声。随着缺氧的加重，患儿可能出现口唇发绀、面色苍白等严重症状。

3. 诊断与鉴别诊断

诊断急性喉头水肿主要依据患儿的病史、症状和体征。医生通常会详细询问患儿或其家长关于可能的过敏原接触史、感染史以及症状的发展过程。体格检查中，医生会特别注意观察喉部水肿、喉鸣等体征。然而，由于急性喉头水肿的临床表现与其他喉部疾病有相似之处，因此鉴别诊断至关重要。医生需要排除喉部异物、喉部肿瘤等疾病的可能性，这些疾病虽然较为少见，但其临床表现与急性喉头水肿相似，容易误诊。

4. 急救处理

面对急性喉头水肿的患儿，急救处理的首要任务是保持呼吸道通畅。医生会迅速清除患儿口鼻分泌物，抬高下颌以开放气道。同时给予吸氧以缓解缺氧症状，这对于病情较重的患儿尤为重要。针对过敏反应引起的喉头水肿，抗过敏治疗是关键。医生会使用糖皮质激素等药物来减轻喉部组织的肿胀。对于感染引起的喉头水肿，积极抗感染治疗同样重要。医生会根据感染的病原体选择合适的抗生素或抗病毒药物。在病情极为严重的情况下，当其他治疗措施无法维持呼吸时，医生可能会考虑进行气管切开术以直接开放气道维持呼吸。

5. 预防措施

预防急性喉头水肿的发生同样重要。首先，加强儿童呼吸道疾病防治知识的宣传是提高公众认识的关键。家长和学校等社会机构应积极参与宣传活动，提高儿童及其家长对呼吸道疾病的认知和预防意识。其次，避免接触过敏原和刺激性物质是预防过敏反应引起的喉头水肿的有效措施。家长应密切关注孩子的过敏史，避免孩子接触已知的过敏原。同时，积极治疗上呼吸道感染等原发性疾病也是预防喉头水肿的重要环节。通过及时诊断和治疗这些疾病，可以有效防止病情恶化导致喉头水肿的发生。最后，提高家长对儿童急性喉头水肿的识别和处理能力也是预防工作的重要组成部分。家长应学会观察孩子的症状变化并及时就医，以免延误治疗时机。

二、心血管急症

（一）心律失常

心律失常是指心脏冲动的频率、节律、起源部位、传导速度或激动次序的异常。它可以单独发病，亦可与其他心血管病伴发。其预后与心律失常的病因、诱因、演变趋势、是否导致严重血流动力障碍有关，可突然发作而致猝死，亦可持续累及心脏而致其衰竭。

1. 病因与发病机制

心律失常的发生机制包括冲动形成异常、冲动传导异常以及两者兼有。病因则多种多样，常见的如下。

心脏疾病：先天性心脏病、心肌炎、心肌病等心脏结构或功能异常都可能导致心律失常。这些疾病会影响心脏的电生理特性，使心脏冲动的产生和传导发生异常。

电解质紊乱：钾、钙等离子在心脏电生理活动中起着重要作用。低钾血症、高钾血症、低钙血症等电解质紊乱会影响心肌细胞的兴奋性、自律性和传导性，从而导致心律失常。

药物或毒素作用：某些药物如洋地黄、抗心律失常药物等，或毒素如一氧化碳中毒等，可以直接或间接影响心脏的电生理活动，引起心律失常。

自主神经功能紊乱：迷走神经和交感神经对心脏的电生理活动有调节作用。迷走神经张力增高或交感神经兴奋等自主神经功能紊乱可能导致心律失常。

2. 临床表现

心律失常的临床表现多种多样，常见的有心悸、胸闷、头晕、乏力等。这些症状可能与心律失常的类型、严重程度以及持续时间有关。严重心律失常可导致晕厥、抽搐、阿-斯综合征等严重症状，甚至危及生命。听诊可发现心律不齐、心音强弱不等、心率过快或过缓等体征。

3. 诊断与鉴别诊断

诊断心律失常主要依靠心电图检查。心电图可以明确心律失常的类型和严重程度，为治疗提供依据。对于间歇性发作的心律失常，动态心电图具有重要诊断价值。电生理检查有助于明确心律失常的发生机制和部位。在鉴别诊断方面，需与心脏神经症、甲状腺功能亢进等引起的心悸相鉴别。这些疾病虽然也可能出现心悸等症状，但病因和治疗方法与心律失常不同。

4. 急救处理与治疗

急救处理与治疗心律失常的原则是迅速识别心律失常类型，采取相应措施恢复心脏的正常节律和功能。药物治疗是常用的治疗方法之一，给予抗心律失常药物如利多卡因、胺碘酮等。这些药物可以通过影响心脏的电生理活动来纠正心律失常。但需注意药物的副作用和用法用量，避免不良反应的发生。对于严重的心律失常如室颤、室速等，需立即进行电复律治疗以恢复心脏的正常节律。此外，积极治疗引起心律失常的原发病也是治疗心律失常的重要措施之一。如纠正电解质紊乱、控制感染等可以消除心律失常的诱因和病因，有助于恢复心脏的正常功能。

5. 预防措施

预防心律失常的措施包括定期体检、避免使用引起心律失常的药物或毒素以及保持良好的生活习惯和心态等。定期体检可以及时发现并治疗心脏疾病和电解质紊乱等原发病，防止这些疾病引起心律失常。避免使用引起心律失常的药物或毒素可以减少心律失常的发生风险。保持良好的生活习惯和心态如避免过度劳累和情绪激动等诱因可以减少自主神经功能紊乱引起的心律失常的风险。这些预防措施对于维护心脏的健康和预防心律失常的发生具有重要意义。

（二）心肌炎

心肌炎是一种心肌炎症性疾病，主要由病毒感染引起，但也可能由其他因素导致。该病可影响心肌细胞的正常功能，严重时甚至危及生命。了解心肌炎的病因、发病机制、临床表现、诊断方法、急救处理以及预防措施，对于保护心脏健康至关重要。

1. 病因与发病机制

心肌炎的主要病因是病毒感染，其中柯萨奇病毒、腺病毒和流感病毒等是最常见的病原体。这些病毒通过直接侵犯心肌细胞，引发心肌的炎症反应和坏死。此外，免疫反应也在心肌炎的发病过程中起着重要作用。当病毒感染后，机体的免疫系统会产生针对病毒的抗体，但这些抗体有时也会误攻心肌细胞，导致心肌损伤。除了病毒感染和免疫反应外，细菌感染、药物或毒素作用以及自身免疫性疾病等也可能引起心肌炎。这些因素通过不同的机制导致心肌细胞的损伤和炎症反应，进而引发心肌炎。

2.临床表现

心肌炎的临床表现多样，且具有一定的潜伏期。在前驱期，患者可能会出现发热、全身乏力、肌肉酸痛等非特异性症状。随着病情的进展，心肌受损的表现逐渐明显，如心悸、胸闷、胸痛以及呼吸困难等。这些症状的出现提示心肌功能受到损害。在严重的情况下，心肌炎可导致心力衰竭、心源性休克等危及生命的并发症。此外，心肌炎还可能累及其他系统，如消化系统（出现恶心、呕吐、腹痛等症状）和神经系统（如头晕、头痛、意识障碍等）。这些症状的出现增加了疾病的复杂性和治疗的难度。

3.诊断与鉴别诊断

心肌酶学检查是诊断心肌炎的重要手段之一。当心肌受损时，心肌酶会释放到血液中，导致血液中心肌酶水平升高。通过检测心肌酶的水平，可以判断心肌是否受损以及受损的程度。心电图检查也是诊断心肌炎的常用方法之一。心肌炎患者的心电图可能出现心律失常、ST-T 改变等异常表现，这些异常表现有助于诊断心肌炎。此外，影像学检查如超声心动图和心脏 MRI 等也有助于评估心脏的结构和功能，为诊断提供更多信息。然而，由于心肌炎的临床表现多样且缺乏特异性，因此需要进行鉴别诊断以排除其他类似疾病的可能性。常见的需要鉴别的疾病包括风湿性心肌炎、先天性心脏病和心包积液等。这些疾病具有与心肌炎相似的临床表现，但通过仔细询问病史、体格检查和实验室检查等手段可以进行鉴别。

4.急救处理与治疗

心肌炎的急救处理和治疗需要综合考虑患者的病情严重程度和病因。首先，患者应卧床休息以减轻心脏负担并促进心肌恢复。其次，药物治疗是心肌炎治疗的重要手段之一。抗病毒药物可用于治疗病毒感染引起的心肌炎；营养心肌和改善心肌代谢的药物有助于促进心肌细胞的修复和再生；同时还需要针对心力衰竭、心律失常等并发症进行对症治疗。如使用利尿剂减轻心脏负荷、使用抗心律失常药物控制心律失常等。在治疗过程中需要密切观察患者的病情变化以及时发现并处理可能出现的并发症如恶性心律失常、心力衰竭等。必要时可进行心电监护和血流动力学监测以评估患者的病情和治疗效果。除了药物治疗外，对于严重的心肌炎患者还可能需要采用其他治疗方法如机械通气辅助呼吸、心脏起搏器等以维持患者的生命体征稳定。

5.预防措施

预防心肌炎的关键在于增强免疫力和避免感染。首先，要注意个人卫生和环境卫生问题，定期开窗通风、保持室内空气流通；避免去人群密集的场所如商场、车站等以减少感染机会；其次要保持良好的生活习惯和心态如保证充足的睡眠时间、避免熬夜和过度劳累；适当进行体育锻炼以增强身体素质和免疫力；最后要定期进行体检以及时发现并治疗心脏疾病和其他潜在疾病如高血压、糖尿病等以降低心肌炎的发病风险。此外对于已经感染过心肌炎的患者来说还需要注意避免再次感染以及预防心肌炎的复发问题。这可以通过加强个人防护、避免接触感染源以及定期复查等手段来实现。

（三）休克

休克是一种危急的临床状态，表现为组织灌注不足和细胞氧代谢障碍。在儿童中，休克可能由多种原因引起，且病情发展迅速，需要及时诊断和治疗。

1. 病因与分类

休克的病因多样，主要分为以下几类。

失血性休克：大量失血导致循环血量迅速减少，常见于外伤、消化道出血、手术并发症等。失血性休克是儿童休克中最常见的类型之一。

感染性休克：严重感染导致全身炎症反应综合征，进而引起血管扩张、血容量不足和心肌抑制。常见于败血症、脓毒血症、重症肺炎等。

过敏性休克：过敏反应导致全身血管扩张和通透性增加，血浆外渗，循坏血量减少。常见于药物过敏、食物过敏、昆虫叮咬等。

神经源性休克：由于神经调节功能障碍引起的休克，常见于脊髓损伤、剧烈疼痛、脑损伤等。这类休克在儿童中相对较少见。

2. 临床表现

休克的临床表现多样，但通常包括以下几个方面。

精神状态改变：如烦躁不安、嗜睡、昏迷等，反映中枢神经系统功能受损。

皮肤改变：如苍白、湿冷、花斑等，提示外周血管收缩和微循环障碍。

血压下降：收缩压低于同龄儿童正常值或较平时明显下降，是休克的重要体征之一。

尿量减少：肾脏灌注不足导致尿量减少甚至无尿，反映肾脏功能受损。

其他系统受累表现：如呼吸系统症状（呼吸急促、发绀等）、消化系统症状（恶心、呕吐、腹胀等）等，提示多器官功能衰竭的风险增加。

3. 诊断与鉴别诊断

休克的诊断需要综合考虑病史、体格检查和实验室检查结果。首先，通过病史询问了解休克发生的原因和时间以及伴随症状等；其次，进行体格检查注意精神状态、皮肤改变、血压和心率等生命体征的变化；最后，进行实验室检查如血常规、尿常规、血气分析等有助于评估病情和鉴别诊断。此外，影像学检查如超声心动图、胸部 X 线等也有助于评估心脏功能和肺部情况。在鉴别诊断方面，需与低血糖昏迷、癫痫持续状态等相鉴别。根据病史、体格检查和实验室检查结果进行综合判断。

4. 急救处理与治疗

休克的急救处理与治疗需要迅速而准确地判断病情并采取相应的治疗措施。首先进行扩容治疗给予晶体液、胶体液等补充血容量以维持正常的血压和组织灌注；其次针对不同类型的休克进行对症治疗如使用血管活性药物改善微循环障碍使用利尿剂减轻肾脏负担等；同时积极治疗原发病如控制出血纠正电解质紊乱等也是治疗休克的关键环节之一。在治疗过程中需要密切观察病情变化及时调整治疗方案以确保患者的生命安全。

5. 预防措施

预防休克的发生需要从多个方面入手：首先加强儿童安全教育预防外伤和意外事故的发生注意家庭和学校等场所的安全设施是否完善；其次提高免疫力预防感染性疾病的发生注意个人卫生和环境卫生避免去人群密集的场所等；此外避免接触过敏原预防过敏反应的发生对于已知过敏史的儿童应避免再次接触过敏原并进行相应的脱敏治疗等；最后定期体检及时发现并治疗潜在疾病对于患有先天性心脏病血液系统疾病等的儿童应定期进行复查和治疗以预防休克等并发症的发生。通过这些预防措施可以有效降低儿童休克的发生率保障儿童的健康成长。

三、神经系统急症

（一）惊厥和癫痫持续状态

惊厥和癫痫持续状态是儿童常见的神经系统急症,对儿童的生命健康构成严重威胁。了解这两种状态的病因、发病机制、临床表现、诊断方法、急救处理以及预防措施，对于保护儿童的生命安全和促进健康成长具有重要意义。

1. 病因与发病机制

惊厥和癫痫持续状态的病因复杂多样，其中高热是小儿惊厥的常见原因之一。由于小儿神经系统发育尚未完善，高热易引发惊厥。颅内感染，如脑膜炎、脑炎等，炎症刺激也可引发惊厥。此外，电解质紊乱，如低钙血症、低镁血症等，可导致神经肌肉兴奋性增高，从而引发惊厥。其他原因，如颅内出血、脑缺氧等，也可导致惊厥的发生。而癫痫持续状态的病因则更为复杂，包括遗传因素、脑部结构异常、代谢性疾病等。在这些病因的作用下，神经系统的兴奋性和抑制性平衡被打破，导致神经元异常放电，进而引发惊厥或癫痫持续状态。

2. 临床表现

惊厥和癫痫持续状态的临床表现具有相似性，但也有所不同。惊厥发作时，儿童常表现为四肢抽搐、双眼上翻、口吐白沫等，可伴有意识丧失或意识模糊。而癫痫持续状态则表现为持续的癫痫发作，中间意识不完全恢复，发作时间超过 30 分钟。在这两种状态下，儿童的生命体征都可能受到影响，如呼吸节律紊乱、心率增快、血压升高等。此外，原发病的表现也是诊断的重要依据，如高热、颅内感染等原发病的症状和体征。

3. 诊断与鉴别诊断

对于惊厥和癫痫持续状态的诊断，首先要详细询问病史，了解发作的诱因、发作频率和持续时间等。体格检查要注意神经系统的体征和原发病的表现。实验室检查，如血常规、电解质、脑脊液检查等，有助于诊断。影像学检查，如头颅 CT、MRI 等，可排除颅内占位性病变。在鉴别诊断方面，需与低血糖昏迷、中毒等引起的惊厥相鉴别。这些疾病虽然也可能出现类似的症状，但通过详细的病史询问、体格检查和实验室检查，一般可以进行鉴别。

4. 急救处理与治疗

对于惊厥和癫痫持续状态的急救处理与治疗，首先要保持呼吸道通畅，将患儿头偏向一侧，清除口腔内分泌物和呕吐物，以防止误吸和窒息。同时给予抗惊厥药物治疗，如地西泮、苯巴比妥等，注意药物的副作用和用法用量。在治疗过程中要积极治疗原发病，如控制感染、纠正电解质紊乱等。此外，还要密切观察病情变化，注意生命体征和神经系统体征的变化，及时处理并发症。对于癫痫持续状态的治疗，还需要考虑长期抗癫痫药物的治疗和定期随访。

5. 预防措施

预防惊厥和癫痫持续状态的发生，首先要加强儿童保健工作，预防高热和颅内感染等原发病的发生。家长应密切关注儿童的健康状况，一旦发现异常应及时就医。对于有惊厥史的儿童，应避免诱发因素，如过度疲劳、精神紧张等。同时要定期体检，及时发现并治疗潜在疾病。此外，加强社会宣传和教育也是预防惊厥和癫痫持续状态的重要措施之一。通过提高公众对这两种状态的认识和了解，增强家长和儿童的防范意识，从而降低其发生率。

（二）急性颅内压增高

急性颅内压增高是一种危急的神经系统状况，可由于多种原因迅速发生，严重威胁患者的生命健康。

1. 病因与发病机制

急性颅内压增高的病因多样，其中颅脑外伤是常见原因之一。脑挫裂伤、颅内血肿等外伤性损伤可引起脑组织水肿、出血，导致颅内压迅速升高。颅内出血也是颅内压增高的常见原因，高血压脑出血、蛛网膜下腔出血等均可引起颅内压增高。此外，颅内肿瘤、脑积水等占位性病变也可导致颅内压增高。这些病因通过不同的机制影响颅内压的平衡，使颅内压力超过正常范围，进而引发一系列的临床症状。

2. 临床表现

急性颅内压增高的临床表现多样且危急。头痛是最常见的症状，通常呈持续性或阵发性加剧，可伴有恶心、呕吐等症状。随着颅内压的进一步升高，患者可出现意识障碍表现，如嗜睡、昏迷等。生命体征的变化也是颅内压增高的重要体征，如血压升高、脉搏缓慢等。此外，瞳孔不等大、对光反射迟钝等也是颅内压增高的常见表现。这些症状和体征的出现提示颅内压已经升高到一定程度，需要紧急处理。

3. 诊断与鉴别诊断

对于急性颅内压增高的诊断，首先要详细询问病史，了解患者的外伤史、高血压病史等。体格检查要注意神经系统体征和生命体征的变化，如瞳孔大小、对光反射、肌力等。影像学检查是诊断颅内压增高的重要手段，头颅 CT、MRI 等可以明确诊断和评估病情的严重程度。在鉴别诊断方面，需要与急性脑血管疾病、颅内感染等疾病进行鉴别。这些疾病虽然也可能出现类似的症状和体征，但通过详细的病史询问、体格检查和影像学检查，一般可以进行准确的鉴别。

4. 急救处理与治疗

急性颅内压增高的急救处理与治疗需要迅速而准确。首先要迅速降低颅内压，给予脱水剂（如甘露醇）和利尿剂（如呋塞米）治疗，注意药物的副作用和用法用量。必要时可进行脑室穿刺引流术等手术治疗以迅速降低颅内压。同时要密切观察病情变化，注意生命体征和神经系统体征的变化，及时处理并发症如脑疝等。积极治疗原发病也是治疗颅内压增高的关键，如控制外伤性出血、切除颅内肿瘤等。此外，还需要给予对症支持治疗，如镇痛药缓解疼痛、营养支持等。在治疗过程中要保持呼吸道通畅、维持水电解质平衡等。

5. 预防措施

预防急性颅内压增高的发生是降低疾病发生率的重要手段。首先要加强儿童安全教育，预防颅脑外伤的发生，注意交通安全、运动安全等。对于有高血压病史的儿童，应定期监测血压并控制血压在正常范围内以预防高血压脑出血等引起的颅内压增高。此外，定期体检也是预防颅内压增高的重要措施之一，可以及时发现并治疗颅内占位性病变等潜在疾病从而避免其进展为急性颅内压增高。通过这些预防措施的实施可以有效地降低急性颅内压增高的发生率保护儿童的健康和安全。

（三）脑膜炎/脑炎的急性表现

脑膜炎/脑炎是儿童期常见的中枢神经系统感染性疾病，具有起病急、病情重、变化快等特点。

1. 急性表现

脑膜炎/脑炎的急性表现多样且明显，通常包括高热、头痛、意识障碍和脑膜刺激征等。起病急骤，体温可迅速升高至39℃以上，伴有寒战和全身不适。头痛多为持续性或阵发性加剧，常因颅内压增高所致，可伴有恶心、呕吐等消化道症状。随着病情加重，患儿可出现嗜睡、昏迷等意识障碍表现，提示病情危重。此外，脑膜刺激征也是脑膜炎/脑炎的典型体征，包括颈项强直、克氏征阳性等，这是由于脑膜受炎症刺激所致。部分患儿还可出现皮疹、瘀斑等皮肤表现，有助于诊断和鉴别诊断。

2. 病因与发病机制

脑膜炎/脑炎的病因多样，主要包括细菌感染、病毒感染和其他原因。细菌感染以脑膜炎奈瑟菌、肺炎链球菌等最为常见，这些细菌可通过血行播散或直接侵入脑膜引起炎症。病毒感染则以单纯疱疹病毒、肠道病毒等为主要病原体，通过侵犯脑膜和脑实质导致炎症。此外，真菌感染、寄生虫感染等也可引起脑膜炎/脑炎，但相对较少见。这些病原体侵入中枢神经系统后，可引起脑膜和脑实质的炎症反应，导致脑组织水肿、颅内压增高和神经功能障碍等严重后果。

3. 诊断与鉴别诊断

对于疑似脑膜炎/脑炎的患儿，应详细询问病史，了解发病诱因、接触史等，以助于诊断。体格检查应重点关注神经系统体征和皮疹等皮肤表现，发现异常体征有助于诊断。

实验室检查方面，血常规可了解感染情况，脑脊液检查则可明确病原体类型，对于确诊和治疗具有重要指导意义。影像学检查如头颅 CT、MRI 等可排除颅内占位性病变并评估病情严重程度。在鉴别诊断方面，需与其他中枢神经系统感染性疾病如结核性脑膜炎等相鉴别，以免误诊误治。

4. 急救处理与治疗

对于急性脑膜炎/脑炎的患儿，应立即就医并住院治疗，确保得到及时有效的救治。治疗原则包括抗感染治疗、降颅压治疗和对症支持治疗等。根据病原体类型选择合适的抗生素或抗病毒药物进行抗感染治疗是关键，同时应注意药物的副作用和用法用量。降颅压治疗可给予脱水剂和利尿剂以降低颅内压，缓解头痛等症状。对症支持治疗则包括解热镇痛、营养支持等，以改善患儿症状和提高生活质量。对于留有后遗症的患儿，可进行康复治疗和训练以提高生活质量。

5. 预防措施

预防脑膜炎/脑炎的关键在于加强儿童保健和免疫接种工作，提高儿童免疫力以抵抗病原体侵入。家长应注意个人卫生和环境卫生，避免带孩子去人群密集的场所等以减少感染机会。对于有免疫缺陷或慢性疾病的儿童，应加强护理和营养支持以提高免疫力。此外，定期体检可及时发现并治疗潜在疾病如中耳炎等可能引起颅内感染的疾病，从而降低脑膜炎/脑炎的发生风险。

四、意外伤害

（一）跌落伤

儿童跌落伤是家庭常见的意外伤害之一，其发生往往与儿童的好奇心、活动量大但自我保护能力弱有关。跌落伤可能带来的后果十分严重，因此，了解急救措施和预防措施至关重要。

1. 急救措施

评估伤情：当儿童发生跌落伤时，首先要迅速而冷静地评估伤情。观察儿童的意识状态，判断其是否清醒；检查呼吸情况，看是否有呼吸急促、困难或杂音；同时，仔细查找可能的出血部位，观察出血量及颜色。这些初步的观察有助于判断伤情的严重程度，并为后续的急救处理提供依据。

止血与包扎：如果发现儿童有出血情况，应立即采取止血措施。可以使用干净的纱布或棉垫对伤口进行压迫止血，同时抬高受伤部位以减少血液流出。在止血的同时，应对伤口进行清洁处理，以去除附着的污物和细菌。然后，用无菌纱布对伤口进行包扎，以保护伤口并防止感染。

保持呼吸道通畅：在急救过程中，保持儿童呼吸道的通畅至关重要。如果儿童意识不清或出现呕吐等症状，应将其头部偏向一侧，以防止呕吐物阻塞呼吸道导致窒息。同时，可以解开儿童的衣领和腰带，保持其呼吸顺畅。

尽快就医：在完成初步的急救处理后，应尽快将儿童送往医院进行进一步检查和治疗。医生会根据伤情进行必要的影像学检查，如 X 光、CT 等，以确定是否有骨折、内脏损伤或其他潜在伤害。及时的治疗能够最大限度地减少伤害对儿童的影响。

2. 预防措施

儿童跌落伤的预防是避免意外发生的最佳选择。以下是一些有效的预防措施：

加强家庭安全教育：家长应定期对儿童进行安全教育，让他们了解跌落伤的危害性和预防措施。教育儿童不要在高处嬉戏、攀爬，避免独自站在椅子、桌子等不稳固的物体上。同时，家长也要以身作则，遵守安全规则，为儿童树立良好的榜样。

设置安全护栏：在窗户、阳台等高处设置安全护栏是防止儿童跌落的有效措施。护栏的高度和强度应符合安全标准，能够承受儿童的推挤和攀爬。此外，家长还要定期检查护栏的稳固性，确保其始终处于良好的防护状态。

使用防滑家具和地垫：在家中使用有防滑功能的家具和地垫可以减少儿童滑倒和跌落的风险。家具的边角可以做成圆弧形，以减少碰撞伤害；地垫则可以选择防滑材质，增加摩擦力，防止儿童滑倒。

定期进行安全检查：家长应定期对儿童活动场所进行安全检查，及时发现并排除安全隐患。例如，检查地板是否湿滑、玩具是否摆放稳固、电源插座是否放置在儿童触及不到的地方等。通过持续的安全检查和整改，可以为儿童营造一个更加安全的生活环境。

（二）烧伤和烫伤

烧伤和烫伤是儿童常见的意外伤害，它们常常由于儿童接触高温物体、热液体或化学物质等导致。由于儿童的皮肤相对娇嫩，对热的耐受力较差，因此一旦发生烧伤或烫伤，可能会带来严重后果。为了有效应对这类意外，我们必须了解正确的急救措施，并采取有效的预防措施。

1. 急救措施

当儿童发生烧伤或烫伤时，迅速而正确的急救措施至关重要。

脱离热源：首先，要立即将儿童从热源处移开，如火焰、热水等。这是防止伤害进一步扩大的首要步骤。在移动儿童时，要注意避免触碰烧伤或烫伤部位，以免加重伤势。

冷水冲洗：紧接着，应迅速用大量流动的冷水冲洗受伤部位。这一步骤有助于降低皮肤温度、减轻疼痛和减少组织损伤。冲洗时间应持续 20～30 分钟以上，直到疼痛明显减轻为止。在冲洗过程中，要保持水流温和，避免用力过猛导致皮肤破损。

清创与包扎：在冷水冲洗后，应对受伤部位进行清创处理。使用干净的纱布或棉球轻轻擦拭伤口，去除附着在皮肤上的异物和坏死组织。然后，用无菌纱布包扎伤口，以保护受伤部位并防止感染。在包扎时，要注意松紧适度，避免过紧影响血液循环或过松导致纱布脱落。

就医治疗：根据烧伤或烫伤的严重程度，应及时就医进行进一步治疗。对于轻度烧伤或烫伤，可以在家中进行简单的处理和观察；而对于重度烧伤或烫伤，如涉及大面积皮肤损伤、出血、水肿等情况，应立即送往医院接受专业治疗。医生会根据具体情况进行清创、用药、植皮等手术处理。

2. 预防措施

预防烧伤和烫伤的发生是避免儿童受到伤害的最佳选择。以下是一些有效的预防措施。

加强安全教育：家长应定期对儿童进行安全教育，让他们了解烧伤和烫伤的危害性以及预防措施。教育儿童远离火源、热水等危险物品，并告诉他们如何正确使用家电和家居用品。

放置高温物品：将热水壶、熨斗等高温物品放置在儿童触及不到的地方，或使用带有儿童锁功能的家电产品。这样可以有效避免儿童因好奇或误触而导致烧伤和烫伤。

使用防火防烫家居用品：在选购家居用品时，应选择具有防火防烫功能的产品，如耐高温的餐具、隔热垫等。这些产品可以减少儿童接触高温物体的机会，从而降低烧伤和烫伤的风险。

注意洗澡安全：在给儿童洗澡时，应先放冷水再放热水，以避免因水温过高而导致烫伤。同时，家长要时刻保持警惕，确保儿童在洗澡过程中的安全。

通过加强安全教育、合理放置高温物品、使用防火防烫家居用品以及注意洗澡安全等措施，我们可以有效降低儿童烧伤和烫伤的发生率，为他们的健康成长保驾护航。

（三）中毒（药物、化学物质）

中毒，作为一种严重的儿童意外伤害，时刻威胁着孩子们的安全。由于儿童的辨识能力和自我保护能力相对较弱，他们很容易成为中毒事件的受害者。中毒的原因多种多样，从误食药物到接触有毒化学物质，每一种都可能带来严重的后果。因此，了解中毒的急救措施和预防措施至关重要。

1. 急救措施

面对儿童中毒事件，迅速而正确的急救措施是挽救生命的关键。

识别毒物种类：首先，必须迅速确定导致中毒的毒物种类。这可以通过观察中毒现场的环境、询问目击者或查看可能的毒源来进行。了解毒物种类有助于后续采取针对性的治疗措施。

催吐与洗胃：对于口服中毒的儿童，如果意识清醒且尚未发生呕吐，可以尝试进行催吐处理。催吐有助于将胃内的毒物排出，减轻中毒程度。然而，需要注意的是，对于某些腐蚀性毒物或意识不清的儿童，催吐可能会加重伤害，因此不宜进行。在催吐后，应立即就医进行洗胃治疗，以彻底清除胃内残留的毒物。

保持呼吸道通畅：中毒可能导致儿童出现呼吸困难等症状。在这种情况下，必须立即采取措施保持呼吸道通畅。这包括清除口腔内的异物、给予吸氧等。必要时，可能需要进行气管插管或气管切开术以确保呼吸顺畅。

解毒治疗：根据毒物种类和中毒程度，医生会制定针对性的解毒治疗方案。这可能包括使用特效解毒剂、进行血液透析等方法。同时，医生会密切观察患儿的病情变化，及时处理可能出现的并发症。

2. 预防措施

预防中毒的发生是保护儿童安全的最佳选择。以下是一些有效的预防措施。

妥善保管药品和有毒化学物质：家长应将药品和有毒化学物质放置在带锁的柜子或高处，确保儿童无法触及。同时，要定期检查药品和化学物质的有效期，及时清理过期或废弃的物品。

使用儿童安全包装或瓶盖：购买药品和化学物质时，应选择带有儿童安全包装或瓶盖的产品。这种设计可以增加儿童打开的难度，从而降低误食或接触有毒物质的风险。

教育儿童识别有毒物质：家长应教育儿童不要随意采摘、食用不明植物或动物，以免误食有毒物质。同时，要告诉儿童哪些物品是有毒的，并教导他们如何正确识别和处理这些物品。

定期进行安全检查：家长应定期对家庭环境进行安全检查，特别是厨房、卫生间等容易存放有毒物质的地方。检查时要关注药品和化学物质的存放位置、有效期以及使用后的处理情况等。

通过采取上述急救措施和预防措施，我们可以有效降低儿童中毒事件的发生率，为孩子们的安全健康成长提供有力保障。同时，家长和社会各界也应加强宣传和教育力度，提高人们对儿童中毒问题的认识和重视程度。

（四）溺水

溺水，作为一种极具危害性的儿童意外伤害，常常发生在游泳池、河流、湖泊等水域。儿童由于天性好奇、活泼，加之对水域环境的判断能力和自救能力相对较弱，使得他们成为溺水事故的高发群体。溺水的后果严重，可能导致窒息、心脏骤停，甚至危及生命。因此，了解溺水的急救措施和预防措施至关重要。

1. 急救措施

面对儿童溺水事故，迅速而正确的急救措施是挽救生命的关键。

迅速救出患儿：一旦发现儿童溺水，首先要迅速将其从水中救出，脱离危险环境。在救援过程中，应尽量避免对患儿造成二次伤害。救出后，如有可能，应尽快清除患儿口鼻中的异物和污水，保持其呼吸道通畅。

心肺复苏：如患儿出现呼吸停止、心搏骤停等严重症状，应立即进行心肺复苏术（CPR）。CPR 是一种紧急处理措施，包括胸外按压、人工呼吸等步骤，旨在维持患儿的生命体征。在进行 CPR 时，必须注意操作规范、频率和深度等要素，以确保急救效果。同时，应尽快呼叫专业救援人员到场协助救治。

保暖与就医：在等待救援人员到来的过程中，要注意为患儿保暖，避免其因失温而加重病情。一旦专业救援人员到场，应尽快将患儿送往医院进行进一步检查和治疗。医生会根据患儿的具体情况进行针对性处理，如进行脑部影像学检查以评估脑损伤情况、使用呼吸机等辅助设备维持呼吸功能等。

2. 预防措施

预防溺水事故的发生是保护儿童安全的最佳选择。以下是一些有效的预防措施。

加强安全教育：家长和学校应加强对儿童的安全教育，提醒他们不要私自下水游泳或在水边嬉戏。要让他们深刻认识到溺水的危害性和预防措施的重要性。同时，家长要时刻关注孩子的动态，确保他们处于安全的环境中。

设置安全设施：在游泳池等水域应设置安全护栏和救生设备，确保儿童在安全范围内活动。这些设施可以起到一定的保护作用，降低溺水事故的发生概率。同时，要有专人看护和管理这些设施，确保其正常运行和使用。

提高自救能力：家长可以引导孩子学习并掌握基本的游泳技能和自救方法，提高他们在水中的自我保护能力。这可以通过参加游泳培训课程、自学相关教程或观看教学视频等方式实现。此外，家长还可以教孩子如何正确使用救生器材等辅助工具。

定期进行安全检查：家长应定期对家庭附近的水域进行安全检查，及时发现并排除安全隐患。如加固河边护栏、设置警示标志、清理水域中的杂物等。这些措施可以降低溺水事故的发生概率，为儿童提供一个更安全的生活环境。

五、急腹症

(一) 急性阑尾炎

1. 病因与发病机制

急性阑尾炎是外科常见病，居各种急腹症的首位。其病因与发病机制主要涉及三个方面：阑尾管腔阻塞、细菌感染以及胃肠道功能障碍。

阑尾管腔阻塞是最常见的病因。阻塞可能由于淋巴滤泡的明显增生、粪石、异物、炎性狭窄、食物残渣、蛔虫、肿瘤等引起。当阑尾管腔受阻，内压增高，使得阑尾壁的血运发生障碍，从而容易导致细菌侵入受损的黏膜，引发感染。

细菌感染也是急性阑尾炎的重要发病机制。当阑尾发生损伤并出现管腔阻塞时，细菌繁殖并分泌内毒素和外毒素，损伤黏膜上皮并使黏膜形成溃疡。细菌穿过溃疡的黏膜进入阑尾肌层，进一步导致阑尾壁间压力升高，妨碍血液供应，最终造成阑尾缺血梗死和坏疽。

胃肠道功能障碍，如腹泻、便秘等，可能引发内脏神经反射，导致阑尾肌肉和血管痉挛。一旦痉挛超过正常强度，可能会造成阑尾管腔狭窄、血供障碍、黏膜受损和细菌入侵，从而引发急性炎症。

2. 临床表现

急性阑尾炎的典型临床表现包括转移性右下腹痛、麦氏点压痛等。发病初期，患者可能感到中上腹或脐周疼痛。随着病情的发展，腹痛逐渐转移并固定在右下腹。此外，患者还可能出现一些伴随症状，如发热、恶心和呕吐。

在体征方面，医生触诊时患者右下腹可出现压痛、反跳痛和腹肌紧张等表现。

3. 诊断与鉴别诊断

急性阑尾炎的诊断主要依据患者的病史、症状和体征。实验室检查如白细胞计数增高可辅助诊断。影像学检查如 B 超和 CT 扫描也有助于确诊。

鉴别诊断方面，需要考虑一些与急性阑尾炎症状相似的疾病，如急性胃肠炎、肠系膜淋巴结炎等。这些疾病虽然也可能出现腹痛、发热等症状，但它们的发病机制和治疗方法与急性阑尾炎有所不同。

4. 治疗与护理

急性阑尾炎的治疗原则是一旦确诊，应尽早进行手术治疗。手术方法主要是阑尾切除术。术前应做好充分的准备，包括禁食、备皮、抗生素皮试等。术后护理也很重要，需要密切观察患者的生命体征和伤口情况，及时处理可能出现的并发症。

除了手术治疗外，还需要进行抗感染治疗和对症处理。抗感染治疗主要是使用抗生素来控制感染。对症处理则包括止痛、补液等措施以缓解患者的症状和改善其一般情况。

5. 预防与健康教育

预防急性阑尾炎的发生可以从以下几个方面入手：首先是饮食卫生教育，避免摄入不洁食物以减少胃肠道感染的机会；其次是避免暴饮暴食以减少胃肠道负担；最后是增强体质和免疫力以预防感冒等疾病的发生。这些措施都有助于降低急性阑尾炎的发病风险。

对于已经发生急性阑尾炎的患者来说，健康教育同样重要。他们需要了解疾病的发生原因、治疗方法和预防措施以避免再次发病。同时还需要保持良好的生活习惯和饮食习惯以促进身体的康复。

（二）肠梗阻

肠梗阻是一种常见的急腹症，其发病急骤，病情多变，若不及时处理，可能会对患者的生命造成严重威胁。

1. 病因与分类

肠梗阻的病因多样，主要包括机械性、动力性和血运性三类。机械性肠梗阻是最常见的类型，主要由肠套叠、肠扭转等物理性因素引起。动力性肠梗阻则是由肠壁肌肉运动功能障碍所致，可分为麻痹性和痉挛性两种。血运性肠梗阻则是由肠系膜血管栓塞或血栓形成导致的，相对较少见。

2. 临床表现

肠梗阻的临床表现具有特征性，主要包括腹痛、呕吐、腹胀和停止排便排气四大症状。腹痛通常为阵发性绞痛，呕吐物多为胃内容物，腹胀程度与梗阻部位和性质有关。停止排便排气是肠梗阻的晚期表现，提示病情严重。此外，患者还可能出现腹部膨隆、肠鸣音亢进或减弱等体征。

3. 诊断与检查

肠梗阻的诊断主要依据患者的病史、症状和体征。实验室检查如电解质、血气分析等有助于了解患者的内环境状况，评估病情严重程度。影像学检查在肠梗阻的诊断中具有重要作用，X 线腹部平片可见肠胀气和液平面，超声检查则有助于明确梗阻部位和性质。对于疑似肠梗阻的患者，应尽早进行影像学检查以明确诊断。

4. 治疗原则

肠梗阻的治疗原则主要包括禁食禁水、胃肠减压、补液纠正水电解质紊乱以及手术治疗。禁食禁水和胃肠减压可以减轻肠道负担，降低肠腔内压力，有助于改善病情。补液纠正水电解质紊乱是维持患者内环境稳定的重要措施。对于绞窄性肠梗阻等严重情况，应及时进行手术治疗以解除梗阻并恢复肠道通畅。术后护理与康复同样重要，包括密切观察病情变化、预防感染等并发症的发生以及逐步恢复饮食等。

5. 预防措施

预防肠梗阻的关键在于合理饮食和定期检查。患者应避免暴饮暴食，以免增加肠道负担和诱发肠梗阻。同时，应定期进行肠道检查，及时发现并处理肠道疾病，防止其发展为肠梗阻。此外，教育儿童识别肠梗阻症状也具有重要意义，以便他们能够在出现不适时及时就医并接受针对性治疗。通过合理饮食、定期检查和健康教育等措施，我们可以有效降低肠梗阻的发病率和死亡率，保障患者的健康与生命安全。

（三）急性胰腺炎

急性胰腺炎是一种胰腺的急性炎症过程，其起病急骤，病情多变，严重时甚至危及生命。

1. 病因与危险因素

急性胰腺炎的病因多样，主要包括胆道疾病、暴饮暴食、药物与毒物以及感染、外伤等其他因素。胆道疾病，尤其是胆石症和胆道感染，是急性胰腺炎最常见的病因。暴饮暴食则通过刺激胰液大量分泌而诱发胰腺炎。某些药物如硫唑嘌呤、糖皮质激素等，以及毒物如酒精，也可引起胰腺炎。此外，感染、外伤等也是胰腺炎的潜在病因。

2. 临床表现

急性胰腺炎的临床表现具有特征性。腹痛是其主要症状，通常表现为剧烈、持续性的中上腹或左上腹疼痛，可向背部放射。恶心、呕吐是常见的伴随症状，呕吐后腹痛不缓解。部分患者可出现发热，若为胆源性胰腺炎，还可出现黄疸。重症胰腺炎患者可出现低血压、休克等严重表现。

3. 诊断与评估

急性胰腺炎的诊断主要依据患者的病史、症状和体征，以及实验室检查和影像学检查。实验室检查中，血淀粉酶和脂肪酶升高对胰腺炎的诊断具有重要意义。影像学检查如超声和 CT 可发现胰腺肿大、渗出等征象，有助于明确诊断。同时，对胰腺炎的严重程度进行评估也至关重要，以便制定合适的治疗方案。

4. 治疗策略

急性胰腺炎的治疗原则包括禁食禁水、胃肠减压、抑酸抑酶治疗、抗感染、补液营养支持以及并发症的预防与处理。禁食禁水和胃肠减压可减少胰液分泌，降低胰腺负担。抑酸抑酶治疗可抑制胃酸分泌和胰酶活性，减轻胰腺损伤。抗感染、补液营养支持则有助于维持患者内环境稳定，促进康复。在治疗过程中，应密切观察病情变化，及时发现并处理可能出现的并发症如胰腺脓肿、假性囊肿等。

5. 预防措施与教育

预防急性胰腺炎的关键在于合理饮食、避免暴饮暴食以及胆道疾病的预防与治疗。患者应保持规律的饮食习惯，避免高脂、高蛋白等刺激性食物的大量摄入。对于胆道疾病患者，应积极治疗原发病并定期复查以防止胰腺炎的发生。此外，药物使用的注意事项也至关重要，患者在使用可能诱发胰腺炎的药物时应谨慎并遵循医嘱。健康教育与心理支持对于胰腺炎患者同样重要，通过向患者传授相关知识、技能和态度，帮助他们建立健康的生活方式并增强自我管理能力，从而降低胰腺炎的发病风险和提高生活质量。

六、过敏反应

（一）过敏性反应

1. 过敏性反应的定义与类型

过敏性反应，又称为变态反应，是人体对某种外界物质（即过敏原）产生的一种异常免疫反应。这种反应不同于正常的生理反应，它会导致人体组织损伤或功能障碍。过敏性反应的类型多种多样，其中最常见的是药物过敏和食物过敏。

药物过敏是指人体对某种药物成分产生的异常免疫反应。这类反应通常发生在服用药物后数分钟至数小时内，症状轻重不一，轻者可能仅出现皮疹、瘙痒等皮肤症状，重者则可能出现呼吸困难、休克等严重症状。常见的引起药物过敏的药物包括抗生素、非处方药、解热镇痛药等。

食物过敏则是指人体对某种食物成分产生的异常免疫反应。这类反应通常发生在食用某种食物后不久，症状同样轻重不一，轻者可能仅出现口腔瘙痒、皮肤红疹等轻微症状，重者则可能出现喉头水肿、呼吸困难等严重症状。常见的引起食物过敏的食物包括海鲜、坚果、乳制品、鸡蛋等。

2. 常见的过敏原

过敏性反应的根源在于过敏原。过敏原的种类繁多，几乎涵盖了人们日常生活的各个方面。除了上述的药物和食物外，还包括空气中的花粉、尘螨、动物皮毛等。这些过敏原在人体接触后，可能引发一系列的免疫反应，导致过敏症状的出现。

3. 过敏性反应的症状

过敏性反应的症状多种多样，涉及皮肤、呼吸系统、消化系统等多个方面。皮肤症状是最常见的表现，包括皮疹、红肿、瘙痒等。这些症状通常出现在接触过敏原的部位，如手臂、脸部等。呼吸系统症状则表现为喉咙发紧、呼吸困难、喘息等，严重者甚至可能出现喉头水肿、窒息等危险情况。消化系统症状则包括恶心、呕吐、腹泻等，这些症状通常与食物过敏有关。

4. 过敏性反应的急救措施

面对过敏性反应，及时的急救措施至关重要。首先，要迅速识别并避免过敏原。对于已知过敏原的患者，应避免再次接触；对于未知过敏原的患者，应尽快就医进行过敏测试以明确过敏物质。其次，要给予抗过敏药物治疗，如抗组胺药、糖皮质激素等。这些药物可以有效缓解症状、控制病情发展。最后，要密切观察病情变化。如症状持续或加重，应立即就医寻求进一步治疗。

5. 过敏性反应的预防

预防过敏性反应的关键在于避免接触过敏原。对于已知过敏原的患者，应在日常生活中尽量避免接触；对于未知过敏原的患者，则可通过过敏测试明确过敏物质，从而有针对性地避免接触。此外，保持良好的生活习惯和饮食习惯也有助于预防过敏性反应的发生。例如，保持室内清洁、定期除尘除螨；饮食均衡、避免过度摄入易致敏食物等。同时，加强体育锻炼、提高身体免疫力也是预防过敏性反应的有效手段。

（二）严重过敏反应（变态反应）

1. 严重过敏反应的定义与特点

严重过敏反应，医学上又称为变态反应或超敏反应，是一种极端且危及生命的急性免疫反应。当人体对某种物质（如药物、食物中的某些成分或环境中的某些物质）产生过度反应时，就可能出现这种严重的过敏反应。其特点是发病迅速，往往在短时间内病情急剧恶化，症状严重，甚至威胁生命，因此需立即就医进行紧急处理。

2. 严重过敏反应的症状

严重过敏反应的症状多种多样，但最为典型和危险的是喉头水肿和休克。喉头水肿时，患者会感到喉咙发紧、呼吸困难，甚至出现窒息的情况。这是因为过敏反应导致喉部组织迅速肿胀，阻塞了呼吸道。而休克则是由于过敏反应引发全身性血管扩张、血压急剧下降，导致血液无法有效供应身体各部位，尤其是大脑和重要脏器。此时，患者可能出现意识模糊、面色苍白、四肢厥冷、脉搏细弱等症状，甚至昏迷。

除了喉头水肿和休克，严重过敏反应还可能伴随其他症状，如心悸、胸闷、呼吸急促、皮肤瘙痒、红疹等。这些症状虽然相对较轻，但也是过敏反应的重要组成部分，不容忽视。

3. 严重过敏反应的急救措施

面对严重过敏反应，及时有效的急救措施至关重要。首先，应立即就医，拨打急救电话或尽快将患者送往医院。在等待救援的过程中，可以给予患者抗过敏药物，如肾上腺素等，以缓解症状、控制病情发展。同时，要保持患者呼吸道通畅，如出现喉头水肿导致呼吸困难时，可以尝试将患者头部垫高、保持半卧位，以减轻喉部压力。必要时，应进行人工呼吸或心肺复苏等紧急处理措施。

4. 严重过敏反应的预防与教育

预防严重过敏反应的关键在于避免接触已知的过敏原。对于已经明确过敏原的患者来说，应在日常生活中严格避免再次接触这些物质。例如，对某种药物过敏的患者在就医时应主动告知医生自己的过敏史，避免使用该类药物；对某种食物过敏的患者则应避免食用含有该食物成分的食品。

此外，教育患者和家属识别过敏症状、掌握基本的急救技能也非常重要。患者和家属应了解严重过敏反应的症状表现和处理方法，以便在发生紧急情况时能够迅速采取措施进行自救或互救。同时，提高公众对严重过敏反应的认识和重视程度也是预防工作的重要一环。通过广泛宣传和教育，增强公众对过敏反应的认知和理解，减少因误解或忽视而导致的悲剧发生。

七、急救技能和程序

（一）心肺复苏（CPR）

1. 心肺复苏的重要性

心肺复苏（CPR）不仅仅是一项急救技能，它在关键时刻扮演着"生命守护者"的角色。当一个人的心脏由于某种原因突然停止跳动，其脑部和其他重要器官将失去血液供应，这意味着氧气和养分的输送被切断。在几分钟内，如果不进行及时干预，患者可能遭受不可逆的脑损伤，甚至面临生命威胁。

正是在这样的背景下，心肺复苏显得尤为重要。通过一系列有序的、科学的操作，CPR能够在心脏骤停后的黄金救援期内，暂时替代心脏的功能，为脑部和其他器官提供必要的血液和氧气，从而为患者争取到宝贵的抢救时间。及时、正确的心肺复苏不仅可以显著提高患者的生存率，还能在很大程度上减少后遗症，提高患者的生活质量。

2. 心肺复苏的步骤

心肺复苏的步骤包括胸外按压和人工呼吸，这两者是相互补充、缺一不可的。

胸外按压是CPR中的核心环节。施救者需要将双手交叠，掌根放在患者胸骨下半部，然后用力、快速地进行按压。这样的按压可以暂时模拟心脏的泵血功能，推动血液循环。按压的深度、频率和节奏都有严格的要求，以确保按压的有效性。

人工呼吸则是为了向患者肺部提供氧气。对于未经专业训练的施救者来说，可以仅进行胸外按压，因为单纯的按压也能在一定程度上维持血液循环。但对于受过训练的施救者，每进行 30 次胸外按压后，应该进行 2 次人工呼吸。人工呼吸时，需要确保患者的气道畅通，然后通过口对口或口对鼻的方式向患者吹气。

3. 心肺复苏的注意事项

在进行心肺复苏时，有几个关键的注意事项必须牢记。

确保患者平躺于坚硬平面上，这样可以保证按压的效果和患者的舒适度。如果患者处于软床或不平整的地面上，按压的深度和效果都会受到严重影响。

避免在按压时中断时间过长。每一次中断都会减少患者脑部和其他器官的血液供应时间，从而增加生存风险。因此，在进行 CPR 时，施救者应该保持连贯、有力的按压。

持续进行心肺复苏直到专业救援人员到达。即使患者恢复了自主心跳和呼吸，也应该继续保持 CPR，因为患者的心脏功能可能仍然不稳定。只有专业救援人员到场后，才能根据患者的具体情况做出更准确的判断和处理。

（二）自动体外除颤器（AED）的使用

1. AED 的重要性

在当今的急救医学中，自动体外除颤器（AED）已成为心脏骤停患者救治链中不可或缺的一环。AED 的重要性在于其智能化和高效性，使得即使是非专业的施救者也能在关键时刻为患者提供及时的电击除颤治疗。

AED 能够自动分析患者的心律，判断是否需要电击除颤。对于心脏骤停的患者来说，时间就是生命。在心脏骤停后的几分钟内，患者的生存率会迅速下降。而 AED 的快速分析和自动指示功能，可以极大地缩短从发现心脏骤停到进行除颤的时间，从而显著提高患者的存活率。

此外，AED 的使用也相对简单，只需按照其语音提示进行操作即可。这使得更多的人能够在紧急情况下为患者提供及时的救助，而无须等待专业救援人员的到来。因此，AED 的普及和推广对于提高心脏骤停患者的救治成功率具有重要意义。

2. AED 的使用步骤

使用 AED 进行急救时，需要遵循以下步骤。

打开 AED 并按照语音提示操作。AED 通常会有明确的开机按钮和语音提示，施救者只需按照提示进行操作即可。在打开 AED 后，机器会自动进入待机状态，等待下一步操作。

接着，贴上电极片并确保与患者皮肤紧密接触。电极片是 AED 与患者之间的连接桥梁，其贴放的位置和紧密程度会直接影响到 AED 的分析结果和除颤效果。因此，在贴放电极片时，需要确保其与患者胸部皮肤紧密接触，避免空气或衣物等异物干扰。

AED 会自动分析患者的心律并给出指示。在分析心律的过程中，施救者需要确保自己不与患者接触，以免影响分析结果。同时，也要注意观察患者的反应和状态，以便在必要时进行其他急救措施。

根据 AED 的指示进行操作。如果 AED 提示需要电击除颤，则施救者需要按下除颤按钮，让 AED 向患者释放电击能量。在电击后，AED 会再次分析患者的心律，并根据情况给出进一步的指示。如果 AED 提示不需要电击除颤，则施救者需要继续进行心肺复苏（CPR）等急救措施，直到专业救援人员到达。

3. AED 的注意事项

在使用 AED 时，需要注意以下几点。

确保患者胸部干燥、无异物。如果患者胸部有汗水、泥土或其他异物，可能会影响电极片与皮肤的接触，从而影响 AED 的分析结果和除颤效果。因此，在使用 AED 前，需要先将患者胸部擦干并清除异物。

不要在 AED 分析心律时触碰患者。在分析心律的过程中，如果施救者与患者接触，可能会形成电流回路，干扰 AED 的分析结果。因此，在分析心律时，施救者需要确保自己不与患者接触。

遵循 AED 的指示进行操作。AED 是智能化的急救设备，其指示是根据患者的心律和病情自动生成的。因此，在使用 AED 时，施救者需要严格按照其指示进行操作，不要擅自更改或省略任何步骤。同时，也要注意观察患者的反应和状态，以便在必要时进行其他急救措施。

（三）止血和包扎

1. 止血的重要性

在日常生活中，无论是因意外还是疾病，出血都是常见的紧急情况。止血，作为初级急救中的关键步骤，其重要性不容忽视。当人体遭受创伤导致血管破裂时，血液会迅速流失，若不及时采取措施止血，失血量过多将直接威胁到患者的生命安全。因此，迅速有效的止血不仅可以减少血液流失，为伤者争取到宝贵的救治时间，更在关键时刻扮演着挽救生命的角色。

2. 止血的方法

止血的方法多种多样，根据出血部位和严重程度的不同，选择合适的止血方法至关重要。其中，直接压迫止血是最简单、最直接的方法。当伤口出血时，用干净的纱布或手帕直接压在伤口上，通过施加压力使血管闭合，从而达到止血的目的。同时，抬高伤肢也是一种有效的辅助手段，通过减少血液流向伤口，降低出血速度。

在严重出血的情况下，如四肢大出血，使用止血带是更为专业的选择。止血带应在伤口上方紧紧绑扎，以阻断血流。但需要注意的是，止血带的使用需要一定的技巧和经验，不当的使用可能导致组织坏死等严重后果。因此，在使用止血带前，最好接受专业培训或在专业人士的指导下进行。

3. 包扎的方法

止血后，对伤口进行妥善的包扎同样重要。首先，应使用无菌纱布覆盖伤口，以避免感染。接着，用绷带或干净的布条将纱布固定住。在包扎过程中，要确保包扎紧实但不过紧，以免影响血液循环。过紧的包扎可能导致组织缺血、坏死，而过松的包扎则无法起到固定纱布、保护伤口的作用。

4. 止血和包扎的注意事项

在进行止血和包扎时，有几点需要特别注意。首先，确保双手清洁，以减少感染的风险。在处理伤口前，最好用肥皂和水彻底清洗双手，或者使用消毒液进行消毒。其次，尽量使用无菌材料覆盖伤口，如无菌纱布、绷带等。这些材料经过专门处理，可以有效减少细菌污染。

此外，定期检查包扎部位也是必不可少的。通过检查可以及时发现过度紧张或血液循环受阻的情况，并进行相应调整。如果发现包扎过紧导致肢体肿胀、发紫或感觉异常，应立即松开绷带或重新包扎。同时，还要关注伤口的变化情况，如出现红肿、疼痛加重或渗出物增多等异常现象，应及时就医处理。

（四）急救药品和设备的准备

1. 急救药品的准备

急救药品是家庭急救箱中不可或缺的重要组成部分。在面对突发的身体不适或伤害时，它们能够迅速缓解症状，为伤者争取到宝贵的救治时间。因此，每个家庭都应该根据实际情况，合理选择和储备一些常用的急救药品。

退烧药、止痛药和抗过敏药是日常生活中最为常见的急救药品。退烧药主要针对各种原因引起的发热，通过降低体温来缓解症状；止痛药则用于缓解各种疼痛，如头痛、关节痛等；抗过敏药主要用于缓解过敏反应引起的症状，如皮肤瘙痒、红肿等。在选择这些药品时，应注意其适用范围和副作用，并根据家庭成员的年龄和健康状况进行合理搭配。

除了上述常见药品，还有一些其他类型的急救药品也值得关注。例如，对于患有心脏病或高血压等慢性疾病的家庭成员，应储备一些相应的急救药品，如硝酸甘油片、速效救心丸等。此外，创可贴、碘附等外用消毒药品也是处理轻微擦伤或割伤的必备之选。

在储备急救药品时，一定要注意检查药品的有效期，确保药品在有效期内使用。同时，为了防止儿童误食或滥用，应将药品存放在儿童无法触及的地方，如高处或带锁的柜子里。

2. 急救设备的准备

除了药品，一些基本的急救设备也是家庭急救箱中必不可少的。绷带、纱布、消毒液和手套是最常见的急救设备，它们在处理各种伤口和出血时发挥着重要作用。绷带和纱布用于包扎伤口，减少出血和感染的风险；消毒液用于清洁伤口周围的皮肤，杀灭细菌；手套则可以保护施救者的双手免受感染。

根据家庭所处的环境和可能面临的风险，还可以考虑储备一些额外的急救设备。例如，在水边居住的家庭可以准备救生衣和急救箱以应对溺水等紧急情况；在地震多发地区居住的家庭则可以准备地震应急包等。这些额外的急救设备可以根据实际情况进行选择和搭配，以提高家庭应对突发事件的能力。

3. 急救药品和设备的存储与维护

储备了急救药品和设备后，如何进行合理的存储和维护也是至关重要的。首先，应定期检查药品和设备的有效期和完好性，及时更换过期或损坏的药品和设备。其次，为了方便取用，应将急救药品和设备存放在易于取用的地方，并确保家庭成员都知道其位置。最后，定期对急救设备进行清洁和维护也是必不可少的。例如，可以定期清洗和晾晒绷带和纱布等易受潮的物品；对于一些需要电池供电的设备，则应定期更换电池以确保其随时可用。

八、急救预防和教育

（一）家庭安全建议

家庭，对于每一个人来说，都是最温馨、最安全的避风港。特别是对于孩子们，家是他们初识世界的起点，是他们成长、学习和玩耍的地方。然而，就在这片看似平静、充满爱的天地里，却也隐藏着许多可能给孩子们带来伤害的安全隐患。为了确保孩子们在家庭中的安全，家长们有必要从以下几个方面着手，为孩子打造一个真正的安全港湾。

1. 安装防护设施

家庭中的高处，如窗户、阳台等，常常是孩子们好奇探索的地方，但也是意外坠落的高发区。为了防止这样的悲剧发生，家长们应在这些区域安装坚固、稳定的防护栏，确保孩子们无法翻越。此外，对于家中的门窗，也应使用安全门闸或门挡，避免孩子在开关门时夹到手或意外将自己锁在房间里。

2. 家具与布置

家具的选择和布置同样关乎孩子的安全。带有锐角的家具，如咖啡桌、书桌等，在孩子跑动或摔倒时可能会对他们造成伤害。因此，家长们应避免使用这类家具，或在家具的锐角处加装防撞条，以减轻潜在的伤害。同时，要确保家具放置稳定，特别是那些大型、重型的家具，如书架、衣柜等，应使用防倾倒装置，防止其在孩子攀爬或推搡时倾倒。

电源插座是另一个需要家长们特别注意的地方。孩子们对周围的事物总是充满好奇，他们可能会用小手去触摸插座孔，从而引发触电危险。为了防止这种情况发生，家长们应将电源插座放置在孩子触及不到的地方，或使用安全插座盖将插座孔遮盖起来。

3. 药品和化学品的储存

药品和化学品是家庭中常见的潜在危险源。它们可能对孩子的健康造成严重损害，甚至危及生命。因此，家长们必须将药品和化学品放置在带锁的柜子或高处，确保孩子们无法触及。同时，使用药品时，家长们要严格按照说明书或医嘱进行，避免误用或过量使用导致不良反应。

4. 日常监护与教育

除了上述的物理防护措施，日常的监护和教育同样重要。家长们应时刻关注孩子的动向和行为，特别是在他们进行洗澡、玩水等活动时，要确保有人在场监护，防止溺水等意外发生。此外，家长们还应教育孩子远离火源、热源等危险物品，让他们了解这些物品可能带来的伤害和后果。

5. 教导基本急救知识

最后，家长们还应教导孩子一些基本的急救知识。虽然我们不希望孩子们遇到危险情况，但掌握一些基本的自救和互救技能，如拨打急救电话、进行简单的伤口处理等，无疑能为他们的安全多一份保障。通过模拟演练或讲解示范的方式，让孩子们了解在遇到紧急情况时应该如何应对，从而培养他们的自我保护意识和能力。

（二）学校和公共场所的急救准备

学校和公共场所是大量人群聚集的地方，特别是学校，孩子们在这里度过大部分时间，因此，急救准备工作显得尤为重要。为了保障师生和公众的生命安全，以下是一些关于学校和公共场所急救准备的建议。

1. 急救设备与药品的配置

急救设备与药品是急救准备的基础。学校和公共场所应配备基本的急救设备，如急救箱、担架和氧气袋等。这些设备在紧急情况下能够提供初步的救助措施，为伤者争取到宝贵的救治时间。急救箱中应包含常用的急救药品和医疗器械，如消毒液、绷带、纱布、止血带、创可贴以及常用的口服药品，如退烧药、止痛药和抗过敏药等。这些药品和器械能够满足日常急救需求，对轻微的擦伤、扭伤或突发疾病提供及时的救助。

此外，根据场所的特点和需求，还应配置特定的急救药品和设备。例如，在学校体育场馆和运动场所，可以配备冰袋、热敷袋等用于处理运动伤害的急救物品；在游泳池等水域附近，则应配备救生圈、救生衣等水上救援设备。这些特定配置的急救药品和设备能够更好地应对场所内可能发生的特定类型的紧急情况。

2. 安全检查与演练

除了急救设备与药品的配置，定期的安全检查和演练也是急救准备工作的重要环节。通过定期检查场所内的设施、器材和安全标识等，可以及时发现潜在的安全隐患并采取措施进行整改，确保设施完好、无安全隐患。同时，组织定期的急救演练能够提高师生和工作人员的急救意识和技能水平，使他们在紧急情况下能够迅速、正确地采取救助措施。演练过程中还可以模拟各种突发情况，检验急救预案和流程的实用性和可操作性。

3. 急救预案与流程的建立

为了确保在紧急情况下能够迅速响应，制定详细的急救预案和流程至关重要。这些预案和流程应包括应急联络机制、现场处置步骤、伤员转运与交接等内容。通过明确各个环节的职责和操作要求，可以确保在紧急情况下各项工作能够有条不紊地进行。同时，预案和流程应具有可操作性和实用性，能够根据实际情况进行调整和完善。

4. 与专业机构的合作

与当地医疗机构、红十字会等专业机构建立合作关系是提升急救准备工作水平的有效途径。这些专业机构能够提供最新的急救知识和技能培训，为学校和公共场所的急救准备工作提供有力支持。通过邀请专业人士定期来校进行培训和指导，可以确保师生和工作人员掌握最新的急救技能和方法，提高应对紧急情况的能力。

（三）急救培训和认证课程

急救，即在突发伤病或意外情况下，为了挽救生命、减轻伤害而采取的初步紧急救护措施。对于家长和医护人员来说，掌握基本的急救技能和知识，无疑是一项至关重要的能力。而参加专业的急救培训和认证课程，则是提高这一能力的有效途径。

1. 培训课程的选择

在选择急救培训课程时，我们首先要确保课程是由权威机构提供的。这样的机构通常拥有专业的师资团队和完善的培训体系，能够确保培训内容的准确性和实用性。同时，我们还要根据个人需求和实际情况，选择合适的课程级别和内容。例如，对于家长来说，可以选择侧重于家庭常见意外伤害处理的课程；对于医护人员来说，则需要选择更加专业和深入的课程内容。

2. 培训内容与技能

急救培训课程的内容通常包括基本的急救理论知识、实际操作技能以及常见的意外伤害处理方法和预防措施。通过学习，我们可以了解心肺复苏的原理、止血包扎的方法等基本急救知识，掌握如何正确使用 AED、进行人工呼吸等实际操作技能。同时，课程还会教授我们如何处理常见的意外伤害，如烫伤、触电、中毒等，并传授相应的预防措施，帮助我们避免类似情况的发生。

3. 认证与持续学习

完成培训课程后，我们通常会获得相应的认证证书。这份证书不仅是对我们急救能力和知识水平的认可，也是我们在紧急情况下提供救助的凭证。然而，急救知识和技能并非一劳永逸的，我们需要持续关注急救领域的最新动态和技术进展，不断更新自己的知识和技能。为此，我们可以参加定期的复训课程或研讨会，与同行交流经验和学习心得，共同提高。

4. 推广与普及

作为家长和医护人员，我们不仅要自己掌握急救技能和知识，还应积极参与急救知识的推广和普及活动。我们可以在社区、学校等场所举办急救知识讲座或培训活动，提高公众的急救意识和技能水平。同时，我们还可以利用社交媒体、网络平台等渠道分享急救知识和经验，帮助更多的人掌握急救技能。通过这些努力，我们可以共同构建一个更加安全、有保障的社会环境。

第七章　儿科护理的特点与技巧

第一节　儿科护理的基本原则

一、儿科护理的概述

（一）儿科护理的定义与重要性

1. 定义

儿科护理是针对从出生到青少年阶段的儿童所提供的一系列专业化的预防、保健、治疗与康复服务。它涵盖了儿童的生理、心理、社会以及精神健康的各个方面，旨在促进儿童的全面发展。

2. 重要性

儿童健康的基础保障：儿童是国家的未来和希望，他们的健康状况直接影响到国家的未来发展和社会的稳定。儿科护理通过提供及时、有效的护理服务，为儿童的健康成长奠定坚实的基础。

疾病预防与控制：儿科护理注重疾病的预防和早期发现，通过健康教育、免疫接种等措施，降低儿童疾病的发病率和死亡率。

促进儿童全面发展：儿科护理不仅关注儿童的身体健康，还注重其心理、社会和精神健康的发展。通过提供个性化的护理服务和心理支持，帮助儿童建立积极的人生观和价值观。

家庭与社会的支持：儿科护理强调家庭和社会的参与，通过与家长和社区的紧密合作，共同为儿童的健康成长创造一个良好的环境。

（二）儿科护理与成人护理的区别

1. 护理对象的特殊性

生理差异：儿童的生理结构与成人存在显著差异，如儿童的骨骼、肌肉、内脏器官等都在不断发育中，因此儿科护理需要特别关注儿童的生长发育特点。

心理差异：儿童的心理发展尚未成熟，他们对外界的认知、情感表达和行为控制都与成人有所不同。儿科护士需要掌握与儿童沟通的技巧，理解他们的需求和情感。

2. 疾病谱与护理需求的差异

儿童常见疾病：如呼吸系统疾病、消化系统疾病、传染病等，这些疾病往往与儿童的生长发育和生活环境密切相关。

护理需求的特殊性：儿童对护理的需求更为复杂和多样，如需要更多的情感支持、疼痛管理、营养指导等。

3. 护理技巧与方法的差异

沟通技巧：与儿童沟通需要采用更加直观、生动的方式，如使用图画、玩具等辅助工具，以及采用游戏化的方法进行护理操作。

疼痛管理：儿童的疼痛感知和表达能力有限，儿科护士需要掌握适合儿童的疼痛评估和管理方法，如使用非药物治疗、心理干预等手段。

心理护理：儿童的心理护理需要更加注重安全感的建立、恐惧和焦虑的缓解以及积极心态的培养。

二、儿科护理的核心原则

（一）家庭中心护理原则

在儿科护理实践中，家庭中心护理原则越来越受到重视。这一原则的核心在于将家庭视为儿童护理的不可或缺的一部分，并鼓励家庭成员积极参与护理决策。通过实施家庭中心护理，医疗机构能够更有效地满足儿童的护理需求，同时提升家庭对护理过程的满意度。

家庭中心护理原则的实施涉及多个方面。鼓励家庭成员参与护理计划的制定是至关重要的。家庭成员对儿童的需求、偏好和日常习惯有深入的了解，他们的参与能够确保护理计划更加贴近儿童的实际情况。此外，为家庭提供教育和支持也是家庭中心护理的重要组成部分。通过向家庭成员传授护理技巧、疾病预防知识和儿童发展理论，可以增强他们在儿童护理中的能力和信心。

促进家庭成员间的沟通与协作同样重要。有效的沟通能够确保家庭成员对儿童护理目标和方法的理解保持一致，从而避免不必要的误解和冲突。医疗机构可以通过定期举办家庭会议、提供沟通技巧培训等方式，促进家庭成员间的良好沟通。

实施家庭中心护理原则带来的益处是显而易见的。首先，家庭的参与能够提升护理效果。家庭成员对儿童的关爱和支持是儿童康复过程中的重要力量。其次，家庭中心护理有助于减轻医护人员的负担。家庭成员承担起部分护理责任，能够减轻医护人员的工作压力，使他们能够更专注于提供专业的医疗服务。最后，家庭中心护理原则有助于构建和谐的医患关系。通过增强与家庭的合作与沟通，医疗机构能够赢得家庭的信任和支持，从而为儿童创造更加良好的治疗环境。

（二）发展适应性护理原则

儿科护理中的发展适应性护理原则强调，护理服务应根据儿童的生长发育特点和个性化需求进行定制。这一原则要求儿科护士具备深厚的专业知识和敏锐的观察力，能够准确识别儿童的生理、心理和社会发展需求，并提供相应的护理支持。

在实施发展适应性护理时，儿科护士需要考虑儿童的年龄、体重、身高等生理指标，以及他们的认知、情感、社交和行为能力。对于不同年龄段的儿童，护士应采取不同的沟通方式、护理技巧和健康教育策略。例如，对于婴幼儿，护士需要关注他们的喂养、睡眠和日常护理；对于学龄前儿童，护士应关注他们的游戏、学习和社交技能发展；对于青少年，护士则需要关注他们的心理健康、自主性和隐私保护。

此外，发展适应性护理原则还要求儿科护士关注儿童所处的家庭、社会和文化环境。这些因素对儿童的发展具有重要影响，并可能影响他们对护理服务的接受程度。因此，护士需要与家庭保持密切沟通，了解儿童在家庭和社会中的角色与需求，以便为他们提供更加贴合实际的护理服务。

实施发展适应性护理原则有助于提高儿科护理质量，促进儿童的全面发展。通过满足儿童的个性化需求，护士可以帮助他们建立积极的自我形象，增强自信心和自尊心，从而更好地应对疾病和治疗过程中的挑战。同时，发展适应性护理也有助于提升家庭对护理服务的满意度，增强医护团队与家庭之间的合作与信任。

（三）安全性护理原则

在儿科护理中，安全性护理原则是确保儿童在医疗环境中安全、无伤害地接受治疗和护理的基石。这一原则不仅关注儿童的身体安全，还涉及心理安全和社会安全等多个层面。

确保环境安全是实施安全性护理的重要一环。儿童对环境的探索和好奇心是他们的天性，但同时也使他们容易受到伤害。因此，医疗机构应提供符合儿童安全标准的病房设施、玩具和家具，确保边角圆润、无锐利物品暴露，以防止意外伤害的发生。此外，定期的环境清洁和消毒也是必不可少的，以减少感染的风险。

操作安全同样重要。儿科护士在执行各项护理操作时，必须严格遵守无菌技术和操作规程，避免给儿童带来不必要的痛苦和损伤。例如，在采血、输液或给药时，护士应确保准确无误地识别儿童的身份和药物信息，遵循正确的操作步骤和剂量要求。同时，对于儿童的疼痛管理也应给予足够的重视，采取适当的止痛措施以减轻他们的痛苦。

预防意外伤害是安全性护理的又一重要方面。医疗机构应加强对儿童及其家长的安全教育，提高他们的安全意识和自我保护能力。例如，通过制作和发放安全教育手册、开展安全知识讲座等方式，向家长传授儿童居家安全、交通安全和用药安全等方面的知识。此外，制定并演练应急预案也是必不可少的，以便在紧急情况下能够迅速、有效地应对和处理。

（四）连续性护理原则

儿科护理中的连续性护理原则强调，在儿童接受医疗服务的过程中，应确保护理服务的连续性和一致性。这一原则对于保障儿童的健康和发展具有重要意义，特别是在他们面临长期或复杂的医疗问题时。

连续性护理原则的实施涉及多个方面。建立完善的护理记录系统是基础。通过详细记录儿童的健康状况、治疗过程和护理措施等信息，可以确保不同医护人员之间对儿童病情的了解保持一致性，从而避免重复检查和治疗带来的不必要的痛苦和费用。同时，这些记录还可以作为评估护理效果和调整护理计划的依据。

加强跨科室协同护理也是实现连续性护理的关键。在医疗机构内部，不同科室之间的紧密合作可以确保儿童在接受全面治疗的同时，也能获得及时、有效的护理服务。例如，对于需要多个科室共同治疗的复杂病例，可以成立多学科联合护理团队，定期召开会议讨论病情和护理方案，以确保儿童在不同科室之间接受的护理服务具有连续性和互补性。

从出生到青少年的连续护理规划也是连续性护理原则的重要组成部分。儿童的生长和发展是一个长期的过程，他们在不同阶段面临的医疗问题和护理需求也会发生变化。因此，医疗机构应制定长期的护理计划，关注儿童不同阶段的生长发育和护理需求变化，并定期对护理计划进行评估和调整以适应儿童的变化和发展。同时，对于出院后的儿童也应提供必要的延续护理服务，如定期随访、健康教育和家庭护理指导等，以确保他们在家庭和社会中能够得到持续、有效的照护和支持。

三、儿科护理的实践应用

（一）案例分析在儿科护理中的应用

案例分析在儿科护理中扮演着举足轻重的角色，它不仅是提升护士专业技能的重要途径，也是优化护理服务质量的有效手段。通过对具体案例的深入研究和分析，儿科护士可以更加全面、系统地了解儿童疾病的发病机理、临床表现及护理要点，从而在实践中提供更加精准、个性化的护理服务。

1. 典型案例的选取与学习

在儿科护理实践中，选取具有代表性的典型案例进行分析学习至关重要。这些案例通常涵盖了儿童常见疾病的典型表现、治疗过程及护理难点，对于提升护士的疾病认知水平和护理技能具有显著意义。通过学习这些案例，护士可以深入了解疾病的发病原因、发展过程及可能出现的并发症，为未来的护理工作奠定坚实的理论基础。

2. 案例分析与护理策略制定

在对典型案例进行深入分析的基础上，儿科护士需要结合患儿的实际情况制定针对性的护理策略。这要求护士具备扎实的专业知识、敏锐的观察力以及良好的沟通协调能力。在制定护理策略时，护士需要全面考虑患儿的病情、年龄、心理状态及家庭环境等因素，确保所制定的护理方案既符合医学原则，又能满足患儿及其家庭的个性化需求。

3. 案例总结与经验分享

案例分析的最终目的是总结经验教训、提升护理水平。因此，在完成案例分析后，儿科护士需要及时进行总结和反思，将所学知识内化为自己的能力。同时，通过团队内的经验分享和交流，可以促进护士之间的相互学习和共同进步，从而推动整个儿科护理团队的专业成长。

（二）护理计划在儿科护理中的制定与实施

在儿科护理实践中，护理计划的制定与实施是确保患儿得到全面、系统、有效护理的关键环节。一个科学、合理的护理计划不仅能够指导护士有条不紊地开展护理工作，还能够提高护理效率和质量，促进患儿的康复。

1. 全面评估与护理目标设定

制定护理计划的首要任务是对患儿进行全面评估。这包括了解患儿的病情、诊断结果、治疗方案以及家庭和社会环境等信息。在评估的基础上，结合患儿的实际情况和护理需求，设定明确、可衡量的护理目标。这些目标应该既符合医学原则，又体现个性化护理的理念。

2. 护理措施制定与执行

根据设定的护理目标，儿科护士需要制定具体的护理措施。这些措施应该包括生活护理、心理支持、健康教育以及并发症预防等多个方面。在执行护理措施时，护士需要严格按照操作规程进行，确保患儿的安全和舒适。同时，护士还需要密切观察患儿的病情变化，及时调整护理措施以满足患儿的动态需求。

3. 护理计划调整与优化

随着患儿病情的变化和康复进程的推进，护理计划可能需要进行调整和优化。因此，儿科护士需要定期评估护理效果，收集患儿及其家属的反馈信息，以便及时发现护理过程中存在的问题和不足。在此基础上，护士可以与医生、康复师等其他医疗团队成员进行沟通和协作，共同制定更加完善、有效的护理计划。

（三）护理效果评价在儿科护理中的重要性及应用

护理效果评价是儿科护理工作的重要组成部分，它对于衡量护理工作的质量、指导护理实践以及促进患儿康复具有重要意义。通过科学、客观的评价方法，可以全面了解患儿在护理过程中的健康状况改善情况，为进一步优化护理服务提供有力支持。

1. 护理效果评价的方法与内容

在进行护理效果评价时，可以采用多种方法相结合的方式进行综合评估。这包括观察法、问卷调查法以及指标评价法等。观察法主要是通过护士的日常观察记录来了解患儿的病情变化、行为表现及心理状态等情况；问卷调查法则是通过向患儿及其家属发放问卷收集他们对护理工作的满意度和建议等信息；指标评价法则是通过设定一些客观指标来衡量护理工作的效果和质量。在评价内容上，应涵盖患儿的生理健康状况、心理社会适应能力以及家属对护理工作的满意度等多个方面。

2. 护理效果评价的实践应用

在实际工作中，儿科护士需要定期或不定期地对患儿进行护理效果评价。这可以帮助护士及时发现护理工作中存在的问题和不足，以便及时采取改进措施提高护理质量。同时，通过与其他医疗团队成员的沟通和协作，可以将评价结果作为调整治疗方案和护理计划的重要依据之一。此外，将评价结果反馈给患儿及其家属也有助于增强他们对护理工作的信任感和满意度。

3. 持续改进与提升儿科护理质量

护理效果评价的最终目的是促进儿科护理质量的持续改进和提升。通过对评价结果的深入分析和总结归纳经验教训，儿科护士可以不断完善自己的知识体系和实践技能水平；同时医院管理层也可以根据评价结果制定更加科学合理的管理制度和培训计划以推动整个儿科护理团队的专业成长和发展。

第二节　儿科护理沟通技巧

一、与儿童的沟通技巧

在儿科护理工作中，与儿童的沟通技巧对于建立信任关系、确保治疗顺利进行以及促进儿童康复至关重要。由于儿童在不同年龄阶段具有不同的认知和情感特点，因此，护士需要运用恰当的沟通技巧来与儿童建立有效的沟通。

（一）婴幼儿期沟通技巧

婴幼儿期是指从出生到 3 岁左右的儿童。这一阶段的儿童主要通过感官和动作来探索世界，对母亲的依赖性强，且语言表达能力有限。因此，与婴幼儿沟通时，护士需要采用以下技巧。

使用非语言沟通方式：由于婴幼儿的语言能力有限，护士可以通过面部表情、肢体语言、声音等非语言方式与婴幼儿建立联系。例如，用温暖的笑容、柔和的眼神以及轻柔的声音与婴幼儿交流，可以让他们感受到安全和关爱。

采用简单的词汇和重复的句子：与婴幼儿交流时，应使用简单明了的词汇和重复的句子，以便他们理解。例如，当需要给婴幼儿打针时，护士可以说："宝宝，我们要打针了，不会很疼的，我会轻轻地。"重复几遍可以让婴幼儿更好地理解并配合治疗。

利用触觉和视觉刺激：婴幼儿对触觉和视觉刺激非常敏感。护士可以通过适当的抚触和有趣的玩具来吸引婴幼儿的注意力。例如，在进行治疗前，先轻轻触摸婴幼儿的手臂或脸部，让他们感受到温暖和关爱；同时，可以准备一些色彩鲜艳、会发出声音的玩具来吸引他们的注意力。

（二）学龄前期沟通技巧

学龄前期是指从 3～6 岁左右的儿童。这一阶段的儿童开始具备一定的语言能力，但注意力容易分散，且好奇心强。与学龄前儿童沟通时，护士可以采用以下技巧。

采用游戏化的方式：学龄前儿童对游戏非常感兴趣。护士可以将治疗过程与游戏相结合，吸引他们的注意力。例如，在给孩子量体温时，可以说："我们来玩一个量体温的游戏吧，看看谁的体温最正常。"这样可以让孩子更愿意配合治疗。

使用生动有趣的语言：与学龄前儿童交流时，应使用生动有趣的语言来描述治疗过程和解释医学知识。例如，在解释药物作用时，可以说："这个药就像是小勇士一样，可以帮助你的身体打败病菌哦！"这样可以让孩子更容易理解和接受治疗。

给予积极的反馈和奖励：学龄前儿童渴望得到他人的认可和赞扬。在治疗过程中，护士可以给予孩子积极的反馈和奖励，以增强他们的自信心和配合度。例如，当孩子勇敢地配合治疗时，可以说："你真棒！真是个勇敢的小战士！"并可以给予一些小贴纸或玩具作为奖励。

（三）学龄期与青少年期沟通技巧

学龄期与青少年期是指从 6～18 岁左右的儿童。这一阶段的儿童认知能力和自主意识逐渐增强，对社交和归属感有强烈需求。与学龄期和青少年期的儿童沟通时，护士需要采用以下技巧。

尊重和理解：学龄期和青少年期的儿童逐渐形成自我意识，希望得到他人的尊重和理解。在与他们沟通时，护士需要给予足够的尊重和理解，认真倾听他们的想法和意见，并尽量满足他们的合理需求。这样可以增强孩子的自主感和参与度，提高治疗效果。

使用复杂且具体的语言：随着儿童年龄的增长，他们的语言能力逐渐提高。与学龄期和青少年期的儿童沟通时，护士可以使用更加复杂且具体的语言来解释治疗过程和医学知识。同时，也可以征求他们的意见和看法，让他们感受到自己的决策权得到尊重。

关注心理健康：学龄期和青少年期的儿童面临着来自学校、家庭和社会等多方面的压力。在与他们沟通时，护士需要关注他们的心理健康状况，及时发现并处理心理问题。可以通过谈心、提供心理支持等方式来帮助他们缓解压力、增强自信心和应对能力。

（四）使用简单、明确的语言

无论与哪个年龄段的儿童沟通，都需要使用简单、明确的语言。避免使用过于专业或复杂的词汇，以免引起儿童的困惑和不安。具体来说，可以采用以下技巧：

使用日常用语：尽量使用儿童熟悉的日常用语来解释医学知识和治疗过程。这样可以让他们更容易理解和接受。

避免使用模糊性词汇：在与儿童沟通时，应避免使用模糊性词汇或含糊不清的表达方式。例如，"可能会有点疼"不如"我会尽量轻轻地扎针，但你可能还是会感到一点疼"来得明确具体。

重复重要信息：对于重要的治疗信息和注意事项，可以多次重复以确保儿童理解和记住。这样可以增强他们的治疗依从性和安全性意识。

（五）非语言沟通的应用

除了语言之外，非语言沟通也是与儿童沟通的重要手段。护士可以通过表情、肢体动作等方式来传递信息和情感。具体来说，可以采用以下技巧。

保持微笑和眼神交流：微笑和眼神交流是建立信任关系和传递关爱的重要方式。在与儿童沟通时，护士应保持微笑并用温柔的眼神看着他们，让他们感受到温暖和支持。

适当使用肢体语言：肢体语言可以增强语言的表达效果。例如，在鼓励儿童时，可以竖起大拇指表示肯定；在安慰儿童时，可以轻轻拍拍他们的肩膀或拥抱他们一下。这些肢体语言可以让儿童感受到护士的关爱和支持。

注意姿态和动作：护士的姿态和动作也会影响与儿童的沟通效果。应保持自然、放松的姿态，避免过于紧张或严肃的表情和动作。这样可以减轻儿童的紧张情绪并促进有效沟通。

二、与家长的沟通技巧

在儿科护理工作中，与家长的有效沟通是确保儿童得到最佳护理的关键环节。家长作为儿童的主要照顾者和决策者，他们的信任、合作和理解对于治疗计划的顺利实施至关重要。

（一）建立信任关系

与家长建立信任关系是与家长沟通的第一步，也是确保后续沟通顺利进行的基础。为此，护士需要采取以下措施。

1. 展现真诚与专业性

护士在初次与家长接触时，应以真诚、友善的态度向他们介绍自己的身份、职责以及医院的治疗环境等。通过展现自己的专业知识和经验，让家长感受到护士的专业性和可靠性。同时，要保持耐心和同理心，关注家长的情感需求，让他们感受到护士的关心和支持。

2. 尊重与理解家长

每个家庭都有不同的文化背景、价值观念和育儿理念。在与家长沟通时，护士需要尊重他们的差异，理解他们的立场和观点。避免对家长进行评判或指责，而是以开放、包容的心态与他们交流。这样可以增强家长对护士的信任感和认同感。

3. 保持透明与一致性

护士在与家长沟通时，需要保持信息的透明度和一致性。对于儿童的病情、治疗方案等重要信息，要及时、准确地告知家长，避免出现信息不对称或误解的情况。同时，护士之间也要保持沟通的一致性，确保向家长传递的信息是准确、统一的。这样可以增强家长对护士的信任感和合作意愿。

（二）有效传递医疗信息

与家长沟通时，传递医疗信息是必不可少的环节。为了确保家长能够充分理解和接受这些信息，护士需要采取以下措施。

1. 使用通俗易懂的语言

医疗信息通常涉及专业的医学术语和复杂的治疗过程。为了确保家长能够理解这些信息，护士需要使用通俗易懂的语言进行解释和说明。避免使用过于专业或模糊的词汇，而是用简单、明确的语言描述儿童的病情、治疗方案以及可能的并发症等。这样可以帮助家长更好地理解和掌握医疗信息。

2. 个性化解释与指导

每个家长的理解能力和需求都不同。在与家长沟通时，护士需要根据他们的实际情况进行个性化的解释和指导。对于理解能力较差的家长，可以采用图表、模型等辅助工具进行说明；对于需求特殊的家长，可以提供定制化的建议和支持。这样可以确保每个家长都能够充分理解和接受医疗信息。

3. 提供多渠道支持

除了口头解释外，护士还可以通过提供书面材料、视频等辅助资料来帮助家长更好地理解和掌握医疗信息。这些资料可以包括儿童的病历、治疗方案、护理指导等内容，方便家长随时查阅和学习。同时，护士还可以提供电话、微信等多种联系方式，方便家长随时咨询和反馈问题。这样可以增强家长对护士的信任感和满意度。

（三）倾听与理解家长的需求与担忧

与家长沟通时，倾听和理解他们的需求与担忧同样重要。这不仅可以增强家长对护士的信任感和满意度，还可以帮助护士更好地了解儿童的情况和需求。为此，护士需要采取以下措施。

1. 保持耐心和同理心

在倾听家长的需求和担忧时，护士需要保持耐心和同理心。不要打断或忽视家长的诉求，而是认真倾听他们的意见和建议。对于家长的担忧和疑虑，要给予积极的回应和解答，帮助他们缓解焦虑和压力。这样可以增强家长对护士的信任感和归属感。

2. 关注家长的情感需求

在与家长沟通时，护士需要关注他们的情感需求。对于家长的悲伤、愤怒等负面情绪，要给予理解和支持；对于家长的喜悦、感激等正面情绪，要给予肯定和鼓励。通过与家长建立情感连接，可以增强他们对护士的信任感和满意度。

3. 及时反馈与处理问题

对于家长提出的问题或建议，护士需要及时反馈和处理。对于能够解决的问题，要尽快给予解决方案；对于无法解决的问题，要说明原因并寻求其他途径进行解决。同时，还要定期向家长汇报儿童的康复情况和治疗进展，让他们感受到护士的关心和专业性。这样可以增强家长对护士的信任感和合作意愿。

三、与医疗团队的沟通技巧

在儿科护理工作中，与医疗团队的紧密合作是确保患儿得到全面、高效治疗的关键。

医疗团队包括医生、药师、检验师等多个专业角色，他们各自拥有独特的知识和技能，共同为患儿的健康负责。因此，护士作为医疗团队的重要一员，需要掌握与团队成员沟通的有效技巧，以促进协同工作、提高治疗效果。

（一）准确、及时的信息交流

在儿科护理中，准确、及时的信息交流是确保患儿得到正确治疗的基础。护士作为医疗团队中的信息枢纽，需要采取以下措施与团队成员进行有效沟通。

1. 定期参加医疗团队的会议

护士需要定期参加医疗团队的交接班、查房等会议，以了解患儿的病情变化、治疗方案调整等重要信息。在这些会议中，护士需要详细记录相关信息，并与团队成员就关键问题进行深入讨论和交流。通过参与会议，护士可以确保自己掌握最新、最准确的信息，为患儿提供优质的护理服务。

2. 保持实时联系与信息共享

除了定期会议，护士还需要通过电子病历、电话等方式与其他团队成员保持实时联系。当患儿出现病情变化或需要调整治疗方案时，护士需要及时将相关信息告知医生、药师等团队成员，并征求他们的意见和建议。同时，护士也要主动获取其他团队成员提供的信息，如检验结果、药物使用注意事项等，以确保自己对患儿的情况有全面、准确的了解。

3. 确保信息的准确性与完整性

在信息交流过程中，护士需要确保所传递的信息的准确性和完整性。对于关键信息，如患儿的病情变化、治疗方案调整等，护士需要进行核实和确认，避免出现误解或遗漏。同时，护士还需要注意保护患儿的隐私和信息安全，避免将敏感信息泄露给无关人员。

（二）协同工作与决策

在儿科护理中，协同工作与决策是确保患儿得到全面、高效治疗的关键。护士作为医疗团队的重要一员，需要积极参与协同工作和决策过程。

1. 积极参与讨论和决策

在医疗团队中，护士需要积极参与讨论和决策过程，提出自己的专业意见和建议。护士对患儿的情况有着深入的了解和观察，可以从护理的角度为团队提供有价值的信息和建议。同时，护士还需要尊重其他团队成员的意见和看法，共同寻求最佳的治疗方案。

2. 加强跨学科合作与培训

为了更好地与其他团队成员协同工作，护士需要加强跨学科的合作与培训。通过参加相关学科的培训课程或研讨会，护士可以了解其他专业的知识和技能，提高自己的综合素质和团队协作能力。同时，医院也可以组织跨学科的合作项目或实践活动，让护士有机会与其他团队成员一起工作和学习，共同提高治疗效果和患儿满意度。

3. 明确职责与分工

在协同工作过程中，明确职责与分工是非常重要的。护士需要清楚自己的职责范围和工作任务，并与其他团队成员进行明确的分工和协作。这样可以避免工作重复或遗漏，提高工作效率和质量。同时，当出现问题或困难时，也可以迅速找到相关责任人进行解决和处理。

（三）处理冲突与不同意见

在医疗团队中，由于各成员的专业背景、经验等差异，难免会出现冲突和不同意见。护士需要学会妥善处理这些冲突和意见分歧，以维护团队的和谐与稳定。

1. 保持冷静和客观的态度

当出现冲突或不同意见时，护士需要保持冷静和客观的态度。不要过于情绪化或激动，而是要以事实为依据进行沟通和协商。同时，还要尊重其他团队成员的意见和看法，认真倾听他们的观点和诉求。通过保持冷静和客观的态度，可以更好地解决问题并达成共识。

2. 寻求第三方的协调或调解

如果冲突或不同意见无法通过双方协商解决，可以寻求第三方的协调或调解。例如请上级医生或医院管理部门介入进行调解和处理。在寻求第三方协调时，需要客观陈述事实和问题，并提供相关证据和资料以支持自己的观点。同时，也要尊重第三方的意见和决定，并积极配合执行相关措施。

3. 学会接受和尊重不同的意见和看法

在医疗团队中工作需要学会接受和尊重不同的意见和看法。每个人都有自己的专业背景和经验积累，因此对于同一个问题可能会有不同的看法和处理方式。护士需要学会从其他团队成员的角度思考问题，并接受他们的意见和建议。这样可以拓宽自己的思路和视野，提高解决问题的能力和水平。

第三节　儿科疼痛管理与心理护理

一、儿科疼痛管理

疼痛是儿科患者中常见的主诉，对儿童的生活质量、心理健康和康复过程产生深远影响。因此，儿科疼痛管理成为医疗护理中不可或缺的一部分。有效的疼痛管理不仅能够减轻儿童的痛苦，还能提高他们的生活质量，促进康复进程。以下将从疼痛评估、疼痛治疗策略以及疼痛预防与教育三个方面进行详细论述。

（一）疼痛评估

疼痛评估是儿科疼痛管理的基石，它涉及对儿童疼痛程度、性质、部位和持续时间的全面了解和评价。准确的疼痛评估对于制定个体化的治疗策略至关重要。

1. 疼痛评估工具的选择与应用

针对儿童这一特殊群体，疼痛评估工具的选择应充分考虑儿童的年龄、认知能力和表达能力。对于婴幼儿，由于他们无法准确表达疼痛感受，医护人员可以通过观察其行为表现（如哭闹、面部表情、肢体动作等）以及生理指标（如心率、呼吸频率等）来评估疼痛程度。对于学龄前儿童和青少年，可采用自我报告式疼痛评估工具，如数字评分法、面部表情疼痛量表等，这些工具能够帮助儿童更直观地表达自己的疼痛感受。

在应用疼痛评估工具时，医护人员需要保持耐心和细心，与儿童建立良好的信任关系，以确保评估结果的准确性。同时，医护人员还需要根据儿童的实际情况灵活调整评估方法和工具，以获得更可靠的结果。

2. 疼痛程度的判断与记录

根据疼痛评估工具的结果，医护人员需要对儿童的疼痛程度进行判断，并详细记录在病历中。这有助于医护人员全面了解儿童的疼痛状况，为后续治疗提供依据。同时，通过与家长保持沟通，让他们了解孩子的疼痛状况和正在采取的治疗措施，有助于增强家长对治疗的信心和配合度。

在记录疼痛程度时，医护人员需要采用标准化的记录方式，包括疼痛的部位、性质、持续时间、强度等信息。这有助于医护人员对儿童的疼痛状况进行动态监测和评估，及时调整治疗方案。

（二）疼痛治疗策略

针对儿童的疼痛，治疗策略应综合考虑儿童的年龄、病因、疼痛程度以及伴随症状等因素，制定个体化的治疗方案。

1. 药物治疗

药物治疗是缓解疼痛的常用方法。在选择药物时，医护人员需要充分考虑儿童的生理特点和药物代谢特点，选择安全有效的药物。对于轻度至中度疼痛，可选用非处方药物，如对乙酰氨基酚、布洛芬等；对于重度疼痛，可能需要使用处方药物，如阿片类药物等。但需注意，任何药物的使用都应在医生的指导下进行，并密切关注可能出现的副作用和不良反应。在使用药物治疗时，医护人员需要向家长详细解释药物的作用机制、使用方法、可能产生的副作用等信息，以确保家长能够正确使用药物并密切关注儿童的反应。

2. 非药物治疗

除了药物治疗，非药物治疗在儿科疼痛管理中也占据重要地位。这些方法包括物理疗法、心理疗法等，可以帮助缓解某些类型的疼痛，减轻疼痛带来的心理负担。

物理疗法如热敷、冷敷、按摩等可以通过改善局部血液循环、缓解肌肉紧张等方式减轻疼痛。心理疗法如放松训练、认知行为疗法等则可以帮助儿童调整心态，增强应对疼痛的能力。这些方法可以与药物治疗相结合，为儿童提供更全面的疼痛管理方案。

在应用非药物治疗时，医护人员需要根据儿童的实际情况和疼痛类型选择合适的方法，并向家长详细解释治疗原理和操作方法，以确保治疗效果和安全性。

（三）疼痛预防与教育

预防是最好的治疗。通过加强家长教育和儿童疼痛知识的普及，可以有效减少疼痛的发生和减轻疼痛的程度。这不仅可以提高儿童的生活质量，还能降低医疗成本和社会负担。

1. 家长教育

家长是儿童的主要照顾者，他们的知识和技能对儿童疼痛管理至关重要。医护人员应通过定期的健康教育讲座、家长会等途径向家长提供关于儿童疼痛的原因、评估方法、治疗策略及预防措施等方面的信息。同时，医护人员还需要与家长保持密切沟通，及时解答他们在儿童疼痛管理过程中的疑问和困惑，帮助他们更好地照顾孩子。通过家长教育，可以提升家长对儿童疼痛的认知水平和应对能力，为儿童提供更好的家庭护理和支持。

2. 儿童疼痛知识的普及

对于学龄期儿童和青少年，可以通过学校教育、健康讲座、宣传册等途径普及疼痛知识。让他们了解疼痛的本质、发生原因、应对方法以及预防措施等。这有助于增强他们的自我管理能力，减轻对疼痛的恐惧和焦虑。同时，医护人员还可以与学校合作，开展针对性的疼痛教育活动，提高儿童对疼痛的认知水平和应对能力。

此外，医护人员还可以通过社交媒体、网络平台等渠道广泛宣传儿童疼痛管理的重要性和相关知识，提高公众对儿童疼痛的关注度和认识水平。这有助于形成全社会共同关注儿童疼痛问题的良好氛围，为儿童提供更全面的疼痛管理保障。

二、儿科心理护理

（一）儿童心理发展特点

在儿科护理工作中，心理护理占据了举足轻重的地位。儿童的心理健康与他们的成长、发展及疾病的康复息息相关。要想做好儿科心理护理，首先需要深入了解儿童的心理发展特点。

1. 不同年龄阶段的心理特点

（1）婴幼儿期（0～3 岁）。

此阶段的儿童主要通过感官和动作来探索和理解世界。他们对母亲的依赖性强，母亲是他们安全感的主要来源。因此，当母亲离开时，他们容易产生分离焦虑，表现出哭闹、不安等行为。此外，婴幼儿期的儿童还处于语言发展的关键期，他们开始模仿声音，学习说话。

护理要点：为婴幼儿提供安全、舒适的环境，确保他们有足够的睡眠和饮食。同时，给予他们足够的关爱和陪伴，满足他们的基本生理和心理需求。在护理过程中，可以通过轻柔的音乐、温暖的拥抱和抚摸等方式来安抚他们的情绪。

（2）学龄前期（3～6 岁）。

学龄前期的儿童好奇心强，对周围的事物充满兴趣。他们的想象力丰富，喜欢听故事、做游戏。然而，此阶段的儿童注意力容易分散，自控能力相对较弱。他们开始形成自我意识，愿意自己尝试做一些事情，但遇到困难时仍需要成人的帮助。

护理要点：在护理学龄前期儿童时，应注重培养他们的自主性和独立性。鼓励他们自己完成一些简单的任务，如穿衣、洗手等。同时，给予他们足够的关注和引导，帮助他们建立正确的是非观和价值观。在护理过程中，可以通过讲故事、做游戏等方式来激发他们的兴趣和想象力。

（3）学龄期与青少年期（6～18 岁）。

学龄期与青少年期的儿童逐渐形成自我意识，他们开始有自己的想法和观点。他们对社交和归属感有强烈的需求，渴望与同龄人建立友谊和联系。此阶段的儿童还面临着学习压力、成长烦恼等问题，需要成人的理解和支持。

护理要点：在护理学龄期与青少年期儿童时，应尊重他们的个性和意愿。与他们建立平等的沟通关系，倾听他们的想法和感受。同时，提供支持和引导，帮助他们建立健康的人际关系和应对压力的能力。在护理过程中，可以通过组织集体活动、提供心理咨询等方式来满足他们的心理需求。

2. 常见心理问题的识别

儿童在成长过程中可能会遇到各种心理问题，如焦虑、抑郁、恐惧等。这些问题可能由疾病、家庭环境、学校压力等多种因素引起。医护人员和家长应密切关注儿童的情绪变化和行为表现，及时发现并处理这些心理问题。例如，当儿童出现持续的情绪低落、兴趣丧失、睡眠障碍等症状时，可能提示他们正在经历抑郁情绪；当儿童表现出过度担心、紧张不安等情绪时，可能提示他们正在经历焦虑情绪。针对这些心理问题，医护人员和家长可以采取相应的心理护理措施进行干预和帮助。

（二）心理护理策略

针对儿童的心理特点，我们可以采取以下护理策略来促进他们的心理健康发展。

1. 提供安全感与支持

为儿童创造一个安全、温馨的环境是至关重要的。这包括确保他们生活的物理环境安全无虞，如提供稳固的床铺、防护栏等；同时，还需要为他们营造一个充满关爱和支持的心理氛围。与儿童建立信任关系是实现这一目标的关键。医护人员和家长可以通过陪伴、抚摸、拥抱等方式给予儿童情感上的支持，让他们感受到被关爱和重视。此外，鼓励家长积极参与孩子的护理过程也是非常重要的，这不仅可以增强孩子的安全感，还能促进亲子关系的和谐发展。

2. 应对焦虑与恐惧的方法

焦虑和恐惧是儿童常见的情绪问题，对他们的心理健康和日常生活都会产生负面影响。为了有效应对这些问题，我们可以采取多种方法进行干预。首先，放松训练是一种非常实用的方法，它可以帮助儿童缓解紧张情绪、放松身心。具体的放松训练技巧包括深呼吸、冥想、渐进性肌肉松弛等，这些方法可以根据儿童的年龄和接受程度进行选择和调整。其次，认知行为疗法也是一种有效的心理干预方法，它可以帮助儿童改变不良的思维模式和行为习惯。通过引导儿童正确认识和评价自己面临的问题和挑战，教会他们积极应对的策略和技巧，从而减轻焦虑和恐惧情绪。此外，提供有趣的游戏和活动也是一种很好的转移注意力的方法。医护人员和家长可以根据儿童的兴趣和爱好选择适合的游戏和活动，让他们在轻松愉快的氛围中缓解紧张情绪、释放压力。

3. 促进正向心理发展的活动与建议

为了促进儿童的正向心理发展，我们可以组织各种有益的活动并提出相应的建议。首先，亲子互动游戏是一种非常有益的活动形式，它可以增强家庭凝聚力、促进亲子关系的和谐发展。通过共同参与游戏的过程，家长和孩子可以增进彼此的了解和信任，培养共同的兴趣爱好和价值观。其次，组织同伴交流活动也是一种很好的方式，它可以帮助儿童提高社交能力、建立良好的人际关系。在这样的活动中，儿童可以学会与他人合作、分享和沟通的技巧和方法，从而更好地适应集体生活和社会环境。此外，鼓励儿童参与艺术创作和体育运动等也是非常有意义的。艺术创作可以帮助儿童表达内心的情感和想法、培养他们的创造力和想象力；而体育运动则可以锻炼儿童的身体素质、提高他们的自信心和抗压能力。这些活动不仅有助于儿童的心理健康发展还能提高他们的生活质量和幸福感。

（三）家庭与医疗团队在心理护理中的角色

家庭和医疗团队在儿童心理护理中发挥着不可或缺的作用。他们共同为儿童提供情感支持、专业指导和必要的医疗护理，以促进儿童的心理健康发展。

1. 家庭的支持与参与

家庭是儿童成长的重要环境，家长的态度和行为对儿童的心理健康产生深远影响。因此，家庭在儿童心理护理中扮演着至关重要的角色。首先，家长需要给予孩子足够的关爱和陪伴，满足他们的基本生理和心理需求。通过与孩子建立亲密的亲子关系、提供温暖的家庭氛围等方式，家长可以为孩子创造一个安全、舒适的生活环境。其次，家长还需要了解儿童的心理发展规律和特点，掌握一些基本的心理护理技巧和方法。这样，在日常生活中，家长就能更好地照顾孩子的情绪变化、应对他们的行为问题，并及时发现并处理潜在的心理问题。此外，家长还可以通过与医疗团队的紧密合作来获取更专业的指导和帮助。他们可以向医护人员咨询关于孩子心理健康方面的问题，了解相关的治疗方法和护理策略；同时，也可以积极参与医疗团队组织的健康教育活动和心理干预项目，提升自己的育儿能力和心理素质。

2. 医疗团队的合作与指导

医疗团队在儿童心理护理中扮演着专业指导者的角色。他们具备儿童心理学和护理学方面的知识和技能，能够为儿童和家长提供全面的心理支持和护理指导。首先，医护人员需要对儿童的心理状况进行全面评估，了解他们的情绪变化、行为表现以及潜在的心理问题。这样，他们就能制定出针对性的护理计划和干预措施，帮助儿童缓解不良情绪、改善行为问题。其次，医护人员还需要向家长传授一些基本的心理护理技巧和方法。他们可以通过健康教育讲座、一对一咨询等方式向家长普及儿童心理健康方面的知识；同时，也可以指导家长在日常生活中如何更好地照顾孩子的情绪变化、应对他们的行为问题。此外，医疗团队内部也需要保持紧密的合作与沟通。不同专业背景的医护人员需要共同协作、互相支持，共同为儿童提供全面的医疗护理和心理支持。通过定期的团队会议、病例讨论等方式，他们可以及时分享经验、交流信息，共同提高护理质量和效果。

第八章 关节解剖与生理

第一节 关节的基本结构与功能

一、关节概述

关节，作为人体运动系统的核心组成部分，是指骨与骨之间连接并能活动的结构。它们在人体中广泛分布，不仅参与四肢的运动，还支撑着身体的重量，维护着身体的姿势，并保护着内部的重要器官。关节的存在使得人体的运动变得灵活而多样。

根据关节的结构和运动特点，关节可以分为多种类型，如滑膜关节、纤维连结和软骨连结。其中，滑膜关节是最为常见和复杂的关节类型，如膝关节、肘关节等。它们由关节面、关节囊和关节腔等结构组成，具有高度的灵活性和稳定性。

关节在人体运动系统中扮演着至关重要的角色。它们是实现身体动作的基础，承载着各种形式的运动需求。无论是日常生活中的行走、跑跳，还是体育运动中的复杂动作，都离不开关节的协调与配合。关节的健康与功能直接影响着人体的运动能力和生活质量。

二、关节的基本结构

（一）关节面（关节头和关节窝）

关节面，作为关节的基本构成部分，直接决定了关节的形状、大小和运动方式。关节面通常由凸起的关节头和凹陷的关节窝组成，这种凹凸配合的结构有助于关节的稳定性和运动范围的限定。

1. 形态与分类

关节面的形态多样，如球形、椭圆形、鞍形、平面形等。这些形态的差异与关节的功能密切相关。例如，球形的关节面（如肩关节）允许多方向的运动，而鞍形的关节面（如腕关节）则提供了更为复杂的运动组合。

2. 关节软骨

覆盖在关节面上的关节软骨是一层光滑、富有弹性的组织。它主要由水分、胶原纤维和蛋白多糖组成，这些成分共同赋予了关节软骨良好的弹性和抗压性。关节软骨的主要功能是减少关节面之间的摩擦，缓冲冲击，并保护下方的骨组织。

3. 关节面的相互作用

在关节运动中，关节头和关节窝之间的相互作用是至关重要的。它们的配合程度和运动轨迹直接影响着关节的稳定性和灵活性。当关节受到损伤或疾病影响时，关节面的正常相互作用可能会被破坏，导致关节功能障碍。

（二）关节囊

关节囊是包裹在关节周围的一层坚韧的结缔组织膜，它为关节提供了必要的稳定性和保护。

1. 结构特点

关节囊通常由外层的纤维层和内层的滑膜层组成。纤维层由致密的胶原纤维束构成，具有强大的抗拉强度和稳定性。滑膜层则富含血管和神经末梢，能够分泌滑液以润滑关节面。

2. 功能作用

关节囊的主要功能是维持关节的稳定性。纤维层通过其坚韧的结构限制关节的过度运动，防止关节脱位或损伤。滑膜层则通过分泌滑液来减少关节面之间的摩擦，保护关节软骨并滋养关节内部组织。

3. 与关节疾病的关系

关节囊是许多关节疾病的重要受累部位。例如，在关节炎中，滑膜层可能会发炎、肿胀并分泌过多的滑液，导致关节疼痛和功能障碍。此外，关节囊的纤维层也可能因外伤或长期过度使用而受损，导致关节稳定性下降。

（三）关节腔与滑液

关节腔是关节囊内封闭的腔隙，其中充满了滑液。这种特殊的液态环境为关节的正常运动提供了必要的条件。

1. 关节腔的形态与大小

关节腔的形态和大小因关节类型而异。在滑膜关节中，关节腔通常较大且充满滑液；而在纤维连结或软骨连结中，关节腔可能较小甚至不存在。关节腔的大小和形态直接影响着关节的运动范围和稳定性。

2. 滑液的成分与功能

滑液是一种黏稠的液体，主要由水、透明质酸、蛋白质和少量细胞组成。它具有润滑关节面、减少摩擦、缓冲冲击以及为关节提供营养的作用。透明质酸是滑液中的主要黏稠成分，它能够吸收大量水分并形成黏稠的胶体溶液，从而有效地润滑关节面并减少磨损。

3. 关节腔与滑液的生理意义

关节腔和滑液的存在为关节的正常运动提供了必要的条件。它们通过减少摩擦、缓冲冲击以及为关节提供营养等方式保护着关节面免受损伤。同时，滑液中的成分还能够通过渗透作用维持关节腔内外的压力平衡，确保关节的稳定性。

（四）关节的辅助结构

除了上述基本结构，关节还包括一些辅助结构，如韧带、关节盘和关节唇等。这些辅助结构在维持关节稳定性、保护关节面以及调节关节运动等方面发挥着重要作用。

1. 韧带

韧带是连接骨与骨之间的坚韧纤维束，它们的主要功能是增强关节的稳定性。韧带通过限制关节的过度运动来防止关节脱位或损伤。在人体中，许多重要的关节都由多条韧带共同固定和保护。

2. 关节盘

关节盘是位于两关节面之间的纤维软骨板。它能够增加关节的接触面积并减少冲击；同时，关节盘还能够通过其弹性和形变来调节关节的运动轨迹。在一些特殊类型的关节中（如膝关节和颞下颌关节），关节盘的存在对于维持关节的正常功能至关重要。

3. 关节唇

关节唇是附着在关节窝周围的纤维软骨环。它能够加深关节窝的深度并增加关节的稳定性；同时，关节唇还能够通过其弹性和形变来适应关节的运动变化。在一些需要承受较大负荷或进行复杂运动的关节中（如髋关节和肩关节），关节唇的存在对于保护关节面免受损伤具有重要意义。

三、关节的功能

（一）运动功能

关节作为人体运动系统的核心部分，具有多样化的运动功能，这些功能使得人体能够完成各种复杂的动作和姿势。

1. 屈伸运动

屈伸是最基本的关节运动形式之一，主要发生在四肢的关节中。例如，肘关节的屈曲和伸展动作允许我们弯曲和伸直手臂。这种运动形式在日常生活中极为常见，如握手、提物等。

2. 内收外展运动

内收和外展主要描述的是四肢关节在水平面上的运动。以肩关节为例，手臂向身体中线移动为内收，远离身体中线为外展。这种运动形式对于维持身体平衡和进行各种日常活动至关重要。

3. 旋转运动

旋转运动是指关节围绕自身轴线进行的圆周运动。例如，腕关节的旋前和旋后动作允许我们旋转手掌以适应不同的握持需求。这种运动形式在精细动作的执行中尤为重要。

4. 多轴运动

一些复杂的关节，如肩关节和髋关节，具有多个运动轴，因此能够在多个方向上运动。这种多轴运动为人体提供了极大的灵活性和适应性。

5. 运动范围的限制

虽然关节具有多种运动形式，但它们的运动范围并不是无限的。关节囊、韧带等结构通过限制关节的过度运动来确保关节的稳定性和安全性。这种限制对于防止关节脱位和损伤具有重要意义。

（二）稳定功能

关节的稳定功能是指关节在静止或运动状态下保持正常位置和结构的能力。这种稳定性对于维护关节的正常功能和防止损伤至关重要。

1. 关节囊和韧带的稳定作用

关节囊和韧带是维持关节稳定性的主要结构。关节囊通过其坚韧的纤维层包裹在关节周围，为关节提供了一层保护性的屏障。韧带则通过连接相邻的骨骼来限制关节的过度运动，从而确保关节的稳定性。

2. 肌肉和肌腱的贡献

肌肉和肌腱也对关节的稳定性起着重要作用。肌肉通过收缩产生力量，而肌腱则将这种力量传递到骨骼上。当肌肉收缩时，它们通过拉紧韧带和压缩关节面来增加关节的稳定性。此外，肌肉的协同作用还可以帮助调节关节的运动轨迹，从而确保动作的准确性和协调性。

3. 神经系统的调控

神经系统在关节稳定性的维持中也发挥着重要作用。通过感知关节的位置和运动状态，神经系统可以调整肌肉收缩的力度和时机，以确保关节在运动过程中的稳定性。这种神经肌肉调控机制对于防止关节脱位和损伤具有重要意义。

（三）负重与缓冲功能

关节的负重与缓冲功能是指关节在承受身体重量和外部冲击力时能够保持正常结构和功能的能力。这种功能对于保护关节免受损伤和延长关节使用寿命具有重要意义。

1. 关节软骨的缓冲作用

关节软骨是覆盖在关节面上的光滑弹性组织，它具有良好的弹性和抗压能力。当关节承受负荷时，关节软骨通过其弹性形变来缓冲冲击力，从而减少骨骼之间的直接碰撞和磨损。这种缓冲作用对于保护关节面免受损伤具有重要意义。

2. 滑液的润滑和滋养作用

关节腔内的滑液不仅具有润滑关节面的作用，还能为关节软骨提供必要的营养和水分。滑液中的透明质酸等黏稠成分能够形成一层保护膜，覆盖在关节软骨表面，从而减少摩擦和磨损。同时，滑液中的营养物质可以滋养关节软骨细胞，促进软骨组织的修复和再生。

3. 肌肉和韧带的调节作用

肌肉和韧带在关节负重和缓冲中也发挥着重要作用。当关节承受负荷时，肌肉通过收缩来分担部分负荷，从而减轻关节的压力。同时，韧带通过限制关节的过度运动来防止关节脱位或损伤。这种肌肉和韧带的调节作用有助于维护关节的正常结构和功能。

第二节　关节的生理机能与调节

一、关节的运动生理

（一）肌肉收缩与关节运动的关系

肌肉收缩与关节运动之间存在着密切的联系。肌肉作为关节运动的主要动力来源，其收缩方式和特性直接影响着关节的运动形式和效果。

1. 肌肉收缩类型与关节运动

等长收缩：在等长收缩中，肌肉的长度保持不变，但张力增加。这种收缩方式主要用于维持关节的稳定性，例如在站立或保持某种姿势时。等长收缩有助于抵抗外部力量，防止关节过度移动。

等张收缩：等张收缩是指肌肉在收缩时长度缩短，张力保持不变。这种收缩方式使关节产生明显的运动，如屈曲、伸展等。等张收缩可以分为向心收缩和离心收缩。向心收缩是肌肉缩短时的收缩，而离心收缩是肌肉被拉长时的收缩。这两种收缩方式在关节运动中起着重要作用。

2. 肌肉收缩速度与关节运动

肌肉收缩速度是指肌肉从松弛状态到达最大收缩状态所需的时间。较快的肌肉收缩速度可以产生迅速而有力的关节运动，如快速跑步或跳跃。而较慢的肌肉收缩速度则适用于需要平稳和精确控制的关节运动，如精细的手部动作。

3. 肌肉力量与关节运动

肌肉力量是指肌肉在收缩时所能产生的最大力量。肌肉力量的大小直接影响着关节运动的效果。较强的肌肉力量可以使关节克服较大的阻力，完成高强度的运动任务。而较弱的肌肉力量则可能限制关节的运动范围和运动能力。

肌肉纤维类型与关节运动

不同类型的肌肉纤维具有不同的收缩特性和力量输出能力。快肌纤维（也称为白肌纤维）具有较高的收缩速度和力量输出能力，适用于需要迅速反应的爆发性运动。而慢肌纤维（也称为红肌纤维）则具有较慢的收缩速度和较强的耐力，适用于需要长时间持续运动的场景。了解不同类型肌肉纤维的特性有助于理解它们在关节运动中的作用和贡献。

（二）神经调节在关节运动中的作用

神经调节在关节运动中起着至关重要的作用。通过感知、传导和处理信息，神经系统能够精确地控制和调节肌肉的收缩活动，从而实现准确、协调的关节运动。

1. 感受器与关节运动感知

感受器是分布在关节周围的感觉神经末梢，能够感知关节的位置、运动状态和负荷情况。当关节发生运动时，感受器将这些信息转化为神经信号，并传递到中枢神经系统进行处理。这些信号为中枢神经系统提供了关于关节状态的实时反馈，有助于实现精确的运动控制。

2. 传入神经与关节运动信息传导

传入神经负责将感受器感知到的关节运动信息传导到中枢神经系统。这些信息在传导过程中经过多次突触传递和加工处理，最终到达大脑皮层的感觉区域。大脑皮层对这些信息进行分析和综合处理，形成关于关节运动的感知和认知。

3. 中枢处理与关节运动控制

中枢神经系统（包括大脑和小脑）在关节运动控制中起着核心作用。大脑皮层根据传入神经传递的关节运动信息和个体的运动意图，制定出相应的运动计划并下达运动指令。小脑则负责协调和调整肌肉收缩的力度和时机，以确保关节运动的准确性和协调性。这些中枢处理过程涉及复杂的神经网络和突触传递机制。

4. 传出神经与关节运动执行

传出神经负责将中枢神经系统下达的运动指令传导到肌肉纤维上，引起肌肉的收缩活动。传出神经通过释放神经递质（如乙酰胆碱）来激活肌肉纤维上的受体，从而触发肌肉收缩过程。这种精确的神经调节机制确保了关节运动能够按照个体的意图和需要来执行。同时，传出神经还可以根据关节运动的实时反馈来调整肌肉收缩的力度和时机，以实现更加精确和协调的运动控制。

二、关节的润滑与营养

（一）滑液的成分与作用

滑液是关节内的重要组成部分，它为关节提供了必要的润滑和营养，从而保证了关节的正常运动和健康。以下是关于滑液成分与作用的详细论述。

1. 滑液的主要成分

水：滑液的主要成分是水，它占据了滑液体积的大部分。水的存在为关节提供了一个液态环境，有助于关节面的滑动和减少摩擦。

透明质酸：透明质酸是一种高分子多糖，具有很强的黏性和保水性。它是滑液黏稠度的主要贡献者，能够有效地润滑关节面，减少关节运动时的摩擦和磨损。

蛋白质：滑液中含有多种蛋白质，包括润滑素、白蛋白、球蛋白等。这些蛋白质在关节面之间形成一层薄膜，有助于进一步减少摩擦，并为关节软骨提供营养支持。

细胞：滑液中还含有少量的细胞，如滑膜细胞、白细胞等。这些细胞在关节的生理和病理过程中发挥着重要作用，如参与滑液的分泌、调节关节免疫反应等。

2. 滑液的作用

润滑作用：滑液的主要作用是润滑关节面，减少关节运动时的摩擦和磨损。这种润滑作用对于维持关节的正常功能和延长关节使用寿命具有重要意义。

营养作用：滑液中的营养物质，如蛋白质、葡萄糖等，可以为关节软骨和周围组织提供必要的营养支持。这些营养物质对于维持关节软骨的完整性、促进关节修复和再生具有重要作用。

保护作用：滑液中的细胞和蛋白质等成分还具有保护作用。它们可以清除关节腔内的废物和细菌，参与关节的免疫反应，从而保护关节免受感染和炎症的侵害。

（二）滑膜的功能与调节

滑膜是关节囊内层的一层薄膜状组织，具有分泌滑液、吸收多余液体和废物等重要功能。以下是关于滑膜功能与调节的详细论述。

1. 滑膜的主要功能

分泌滑液：滑膜是关节内滑液的主要来源。它通过合成和分泌透明质酸、蛋白质等成分，形成黏稠的滑液，填充在关节腔内，为关节提供必要的润滑和营养。

吸收功能：滑膜还具有吸收关节腔内多余液体和废物的功能。它可以通过其表面的微绒毛结构增加吸收面积，从而有效地清除关节腔内的废物和多余液体，保持关节内环境的稳定。

2. 滑膜的调节机制

机械刺激调节：当关节受到负荷或运动时，滑膜会受到机械刺激而分泌滑液。这种机械刺激可以通过关节面的压力变化、滑膜细胞的形变等方式传递给滑膜，从而触发滑液的分泌过程。

化学刺激调节：化学刺激也是调节滑膜功能的重要因素之一。例如，当关节发生炎症时，炎症介质如细胞因子、前列腺素等可以刺激滑膜细胞的增殖和分泌活动，导致滑液量增加和成分改变。

神经调节：神经系统对滑膜的功能也有一定的调节作用。一方面，神经末梢可以释放神经递质或神经肽等物质，直接作用于滑膜细胞上的受体，从而影响滑液的分泌和吸收过程；另一方面，神经系统还可以通过调节血管和淋巴管的通透性来间接影响滑膜的功能。当血管通透性增加时，血浆中的成分可以更容易地进入关节腔，从而增加滑液的量和成分；而当淋巴管通透性增加时，则有助于将关节腔内的废物和多余液体排出。

三、关节的力学特性

（一）关节的力学稳定性

关节的力学稳定性是确保关节在静止和运动状态下都能保持正常位置和结构的关键因素。这种稳定性的实现依赖于多个结构的协同作用，包括关节囊、韧带、肌肉和骨骼等。以下是对关节力学稳定性的详细论述。

1. 关节囊的贡献

关节囊是包裹在关节周围的一层坚韧的结缔组织膜，它为关节提供了一个基本的支撑和保护作用。关节囊的纤维层由致密的胶原纤维构成，具有很强的抗张强度，能够有效地限制关节的过度运动。此外，关节囊的滑膜层能够分泌滑液，为关节提供润滑，进一步增强了关节的稳定性。

2. 韧带的作用

韧带是连接骨骼与骨骼之间的强韧纤维束，它们主要起到限制关节过度运动和维持关节稳定性的作用。韧带具有很强的抗拉伸能力，能够在关节受到外力作用时保持关节的正常位置。不同类型的韧带（如侧副韧带、交叉韧带等）在关节稳定性中发挥着不同的作用，共同维持着关节的稳定。

3. 肌肉的贡献

肌肉通过收缩产生力量，对关节的稳定性起着至关重要的作用。肌肉的收缩可以增加关节的紧张度，从而提高关节的稳定性。此外，肌肉还可以通过协同作用来平衡关节周围的力量分布，防止关节发生不正常的运动。肌肉的强度和耐力训练对于提高关节稳定性具有重要意义。

4. 骨骼的支撑作用

骨骼作为关节的支架，为关节提供了基本的支撑作用。骨骼的形状、大小和排列方式都对关节的稳定性产生影响。例如，关节面的凹凸形状可以增加关节的接触面积，提高关节的稳定性；而骨骼的排列方式则决定了关节的运动轴线和运动范围，对关节的稳定性也有重要影响。

（二）关节运动中的力学变化

关节在运动过程中会发生一系列的力学变化，这些变化对于理解关节的运动机制和损伤机制具有重要意义。以下是对关节运动中力学变化的详细论述。

1. 肌肉收缩与关节运动

当肌肉收缩时，它产生的力量会通过肌腱传递到关节上，从而引起关节的运动。肌肉收缩的类型（等长收缩、等张收缩等）和速度会影响关节运动的形式和速度。同时，肌肉收缩产生的力量也会改变关节的负荷状态，对关节的稳定性产生影响。

2. 关节面接触面积与压力分布的变化

在关节运动过程中，关节面的接触面积和压力分布会发生变化。当关节处于不同位置时，关节面的凹凸部分会相互嵌合或分离，导致接触面积的变化。同时，由于肌肉收缩和外力作用的影响，关节面上的压力分布也会发生变化。这些变化对于关节的磨损和损伤具有重要意义。

3. 关节负荷的变化

在关节运动过程中，关节所承受的负荷也会发生变化。例如，在行走或跑步时，膝关节和髋关节所承受的负荷会随着步态的不同阶段而发生变化。这些负荷变化对于关节的健康和损伤风险具有重要影响。了解关节负荷的变化规律有助于制定合理的运动方案和预防措施。

4. 关节运动范围与灵活性的变化

关节的运动范围和灵活性也会在运动过程中发生变化。不同类型的关节具有不同的运动范围和灵活性特点，这些特点决定了关节在运动中的功能和表现。例如，球窝关节具有较大的运动范围和灵活性，能够适应多种复杂的运动形式；而铰链关节则具有较小的运动范围和较高的稳定性，适用于需要精确控制的运动场景。了解关节的运动范围和灵活性变化有助于更好地理解关节的运动机制和功能表现。

四、关节的生物力学与运动学

（一）关节运动学基础

关节运动学是研究关节运动的基础科学，对于理解关节功能、预防损伤和提高运动表现具有重要意义。以下是关节运动学基础的详细论述。

1. 关节运动范围

关节运动范围是指关节在特定方向上能够达到的最大活动幅度。不同类型的关节具有不同的运动范围，这取决于关节的结构、周围组织的限制以及个体的生理差异。测量关节运动范围是评估关节功能的重要手段，可以帮助医生或康复师了解关节的健康状况，制定个性化的康复计划。

2. 关节运动轨迹

关节运动轨迹是指关节在运动过程中所形成的路径或轨迹。了解关节运动轨迹有助于分析关节运动的协调性和效率，从而指导运动训练或康复治疗。通过现代科技手段，如运动捕捉系统，可以精确地测量和分析关节运动轨迹，为运动学和生物力学研究提供有力支持。

3. 关节运动速度

关节运动速度是指关节在特定时间内完成运动的速率。运动速度的快慢对关节的负荷和损伤风险具有重要影响。在快速运动中，关节所承受的负荷和冲击力会显著增加，容易导致关节损伤。因此，了解关节运动速度对于制定合理的运动方案和预防措施具有重要意义。

4. 关节稳定性与灵活性

关节的稳定性和灵活性是关节运动学中的两个重要概念。稳定性是指关节在静止或运动状态下保持正常位置和结构的能力；而灵活性则是指关节在多个方向上进行自由运动的能力。稳定性和灵活性在关节运动中相互制约，共同维持着关节的正常功能。通过评估关节的稳定性和灵活性，可以了解关节的健康状况和运动能力，为康复治疗和运动训练提供指导。

（二）关节生物力学原理

关节生物力学是研究关节在力学作用下的生物响应和适应机制的学科。以下是对关节生物力学原理的详细论述。

1. 关节负荷与应力分布

在关节运动中，关节面承受着来自肌肉收缩和外部负荷的力。这些力在关节面上产生应力分布，对关节的软骨、韧带和骨骼等结构产生影响。了解关节负荷与应力分布有助于分析关节的磨损机制和损伤风险，为关节疾病的预防和治疗提供依据。

2. 关节运动中的力学特性

关节在运动过程中表现出特定的力学特性，如刚度、阻尼和摩擦等。这些特性反映了关节对外部力作用的响应方式，对于理解关节的运动机制和功能表现具有重要意义。通过研究关节的力学特性，可以深入了解关节在运动中的稳定性和灵活性，为运动训练和康复治疗提供指导。

3. 关节损伤的生物力学机制

关节损伤是常见的运动损伤之一，其发生与关节的生物力学特性密切相关。了解关节损伤的生物力学机制有助于分析损伤原因和制定预防措施。例如，通过测量和分析关节在运动中的负荷、速度和角度等参数，可以评估关节的损伤风险，并为运动员和康复患者提供个性化的运动建议和康复方案。

4. 关节适应与生物力学重塑

在长期的运动训练或康复治疗过程中，关节会发生适应性的生物力学重塑。这种重塑包括关节结构的改变、肌肉力量的增强和神经控制的优化等方面。了解关节适应与生物力学重塑的机制有助于制定更有效的运动训练和康复治疗方案，促进关节功能的恢复和提高。同时，对于运动员来说，了解关节适应的原理可以帮助他们更好地调整训练计划，提高运动表现并预防损伤。

第三节　关节的蜕变与损伤机制

一、关节退变的原因与过程

（一）原发性关节退变

原发性关节退变是一种与年龄增长密切相关的自然现象，其主要表现为关节结构和功能的逐渐衰退。这一过程涉及多种复杂的生物学和机械学机制，以下将对其进行详细阐述。

1. 年龄因素

随着年龄的增长，人体的新陈代谢逐渐减缓，关节软骨的修复和再生能力也随之下降。软骨细胞的数量减少，活性降低，导致软骨基质合成减少，降解增加。这使得关节软骨逐渐失去水分和弹性，变得脆弱易损。同时，关节滑液的黏稠度和润滑作用也降低，加剧了关节的磨损。

2. 遗传因素

遗传因素在原发性关节退变中起着重要作用。研究发现，某些基因变异与骨关节炎等关节退变性疾病的风险密切相关。这些基因变异可能影响软骨细胞的代谢、基质合成和降解等过程，从而增加个体患骨关节炎的风险。此外，家族研究表明，骨关节炎等关节退变性疾病具有明显的家族聚集性，进一步证实了遗传因素在其中的作用。

3. 生物力学因素

关节的生物力学环境对关节退变也有重要影响。长期承受异常负荷或过度使用的关节更容易发生退变。例如，肥胖患者的膝关节和髋关节承受更大的负荷，因此更容易发生骨关节炎。此外，职业因素也可能导致关节过度使用，如长期从事重体力劳动或特定运动项目的运动员。

4. 其他因素

除了年龄、遗传和生物力学因素，还有一些其他因素可能影响原发性关节退变的过程。例如，营养状况、生活方式、慢性疾病等都可能对关节健康产生影响。营养不良、缺乏运动、吸烟等不良生活习惯可能加速关节退变的过程。而慢性疾病如糖尿病、高血压等也可能通过影响血管和神经功能来间接影响关节健康。

（二）继发性关节退变

继发性关节退变是由创伤、炎症等外部因素引起的关节结构和功能衰退。与原发性关节退变不同，继发性关节退变通常具有明确的病因和较快的进展速度。以下将对其主要类型和机制进行详细阐述。

1. 创伤性关节炎

创伤性关节炎是继发性关节退变的常见类型之一，通常由关节内骨折、韧带损伤等创伤事件引发。这些创伤可能破坏关节面的平整性和软骨的完整性，导致关节面磨损加速和关节功能障碍。例如，膝关节内的半月板损伤或交叉韧带断裂可能导致关节稳定性下降，加速关节磨损和退变。此外，长期反复的小创伤也可能引起关节退变，如长期从事某些职业或运动项目的人群。

2. 炎症性关节炎

炎症性关节炎如类风湿性关节炎、痛风性关节炎等也会引起关节退变。这些疾病通常伴随着滑膜炎症和免疫反应异常，导致关节软骨和周围结构受到破坏。炎症反应产生的炎性因子和酶类物质可以降解软骨基质，破坏软骨细胞的代谢平衡。同时，滑膜炎症还可能导致关节腔积液增多，增加关节内压力，进一步加剧关节磨损和退变。此外，痛风性关节炎患者由于尿酸盐沉积在关节腔内，也可能引起类似的破坏性改变。

3. 其他继发性因素

除了创伤和炎症，还有一些其他继发性因素可能引起关节退变。例如，关节感染可能导致关节内结构受到破坏和瘢痕形成，影响关节功能；代谢性疾病如骨质疏松症也可能通过影响骨密度和骨质量来间接影响关节健康；长期使用某些药物如激素类药物也可能对关节产生不良影响。这些继发性因素在引起关节退变的过程中可能相互作用，共同加重病情。

二、关节损伤的类型与机制

（一）急性关节损伤

急性关节损伤通常是由突发的外力作用或意外事件引起的，导致关节结构受到急性损伤。这种损伤往往发生迅速，症状明显，需要及时诊断和治疗。以下是急性关节损伤的主要类型和机制。

1. 扭伤

扭伤是急性关节损伤中最常见的类型之一，主要涉及韧带结构的损伤。当关节受到不正常的扭转或过度伸展时，韧带可能受到拉伤、部分撕裂或完全断裂。扭伤通常发生在踝关节、膝关节和腕关节等活动度较大的部位。例如，踝关节扭伤常常是因为脚部突然内翻或外翻导致的外侧或内侧韧带损伤。

扭伤的机制主要包括外力作用、关节稳定性下降和肌肉力量不足等。外力作用如突然的外力冲击或跌倒时身体重力的影响，可能使关节超出正常活动范围而损伤韧带。关节稳定性下降如韧带松弛、关节周围肌肉萎缩等，也会增加扭伤的风险。肌肉力量不足则无法提供足够的支撑和保护作用，使关节更容易受到损伤。

2. 脱位

脱位是指关节头从关节窝中脱出，导致关节失去正常对合关系。脱位通常由强大的外力冲击、过度牵拉或意外事件引起。例如，肩关节脱位常常是因为跌倒时手臂外展外旋受到撞击导致的。脱位会导致关节囊、韧带和肌肉等结构的损伤，引起剧烈疼痛、肿胀和功能障碍。

脱位的机制主要包括外力作用、关节囊和韧带松弛以及肌肉力量不足等。强大的外力作用如撞击、摔倒等可能导致关节头被挤出关节窝。关节囊和韧带松弛可能使关节稳定性下降，增加脱位的风险。肌肉力量不足则无法提供足够的保护和支持作用，使关节更容易发生脱位。

3. 其他急性损伤

除了扭伤和脱位，还有一些其他类型的急性关节损伤。例如，骨折可能伴随关节损伤发生，导致关节面不平整或关节稳定性下降。关节内软骨损伤如半月板撕裂等也是常见的急性关节损伤类型之一。这些损伤通常需要及时诊断和治疗，以避免对关节功能造成长期影响。

（二）慢性关节损伤

慢性关节损伤是指由长期过度使用、重复性应力作用或慢性疾病引起的关节结构和功能的逐渐衰退。与急性关节损伤不同，慢性关节损伤通常发展缓慢，症状逐渐加重，需要长期治疗和管理。以下是慢性关节损伤的主要类型和机制。

1. 过度使用性损伤

过度使用性损伤是由于长期重复进行某些动作或过度使用某些关节而导致的慢性劳损。这种损伤常见于运动员、职业工作者等需要长期重复使用某些关节的人群中。例如，运动员的肩袖损伤、网球肘等都是由于长期重复进行某些动作导致肌肉、肌腱等结构的慢性劳损。

过度使用性损伤的机制主要包括肌肉力量不足、技术动作不规范、训练负荷过大等。肌肉力量不足无法提供足够的支持和保护作用，使关节更容易受到损伤。技术动作不规范可能导致关节受到异常应力作用而损伤。训练负荷过大则使关节承受过大的压力和磨损，加速关节退变的过程。

2. 重复性应力损伤

重复性应力损伤是由于长期反复进行某些手部动作或长时间保持某种姿势而导致的关节软骨和周围结构的磨损和炎症。这种损伤常见于需要长期进行重复性手部动作的人群中，如键盘操作员、生产线工人等。重复性应力损伤会导致关节疼痛、僵硬和功能障碍等症状逐渐加重。

重复性应力损伤的机制主要包括手部动作不规范、负荷过大、时间过长等。手部动作不规范可能导致关节受到异常应力作用而损伤。负荷过大则使关节承受过大的压力和磨损。时间过长则使关节长时间处于紧张状态而无法得到充分休息和恢复。

3. 其他慢性损伤

除了过度使用性损伤和重复性应力损伤，还有一些其他类型的慢性关节损伤。例如，骨关节炎是一种由于关节软骨逐渐磨损而引起的慢性疾病，常见于老年人或长期从事重体力劳动的人群中。此外，类风湿性关节炎等自身免疫性疾病也可能导致关节结构的慢性损伤和炎症。这些慢性损伤需要长期治疗和管理，以减轻症状并改善关节功能。

三、关节蜕变与损伤的临床表现

关节蜕变和损伤的临床表现因个体差异和损伤类型而异，但通常包括一些共同的症状和体征。

（一）症状

关节蜕变与损伤的症状多种多样，取决于损伤的类型、严重程度以及患者的个体差异。以下是常见的症状及其可能的病因。

1. 关节疼痛

关节疼痛是关节退变和损伤最突出的症状。疼痛的性质、持续时间和加重因素因损伤类型而异。例如，在骨关节炎中，疼痛通常与关节活动有关，尤其是在活动初期和结束时。而在类风湿性关节炎中，疼痛可能更为持续和弥漫性。疼痛的机制涉及炎症介质释放、神经末梢刺激以及关节结构改变等。

2. 关节肿胀

关节肿胀是关节退变和损伤的另一个常见症状。肿胀可能由于关节内积液、滑膜炎症或周围组织水肿引起。在炎症性关节炎中，滑膜炎症导致滑液分泌增加，进而引起关节肿胀。肿胀可能加重关节疼痛，并限制关节活动范围。

3. 关节僵硬

关节僵硬是指关节活动范围受限或感觉关节不灵活。僵硬可能由于疼痛、肿胀、肌肉紧张或关节结构改变引起。在早晨或长时间休息后，关节僵硬可能更为明显，这被称为"晨僵"。随着活动增加，僵硬感可能逐渐减轻，但在严重关节退变或损伤的情况下，僵硬可能持续存在。

4. 活动受限

活动受限是关节退变和损伤的直接后果。疼痛、肿胀和僵硬都可能导致患者无法完成日常活动或工作。活动受限的程度因损伤类型和严重程度而异。在严重情况下，患者可能需要辅助设备（如拐杖、轮椅）来完成日常活动。

5. 其他全身症状

除了局部关节症状，一些全身性关节疾病（如类风湿性关节炎、痛风性关节炎）还可能伴随全身症状。这些症状包括疲劳、发热、体重减轻等。这些症状反映了全身性炎症反应或代谢异常的存在。

（二）体征

关节蜕变与损伤的体征是医生在体格检查时发现的客观异常表现。这些体征有助于确认诊断并评估病情的严重程度。以下是常见的体征及其意义。

1. 关节畸形

关节畸形是关节退变和损伤的严重体征之一。畸形可能由于关节软骨磨损、骨质增生、关节脱位或骨折等原因引起。畸形的类型多种多样，如膝关节内翻或外翻畸形、手指关节的鹅颈畸形等。畸形不仅影响外观，还可能严重影响关节功能和患者的生活质量。

2. 压痛

压痛是关节退变和损伤的常见体征之一。在受损部位或炎症区域施加压力时，患者可能感到明显的疼痛。压痛反映了局部组织的炎症反应或结构损伤。压痛的程度和范围因损伤类型和严重程度而异。

3. 肌肉萎缩

肌肉萎缩是关节退变和损伤的另一个重要体征。长期关节疼痛、活动受限或神经受损可能导致关节周围肌肉萎缩。肌肉萎缩表现为肌肉体积减小、肌力减弱和肌张力降低。肌肉萎缩不仅影响关节稳定性，还可能导致进一步的功能障碍和残疾。

4. 关节摩擦感或弹响

在关节活动时，患者可能感到关节内有摩擦感或听到弹响声。这些体征通常由于关节软骨磨损、关节面不平整或关节内游离体引起。摩擦感和弹响可能加重患者的疼痛和不适感，并提示关节结构存在异常。

5. 其他局部体征

除了上述常见体征外，还有一些其他局部体征可能提示关节退变或损伤的存在。例如，皮肤红肿、皮温升高可能反映局部炎症或感染；静脉曲张、色素沉着可能提示慢性静脉功能不全或局部血液循环障碍；神经受损可能导致感觉异常、肌力减弱或反射异常等。这些体征的发现有助于医生全面了解患者的病情并制定合适的治疗方案。

四、关节蜕变与损伤的诊断与治疗

关节退变和损伤的诊断和治疗需要综合考虑患者的病史、症状和体征以及影像学检查结果等信息。

（一）诊断方法

关节蜕变与损伤的诊断需要综合运用多种方法，以确保准确判断病情并制定相应的治疗方案。

1. 病史询问

医生首先会详细询问患者的病史，包括发病情况、病程演变、伴随症状、既往病史以及家族遗传史等信息。这些信息对于确定病因、评估病情严重程度以及制定治疗方案具有重要意义。

2. 体格检查

体格检查是诊断关节蜕变与损伤的重要环节。医生会观察关节的外观，检查关节的活动范围、压痛情况以及肌肉力量等体征。这些体征的异常表现可以提示关节退变或损伤的存在，并有助于进一步明确诊断。

3. 影像学检查

影像学检查在关节蜕变与损伤的诊断中发挥着重要作用。X 线检查可以显示关节骨骼结构的异常，如骨质增生、关节间隙变窄等。MRI（磁共振成像）则能够更清晰地显示关节软组织结构，如韧带、肌腱、关节囊以及关节软骨等。这些影像学检查结果可以为医生提供关节结构的详细信息，有助于明确诊断和评估病情严重程度。

（二）治疗原则

关节蜕变与损伤的治疗原则旨在缓解疼痛、恢复功能并预防并发症，以提高患者的生活质量。

1. 缓解疼痛

缓解疼痛是关节蜕变与损伤治疗的首要目标。医生会根据患者的疼痛程度和性质，选择合适的药物进行治疗。非甾体抗炎药（NSAIDs）是常用的药物之一，可以有效缓解轻至中度疼痛并减轻炎症反应。对于重度疼痛，医生可能会考虑使用更强效的镇痛药或进行局部封闭治疗。

2. 恢复功能

恢复关节功能是治疗关节蜕变与损伤的重要目标之一。医生会根据患者的具体情况制定个性化的康复计划，包括肌力训练、关节活动度练习以及平衡和协调训练等。这些康复训练可以帮助患者增强肌肉力量、改善关节活动范围并提高关节的稳定性。

3. 预防并发症

预防并发症是关节蜕变与损伤治疗中的重要环节。医生会关注患者的全身健康状况和生活习惯等因素，采取综合性的预防措施以降低并发症的发生风险。例如，对于肥胖患者，医生会建议减轻体重以减轻关节负担；对于长期从事重体力劳动的患者，医生会建议调整工作方式或进行适当的休息和放松。

（三）治疗方法

关节蜕变与损伤的治疗方法多种多样，医生会根据患者的具体情况选择合适的治疗手段。

1. 药物治疗

药物治疗是关节蜕变与损伤的常用治疗方法之一。除了前面提到的非甾体抗炎药和镇痛药外，医生还可能会开具其他类型的药物，如关节软骨保护剂、抗骨质疏松药物等。这些药物可以帮助患者缓解症状、改善关节功能并预防并发症。

2. 物理治疗

物理治疗在关节蜕变与损伤的治疗中发挥着重要作用。常见的物理治疗方法包括热敷、冷敷、电疗、磁疗以及超声波治疗等。这些方法可以促进血液循环和淋巴回流，缓解肌肉紧张和疼痛，并有助于改善关节活动范围。

3. 手术治疗

对于严重的关节退变或损伤，手术治疗可能是必要的选择。手术方式多种多样，包括关节镜手术、人工关节置换术以及开放手术等。医生会根据患者的具体情况选择合适的手术方案，以最大限度地恢复关节功能和减轻症状。手术后，患者通常需要进行一段时间的康复训练以恢复关节功能。

4. 非手术治疗方法

除了上述治疗方法，还有一些非手术治疗方法可以在一定程度上缓解关节退变和损伤的症状。例如，中医针灸和推拿可以通过刺激穴位和经络来缓解疼痛和肌肉紧张；运动疗法可以通过特定的运动方式来增强肌肉力量和改善关节活动范围；生活方式调整如减轻体重、避免长时间保持同一姿势等也有助于减轻关节负担和缓解症状。这些方法可以与药物治疗和物理治疗相结合，形成综合性的治疗方案。

第九章　常见关节疾病及损伤

第一节　关节炎性疾病

一、骨关节炎

（一）骨关节炎的病因与发病机制

骨关节炎（OA）是一种复杂的慢性关节疾病，其确切的病因和发病机制尚未完全阐明。但经过多年的研究，科学家们已经发现了一些与骨关节炎发病密切相关的因素。

（1）年龄因素：随着年龄的增长，关节软骨的弹性和韧性逐渐下降，容易发生退行性改变。因此，老年人群是骨关节炎的高发人群。

（2）遗传因素：遗传因素在骨关节炎的发病中起着重要作用。有研究表明，骨关节炎在家族中有明显的聚集现象，可能与遗传基因的变异有关。

（3）肥胖因素：肥胖是骨关节炎的重要危险因素之一。肥胖患者由于体重过重，关节承受的压力增大，加速了关节软骨的磨损和破坏。

（4）关节损伤和过度使用：关节损伤和长期过度使用关节也是导致骨关节炎的重要原因。关节损伤可能直接破坏关节软骨的完整性，而长期过度使用关节则会导致关节软骨的慢性劳损。

在发病机制方面，关节软骨的代谢失衡和机械应力起着核心作用。关节软骨的代谢失衡可能导致软骨细胞的合成和分解代谢失衡，进而引发软骨的退行性改变。而机械应力则可能通过影响软骨细胞的代谢和信号传导通路，加速软骨的磨损和破坏。

此外，炎症反应也在骨关节炎的发病中起着重要作用。关节软骨的磨损和破坏可能引发局部的炎症反应，进一步加剧关节的疼痛和功能障碍。

（二）骨关节炎的临床表现与诊断

骨关节炎的临床表现多样，但主要症状包括关节疼痛、僵硬和功能障碍。这些症状可能因病情轻重和个体差异而有所不同。

（1）关节疼痛：关节疼痛是骨关节炎最常见的症状之一。疼痛通常呈隐匿性发作，逐渐加重。活动后疼痛加重，休息后缓解。夜间静息时也可能出现疼痛。

（2）关节僵硬：关节僵硬是骨关节炎的另一重要症状。患者可能感到关节活动不灵活，尤其是在早晨起床后或长时间保持同一姿势后。适当的活动后僵硬感可能减轻。

（3）功能障碍：随着病情的进展，骨关节炎可能导致关节功能障碍。患者可能发现关节活动范围受限，无法完成某些日常动作。严重时可能导致行走困难甚至残疾。

诊断骨关节炎主要依据患者的临床表现、体格检查和影像学检查。医生通过详细询问病史和体格检查，了解患者的症状、体征和关节功能情况。影像学检查如 X 线、MRI 等可以显示关节结构的改变，如关节间隙变窄、骨质增生和骨赘形成等特征性改变，为诊断提供重要依据。

（三）骨关节炎的治疗与预后

骨关节炎的治疗目标是缓解疼痛、改善关节功能和提高生活质量。治疗方法多种多样，包括药物治疗、物理治疗、生活方式调整以及手术治疗等。

（1）药物治疗：药物治疗是骨关节炎的常用治疗方法之一。非甾体抗炎药（NSAIDs）可以有效缓解疼痛和炎症反应。关节软骨保护剂如硫酸氨基葡萄糖等可以促进软骨修复和保护关节软骨。此外，还有一些中成药和中药汤剂也被广泛应用于骨关节炎的治疗中。

（2）物理治疗：物理治疗包括热疗、冷敷、按摩等手段，可以帮助缓解关节疼痛和僵硬感。适当的物理治疗还可以促进关节血液循环和代谢，有助于关节功能的恢复。

（3）生活方式调整：生活方式调整对于骨关节炎的治疗和预防具有重要意义。减肥可以减轻关节负担，降低关节磨损的风险。适当的锻炼可以增强肌肉力量和关节稳定性，有助于改善关节功能。避免长时间保持同一姿势或过度使用关节也可以减少关节损伤的风险。

（4）手术治疗：对于严重的骨关节炎患者，手术治疗可能是必要的选择。关节镜清理术可以清除关节内的游离体和炎性组织，改善关节功能。人工关节置换术则可以替换受损的关节部分或全部，恢复关节的正常结构和功能。

预后方面，骨关节炎的预后因个体差异而异。多数患者通过适当的治疗和管理可以缓解症状、改善关节功能并提高生活质量。但也有一些患者可能因病情严重或治疗不当而出现关节畸形、残疾等严重后果。因此，早期诊断和早期治疗对于改善骨关节炎的预后具有重要意义。同时，患者自身的积极配合和遵医嘱治疗也是保证良好预后的关键因素之一。

二、类风湿性关节炎

类风湿性关节炎（RA）是一种慢性自身免疫性疾病，以关节滑膜的持续炎症和破坏为特征。

（一）类风湿性关节炎的病因与免疫学机制

类风湿性关节炎（RA）是一种复杂的慢性自身免疫性疾病，其确切的病因尚未完全明确，但多方面的研究已经揭示了其发病的一些关键因素和免疫学机制。

1. 遗传因素

家族研究：类风湿性关节炎在家族中有明显的聚集现象，提示遗传因素在发病中起重要作用。

基因关联研究：已经发现多个基因区域与类风湿性关节炎的风险相关，如HLA-DRB1基因。

2. 环境因素

感染：某些感染，如EB病毒、风疹病毒和某些细菌感染，可能触发免疫反应，导致类风湿性关节炎。

吸烟：吸烟是类风湿性关节炎发病的重要环境风险因素之一。

3. 免疫学机制

T细胞和B细胞的异常激活：在类风湿性关节炎患者中，T细胞和B细胞对关节成分产生异常免疫反应，导致炎症持续存在。

自身抗体的产生：类风湿性关节炎患者体内产生多种自身抗体，如类风湿因子（RF）和抗环瓜氨酸肽（CCP）抗体。这些抗体不仅参与关节炎症的维持，还可能直接导致关节组织的破坏。

免疫复合物沉积：免疫复合物在关节滑膜中沉积，激活补体系统，吸引炎症细胞浸润，进一步加剧关节炎症。

（二）类风湿性关节炎的临床表现与实验室检查

类风湿性关节炎的临床表现多样，且具有特征性的实验室检查结果。

1. 临床表现

对称性多关节炎：类风湿性关节炎通常影响多个关节，且呈对称性分布，最常累及手、腕、足等小关节。

关节肿胀、疼痛和晨僵：这是类风湿性关节炎的典型症状。关节肿胀和疼痛通常持续存在，而晨僵（早晨关节僵硬）可能持续数小时。

关节外表现：类风湿性关节炎患者还可能出现全身症状，如疲劳、发热、体重减轻以及皮下结节等。

2. 实验室检查

血沉加快和 C 反应蛋白升高：这两项指标反映了全身炎症反应的程度，在类风湿性关节炎患者中通常升高。

类风湿因子（RF）阳性：RF 是一种针对 IgG 的自身抗体，在约 70%～80% 的类风湿性关节炎患者中呈阳性。RF 滴度通常与疾病活动度相关。

抗环瓜氨酸肽（CCP）抗体阳性：CCP 抗体是近年来发现的一种特异性较高的类风湿性关节炎自身抗体，对早期诊断和预后评估具有重要价值。

此外，X 线和 MRI 检查在类风湿性关节炎的诊断和病情评估中也具有重要作用。X 线检查可以显示关节间隙变窄、骨质疏松和关节破坏等改变；而 MRI 检查则能更敏感地检测关节炎症和软组织损伤。

（三）类风湿性关节炎的治疗策略与疾病管理

类风湿性关节炎的治疗需要综合考虑患者的具体情况，制定个体化的治疗方案，并进行长期的疾病管理。

1. 治疗策略

药物治疗：药物治疗是类风湿性关节炎的主要治疗手段。常用药物包括非甾体抗炎药（NSAIDs）用于缓解疼痛和炎症；糖皮质激素用于快速控制炎症；疾病修饰抗风湿药（DMARDs）如甲氨蝶呤等用于控制病情进展；以及生物制剂如肿瘤坏死因子（TNF）抑制剂等用于靶向治疗。

非药物治疗：包括物理治疗、职业治疗和心理支持等，旨在帮助患者减轻疼痛、改善关节功能和提高生活质量。

2. 疾病管理

定期随访：类风湿性关节炎是一种慢性疾病，需要长期随访和管理。定期随访有助于及时发现并处理病情变化，调整治疗方案。

评估病情：通过临床检查、实验室检查和影像学检查等手段，定期评估患者的病情活动度和关节功能状态，以指导治疗决策。

患者教育和自我管理：教育患者了解类风湿性关节炎的基本知识、治疗方法和自我管理技巧，有助于提高患者的治疗依从性和生活质量。

三、痛风性关节炎

痛风性关节炎是由于尿酸盐沉积在关节及其周围组织中引起的炎症反应。

（一）痛风性关节炎的病因与代谢异常

痛风性关节炎，作为一种由于尿酸盐在关节及其周围组织沉积引发的炎症反应，其发病机制与多种因素密切相关。

1. 高尿酸血症

痛风性关节炎的直接原因是高尿酸血症，即血液中尿酸水平异常升高。

尿酸是嘌呤代谢的最终产物，正常情况下，尿酸的生成与排泄保持动态平衡。当尿酸生成增多或排泄减少时，就会发生高尿酸血症。

2. 嘌呤代谢异常

嘌呤是构成 DNA 和 RNA 的基本成分，同时也是能量代谢的重要物质。嘌呤代谢异常会导致尿酸生成增多。

内源性嘌呤代谢紊乱，如嘌呤合成过多或分解加速，均可导致高尿酸血症。外源性嘌呤摄入过多，如高嘌呤饮食，也是尿酸升高的重要原因。

3. 肾脏排泄减少

肾脏是尿酸排泄的主要器官，约 70%的尿酸通过肾脏排泄。肾脏排泄功能减退或肾小管重吸收增加，均可导致尿酸排泄减少，从而引发高尿酸血症。

慢性肾脏疾病、肾功能不全以及使用某些药物（如利尿剂）均可影响尿酸的肾脏排泄。

4. 遗传因素

遗传因素在痛风性关节炎的发病中起重要作用。家族研究显示，痛风有明显的家族聚集现象，提示遗传因素可能通过影响尿酸代谢和排泄相关基因的变异来增加患病风险。

5. 饮食习惯与生活方式

高嘌呤饮食（如过多摄入肉类、海鲜、内脏等）和酒精摄入过多（尤其是啤酒）是痛风性关节炎的重要诱因。这些食物和饮料中含有大量嘌呤和酒精，可促进尿酸生成并抑制尿酸排泄。

缺乏运动、肥胖和不良的生活习惯也可能增加患痛风性关节炎的风险。肥胖患者常伴有胰岛素抵抗和脂质代谢紊乱，这些异常状态可促进尿酸生成和沉积。

6. 药物因素

某些药物如利尿剂（通过减少肾脏尿酸排泄）、阿司匹林（通过抑制肾小管尿酸排泄）等，可升高血尿酸水平，增加患痛风性关节炎的风险。因此，在使用这些药物时应密切监测血尿酸水平并采取必要的预防措施。

（二）痛风性关节炎的急性与慢性临床表现

痛风性关节炎的临床表现因其病程不同而有所差异，可分为急性期和慢性期两个阶段。

1. 急性期临床表现

急性痛风性关节炎的典型表现为突发单个或多个关节的红肿热痛。这种疼痛通常非常剧烈，如刀割样或咬噬样，难以忍受。受累的关节通常会出现明显的肿胀和局部皮肤温度升高。

最常见的受累关节是第一跖趾关节（大脚趾与脚掌连接的关节），但其他关节如踝关节、膝关节、腕关节和手指关节等也可能受累。发作通常是非对称性的，即主要影响一侧的关节。

急性发作通常持续数天到数周，然后症状会逐渐缓解。在发作期间，患者可能会因为剧烈的疼痛而无法行走或进行正常的日常活动。此外，患者还可能出现发热、寒战等全身症状。

2. 慢性期临床表现

进入慢性期后，痛风性关节炎的症状可能变得不那么明显和剧烈，但仍然会对患者的生活质量产生显著影响。

关节僵硬、畸形和功能障碍是慢性期的常见表现。由于长期的尿酸盐沉积和炎症反应，关节周围的软组织可能发生纤维化和钙化，导致关节活动受限。在严重的情况下，关节甚至可能发生永久性畸形。

皮下痛风石形成也是慢性期的一个重要特征。这些痛风石是由尿酸盐结晶聚集形成的坚硬结节，通常出现在关节周围或皮下组织中。它们的大小不一，小的可能只有几毫米，而大的可以达到数厘米甚至更大。痛风石的存在不仅影响外观，还可能压迫周围组织造成疼痛和功能障碍。

此外，痛风性关节炎还可能累及肾脏。长期的高尿酸血症可导致尿酸盐在肾脏中沉积，形成尿酸性肾病。这种肾病可以表现为肾结石、肾间质纤维化或肾功能衰竭等严重后果。因此，对于痛风性关节炎患者来说，定期监测肾功能是非常重要的。

（三）痛风性关节炎的治疗与生活方式调整

痛风性关节炎的治疗目标是降低血尿酸水平、缓解症状和预防并发症。为了实现这些目标，需要采取综合治疗措施，包括药物治疗和生活方式调整。

1. 药物治疗

急性期治疗以迅速缓解疼痛和炎症为主。常用的药物包括非甾体抗炎药（NSAIDs）、秋水仙碱和糖皮质激素。这些药物可以通过抑制炎症反应和减轻疼痛来帮助患者度过急性期。但需要注意的是，这些药物的使用应遵循医嘱，因为过度使用或不当使用可能导致副作用和并发症。

慢性期治疗则注重降尿酸治疗。常用的降尿酸药物包括别嘌醇、非布司他等。这些药物可以抑制尿酸生成或促进尿酸排泄，从而降低血尿酸水平并减少尿酸盐在关节和肾脏的沉积。但同样需要注意的是，降尿酸药物的使用也应根据患者的具体情况和医生的建议进行调整和优化。

2. 生活方式调整

生活方式调整对于预防痛风发作至关重要。低嘌呤饮食是预防痛风的关键措施之一。患者应限制肉类、海鲜和内脏等高嘌呤食物的摄入，以减少外源性嘌呤的摄入和尿酸的生成。同时，增加新鲜蔬菜、水果等低嘌呤食物的摄入有助于保持健康的饮食习惯。

限制酒精摄入也是预防痛风的重要措施之一。酒精可以促进尿酸生成并抑制尿酸排泄，从而增加患痛风的风险。因此，患者应尽量避免饮酒或少量饮酒（尤其是啤酒）。

增加水分摄入有助于保持尿量充足并促进尿酸排泄。患者应每天饮用足够的水（至少2000mL），以保持尿液的稀释和排泄的顺畅。

控制体重也是预防痛风的重要措施之一。肥胖患者常伴有胰岛素抵抗和脂质代谢紊乱等异常状态，这些状态可以促进尿酸生成和沉积。因此，通过控制饮食、增加运动等方式减轻体重有助于降低患痛风的风险。

此外，保持良好的生活习惯和心态也有助于预防痛风的发作。患者应保持规律的作息时间、避免熬夜和过度劳累等不良生活习惯；同时保持积极乐观的心态、减轻精神压力也有助于缓解病情和提高生活质量。

四、其他关节炎

（一）感染性关节炎

感染性关节炎，顾名思义，是由细菌、病毒或真菌等微生物感染关节腔或关节周围组织而引起的炎症性疾病。其临床表现和治疗方式因感染病原体和受累关节的不同而有所差异。

1. 病因与病原体

感染性关节炎的主要病因是微生物感染，其中细菌感染最为常见。常见的细菌包括金黄色葡萄球菌、链球菌、淋球菌等。

病毒和真菌感染也可引起关节炎，但相对较少见。常见的病毒包括风疹病毒、肝炎病毒等；常见的真菌包括念珠菌、隐球菌等。

2. 临床表现

感染性关节炎的临床表现因病原体和受累关节的不同而异。但通常起病急骤，表现为关节肿胀、疼痛、发红和发热。

受累关节活动受限，活动时疼痛加剧。部分患者还可伴有全身症状，如发热、寒战、乏力等。

3. 诊断与检查

诊断感染性关节炎需结合患者的病史、临床表现和实验室检查。关节液分析是确诊的关键，通过关节穿刺抽取关节液进行细菌培养、涂片检查等可以确定病原体。

血液检查如血常规、血沉、C 反应蛋白等也有助于诊断。影像学检查如 X 线、超声或 MRI 可以显示关节病变和积液情况。

4. 治疗与预后

治疗感染性关节炎的关键是早期、足量、足疗程使用抗生素或其他抗微生物药物。药物选择应根据病原体种类和药敏试验结果而定。

对于严重的关节感染，可能需要结合关节引流、冲洗等局部治疗措施。同时，患者应保持关节休息，避免过度活动以减轻炎症和疼痛。

及时诊断和治疗对于避免关节永久性损害至关重要。大多数感染性关节炎患者在经过规范治疗后预后良好，但部分严重病例或治疗不当者可能导致关节功能受损甚至残疾。

（二）反应性关节炎

反应性关节炎是一种与感染、免疫和环境因素密切相关的关节炎性疾病。它通常在肠道或泌尿生殖道感染后发生，具有特定的临床表现和治疗策略。

1. 病因与发病机制

反应性关节炎的病因复杂，主要涉及感染、免疫和环境因素。肠道或泌尿生殖道感染是常见的诱因，如沙门氏菌、志贺氏菌、耶尔森菌等感染。

遗传因素也在反应性关节炎的发病中起重要作用，HLA-B27 基因与疾病易感性密切相关。

2. 临床表现

反应性关节炎的典型表现为非对称性下肢大关节炎，如膝关节、踝关节等。受累关节出现肿胀、疼痛和活动受限。

除了关节炎症状，患者还可出现结膜炎、皮肤损害（如结节性红斑）、尿道炎等全身症状。部分患者还可伴有发热、乏力等。

3. 诊断与鉴别诊断

诊断反应性关节炎需结合患者的病史、临床表现和实验室检查。关节液分析、血液检查（如血常规、血沉、HLA-B27 等）以及影像学检查有助于确诊。

鉴别诊断需排除其他类似疾病，如风湿性关节炎、强直性脊柱炎等。这些疾病在临床表现和实验室检查上可能与反应性关节炎相似，但治疗方法和预后有所不同。

4. 治疗与预后

治疗反应性关节炎的主要目标是控制炎症、缓解症状和预防关节破坏。药物治疗是核心，包括非甾体抗炎药（NSAIDs）以缓解疼痛和炎症，糖皮质激素用于控制严重症状，免疫抑制剂和生物制剂用于长期控制病情。

非药物治疗同样重要，包括物理治疗（如热敷、按摩等）以改善关节功能，心理治疗以减轻焦虑和压力。部分患者可能发展为慢性关节炎或脊柱关节炎，因此长期随访和监测至关重要。

预后因个体差异而异，大多数患者经过规范治疗后病情可控，但复发风险较高。少数患者可能进展为严重的关节病变或脊柱畸形。

（三）幼年特发性关节炎

幼年特发性关节炎（JIA）是一组在 16 岁以下儿童中发生的慢性关节炎性疾病，具有多样化的临床表现和治疗策略。早期诊断和积极治疗对于改善预后和生活质量至关重要。

1. 分类与临床表现

幼年特发性关节炎可根据受累关节数量、类型和全身症状的不同分为多个亚型，如少关节型、多关节型、全身型等。

临床表现多样，包括关节肿胀、疼痛、晨僵以及全身症状如发热、皮疹、肝脾肿大等。不同亚型的临床表现有所差异，但均具有慢性病程和反复发作的特点。

2. 诊断与评估

诊断幼年特发性关节炎需结合患儿的病史、临床表现和实验室检查。关节液分析、血液检查（如血常规、血沉、类风湿因子等）以及影像学检查有助于确诊和评估病情。

评估疾病活动度和关节功能损害程度对于制定治疗方案和监测预后具有重要意义。常用的评估工具包括疾病活动度评分（DAS）、关节功能评分等。

3. 治疗与管理

治疗幼年特发性关节炎需根据患儿的具体情况和疾病类型制定个性化方案。药物治疗是主要手段，包括非甾体抗炎药（NSAIDs）、免疫抑制剂（如甲氨蝶呤、来氟米特等）和生物制剂（如抗肿瘤坏死因子 α 抑制剂等）。

非药物治疗同样重要，包括物理治疗、心理治疗以及康复训练等。这些措施有助于改善关节功能、减轻疼痛和提高生活质量。

长期随访和监测对于确保治疗效果和调整治疗方案至关重要。患儿应定期接受医生的评估和指导，以便及时发现并处理并发症和复发情况。

4. 预后与影响因素

幼年特发性关节炎的预后因个体差异而异，受多种因素影响。早期诊断、积极治疗以及良好的遵医行为有助于改善预后和生活质量。

部分患儿经过规范治疗后病情可控，但仍有复发风险。少数患儿可能进展为严重的关节病变或脊柱畸形，需要长期治疗和康复。

心理因素和社会支持也对患儿的预后产生重要影响。家庭和社会的关爱与支持有助于患儿建立积极的心态和应对疾病的能力。

第二节 关节损伤与脱位

一、常见关节损伤类型

关节损伤是运动医学和骨科领域的常见问题，涉及多种组织结构的损伤。

（一）韧带损伤

韧带作为连接骨与骨之间的强韧纤维组织，对于维持关节的稳定性至关重要。当外力作用超过韧带的承受极限时，就会发生韧带损伤。韧带损伤可根据严重程度分为轻度拉伤、部分撕裂和完全撕裂。

（1）轻度拉伤：韧带受到轻度过度牵拉，但未发生实质性损伤。患者可能感到轻微疼痛和不适，但关节稳定性通常不受影响。治疗主要以休息、冷敷和轻度活动为主。

（2）部分撕裂：韧带纤维部分断裂，导致关节稳定性受损。患者可能听到或感觉到关节内的"啪"声，随后出现疼痛、肿胀和关节失稳。部分撕裂的韧带可能需要固定或手术治疗，具体取决于损伤程度和位置。

（3）完全撕裂：韧带完全断裂，关节稳定性严重受损。这种情况通常需要紧急手术治疗以重建韧带。术后患者需要进行长期的康复锻炼以恢复关节功能。

典型病例：膝关节前交叉韧带（ACL）损伤是韧带损伤中的常见类型，多发于运动员。ACL损伤通常与急停、转向或跳跃等动作有关。损伤后，患者可能经历剧烈的膝关节疼痛、肿胀和失稳感。ACL重建手术是目前治疗ACL完全撕裂的主要方法。

（二）肌腱损伤

肌腱连接肌肉与骨，负责传递肌肉收缩产生的力量。肌腱损伤通常与过度使用、急性外伤或慢性炎症有关。根据损伤程度，肌腱损伤可分为轻度拉伤、肌腱炎和肌腱断裂。

（1）轻度拉伤：肌腱受到轻度过度牵拉，但未发生实质性损伤。患者可能感到局部疼痛和轻度肿胀，但活动范围通常不受限。治疗以休息、冷敷和轻度活动为主。

（2）肌腱炎：肌腱发生慢性炎症，通常由长期过度使用引起。患者可能经历持续性疼痛、肿胀和活动受限。治疗包括休息、物理治疗、非甾体抗炎药和局部注射等。

（3）肌腱断裂：肌腱完全或部分断裂，导致肌肉无法有效传递力量到骨。这种情况通常需要手术治疗以修复或重建肌腱。术后患者需要进行长期的康复锻炼以恢复功能。

典型病例：肩袖损伤是肌腱损伤的常见类型之一，主要涉及冈上肌、冈下肌、小圆肌和肩胛下肌的肌腱。肩袖损伤多因长期反复过度使用或急性外伤引起，表现为肩部疼痛、活动受限和力量减弱。肩袖修复手术是治疗肩袖断裂的有效方法。

（三）软骨与骨损伤

软骨覆盖在关节面上，起到缓冲和保护作用；骨则是构成关节的主要结构。软骨与骨损伤包括软骨磨损、半月板损伤和骨折等。

（1）软骨磨损：长期过度使用或关节疾病（如骨关节炎）可能导致软骨磨损。患者可能经历关节疼痛、僵硬和活动受限。治疗包括药物治疗、物理治疗和生活方式调整等。

（2）半月板损伤：半月板是膝关节内的两块半月形软骨，易受损伤。半月板损伤通常与膝关节扭伤或长期磨损有关。损伤后，患者可能感到膝关节疼痛、肿胀、弹响和锁死感。根据损伤程度，半月板损伤可采取保守治疗（如休息、冷敷和物理治疗）或手术治疗（如半月板修复或切除术）。

（3）骨折：骨折是骨的完整性和连续性中断，可由直接或间接暴力引起。骨折后，患者经历剧烈的局部疼痛、肿胀、畸形和功能障碍。治疗包括复位、固定和康复锻炼等。根据骨折类型和严重程度，可能还需要手术治疗以恢复骨的解剖结构和功能。

二、关节脱位

关节脱位是指关节头从关节窝中滑出，导致关节失去正常对合关系的病理状态。这种情况多由外伤引起，常见于肩关节、肘关节和髋关节等部位。关节脱位不仅会引起剧烈疼痛和局部肿胀，还可能影响关节功能，甚至导致长期残疾。因此，及时诊断和治疗关节脱位至关重要。

（一）肩关节脱位

肩关节脱位是临床上最常见的关节脱位之一，多由外伤引起。当外力作用使肱骨头突破肩关节囊的前壁或后壁时，就会发生肩关节脱位。以前脱位最为常见，即肱骨头向前下脱出，处于喙突下或锁骨下位置。

（1）临床表现：患者通常表现为肩部疼痛、肿胀、方肩畸形和弹性固定。方肩畸形是由于肩胛盂空虚所致，弹性固定则是由于肱骨头被固定在异常位置而形成的。

（2）诊断：根据病史、临床表现和 X 线检查，可以明确诊断肩关节脱位。X 线检查可以显示肱骨头与肩胛盂的关系，以及是否伴随骨折。

（3）治疗：肩关节脱位的治疗原则是尽早复位并固定。通常在麻醉下进行手法复位，复位后用三角巾悬吊固定 3 周。对于难以复位或习惯性脱位的患者，可能需要手术切开复位并修复关节囊。

（4）并发症：肩关节脱位可能伴随骨折、神经损伤和血管损伤等并发症。因此，在诊断和治疗过程中应密切注意这些并发症的预防和处理。

（二）肘关节脱位

肘关节脱位是指尺骨鹰嘴与肱骨滑车之间失去正常对合关系。肘关节脱位常与骨折并存，以后脱位最为常见。当外力作用使肘关节过度伸展时，尺骨鹰嘴突破关节囊及肱骨滑车后缘进入肱骨前上方，即发生肘关节后脱位。

（1）临床表现：患者表现为肘部疼痛、肿胀、畸形和弹性固定。肘后三角关系发生改变是肘关节脱位的典型体征。

（2）诊断：根据病史、临床表现和 X 线检查可以明确诊断肘关节脱位。X 线检查可以显示尺骨鹰嘴与肱骨滑车之间的关系以及是否伴随骨折。

（3）治疗：肘关节脱位的治疗原则与肩关节脱位相似，即尽早复位并固定。通常在麻醉下进行手法复位，复位后用长臂石膏托固定于屈肘 90°位 3 周。对于难以复位或习惯性脱位的患者，可能需要手术切开复位并修复关节囊和韧带。

（4）并发症：肘关节脱位可能伴随骨折、神经损伤和血管损伤等并发症。此外，由于肘关节结构复杂，脱位后可能发生关节僵硬和创伤性关节炎等远期并发症。因此，在治疗过程中应注意预防和处理这些并发症。

（三）髋关节脱位

髋关节脱位是一种较为严重的关节损伤，多由强大暴力引起。以后脱位最为常见，即股骨头从髋臼中向后上方脱出。髋关节脱位常伴随骨折和神经损伤等严重并发症。

（1）临床表现：患者表现为髋部疼痛、肿胀、畸形和功能障碍。患肢缩短、内收、内旋或外展、外旋畸形是髋关节脱位的典型体征。

（2）诊断：根据病史、临床表现和 X 线检查可以明确诊断髋关节脱位。X 线检查可以显示股骨头与髋臼之间的关系以及是否伴随骨折。对于疑似髋关节后脱位的患者，还应进行 CT 检查以明确诊断。

（3）治疗：髋关节脱位的治疗原则是尽早复位并固定。通常在麻醉下进行手法复位或牵引复位，复位后用皮肤牵引或骨牵引固定 6～8 周。对于难复性或陈旧性脱位的患者，可能需要手术切开复位并修复关节囊和韧带。在治疗过程中还应注意预防和处理骨折、神经损伤和血管损伤等并发症。对于伴随骨折的患者，应根据骨折类型和严重程度采取相应的治疗措施。

（4）并发症：髋关节脱位可能伴随骨折、神经损伤和血管损伤等严重并发症。其中，股骨头骨折和髋臼骨折是最常见的骨折类型。神经损伤以坐骨神经损伤最为常见，可能导致下肢感觉和运动功能障碍。血管损伤可能导致下肢缺血坏死等严重后果。因此，在诊断和治疗过程中应密切注意这些并发症的预防和处理。此外，由于髋关节脱位可能导致关节僵硬和创伤性关节炎等远期并发症，因此在治疗过程中还应注意关节功能的恢复和锻炼。

三、损伤评估与处理

对于关节损伤的患者，首先要进行详细的病史询问和体格检查，以了解损伤机制、症状和体征。必要时需进行影像学检查（如 X 线、CT、MRI 等）以明确诊断和评估损伤程度。

（一）急性与慢性损伤鉴别

急性与慢性损伤的鉴别是关节损伤评估的第一步。急性损伤通常有明确的外伤史，如跌倒、撞击或过度扭转等，症状突然出现且较重。这类损伤往往伴随着关节肿胀、疼痛、活动受限等症状，严重时还可能出现关节畸形或开放性伤口。相比之下，慢性损伤则多由长期反复过度使用引起，如长期从事重体力劳动、运动员的过度训练等。慢性损伤的症状逐渐出现且较轻，但持续时间较长，容易反复发作。

在鉴别急性与慢性损伤时，医生需要详细询问患者的病史，了解损伤发生的时间、原因、过程以及伴随症状等。同时，还需要进行仔细的体格检查，观察关节的外观、活动度以及压痛情况等。通过这些信息，医生可以初步判断损伤的类型和程度，为后续的治疗提供依据。

（二）临床检查与影像学评估

临床检查是关节损伤评估的重要环节，包括视诊、触诊、动诊和量诊等步骤。视诊主要观察关节有无畸形、肿胀、瘀血或开放性伤口等；触诊则通过按压关节及其周围结构来检查压痛点和异常感觉；动诊是检查关节主动和被动活动范围及活动时伴随的症状；

量诊则通过测量关节活动度和肢体长度等来量化评估损伤程度。

除了临床检查，影像学评估也是关节损伤评估的重要手段。X 线检查是最常用的影像学检查方法，可以显示骨折、脱位等骨性结构的异常。对于软组织损伤或早期骨折等难以通过 X 线发现的问题，CT 和 MRI 等高级影像学检查方法可以提供更详细的信息。CT 具有高分辨率和多平面重建能力，可以清晰显示骨折线、关节面塌陷等细节；而 MRI 则对软组织损伤、肌腱韧带断裂等具有较高的敏感性，是评估软组织损伤的首选方法。

（三）保守治疗与手术指征

对于轻度或中度关节损伤，保守治疗通常是首选方法。保守治疗的原则是减轻疼痛、促进愈合和恢复功能。具体措施包括休息、冰敷、加压包扎和抬高患肢（RICE 原则），以及药物治疗和物理治疗等。药物治疗主要使用非甾体抗炎药和活血化瘀药来缓解疼痛和肿胀；物理治疗则通过热敷、按摩和超声波等手段来促进血液循环和组织修复。

然而，对于重度或复杂性关节损伤，如严重骨折、韧带完全断裂或关节内游离体等，保守治疗可能无法取得满意的效果，此时需要考虑手术治疗。手术治疗的目的是恢复关节的稳定性和功能，减轻疼痛并促进愈合。手术方法的选择取决于损伤的类型和程度以及患者的具体情况。切开复位内固定术主要用于治疗骨折和脱位等骨性结构异常；韧带重建术则用于修复断裂的韧带或重建关节稳定性；关节镜手术则是一种微创手术方法，可以用于诊断和治疗多种关节内病变。

在决定手术治疗时，医生需要综合考虑患者的年龄、身体状况、损伤类型和程度以及预期效果等因素。同时，还需要充分告知患者手术的风险和可能的并发症，并取得患者的知情同意。在手术后，患者还需要进行规范的康复训练和定期随访，以确保手术效果和促进关节功能的恢复。

第三节 关节镜手术与人工关节置换

一、关节镜手术

关节镜手术是一种微创的骨科手术技术，通过小切口将关节镜插入关节腔内，以观察和治疗关节内部病变。

（一）手术原理与技术进展

关节镜手术的基本原理是通过小切口将关节镜插入关节腔内，利用光学系统和微型摄像头将关节内部的结构放大并显示在监视器上。这种手术方式使得医生能够在不打开关节的情况下，直接观察并处理关节内的病变，从而大大减少了手术创伤和患者的痛苦。

随着科技的不断进步，关节镜手术技术也在不断发展。最初的关节镜主要用于简单的观察和诊断，而随着手术器械的改进和医生技术的提高，现代关节镜手术已经能够进行复杂的重建和修复手术。高清摄像头、微型手术器械和先进的导航系统的应用，使得手术的精确性和安全性得到了显著提高。

在手术过程中，医生通过关节镜观察关节内部的情况，使用微型手术器械进行病变组织的切除、修复或重建。由于手术创伤小、恢复快，关节镜手术已成为许多关节疾病的首选治疗方法。

（二）适应症与禁忌症

关节镜手术的适应症非常广泛，几乎涵盖了所有关节的病变。常见的适应症包括膝关节的半月板损伤、交叉韧带损伤、关节炎等；肩关节的肩袖撕裂、肩关节脱位等；髋关节的髋臼撞击综合征、髋关节盂唇损伤等。这些疾病在传统开放手术中往往需要较大的切口和较长的恢复时间，而关节镜手术则能够以较小的创伤达到同样的治疗效果。

然而，并非所有的关节病变都适合关节镜手术。一些禁忌症需要特别注意，如关节僵硬、严重骨质疏松等。这些情况下，由于关节镜手术的操作空间有限或病变组织的特殊性质，可能无法达到理想的治疗效果。此外，患者的年龄、身体状况和手术预期效果也是决定是否进行关节镜手术的重要因素。医生在评估患者时，需要综合考虑这些因素，以确保手术的安全性和有效性。

（三）术后康复与效果评估

关节镜手术后的康复过程对于患者的恢复至关重要。康复计划应该根据患者的具体情况和手术类型来制定，包括疼痛管理、关节活动度练习、肌力训练和平衡协调训练等。在康复过程中，患者需要遵循医生的建议，按时进行康复训练，并逐步增加训练强度。

效果评估是衡量关节镜手术效果的重要手段。医生通常会通过患者的症状改善、关节功能恢复和生活质量提高等方面来评估手术效果。同时，定期的随访和影像学检查也是了解手术效果和监测病情变化的重要途径。大多数患者在关节镜手术后能够获得良好的恢复效果，疼痛减轻、关节功能改善，生活质量得到显著提高。

然而，需要注意的是，关节镜手术并非万能的。对于一些复杂的关节病变或特殊情况下的患者，可能需要结合其他治疗手段或进行开放手术以达到最佳的治疗效果。因此，在选择关节镜手术时，患者需要充分了解手术的风险和可能的效果，并在医生的指导下做出明智的决策。

二、人工关节置换

人工关节置换术是现代医学领域中的一项重要技术，它为许多遭受关节疾病困扰的患者带来了新的希望。通过置换损坏的关节部分或全部，人工关节置换术能够显著恢复关节功能，减轻疼痛，提高患者的生活质量。

（一）髋关节置换、膝关节置换、肩关节置换等

人工关节置换术涉及多个关节类型，其中髋关节置换和膝关节置换是最为常见的两种。髋关节置换主要用于治疗股骨头坏死、髋关节骨关节炎等严重疾病。通过置换损坏的股骨头和髋臼部分，植入人工关节假体，能够恢复髋关节的正常功能，减轻疼痛，提高患者的行走能力。膝关节置换则主要用于治疗膝关节骨关节炎、类风湿性关节炎等疾病。通过置换损坏的膝关节表面，植入人工关节假体，能够恢复膝关节的屈伸功能，减轻疼痛，改善患者的生活质量。

除了髋关节和膝关节置换，肩关节置换也逐渐成为治疗肩关节疾病的有效手段。肩关节置换主要用于治疗肩关节炎、肩袖撕裂等严重疾病。通过置换损坏的肩关节部分或全部，植入人工关节假体，能够恢复肩关节的活动范围，减轻疼痛，提高患者的上肢功能。

不同类型的关节置换手术在技术和操作上有所差异，但总体目标都是恢复关节功能和减轻疼痛。医生会根据患者的具体情况选择合适的关节置换类型和手术方案，以确保手术的成功和患者的快速恢复。

（二）置换指征与手术技术

人工关节置换术的指征主要包括严重的关节疼痛、关节功能丧失以及药物治疗无效等。具体来说，对于髋关节置换，常见的指征包括股骨头坏死、髋关节骨关节炎等导致的严重疼痛和功能障碍；对于膝关节置换，常见的指征包括膝关节骨关节炎、类风湿性关节炎等导致的严重疼痛和关节畸形；对于肩关节置换，常见的指征包括肩关节炎、肩袖撕裂等导致的严重疼痛和功能障碍。

在手术技术方面，现代人工关节置换手术已经非常成熟。医生会根据患者的具体情况选择合适的假体和手术方案，以确保手术的成功和患者的快速恢复。手术过程中，医生会精确测量并切除损坏的关节部分，然后植入合适的人工关节假体。假体的设计、材料选择和固定方式等都会影响到手术的效果和患者的恢复情况。因此，医生会根据患者的年龄、身体状况、活动量等因素进行综合考虑，选择最适合的假体和手术方案。

（三）并发症预防与处理

尽管人工关节置换手术效果显著，但仍存在一定的并发症风险。常见的并发症包括

感染、血栓形成、假体松动等。为预防这些并发症的发生，医生会采取一系列措施。首先，严格的无菌操作是预防感染的关键。医生在手术过程中会严格遵守无菌原则，减少感染的风险。其次，合理的抗凝治疗可以预防血栓形成。医生会根据患者的具体情况制定个性化的抗凝治疗方案，以降低血栓形成的风险。此外，定期的随访检查也是预防并发症的重要措施。通过定期的随访检查，医生可以及时发现潜在的问题并采取相应的处理措施，确保患者的安全和健康。

一旦出现并发症，医生会根据具体情况及时处理。对于感染，医生会使用抗生素等药物进行治疗，必要时可能需要再次手术清创或更换假体；对于血栓形成，医生会使用抗凝药物进行溶栓治疗，并指导患者进行适当的康复训练；对于假体松动，医生会根据具体情况采取重新固定或更换假体等措施。总之，医生会根据患者的具体情况制定个性化的并发症处理方案，以确保患者的安全和健康。

（四）术后功能恢复与长期随访

人工关节置换手术后的功能恢复是一个长期的过程。患者需要在医生的指导下进行康复训练，包括关节活动度练习、肌力训练和平衡协调训练等。这些训练可以帮助患者逐渐恢复关节功能，提高生活自理能力。在康复过程中，患者需要保持积极乐观的心态和耐心，坚持训练并遵守医生的建议。

除了康复训练，定期的随访检查也是术后功能恢复的重要环节。通过定期的随访检查，医生可以评估手术效果、发现潜在问题并及时处理并发症。随访检查的内容包括体格检查、影像学检查以及血液检查等。医生会根据患者的具体情况制定个性化的随访计划，并指导患者进行相应的检查和治疗。

在长期随访中，医生还会关注患者的心理状况和生活质量。对于可能出现的心理问题，如焦虑、抑郁等，医生会提供必要的心理支持和建议。同时，医生也会根据患者的具体情况调整康复计划和随访频率，以满足患者的个性化需求。

第十章　运动医学的康复与护理原则

第一节　运动损伤的康复原则

一、运动损伤的康复原则概述

（一）保护受伤部位，避免进一步损伤

运动损伤后的首要任务是保护受伤部位，避免任何可能加重伤害的活动或行为。这一原则的确立基于人体生理学和医学的基本原理，即损伤后的组织需要时间和稳定的环境来进行自我修复。

1. 急性期的处理

在损伤发生的初期，通常称为急性期，受伤部位可能会出现肿胀、疼痛和功能受限等症状。这一时期的主要任务是控制症状，防止进一步的损伤。具体措施如下。

休息：避免使用受伤部位，给予足够的休息时间。

冰敷：使用冰袋或冰块敷在受伤部位，有助于减轻肿胀和疼痛。

压迫：使用绷带或弹性绷带对受伤部位进行适度压迫，以减少出血和肿胀。

抬高：将受伤部位抬高，有助于血液回流，减轻肿胀。

2. 保护措施的应用

在急性期过后，进入康复阶段，保护受伤部位仍然是非常重要的。根据损伤的性质和部位，可能需要采取不同的保护措施。

使用支具或石膏固定受伤部位，限制其活动范围。

佩戴护具或护踝等保护装备，减少再次受伤的风险。

避免使用受伤部位进行负重或剧烈运动，以免加重损伤。

（二）缓解疼痛和炎症

疼痛和炎症是运动损伤后的常见反应，对康复进程产生重要影响。有效地缓解疼痛和炎症，不仅可以提高患者的舒适度，还有助于加快康复速度。

1. 疼痛管理

疼痛是损伤后的自然反应，但过度的疼痛会限制患者的活动，影响康复效果。因此，需要采取适当的疼痛管理措施。

药物治疗：使用非处方药或处方药来缓解疼痛。但需注意，长期大量使用止痛药可能会产生副作用，应在医生指导下使用。

非药物治疗：如热敷、冷敷、按摩、针灸等物理治疗方法，以及心理疗法、放松技巧等非药物治疗手段。这些方法可以与药物治疗相结合，提高疼痛管理的效果。

2. 炎症控制

炎症是损伤后的正常生理反应，但过度的炎症反应会延缓康复进程。因此，需要采取措施控制炎症。

使用抗炎药物：如非甾体类抗炎药（NSAIDs）等，有助于减轻炎症和肿胀。但需注意，长期使用 NSAIDs 可能会对胃肠道和心血管系统产生副作用。

物理治疗：如超声波、电疗等物理治疗方法，可以促进血液循环，加速炎症消退。

（三）恢复关节活动度和肌肉力量

关节活动度和肌肉力量是运动功能的基础。在损伤康复过程中，必须逐步恢复关节的正常活动范围，增强肌肉的力量和耐力。这是一个循序渐进的过程，需要根据患者的具体情况制定个性化的康复计划。

1. 关节活动度恢复

关节活动度的恢复是康复过程中的重要环节。在保护受伤部位的前提下，通过被动的关节活动、主动助力关节活动、主动关节活动等方式，逐步恢复关节的正常活动范围。这有助于预防关节僵硬和肌肉萎缩等并发症。

2. 肌肉力量训练

肌肉力量的恢复对于重返运动场至关重要。在康复过程中，应根据患者的实际情况，制定针对性的肌肉力量训练计划。这包括：

等长收缩练习：通过保持肌肉静止状态下的紧张来增强肌肉力量。这种练习方式适用于损伤初期或力量较弱的患者。

等张收缩练习：通过肌肉在收缩过程中的长度变化来增强肌肉力量。这种练习方式适用于力量逐渐恢复的患者。

抗阻训练：通过使用器械、自重或他人施加阻力来进行抗阻训练，以进一步提高肌肉力量和耐力。这种训练方式适用于力量恢复较好的患者。

（四）提高功能性和重返运动的能力

提高功能性和重返运动的能力是运动损伤康复的最终目标。在恢复关节活动度和肌肉力量的基础上，需要逐步提高患者的功能性训练难度，模拟真实的运动场景，帮助患者逐步适应并重返运动。

1. 功能性训练

功能性训练是指模拟日常生活中或运动中所需的各种动作进行的训练。这种训练方式有助于提高患者的身体协调性和平衡能力，增强肌肉在复杂动作中的表现。功能性训练可以包括平衡训练、协调性训练、灵活性训练等。

2. 模拟运动场景训练

为了帮助患者更好地适应重返运动场后的实际环境，可以在康复过程中逐步引入模拟运动场景的训练。这包括在安全的环境下模拟比赛或训练中的动作、节奏和强度等要素，让患者逐渐适应并克服心理障碍。通过模拟运动场景训练，患者可以更好地了解自己在真实运动环境中的表现和能力水平，为重返运动场做好充分准备。

3. 逐步重返运动场

在完成上述康复步骤后，患者可以根据实际情况逐步重返运动场。初始阶段可以选择低强度、低风险的活动进行尝试，然后根据身体反应逐步增加强度和时间。在重返运动场的过程中，患者应保持与康复师和医生的密切沟通，及时调整康复计划和运动处方。同时，患者还应注意保持良好的生活习惯和心态，积极面对康复过程中的挑战和困难。

二、运动损伤的康复阶段与策略

运动损伤的康复通常可以分为三个阶段：急性期、亚急性期和慢性期/恢复期。每个阶段都有其特定的康复目标和策略。

（一）急性期

急性期是运动损伤后的最初反应阶段，通常发生在损伤后的数分钟至数天内。这一阶段的主要特点是炎症反应明显，疼痛、肿胀、局部温度升高和功能障碍等症状显著。急性期的康复策略主要围绕以下几个方面展开。

1. 保护与休息

在急性期，首要任务是保护受伤部位，避免进一步损伤。这通常意味着需要停止或限制受伤部位的活动，并给予足够的休息时间。可以使用支具、石膏或绷带等固定装置来限制活动，并避免任何可能加重伤害的动作。

2. 冷敷治疗

冷敷是急性期常用的治疗方法之一，有助于缩小血管、减轻炎症和肿胀。可以使用冰袋、冰块或冷毛巾等物品进行冷敷，每次敷用时间一般不超过20～30分钟，休息一段时间后可再次敷用。需要注意的是，冷敷时应避免直接接触皮肤，以防止冻伤。

3. 压迫与抬高

压迫可以减少出血和渗出，减轻肿胀。可以使用弹性绷带或压力袜等物品对受伤部位进行适度压迫。同时，抬高受伤部位有助于促进血液回流，减轻肿胀和疼痛。可以将受伤部位抬高至心脏水平以上，如使用枕头或被子垫高。

4. 疼痛管理

在急性期，疼痛管理至关重要。可以使用非处方药如非甾体类抗炎药（NSAIDs）来缓解轻至中度的疼痛。对于重度疼痛，可能需要使用处方药如阿片类药物。然而，需要注意的是，药物使用应在医生指导下进行，并遵循药物说明书的用药指导。

5. 初步评估与诊断

在急性期，还需要对损伤进行初步评估和诊断，以确定损伤的性质和严重程度。这有助于制定后续的康复计划。评估内容包括疼痛程度、肿胀情况、关节活动度以及肌肉力量等。诊断方法可能包括 X 光、MRI 或超声波等影像学检查。

（二）亚急性期

亚急性期是紧接在急性期后的康复阶段，通常持续数周至数月。在这一阶段，炎症和肿胀逐渐消退，疼痛减轻，但仍然存在一定程度的功能障碍。亚急性期的康复策略主要包括以下几个方面。

1. 温和的活动度和肌力练习

在亚急性期，可以开始进行温和的活动度和肌力练习。这些练习旨在逐步恢复关节的正常活动范围和肌肉的力量。活动度练习可以从被动运动开始，逐渐过渡到主动运动和主动助力运动。肌力练习可以采用等长收缩、等张收缩或等速收缩等方式进行。需要注意的是，所有练习都应在无痛或轻微疼痛范围内进行，并遵循循序渐进的原则。

2. 物理治疗

物理治疗在亚急性期扮演着重要角色。常用的物理治疗方法包括超声波、电疗、热疗等。超声波可以促进血液循环和代谢，加速组织的修复；电疗可以刺激肌肉收缩和神经传导，促进肌肉力量的恢复；热疗可以放松肌肉和缓解疼痛。物理治疗师会根据患者的具体情况选择合适的物理治疗方法，并制定个性化的治疗方案。

3. 渐进性负重和功能性训练

在亚急性期后期，当患者的疼痛和肿胀进一步减轻时，可以逐步增加负重和功能性训练的难度。负重训练可以从部分负重开始，逐渐过渡到完全负重；功能性训练可以模拟日常生活中的动作或运动场景进行练习，如上下楼梯、跑步等。这些训练有助于患者逐步适应并重返运动状态。但需要注意的是，所有训练都应在患者能够耐受的范围内进行，并遵循循序渐进的原则。

（三）慢性期/恢复期

慢性期/恢复期是运动损伤康复的最后阶段，通常持续数月至数年。在这一阶段，患者的疼痛和功能障碍已经基本消失，但仍需要进一步加强肌力和耐力训练以提高运动表现水平。慢性期/恢复期的康复策略主要包括以下几个方面。

1. 强化肌力和耐力训练

在慢性期/恢复期，需要继续进行强化肌力和耐力训练。这些训练旨在提高肌肉的力量、耐力和协调性，以满足重返运动场的需求。可以采用器械训练、自重训练或组合训练等方式进行。但需要注意的是，所有训练都应遵循循序渐进的原则，并根据患者的具体情况进行调整。

2. 功能性训练和模拟运动场景

为了帮助患者更好地适应重返运动场的需求，在慢性期/恢复期需要进行功能性训练和模拟真实的运动场景进行练习。功能性训练可以模拟日常生活中的动作或运动场景进行练习，如跳跃、变向跑等；模拟运动场景则可以让患者在安全的环境下体验真实的运动场景，如使用虚拟现实技术进行模拟训练。这些训练有助于患者逐步恢复正常的运动功能并提高运动表现水平。

3. 心理康复和重返运动的准备

在慢性期/恢复期，还需要关注患者的心理康复情况。运动损伤不仅会给患者带来身体上的痛苦，还可能对其心理造成负面影响。因此，在这一阶段，需要为患者提供心理支持、解答疑虑并帮助他们建立信心。此外，还需要制定重返运动计划，包括选择合适的运动项目、调整运动强度和时间等，以确保患者能够安全地重返运动场并享受运动的乐趣。

三、运动损伤康复中的注意事项

运动损伤康复是一个复杂且需要细致关注的过程，涉及众多方面和因素。下面将详细阐述在运动损伤康复过程中需要注意的四个方面，分别是个体化康复计划的重要性、遵循医嘱和康复师的指导、定期评估和调整康复计划以及注意心理康复和情绪管理。

（一）个体化康复计划的重要性

个体化康复计划是运动损伤康复过程中的首要原则。由于每个人的身体状况、损伤类型和严重程度都是独一无二的，因此制定一个符合患者特定需求和条件的康复计划至关重要。以下是关于个体化康复计划重要性的详细论述。

1. 身体状况的差异

每个人的身体状况都存在差异，包括年龄、性别、体重、身高、体能水平等。这些因素都会影响康复计划的制定和实施。例如，年轻患者可能具有更快的恢复能力，而老年患者则可能需要更长的时间和更多的关注来恢复。因此，在制定康复计划时，必须充分考虑患者的身体状况，以确保计划的针对性和有效性。

2. 损伤类型和严重程度的差异

运动损伤的类型和严重程度也是制定个体化康复计划时需要考虑的重要因素。不同类型的损伤需要不同的康复方法和手段。例如，肌肉拉伤和韧带撕裂的康复方法就有很大的区别。此外，即使是相同类型的损伤，由于严重程度不同，康复计划也需要做出相应的调整。因此，在制定康复计划时，必须对患者的损伤进行准确的评估，以确定最合适的康复方法和手段。

3. 康复目标和计划的个性化

制定个体化的康复目标和计划是个体化康复计划的核心内容。康复目标应该根据患者的身体状况、损伤情况和需求来制定，既要具有挑战性又要切实可行。康复计划则应该详细规划出实现这些目标所需的具体步骤、方法和时间安排。通过制定个性化的康复目标和计划，可以确保患者在康复过程中始终保持明确的方向和动力，从而提高康复效果。

（二）遵循医嘱和康复师的指导

在运动损伤康复过程中，遵循医嘱和康复师的指导是至关重要的。医生和康复师是专业的医疗人员，他们具有丰富的知识和经验，能够为患者提供科学、有效的康复指导。以下是关于遵循医嘱和康复师指导的详细论述。

1. 医嘱的重要性

医嘱是医生根据患者的病情和身体状况制定的治疗方案和建议。在运动损伤康复过程中，患者需要严格遵守医嘱，包括用药、休息、活动等方面的指导。不要随意更改或停止用药，也不要过早或过度活动受伤部位，以免影响康复效果甚至加重损伤。

2. 康复师的指导作用

康复师是专门从事康复工作的人员，他们具有专业的知识和技能，能够为患者提供全面的康复指导和帮助。在运动损伤康复过程中，患者需要积极配合康复师的工作，按照他们的指导进行康复训练。不要自行调整训练强度和时间，也不要随意更改康复计划。如果遇到任何问题或不适，应及时向康复师咨询并寻求帮助。

（三）定期评估和调整康复计划

康复是一个动态的过程，需要定期评估患者的康复情况并调整康复计划。这有助于确保康复计划的针对性和有效性，并及时发现并处理可能出现的问题。以下是关于定期评估和调整康复计划的详细论述。

1. 评估的重要性

定期评估是了解患者康复情况、发现问题并制定相应措施的重要环节。通过评估可以了解患者的身体状况、关节活动度、肌肉力量以及功能性训练难度等方面的变化情况。这些数据可以为调整康复计划提供科学依据和支持。

2. 调整的必要性

根据评估结果调整康复计划是非常必要的。因为随着时间的推移和患者身体状况的变化，原有的康复计划可能已经不再适合患者的需求和条件了。这时就需要根据评估结果对康复计划进行相应的调整和优化，以确保其针对性和有效性。

3. 及时调整与处理问题

在康复过程中可能会出现各种问题或不适情况，这时需要及时发现并处理。通过定期评估可以及时发现潜在的问题或风险因素，并采取相应的措施进行处理和预防。这样可以避免问题的进一步恶化和影响康复效果。

（四）注意心理康复和情绪管理

运动损伤不仅会给患者带来身体上的痛苦和不便，还可能对他们的心理状态和情绪产生负面影响。因此，在康复过程中需要关注患者的心理康复情况和情绪管理能力。以下是关于注意心理康复和情绪管理的详细论述。

1. 提供心理支持

在康复过程中，患者需要得到足够的心理支持来帮助他们应对身体上的挑战和情绪上的波动。医生、康复师以及家人和朋友都可以为患者提供心理支持，通过倾听、鼓励和理解来帮助他们建立信心和勇气面对困难。

2. 教授情绪管理技巧

情绪管理对于运动损伤患者的康复过程至关重要。通过教授患者有效的情绪管理技巧，如深呼吸、放松训练、积极思考等，可以帮助他们更好地应对焦虑、抑郁等负面情绪，保持积极乐观的态度面对康复过程中的挑战和困难。

3. 建立良好的康复环境

良好的康复环境对于患者的心理康复和情绪管理也具有重要意义。这包括提供舒适、安全、温馨的康复环境，以及建立良好的医患关系和康复团队氛围。通过为患者创造一个轻松愉快的康复环境，可以让他们更加放松地面对康复过程，从而提高康复效果和生活质量。

第二节　运动医学中的护理技能

一、运动医学中的基本护理技能

在运动医学领域，护理技能是确保运动员在受伤或疾病期间得到适当照顾的基石。这些技能不仅要求医护人员具备专业的医学知识，还需要他们具备细致入微的观察力和同情心，以确保运动员能够尽快恢复健康并重返赛场。以下将详细阐述运动医学中的三项基本护理技能：伤口护理、疼痛管理以及体位和移动。

（一）伤口护理

在运动过程中，运动员可能会遭受各种伤害，其中皮肤破损和开放性伤口是较为常见的。正确的伤口护理对于预防感染、促进愈合以及减少疤痕形成至关重要。

1. 清洁和包扎技术

伤口的初步处理应着重于止血、清洁和包扎。使用无菌纱布或棉球对伤口进行轻轻压迫，以控制出血。随后，用无菌生理盐水或温和的清洁剂冲洗伤口，去除污垢和细菌。清洁过程中应避免使用刺激性化学物质，以免对伤口造成进一步伤害。清洁后，应根据伤口的大小和位置选择合适的敷料进行包扎。对于较小的伤口，可以使用无菌创可贴或纱布进行覆盖；对于较大的伤口，则可能需要使用绷带进行加压包扎。包扎时应确保敷料紧密贴合伤口，但不宜过紧，以免影响血液循环。

2. 感染预防和控制

感染是伤口愈合过程中的主要风险之一，因此预防感染至关重要。医护人员应严格遵守手部卫生规范，接触伤口前后需进行彻底的手部清洁和消毒。同时，他们还应定期更换敷料和绷带，保持伤口的清洁和干燥。在更换敷料时，应仔细观察伤口的愈合情况，注意有无红肿、渗出物增多或异味等感染的迹象。一旦发现感染迹象，应立即采取相应的治疗措施，如局部使用抗生素药膏或口服抗生素等。

此外，为了促进伤口愈合，还可以采取一些辅助措施，如使用生长因子、红外线照射等。这些措施有助于改善伤口局部的血液循环和营养供应，加速组织修复和再生。

（二）疼痛管理

疼痛是运动员受伤后的常见症状之一，有效的疼痛管理对于提高他们的舒适度和促进康复具有重要意义。

1. 疼痛评估工具

在进行疼痛管理之前，首先需要准确评估运动员的疼痛程度。常用的疼痛评估工具包括视觉模拟评分法（VAS）、数字评分法（NRS）和面部表情疼痛量表（FPS）等。这些工具可以帮助医护人员了解运动员疼痛的性质、强度和持续时间，从而为制定个性化的疼痛管理方案提供依据。评估过程中，医护人员应与运动员保持密切沟通，鼓励他们如实表达自己的感受和需求。

2. 药物治疗和非药物治疗方法

针对不同程度的疼痛，可以采取药物治疗和非药物治疗两种方法进行缓解。药物治疗主要包括使用止痛药和消炎药。在选择药物时，应考虑运动员的具体病情、疼痛程度以及药物的副作用等因素。对于轻度疼痛，可以使用非处方止痛药如对乙酰氨基酚等；对于中度至重度疼痛，则可能需要使用处方止痛药如阿片类药物等。然而，长期使用止痛药可能会导致依赖性和其他不良反应，因此应谨慎使用并遵循医生的建议。

非药物治疗方法则包括冷敷、热敷、按摩和物理疗法等。这些方法可以帮助缓解肌肉紧张、减轻炎症反应并改善局部血液循环，从而减轻疼痛感。冷敷适用于急性损伤初期，可以缩小血管、减轻肿胀和疼痛；热敷则适用于慢性疼痛或急性损伤后期的康复治疗，可以促进血液循环、加速新陈代谢和缓解肌肉紧张。按摩和物理疗法则需要由专业人员进行操作，以确保安全和有效性。

（三）体位和移动

正确的体位和移动技巧对于运动员的康复和防止进一步伤害至关重要。在受伤或疾病期间，保持正确的体位可以减轻疼痛、预防并发症并促进愈合；而安全的移动和转运技巧则可以确保运动员在移动过程中不会受到二次伤害。

1. 正确的体位摆放

根据运动员的受伤部位和病情，医护人员应指导他们采取正确的体位摆放方式。例如，对于脊柱受伤的患者，应保持脊柱的稳定性，避免扭曲或过度伸展；对于下肢受伤的患者，则可以抬高患肢以促进血液回流和减轻肿胀。同时，还可以使用枕头、垫子等辅助工具来帮助运动员保持舒适的体位。在体位摆放过程中，医护人员应密切关注运动员的反应和需求，及时调整体位以减轻不适感。

2. 安全移动和转运技巧

当运动员需要移动或转运时，医护人员应使用正确的技巧和设备来确保他们的安全。首先，应对运动员的病情进行全面评估，了解他们的移动能力和潜在风险。然后，根据评估结果选择合适的移动设备如担架、轮椅或助行器等，并确保设备的安全性和稳定性。在移动过程中，医护人员应遵循正确的搬运和转运程序，如保持脊柱稳定性、避免突然转弯或停止等。同时，他们还应密切关注运动员的反应和病情变化，及时发现并处理任何异常情况。通过正确的移动和转运技巧，可以确保运动员在受伤期间得到安全有效的照顾，为他们的康复创造有利条件。

二、运动医学中的特殊护理技能

在运动医学领域，护理人员除了需要掌握基本护理技能外，还必须具备一些特殊的护理技能，以满足运动员在受伤或疾病期间的特殊需求。这些特殊护理技能包括运动康复护理、心理护理以及营养与饮食指导。

（一）运动康复护理

运动康复护理是帮助运动员恢复受伤部位的功能和力量的关键过程，对于运动员的康复和重返赛场具有重要意义。

1. 协助康复训练和物理治疗

在运动康复过程中，护理人员需要密切协助康复师进行康复训练和物理治疗。这包括帮助运动员进行特定的练习，如肌肉拉伸、关节活动度训练等，以促进受伤部位的恢复和功能重建。同时，护理人员还需要操作治疗设备，如理疗仪、按摩器等，以缓解肌肉紧张、减轻疼痛并改善局部血液循环。在协助康复训练和物理治疗过程中，护理人员需要确保运动员的安全和舒适，并根据他们的反应和需求及时调整训练计划和治疗方法。

2. 监测康复进展和效果

为了评估康复计划的有效性并及时调整治疗方案，护理人员需要密切监测运动员的康复进展和效果。他们应定期记录运动员的训练情况、疼痛程度和功能改善情况，以便与医生和康复师保持沟通并共同制定个性化的康复计划。在监测过程中，护理人员还需要关注运动员的心理状态，鼓励他们积极参与康复训练并保持乐观的心态。通过监测康复进展和效果，护理人员可以为运动员提供更加精准和有效的护理支持，促进他们的快速康复和重返赛场。

（二）心理护理

受伤对运动员的心理健康产生重大影响，可能导致焦虑、抑郁等情绪问题。因此，心理护理在运动医学中具有重要意义。

1. 提供心理支持和咨询

面对受伤带来的身心困扰，运动员往往需要得到心理上的支持和鼓励。护理人员应与运动员建立积极的互动关系，倾听他们的诉求和困扰，并提供情感上的支持和鼓励。同时，护理人员还应具备专业的心理咨询技能，能够帮助运动员处理焦虑、抑郁等情绪问题。他们可以通过认知行为疗法、放松技巧等方法来缓解运动员的紧张情绪，提升他们的心理适应能力。在提供心理支持和咨询过程中，护理人员需要保持耐心和同理心，为运动员创造一个安全、舒适的心理环境。

2. 管理焦虑、抑郁等情绪问题

受伤可能导致运动员出现焦虑、抑郁等情绪问题，这些问题不仅影响他们的康复进程，还可能对他们的职业生涯产生负面影响。因此，护理人员需要密切监测运动员的情绪变化，及时发现并处理这些情绪问题。他们可以通过与运动员进行定期的心理评估来了解他们的情绪状态，并提供适当的干预措施。例如，对于轻度焦虑或抑郁的运动员，护理人员可以通过心理教育、放松技巧等方法来帮助他们调整心态；对于重度焦虑或抑郁的运动员，则需要及时转介给专业心理咨询师进行进一步的治疗和干预。通过有效的心理护理措施，护理人员可以帮助运动员更好地应对受伤带来的情绪困扰，促进他们的全面康复。

（三）营养与饮食指导

合理的营养和饮食对于运动员的康复和恢复至关重要。护理人员需要根据运动员的需求和运动类型提供个性化的营养建议和指导。

1. 根据运动类型和需求提供营养建议

不同的运动类型和受伤情况对营养的需求有所不同。护理人员需要了解运动员的具体需求和目标，为他们提供个性化的营养建议。例如，对于力量型运动员，需要增加蛋白质和碳水化合物的摄入量以满足肌肉生长和能量需求；对于耐力型运动员，则需要关注脂肪和糖的摄入量以维持长时间的运动状态。此外，护理人员还需要根据运动员的受伤情况来调整营养建议。例如，对于骨折或软组织损伤的运动员，需要增加钙、维生素D等营养素的摄入量以促进骨骼和组织的愈合。在提供营养建议时，护理人员还需要关注运动员的饮食习惯和偏好，以确保建议的可行性和实施性。

2. 监测饮食和体重变化

饮食和体重的变化可以反映运动员的营养状况和康复进展。护理人员需要密切监测运动员的饮食和体重变化，并与他们共同制定合适的饮食计划。在饮食计划中，护理人员需要关注膳食平衡、热量摄入以及营养素的比例等问题。他们还应鼓励运动员保持规律的饮食习惯，避免暴饮暴食或过度节食等不良行为。同时，护理人员还需要定期测量运动员的体重和体成分指标（如体脂率、肌肉量等），以评估他们的营养状况和康复进展。如果发现体重或体成分指标出现异常变化，护理人员应及时与医生和营养师沟通并调整饮食计划或治疗方案。通过监测饮食和体重变化，护理人员可以为运动员提供更加精准和个性化的营养支持，促进他们的快速康复和恢复最佳竞技状态。

三、运动医学中的护理沟通与协作

在运动医学领域，护理人员的角色远不止于提供基本的医疗护理。他们更是医生、康复师、运动员及其家属之间的桥梁，通过有效的沟通和协作，确保运动员能够得到最佳的护理和康复服务。

（一）与医生、康复师的沟通技巧

在运动医学团队中，护理人员与医生和康复师之间的沟通至关重要。这种沟通不仅影响治疗方案的制定和执行，还直接关系到运动员的康复效果。

1. 及时、准确的信息传递

护理人员需要及时向医生报告运动员的病情变化、康复进展以及任何可能影响治疗计划的因素。例如，如果运动员在康复训练中出现疼痛或不适，护理人员应立即通知医生，以便医生及时调整治疗方案。同时，护理人员还应准确记录并传达运动员的生命体征、伤口情况以及其他重要信息，确保医生能够全面了解运动员的状况。

2. 共同制定和执行康复计划

护理人员应与医生和康复师紧密合作，共同制定针对运动员的个性化康复计划。在制定计划时，护理人员可以提供关于运动员日常状况、心理状态以及康复需求等方面的信息，帮助医生和康复师更加全面地考虑问题。在执行计划时，护理人员则需要负责具体的护理工作，如协助运动员进行康复训练、监测康复进展等，确保康复计划能够得到有效实施。

3. 保持专业且尊重的沟通态度

在与医生和康复师沟通时，护理人员应保持专业且尊重的态度。他们应理解并尊重医生和康复师的专业知识和经验，同时也要自信地表达自己的观点和建议。在沟通过程中，护理人员还应注重使用清晰、简洁的语言，避免使用过于复杂或模糊的词汇，以提高沟通效率。

（二）与运动员及其家属的沟通技巧

对于运动员及其家属来说，护理人员是他们在康复过程中的重要伙伴。因此，护理人员需要掌握与运动员及其家属沟通的技巧，以提供更好的支持和帮助。

1. 建立信任关系

护理人员应通过真诚、耐心的态度以及专业的知识和技能来赢得运动员及其家属的信任。他们应主动与运动员及其家属交流，了解他们的需求和担忧，并提供必要的解释和指导。在沟通过程中，护理人员还应注重倾听和理解，尊重运动员及其家属的意见和选择。

2. 提供详细的信息和指导

护理人员应向运动员及其家属详细解释伤情、治疗方案和康复过程，以消除他们的疑虑和恐惧。他们可以使用易于理解的语言和图表来解释复杂的医学术语和治疗原理，确保运动员及其家属能够充分理解并配合治疗。同时，护理人员还应提供必要的康复指导和建议，帮助运动员在日常生活中更好地管理自己的健康状况。

3. 应对情绪反应

受伤对于运动员来说是一个巨大的打击，可能导致他们产生焦虑、抑郁等情绪反应。护理人员需要理解和应对这些情绪反应，为运动员提供情感上的支持和鼓励。他们可以通过倾听、安慰以及提供心理干预等方法来帮助运动员缓解情绪压力，重建信心。同时，护理人员还应与家属合作，共同为运动员创造一个积极、乐观的康复环境。

（三）团队协作和跨学科合作的重要性

在运动医学领域，团队协作和跨学科合作对于确保运动员得到全面、连贯的护理和康复至关重要。护理人员作为团队中的一员，需要积极参与团队协作并与其他专业人员共同合作。

1. 提高治疗效果和康复质量

通过团队协作和跨学科合作，护理人员可以与其他专业人员共同制定和执行针对运动员的个性化康复计划。这种全面、连贯的护理和康复服务能够提高治疗效果和康复质量，帮助运动员更快地恢复健康并重返赛场。同时，团队协作还能够减少医疗差错和纠纷的发生，提高医疗服务的安全性和可靠性。

2. 促进知识共享和技能提升

团队协作和跨学科合作为护理人员提供了与其他专业人员交流和学习的机会。通过分享经验、讨论案例以及共同参加培训等方式，护理人员可以不断更新自己的知识和技能水平，提高自己在运动医学领域的专业素养。这种知识共享和技能提升不仅能够提升护理人员的个人价值感，还能够为整个团队带来更多的创新和发展机会。

3. 增强团队凝聚力和工作效率

团队协作和跨学科合作能够增强团队凝聚力和工作效率。通过共同面对挑战、解决问题以及分享成功的喜悦等方式，团队成员之间可以建立起深厚的友谊和信任关系。这种紧密的团队联系不仅能够提高工作满意度和幸福感，还能够促进团队成员之间的有效沟通和协作，从而提高整个团队的工作效率和服务质量。

第三节 运动医学中的预防策略

一、运动医学中的一般预防策略

一般预防策略是指适用于所有运动项目和人群的普遍性预防措施，主要包括热身和拉伸、增强体能以及合理休息。

（一）热身和拉伸

在运动医学中，热身和拉伸被视为预防运动损伤的首要步骤。这两者相结合，可以有效减少运动时的肌肉拉伤、关节扭伤等风险，同时提高运动表现。

1. 热身的重要性

热身是运动前的必要准备，它通过一系列轻松的活动，使肌肉和关节逐渐适应即将进行的运动强度。热身的主要目的是提高肌肉温度，从而降低肌肉的黏滞性，增加肌肉的弹性和收缩速度。当肌肉温度上升时，肌肉的血流增加，氧气和营养物质的输送速度加快，为接下来的运动提供充足的能量。此外，热身还能促进关节液的分泌，减少关节摩擦，提高关节的灵活性。

热身的形式多种多样，可以根据运动的类型和个人的需求进行选择。常见的热身活动包括慢跑、动态拉伸、低强度的有氧运动等。热身的持续时间一般为5～10分钟，以身体微微出汗、肌肉和关节感到轻松灵活为宜。

2. 拉伸的作用与方法

拉伸是热身的重要组成部分，它主要通过拉长肌肉和韧带的长度，增加肌肉的柔韧性和关节的活动度。柔韧性的提高可以减少肌肉和韧带的紧张度，降低运动损伤的风险。同时，拉伸还可以改善运动姿势和动作质量，提高运动表现。

拉伸的方法包括静态拉伸、动态拉伸和PNF拉伸等。静态拉伸是最常见的拉伸方法，它要求将肌肉或关节拉伸到一定的位置后保持一段时间（通常为15～30秒）。动态拉伸则强调在拉伸过程中进行轻微的活动，以增加肌肉的弹性和关节的灵活性。PNF拉伸是一种更为高级的拉伸方法，它结合了肌肉的收缩和放松过程，以达到更深层次的拉伸效果。

在进行拉伸时，需要注意以下几点：首先，要确保拉伸的动作正确、规范，避免过度拉伸或错误拉伸导致的损伤；其次，要循序渐进地进行拉伸，不要急于求成；最后，在拉伸过程中要保持呼吸顺畅，不要憋气。

（二）增强体能

体能是运动的基础，良好的体能可以减少运动损伤的风险，提高运动表现。增强体能主要包括有针对性的力量训练和有氧运动。

1. 力量训练

力量训练是提高肌肉力量和耐力的有效手段。通过力量训练，可以使肌肉在运动中更好地稳定关节和保护骨骼，减少因关节不稳定或骨骼脆弱导致的损伤。此外，力量训练还可以改善身体姿势和动作协调性，减少因错误动作导致的损伤。

在进行力量训练时，应根据个人情况和运动需求选择合适的训练方法和负荷。常见的力量训练方法包括自重训练、器械训练、阻力带训练等。负荷的选择应遵循循序渐进的原则，从轻到重逐渐增加。同时，要注意训练的全面性和平衡性，避免只训练某一部位的肌肉而导致身体的不平衡。

2. 有氧运动

有氧运动是提高心肺功能和耐力水平的重要手段。通过有氧运动，可以使身体在持续运动中保持稳定的能量供应和氧气输送，减少因疲劳导致的运动损伤。此外，有氧运动还可以促进新陈代谢和血液循环，加速废物排出和营养物质吸收，有助于身体恢复和健康。

常见的有氧运动包括跑步、游泳、骑车、椭圆机等。在进行有氧运动时，应根据个人喜好和运动需求进行选择。同时，要注意运动的强度和时间控制，避免过度运动导致的损伤和疲劳。

（三）合理休息

休息是身体恢复的重要环节，合理的休息可以避免过度训练和疲劳积累导致的损伤。休息不仅包括充足的睡眠时间，还包括运动间的短暂休息和恢复性训练。

1. 睡眠的重要性

睡眠是身体恢复的关键时期。在睡眠过程中，身体会分泌生长激素等修复受损组织、合成营养物质和调节激素水平。因此，保证充足的睡眠时间对于运动员来说至关重要。一般来说，运动员应保证每天 7～9 小时的睡眠时间，并注意睡眠质量和规律性。为了提高睡眠质量，可以采取以下措施：保持规律的作息时间、营造舒适的睡眠环境、避免睡前过度兴奋等。

2. 运动间的短暂休息

在进行高强度运动或比赛时，适当安排短暂的休息时间或调整运动强度可以避免身体过度疲劳。这种休息方式可以帮助身体及时恢复能量和水分，减少运动损伤的风险。短暂的休息时间可以根据运动的类型和个人的需求进行灵活安排，如每完成一组动作后休息 30 秒至 1 分钟等。

3. 恢复性训练

恢复性训练是指在运动后进行适当的低强度活动或按摩等放松手段，以促进肌肉和关节的恢复。恢复性训练可以帮助身体消除乳酸堆积和肌肉紧张度，缓解运动后的疼痛和疲劳感。常见的恢复性训练包括慢跑、瑜伽、泡沫轴滚动等。在进行恢复性训练时，应根据个人的身体状况和运动需求进行选择，并注意训练的强度和时间控制。

二、运动医学中的特殊预防策略

特殊预防策略是指针对特定运动项目或人群制定的个性化预防措施，主要包括个性化训练计划、运动装备和场地选择以及教育和宣传。

（一）个性化训练计划

个性化训练计划是特殊预防策略的核心组成部分。它根据运动员的个体差异、运动需求和潜在风险因素，制定针对性的训练内容和方法。通过个性化训练计划，可以确保每位运动员在训练过程中得到最大程度的保护，同时实现最佳的训练效果。

1. 评估个体差异

制定个性化训练计划的第一步是全面评估运动员的个体差异。这包括评估运动员的身体形态、生理功能、运动素质、技术水平以及心理状态等方面。通过综合评估，可以了解每位运动员的优势和不足，为制定针对性的训练计划提供依据。

2. 设定训练目标

根据评估结果，为每位运动员设定明确的训练目标。这些目标应既具有挑战性又可实现，以激发运动员的积极性和自信心。训练目标可以包括提高运动素质、改善技术动作、增强心理素质等方面。

3. 制定训练内容和方法

根据训练目标和运动员的个体差异，制定具体的训练内容和方法。这包括选择合适的训练手段、安排合理的训练负荷和强度、设计多样化的训练形式等。在制定训练计划时，应注重训练的全面性、系统性和科学性，以确保训练效果的最大化。

4. 监控和调整训练过程

在实施个性化训练计划的过程中，需要密切监控运动员的身体反应和训练效果。通过定期的检测和评估，可以及时了解运动员的身体状况和训练进展，以便对训练计划进行必要的调整。这包括调整训练负荷、改变训练方法或调整训练周期等。同时，与运动员保持密切沟通，了解他们的主观感受和意见反馈，也是优化训练计划的重要途径。

（二）运动装备和场地选择

合适的运动装备和安全的运动场地对于预防运动损伤同样至关重要。它们可以为运动员提供必要的保护和支持，降低运动损伤的风险。

1. 选择合适的运动装备

运动装备的选择应根据运动项目的特点和运动员的需求进行。例如，在足球运动中，运动员需要穿着符合比赛要求的足球鞋和护腿板；在篮球运动中，则需要穿着具有良好缓震性能和支撑力的篮球鞋。此外，运动服装的选择也应考虑舒适性和功能性，以便为运动员提供最佳的运动体验和保护。

2. 确保运动场地的安全性

运动场地的选择和维护对于预防运动损伤同样重要。首先，应选择符合安全标准的运动场地进行训练和比赛。这包括确保场地的平整度、硬度和湿度等物理特性符合运动要求。其次，需要定期检查和维护运动场地，及时修复损坏的设施和处理潜在的安全隐患。最后，在使用运动场地时，应遵循相应的使用规则和管理制度，确保运动员的安全和健康。

（三）教育和宣传

教育和宣传是提高运动员和公众对运动损伤预防认识的重要途径。通过广泛的教育和宣传，可以普及科学的运动方法和健康的生活方式，帮助人们树立正确的运动观念和安全意识。

1. 普及运动损伤预防知识

通过举办讲座、制作宣传册、开展线上教育等方式，向运动员和公众普及运动损伤预防知识。这包括介绍运动损伤的常见类型、发生原因和危害后果，以及预防策略和措施等。同时，还可以针对不同人群和运动项目提供个性化的预防建议和指导。

2. 提高急救处理和康复能力

教育和宣传还应包括急救处理和康复方法的培训。通过教授简单的急救技能（如止血、包扎、固定等），可以帮助运动员在发生意外损伤时迅速采取有效措施，减轻伤害程度。同时，介绍常见的康复方法和原理，可以帮助运动员在受伤后更快地恢复身体功能和运动能力。

3. 倡导健康的生活方式

除了运动过程中的预防措施，教育和宣传还应倡导健康的生活方式。这包括合理饮食、充足睡眠、适度休息和娱乐等。

第十一章　精神健康与精神疾病

第一节　精神健康的基本概念

一、精神健康的基本概念：定义与内涵

精神健康，作为人类健康的重要组成部分，越来越受到社会的广泛关注。它不仅仅是指没有精神疾病的状态，更是一个人在认知、情感和行为方面的完整与和谐。

（一）精神健康的定义

精神健康，作为一个多维度、复杂的概念，不仅仅是指个体心理活动的正常与否，更涵盖了人的认知、情感、意志以及与社会环境的互动等多个层面。它是个体在心理、情感和社交层面达到的一种完好状态，这种状态使个体能够适应不同的生活环境，有效地处理压力，实现自我价值与社会价值的和谐统一。

具体来说，精神健康包括以下几个方面的内涵。

（1）认知健康：指个体的思维、注意、记忆等认知过程处于正常状态，能够准确、客观地感知和理解外界信息，做出合理的判断和决策。

（2）情感健康：指个体能够体验到积极、稳定的情感，如快乐、满足、爱等，同时能够有效地调节和管理负面情绪，如焦虑、抑郁、愤怒等。

（3）意志健康：指个体具备明确的目标和动机，能够自主地制定计划并付诸行动，同时能够克服困难，坚持实现自我价值和目标。

（4）社交健康：指个体能够与他人建立良好的人际关系，有效地进行沟通和交流，同时能够适应不同的社交环境，处理各种社交问题。

（二）精神健康的重要性

精神健康对于个体的整体幸福感和生活质量具有至关重要的影响。它不仅是人们追求美好生活的重要保障，也是社会和谐稳定的重要基石。以下从几个方面阐述精神健康的重要性。

（1）提高生活质量：精神健康的人能够更好地应对生活中的压力和挑战，保持积极的心态和情绪，从而享受到更高质量的生活。他们能够体验到更多的快乐、满足和成就

感，形成积极向上的生活态度。

（2）提升工作效率：精神健康的人在工作中能够保持高度的专注力和创造力，有效地解决问题和应对挑战。他们更有可能获得职业上的成功和满足，为社会的经济发展做出更大的贡献。

（3）促进人际关系：精神健康的人能够与他人建立良好的人际关系，有效地进行沟通和交流。他们更懂得尊重和理解他人，从而建立起广泛而稳定的社会支持网络。良好的人际关系不仅能够带来情感上的满足和支持，还能够为个体提供更多的资源和机会。

（4）预防身体疾病：许多研究表明，精神健康问题可以导致身体疾病的发生和发展。长期的压力和焦虑可能会引发高血压、心脏病等身体疾病；而抑郁、焦虑等精神健康问题也可能导致身体疾病的恶化。因此，维护精神健康对于预防身体疾病具有重要意义。

（三）精神健康与身体健康的关联

精神健康与身体健康之间存在着密切的联系和相互影响。它们共同构成了人的整体健康状态，任何一方出现问题都可能对另一方产生不良的影响。

精神健康问题可以导致身体疾病的发生和发展。长期的压力和焦虑会导致身体的应激反应持续处于激活状态，从而引发高血压、心脏病等心血管疾病；抑郁情绪会影响免疫系统的功能，增加患感染性疾病的风险；失眠等睡眠障碍问题也可能导致身体机能的紊乱和疾病的发生。

身体疾病可能导致精神健康问题的出现。一些慢性疾病如糖尿病、关节炎等会给患者带来持续的疼痛和不适，从而引发焦虑、抑郁等情绪问题；一些重大疾病如癌症、脑卒中等会对患者的心理产生巨大的冲击，导致心理创伤后应激障碍等问题的出现。

精神健康与身体健康之间存在着一些共同的影响因素。例如，不良的生活方式如吸烟、酗酒、缺乏运动等既可能导致身体疾病的发生，也可能引发精神健康问题；社会环境因素如贫困、失业、家庭矛盾等也可能同时对人的精神和身体健康产生不良的影响。

因此，维护精神健康与身体健康需要综合考虑多方面的因素。在日常生活中，我们应该保持良好的生活习惯和心态，积极应对生活中的压力和挑战；在身体出现不适时及时就医检查和治疗；在面临精神健康问题时寻求专业的心理咨询和治疗帮助。只有这样，我们才能实现精神与身体的全面健康。

二、精神健康的标准

评估一个人的精神健康状态，通常需要考虑以下几个方面的标准。

（一）心理状态稳定

心理状态稳定是衡量个体精神健康的核心标准之一。一个心理健康的人，无论身处何种环境，面对怎样的挑战，都能保持情感的平衡、思维的清晰和行为的适当。这种稳定性不仅体现在日常生活的点滴之中，更在关键时刻发挥着至关重要的作用。

（1）情感稳定：情感稳定并不意味着个体没有情绪波动，而是指个体能够有效地管理和调节自己的情绪，避免过度反应或持久性的负面情绪。情感稳定的个体能够理性地看待生活中的得失，积极应对挫折和困难，保持内心的平和与宁静。

（2）思维清晰：思维清晰是指个体在认知过程中能够保持注意力集中，准确理解和处理信息，做出合理的判断和决策。思维清晰的个体能够客观地看待自己和他人，不被偏见和误解所左右，以理性和科学的态度面对生活中的各种问题。

（3）行为适当：行为适当是指个体的行为符合社会规范和道德标准，既不过于冲动也不过于抑制。行为适当的个体能够根据自己的角色和情境调整自己的行为，与他人保持良好的互动和合作，共同维护社会秩序和公共利益。

为了保持心理状态的稳定，个体需要学会调整自己的心态，积极应对生活中的压力和挑战。这包括培养乐观向上的生活态度，学会合理归因和积极应对方式，寻求有效的社会支持和帮助等。同时，个体还需要关注自己的身心健康，保持良好的生活习惯和作息规律，以增强自己的心理韧性和抗压能力

（二）积极的社会功能

精神健康的另一个重要标准是积极的社会功能。一个精神健康的人应该能够与他人建立良好的关系，有效地参与社会活动，并在其中发挥积极的作用。

（1）良好的人际关系：精神健康的人懂得如何与他人建立和维护良好的关系。他们具有同理心，能够理解他人的感受和需要，尊重他人的权利和观点。他们善于沟通和协调，能够有效地解决人际冲突和问题。

（2）有效的社会参与：精神健康的人能够积极参与社会活动，履行自己的社会角色和责任。他们愿意为社会做出贡献，关心他人的福祉和利益。他们能够适应不同的社会环境和文化背景，与不同的人群进行有效的合作和交流。

为了实现积极的社会功能，个体需要培养自己的社交能力和合作精神。这包括学会倾听和理解他人，表达自己的观点和需求，掌握有效的沟通技巧和策略。同时，个体还需要关注社会的变化和发展，增强自己的社会责任感和使命感，以更加积极和主动的态度参与社会生活。

（三）应对压力的能力

应对压力的能力是衡量精神健康的重要标准之一。在现代社会中，人们面临着各种各样的压力和挑战，如工作压力、家庭责任、人际关系等。一个精神健康的人应该能够有效地应对这些压力，保持心理平衡和稳定。

（1）识别压力源：精神健康的人能够准确地识别出自己面临的压力源，并对它们进行客观的分析和评价。他们了解压力的性质和影响，知道哪些压力是可以通过自己的努力来改变的，哪些是需要寻求外部支持的。

（2）调整心态：精神健康的人懂得如何调整自己的心态来应对压力。他们能够以积极、乐观的态度看待问题，避免过度焦虑和恐惧。他们相信自己有能力克服困难，对未来充满信心。

（3）寻求支持：当面临超出自己应对能力的压力时，精神健康的人会主动寻求外部支持。他们懂得与他人分享自己的感受和需要，寻求他人的理解和帮助。他们知道如何利用社会资源来解决问题，减轻自己的压力。

为了提高应对压力的能力，个体需要学会有效的压力管理技巧和方法。这包括学会放松和减压的方法，如深呼吸、冥想、运动等；掌握问题解决和决策制定的技巧，以更加理性和科学的方式应对挑战；培养自己的心理韧性和抗压能力，以更加坚韧和乐观的态度面对生活中的困难。

（四）自我价值感与满足感

自我价值感与满足感是衡量精神健康的重要标准之一。一个精神健康的人应该对自己有正确的认识和评价，能够在生活中体验到满足和幸福感。

（1）自我接纳：精神健康的人能够接纳自己的优点和不足，不对自己进行过度的苛责和否定。他们了解自己的优点和长处，并愿意在适当的场合展示自己。同时，他们也接受自己的不足和局限，并愿意通过努力和学习来改进和提升自己。

（2）设定合理的目标：精神健康的人能够根据自己的实际情况和能力设定合理的目标。他们了解自己的需求和愿望，知道哪些目标是可以实现的，哪些是需要付出更多努力的。他们懂得如何平衡理想与现实的关系，以更加理性和务实的态度追求自己的目标。

（3）体验满足和幸福感：精神健康的人能够在生活中体验到满足和幸福感。他们懂得欣赏生活中的美好和幸福时刻，感恩身边的人和事。他们对自己的生活有积极的评价和期待，对未来充满信心。

为了提升自我价值感和满足感，个体需要培养自己的自尊和自信。这包括学会正确认识和评价自己，了解自己的价值和能力；设定合理的目标和期望，以自己的努力和成就为荣；培养积极的生活态度和乐观向上的精神风貌，以更加开放和包容的心态面对生活中的挑战和机遇。同时，个体还需要关注自己的内心需求和感受，学会自我关怀和自我慰藉，以增强自己的心理韧性和幸福感。

三、精神健康的促进与维护

为了促进和维护精神健康，人们可以采取以下几种方法：

精神健康是人类健康的重要组成部分，对于个体的整体幸福感和生活质量具有至关重要的影响。为了促进和维护精神健康，人们可以从多个方面入手，包括保持健康的生活方式和习惯、建立强大的社会支持网络和良好的人际关系、通过教育和自我成长提升个人的认知能力和应对技巧，以及寻求专业的心理咨询与辅导。下面将分别从这四个方面进行详细论述。

（一）生活方式与习惯

保持健康的生活方式和习惯是维护精神健康的基础。首先，充足的睡眠对于精神健康至关重要。睡眠不足会导致注意力不集中、记忆力减退、情绪波动等问题，长期下去还可能引发更严重的精神健康问题。因此，我们应该养成规律的作息时间，保证充足的睡眠时间和质量。

均衡的饮食也是维护精神健康的重要因素。我们应该摄入足够的营养物质，包括蛋白质、碳水化合物、脂肪、维生素和矿物质等，以保持身体的正常运转和满足精神活动的需要。同时，避免过量摄入咖啡因、糖分和酒精等刺激性物质，以免对精神健康造成不良影响。

适量的运动对于促进精神健康也具有重要意义。运动可以释放身体内的压力和紧张情绪，增强身体的代谢和免疫功能，提高自信心和幸福感。我们可以选择适合自己的运动方式，如散步、跑步、游泳、瑜伽等，坚持进行规律的运动锻炼。

避免不良嗜好如吸烟、酗酒等也是维护精神健康的重要措施。吸烟和酗酒会对身体健康造成严重损害，同时也会影响精神健康，导致情绪波动、焦虑、抑郁等问题。因此，我们应该坚决戒除这些不良嗜好，保持身心健康。

（二）社会支持与人际关系

建立强大的社会支持网络和良好的人际关系是维护精神健康的重要途径。人是社会性动物，我们的情感和行为都受到周围环境的影响。与家人、朋友和同事保持联系，分享彼此的生活和情感经历，可以提供情感支持和安慰，帮助我们更好地应对生活中的挑战和压力。

为了建立强大的社会支持网络，我们可以积极参加各类社交活动，如家庭聚会、朋友聚餐、社区活动等，扩大自己的社交圈子。同时，我们也可以通过互联网等现代通讯手段保持与远方亲友的联系，分享彼此的生活和情感。

此外，良好的人际关系也是维护精神健康的重要因素。我们应该尊重他人的权利和观点，理解他人的感受和需求，积极沟通、协调和处理人际关系中的问题。在工作中，我们可以与同事建立良好的合作关系，共同完成任务；在生活中，我们可以与家人和朋友保持亲密的联系，分享彼此的快乐和悲伤。

（三）教育与自我成长

通过教育和自我成长来提升个人的认知能力和应对技巧也是维护精神健康的重要手段。教育不仅可以帮助我们获取知识和技能，还可以培养我们的思维能力、情感能力和社交能力等方面的素养。通过不断学习新知识、掌握新技能，我们可以增强自信心和满足感，提高自己的社会竞争力和适应能力。

除了正式的教育之外，我们还可以通过自我学习和自我提升来不断成长和进步。我们可以阅读各类书籍和文章，了解不同领域的知识和观点；参加各类培训课程和讲座，提高自己的专业技能和素养；积极参与各类文化活动和志愿服务等社会实践，拓宽自己的视野和经历。

在自我成长的过程中，我们还需要培养积极的兴趣爱好和参加文化活动等。这些活动可以帮助我们丰富个人的精神生活、提升幸福感和满足感；同时也可以帮助我们放松身心、缓解压力和焦虑情绪。我们可以选择适合自己的兴趣爱好和文化活动方式，如音乐、绘画、阅读、旅行等，坚持进行下去并享受其中的乐趣。

（四）心理咨询与辅导

当个人面临严重的精神健康问题时，寻求专业的心理咨询与辅导是非常重要的。心理咨询师或心理医生具有专业的知识和技能，可以帮助个人识别问题的根源、提供有效的应对策略和方法；同时也可以给予必要的情感支持和安慰，帮助个人更好地应对精神健康问题并恢复健康状态。

心理咨询与辅导的过程通常包括建立咨询关系、进行评估和诊断、制定治疗计划、实施治疗以及评估治疗效果等步骤。在这个过程中，心理咨询师或心理医生会与个人建立积极的互动关系，通过倾听、理解和支持来帮助个人解决问题和恢复健康。

需要注意的是，寻求心理咨询与辅导并不是一种软弱或羞耻的表现；相反，它是一种勇敢和明智的选择。我们应该正视自己的精神健康问题，积极寻求帮助和支持；同时也要鼓励身边的人在需要时寻求专业的心理咨询与辅导服务。

第二节　常见精神疾病的介绍

一、焦虑障碍

焦虑障碍是一类以过度担忧、紧张和恐惧为主要特征的精神疾病，这些担忧通常与实际威胁不成比例。焦虑障碍有多种类型，每一种都有其特定的症状和影响。这些障碍可以显著影响个体的日常生活、工作和学习，导致社会功能下降和生活质量降低。

（一）广泛性焦虑障碍

广泛性焦虑障碍（GAD）是一种慢性焦虑障碍，表现为对多种事件或活动持续、过度的担忧。这些担忧往往涉及日常生活、工作、健康、家庭、经济等多个方面，即使在现实中并没有明显的威胁性。患者常常感到心神不宁、坐立不安，无法放松自己。

1. 症状表现

广泛性焦虑障碍的症状包括精神性焦虑和躯体性焦虑两个方面。精神性焦虑表现为过度担忧、紧张和恐惧，患者常常感到不安、易怒、注意力难以集中。躯体性焦虑则表现为肌肉紧张、疼痛、头痛、胃肠道不适等生理症状。此外，患者还可能出现睡眠障碍，如入睡困难、睡眠浅等。

2. 影响与后果

广泛性焦虑障碍会对患者的日常生活、工作和学习产生显著影响。由于持续处于紧张状态，患者可能无法集中精力完成任务，导致工作效率下降。同时，这种障碍还可能影响患者的社交功能，使他们难以与他人建立良好的关系。长期下去，广泛性焦虑障碍还可能导致患者出现抑郁症状，甚至产生自杀倾向。

3. 治疗与干预

对于广泛性焦虑障碍的治疗，通常采用心理治疗和药物治疗相结合的方法。心理治疗包括认知行为疗法、放松训练等，旨在帮助患者调整焦虑情绪、改变不良认知模式。药物治疗则主要使用抗焦虑药物和抗抑郁药物，以缓解患者的症状。此外，生活方式调整（如规律作息、适当运动）和社交支持也对改善广泛性焦虑障碍具有积极作用。

（二）社交焦虑障碍

社交焦虑障碍（SAD）是一种在社交场合中表现出强烈恐惧和回避行为的焦虑障碍。患者在与他人交往时感到极度不自在，担心自己的表现会被他人负面评价，从而产生强烈的焦虑和恐惧情绪。

1. 症状表现

社交焦虑障碍的核心症状是害怕在公共场合或与他人交往时出丑或尴尬。患者可能会表现出明显的回避行为，如避免参加社交活动、在人群中保持沉默等。在必须面对社交场合时，患者可能会出现脸红、出汗、颤抖等生理症状以及紧张不安、语速加快等心理表现。

2. 影响与后果

社交焦虑障碍会对患者的社交功能和生活质量产生严重影响。由于害怕与他人交往，患者可能无法参与正常的社交活动，导致社交圈子缩小、人际关系疏远。这种障碍还可能影响患者的职业发展，使他们在工作中无法充分展示自己的才能。长期下去，社交焦虑障碍还可能导致患者自尊心受损、产生孤独感和抑郁情绪。

3. 治疗与干预

对于社交焦虑障碍的治疗，通常采用心理治疗和药物治疗相结合的方法。心理治疗中的认知行为疗法和暴露疗法被证明对改善社交焦虑障碍具有显著效果。认知行为疗法旨在帮助患者调整不良认知模式、增强自信心；暴露疗法则通过逐步暴露患者于恐惧的社交场合中，帮助他们逐渐克服恐惧情绪。药物治疗方面，主要使用抗抑郁药物和抗焦虑药物来缓解症状。此外，社交技能训练和团体治疗等干预措施也有助于改善患者的社交能力和自信心。

（三）恐慌障碍与广场恐惧症

恐慌障碍和广场恐惧症是两种相互关联的焦虑障碍，它们都以突如其来的恐惧和紧张为主要特征。恐慌障碍患者会经历突如其来的恐慌发作，伴随着强烈的心悸、出汗、颤抖等生理症状；而广场恐惧症则表现为对公共场所或开放空间的过度恐惧，患者担心在这些地方无法逃脱或得到帮助。

1. 症状表现

恐慌障碍的主要症状是突如其来的恐慌发作，这些发作通常没有明确的触发因素。在发作期间，患者可能会出现心跳加速、呼吸急促、胸闷胸痛等严重不适感以及强烈的恐惧感和濒死感。广场恐惧症的症状则主要表现为对公共场所（如商场、车站等）或开放空间（如广场、公园等）的过度恐惧和回避行为。患者担心在这些地方出现恐慌发作或其他紧急情况时无法逃脱或得到帮助。

2. 影响与后果

恐慌障碍和广场恐惧症都会对患者的日常生活产生严重影响。由于担心出现恐慌发作或无法应对公共场所的紧急情况，患者可能会避免外出或参与正常活动，导致生活质量下降和社会功能受损。此外，这两种障碍还可能引发其他心理问题，如抑郁症状、强迫症状等。

3. 治疗与干预

对于恐慌障碍和广场恐惧症的治疗，通常采用心理治疗和药物治疗相结合的方法。心理治疗中的认知行为疗法被广泛应用于这两种障碍的治疗中，旨在帮助患者调整不良认知模式、增强自信心并学会应对恐惧情绪的技巧。暴露疗法也是一种有效的治疗方法，通过逐步暴露患者于恐惧的事物或场景中，帮助他们逐渐克服恐惧情绪并恢复正常生活。药物治疗方面，主要使用抗抑郁药物和抗焦虑药物来缓解症状并降低发作频率。同时，生活方式调整（如规律作息、适当运动）和社交支持也对改善这两种障碍具有积极作用。

二、心境障碍

心境障碍是一类主要涉及情绪异常波动的精神疾病，包括抑郁症和双相情感障碍等。这些障碍会显著影响个体的情绪体验、思维、行为和身体健康，给患者的日常生活、工作和学习带来极大的困扰。下面将分别对抑郁症和双相情感障碍进行详细论述。

（一）抑郁症

抑郁症是一种以持续的情绪低落、兴趣丧失和快感缺失为主要特征的心境障碍。这种情绪状态与患者的实际处境不相称，且难以通过自我调节或外界干预得到缓解。抑郁症的成因复杂，可能与遗传、生物化学、心理社会因素等多方面因素有关。

1. 症状表现

抑郁症的核心症状是情绪低落、兴趣丧失和快感缺失。患者常常感到心情沉重、郁郁寡欢，对原本感兴趣的事物失去兴趣，无法从日常活动中获得快乐。此外，患者还可能伴有焦虑、自责、无望感、睡眠障碍、食欲改变以及自杀观念等症状。这些症状会对患者的日常生活产生严重影响，导致他们无法正常工作、学习和社交。

2. 影响与后果

抑郁症会对患者的身心健康产生严重的负面影响。长期的情绪低落和兴趣丧失会导致患者的生活质量显著下降，使他们无法充分参与社会活动、实现自我价值。此外，抑郁症还可能引发其他躯体疾病，如心血管疾病、免疫系统疾病等。最严重的后果是，抑郁症患者可能出现自杀行为，危及生命。

3. 治疗与干预

对于抑郁症的治疗，通常采用心理治疗和药物治疗相结合的方法。心理治疗包括认知行为疗法、心理动力学疗法等，旨在帮助患者调整不良认知模式、增强应对压力的能力。药物治疗则主要使用抗抑郁药物，以缓解患者的症状、改善情绪状态。此外，生活方式调整（如规律作息、适当运动）和社交支持也对改善抑郁症具有积极作用。

（二）双相情感障碍

双相情感障碍（BD）是一种既有躁狂或轻躁狂发作，又有抑郁发作的心境障碍。这种障碍的病程多变，治疗难度较大，给患者的日常生活带来极大的挑战。

1. 症状表现

双相情感障碍的主要症状是情绪波动，包括躁狂或轻躁狂发作以及抑郁发作。在躁狂期，患者可能表现出情绪高涨、思维奔逸、活动增多等症状；而在抑郁期，则可能出现与抑郁症相似的症状，如情绪低落、兴趣丧失等。这种情绪波动可能非常剧烈，使患者在短时间内从极度兴奋状态转变为极度抑郁状态。

2. 影响与后果

双相情感障碍会对患者的身心健康产生严重影响。由于情绪波动剧烈，患者可能无法保持稳定的情绪状态，导致他们无法正常工作、学习和社交。此外，双相情感障碍还可能引发其他躯体疾病，如心血管疾病、神经系统疾病等。最严重的后果是，患者在躁狂期可能出现冲动行为，危及自身和他人的安全。

3. 治疗与干预

对于双相情感障碍的治疗，通常采用药物治疗、心理治疗和社会支持相结合的方法。药物治疗主要使用情绪稳定剂、抗抑郁药物和抗精神病药物，以控制患者的情绪波动、缓解症状。心理治疗包括认知行为疗法、心理教育等，旨在帮助患者调整不良认知模式、增强应对压力的能力。社会支持则包括家庭支持、职业康复等，以帮助患者重新融入社会、恢复正常生活。此外，对于双相情感障碍的患者来说，定期的医学检查和随访也是非常重要的，以便及时发现并处理可能出现的并发症和复发风险。

三、精神分裂症与相关障碍

精神分裂症及相关障碍是精神医学领域中的一类重要疾病，它们以思维、情感和行为的不协调为主要特征。这些障碍不仅对患者本人的生活造成严重影响，也给其家庭和社会带来沉重负担。下面将分别对精神分裂症、妄想性障碍和短暂精神病性障碍进行详细论述。

（一）精神分裂症

精神分裂症是一种复杂的精神疾病，其核心症状包括思维障碍、情感淡漠或不适切以及行为的异常。患者可能经历幻觉，如听到不存在的声音（幻听），或看到不存在的物体或人（幻视）。妄想则是另一种常见症状，患者可能坚信自己受到迫害、监控或具有特殊能力等。这些症状导致患者在日常生活中出现明显的功能障碍。

1. 症状与表现

思维障碍：思维破裂、言语混乱等。

感知觉障碍：幻听、幻视等。

情感障碍：情感淡漠、情感反应不适切等。

行为障碍：社交退缩、奇异行为等。

2. 病因与发病机制

遗传因素：家族研究表明遗传因素在精神分裂症的发病中起重要作用。

神经发育因素：孕期感染、缺氧等可能影响大脑发育，增加患病风险。

生物化学因素：神经递质异常、脑部结构改变等可能与疾病发生有关。

社会心理因素：童年创伤、应激事件等可能诱发或加重病情。

3. 治疗与干预

药物治疗：使用抗精神病药物控制症状、减少复发。

心理治疗：支持性心理治疗、认知行为疗法等帮助患者应对疾病、提高社会功能。

社会支持：家庭支持、职业康复等促进患者康复和回归社会。

（二）妄想性障碍

妄想性障碍是一种以持续、非怪异的妄想为主要症状的精神疾病。与精神分裂症不同，患者的妄想内容相对固定，且不涉及幻觉等感知觉障碍。患者对自己的妄想深信不疑，难以被说服或纠正。

1. 症状与表现

被害妄想：坚信自己受到迫害、监视或跟踪等。

嫉妒妄想：无根据地怀疑配偶或伴侣不忠等。

夸大妄想：坚信自己具有特殊能力、地位或财富等。

其他妄想：如被控制感、身体变形等。

2. 病因与发病机制

遗传因素：家族中有人患有妄想性障碍或其他精神疾病可能增加患病风险。

生物化学因素：脑部神经递质异常可能与妄想症状的产生有关。

心理社会因素：个性特征、应激事件等可能诱发或加重病情。

3. 治疗与干预

药物治疗：使用抗精神病药物控制妄想症状、改善情绪和行为问题。

心理治疗：认知行为疗法、心理教育等帮助患者调整不良认知模式、增强应对能力。

社会支持：家庭支持、职业康复等促进患者康复和融入社会。

（三）短暂精神病性障碍

短暂精神病性障碍是一种持续时间较短的精神病性障碍，通常表现为急剧起病的精神病性症状。这些症状可能在数天到一个月内自行缓解，但也可能转化为慢性病程。短暂精神病性障碍的成因可能与应激事件、药物滥用等因素有关。

1. 症状与表现

急性起病：症状突然出现，无明显预兆。

精神病性症状：如幻觉、妄想、言语和行为的紊乱等。

持续时间短暂：症状在数天到一个月内自行缓解或经治疗缓解。

2. 病因与发病机制

应激事件：如亲人亡故、失业等重大生活事件可能诱发短暂精神病性障碍。

药物滥用：某些药物如大麻、可卡因等可能导致短暂的精神病性症状。

其他因素：如脑部感染、代谢异常等也可能引起短暂的精神病性障碍。

3. 治疗与干预

药物治疗：对于症状严重的患者，可使用抗精神病药物控制症状、减少复发风险。但需注意药物的副作用和依赖性。

心理治疗：在症状缓解后，可进行心理治疗以帮助患者应对应激事件、改善心理状态并预防复发。认知行为疗法和心理动力学疗法等均可考虑使用。

社会支持：提供必要的社会支持，如家庭关怀、职业辅导等，以促进患者的康复和回归社会。同时，加强对应激事件的管理和预防也是减少复发的重要措施之一。

四、物质相关与成瘾性障碍

物质相关与成瘾性障碍是一类严重的心理健康问题，涉及对某种物质或行为的过度依赖和无法自控的使用。这些障碍不仅对个人健康和社会功能造成严重影响，也给家庭和社会带来沉重负担。下面将分别对酒精使用障碍、药物滥用与依赖以及赌博成瘾与网络成瘾进行详细论述。

（一）酒精使用障碍

酒精使用障碍包括酒精依赖和酒精滥用，是物质相关障碍中最常见的一种。酒精作为一种广泛使用的社交饮品，其滥用和依赖问题在全球范围内都普遍存在。

1. 酒精依赖

酒精依赖是指个体对酒精产生强烈的渴求和强迫性饮酒行为，即使饮酒带来严重的不良后果也无法自控。酒精依赖者可能会出现身体上的依赖症状，如耐受性增强、戒断症状等，同时也伴随着心理上的渴求和强迫性饮酒行为。这些症状会对个体的身体健康、心理健康和社会功能造成严重影响。

酒精依赖的成因复杂，涉及遗传、环境、心理社会因素等多个方面。治疗酒精依赖的方法包括药物治疗、心理治疗和社会支持等。药物治疗可以帮助患者缓解戒断症状、减少复饮的风险；心理治疗则着重于帮助患者调整不良认知模式、增强应对压力的能力；社会支持则包括家庭支持、职业康复等，以促进患者康复和回归社会。

2. 酒精滥用

酒精滥用是指反复过量饮酒，导致身体、心理和社会功能的损害。与酒精依赖不同，酒精滥用者可能并没有对酒精产生强烈的渴求或强迫性饮酒行为，但他们的饮酒行为已经超出了正常社交饮用的范畴，对个人健康和社会功能造成了负面影响。

酒精滥用的危害同样不容忽视。长期过量饮酒会导致肝脏疾病、心血管疾病、神经系统损伤等多种身体疾病；同时还会影响个体的心理健康，导致焦虑、抑郁等情绪问题；此外，酒精滥用还会对个体的社会功能造成损害，如影响工作表现、破坏人际关系等。

治疗酒精滥用的方法包括限制饮酒量、改变饮酒模式、提供心理支持和社会支持等。对于严重的酒精滥用问题，可能需要采取更加积极的干预措施，如药物治疗或住院治疗等。

（二）药物滥用与依赖

药物滥用与依赖是另一类重要的物质相关障碍。与酒精不同，药物滥用与依赖涉及的药物种类更加广泛，包括处方药、非处方药以及非法药物等。这些药物在医疗目的外被过度使用或滥用，导致个体出现身体上和心理上的依赖以及严重的健康问题。

1. 药物滥用的危害

药物滥用的危害是多方面的。首先，长期滥用药物会对个体的身体健康造成严重损害，如导致肝肾功能损伤、心血管疾病、神经系统损伤等；其次，药物滥用还会影响个体的心理健康，导致情绪不稳定、焦虑抑郁等问题；此外，药物滥用还会对个体的社会功能造成损害，如影响工作学习表现、破坏人际关系等。

2. 药物依赖的形成与表现

药物依赖的形成与个体的生理心理机制密切相关。长期使用某种药物会导致个体对该药物产生耐受性增强和戒断症状等问题，从而形成身体上的依赖；同时心理上的渴求和强迫性使用药物行为也会逐渐形成并加重。药物依赖者可能会出现身体上的依赖症状如耐受性增强和戒断症状等；同时也伴随着心理上的渴求和强迫性使用药物行为；此外还会出现社会功能受损如无法正常工作学习等问题。

治疗药物滥用与依赖的方法包括药物治疗、心理治疗和社会支持等。药物治疗可以帮助患者缓解戒断症状、减少复用的风险；心理治疗则着重于帮助患者调整不良认知模式、增强应对压力的能力；社会支持则包括家庭支持、职业康复等，以促进患者康复和回归社会。对于不同类型的药物滥用与依赖问题，需要采取针对性的干预措施以提高治疗效果。

（三）赌博成瘾与网络成瘾

赌博成瘾和网络成瘾是近年来越来越受到关注的行为成瘾问题。这些行为虽然不像物质那样可以直接对身体造成损害，但它们同样会对个体的心理健康和社会功能造成严重影响。

1. 赌博成瘾的危害与治疗

赌博成瘾者无法控制自己的赌博行为，即使面临严重的财务和人际后果也无法自拔。赌博成瘾不仅会导致个体财务上的破产和家庭关系的破裂；还会影响个体的心理健康如导致焦虑抑郁等问题；此外还会对个体的社会功能造成损害如影响工作表现等。治疗赌博成瘾的方法包括认知行为疗法、心理动力学疗法以及家庭治疗等；同时还需要提供必要的社会支持以帮助患者回归正常生活并避免再次陷入赌博成瘾的泥潭。

2. 网络成瘾的表现与干预

网络成瘾则表现为过度沉迷于网络世界导致现实生活中的学业工作和人际关系受到严重影响。网络成瘾者可能会出现身体上的症状如视力下降、颈椎疼痛等；同时也会伴随着心理上的问题如孤独感增强、社交能力下降等；此外还会出现社会功能受损如无法正常工作学习等问题。干预网络成瘾的方法包括限制上网时间、提供心理支持和社会支持等；对于严重的网络成瘾问题可能需要采取更加积极的干预措施如住院治疗等。同时还需要加强对网络成瘾的宣传教育以提高公众对网络成瘾问题的认识和重视程度。

五、其他精神疾病

除了物质相关与成瘾性障碍等常见的精神疾病，还有一些其他的精神疾病同样值得关注。这些疾病可能对患者的日常生活、工作和学习造成严重影响，需要及时识别和治疗。

（一）强迫症

强迫症（OCD）是一种以反复出现的强迫观念和强迫行为为主要特征的精神疾病。

患者明知这些观念和行为是不必要或不合理的，但无法摆脱它们的控制，从而陷入深深的痛苦和焦虑之中。

1. 强迫症的临床表现

强迫症的临床表现主要包括强迫观念和强迫行为。强迫观念是反复出现的、不想要的、侵入性的思想或冲动，如害怕污染、对称或秩序的强烈需求等。强迫行为则是为了减轻强迫观念带来的焦虑而反复进行的行为，如反复洗手、检查门窗是否关好等。这些强迫观念和行为往往耗费大量时间和精力，严重影响患者的正常生活。

2. 强迫症的成因与治疗

强迫症的成因可能与遗传、生物化学、心理社会因素等多方面有关。遗传因素在强迫症的发病中起重要作用，研究发现强迫症具有家族聚集性。生物化学因素方面，神经递质如 5-羟色胺等可能与强迫症的发病有关。心理社会因素如压力、创伤等也可能诱发强迫症。

治疗强迫症的方法主要包括药物治疗和心理治疗。药物治疗以选择性 5-羟色胺再摄取抑制剂（SSRIs）为主，如氟西汀、帕罗西汀等，可有效减轻强迫症状和焦虑情绪。心理治疗则以认知行为疗法（CBT）为主，通过帮助患者调整不良认知模式、建立健康的行为习惯来改善症状。此外，支持性心理治疗和社会技能训练等也有助于患者康复。

（二）创伤后应激障碍

创伤后应激障碍（PTSD）是一种由于经历或目睹创伤性事件而导致的精神疾病。患者可能反复出现与创伤事件相关的梦境、回忆、闪回等症状，并伴有强烈的恐惧、愤怒或悲伤情绪。这些症状不仅影响患者的心理健康，还可能导致其社会功能受损。

1. PTSD 的临床表现与诊断

PTSD 的临床表现主要包括再体验症状、回避症状和警觉性增高症状。再体验症状表现为反复出现与创伤事件相关的梦境、回忆或闪回等；回避症状则表现为患者尽量避免与创伤事件相关的刺激或情境；警觉性增高症状则表现为患者对外界刺激过于敏感，容易出现惊跳反应等。这些症状持续存在并严重影响患者的正常生活时，即可诊断为PTSD。

2. PTSD 的治疗与预防

治疗 PTSD 的方法主要包括心理治疗、药物治疗以及社会支持等。心理治疗以认知行为疗法（CBT）和眼动脱敏再处理（EMDR）为主，通过帮助患者调整不良认知模式、减轻恐惧和焦虑情绪来改善症状。药物治疗则以抗抑郁药和抗焦虑药为主，可辅助缓解患者的情绪症状。此外，提供社会支持如家庭支持、职业康复等也有助于患者康复。

预防 PTSD 的发生可从减少创伤性事件的发生入手，如加强社会安全保障、提高公众对心理健康的认识等。对于已经经历创伤性事件的人群，及时提供心理干预和支持也有助于降低 PTSD 的发生率。

（三）进食障碍

进食障碍是一类以异常进食行为为主要特征的精神疾病，包括神经性厌食症、神经性贪食症和暴食症等。这些障碍可能导致患者体重过轻或过重，严重影响其身体健康和生活质量。进食障碍的成因可能与遗传、生物化学、心理社会因素等多方面因素有关。

1. 进食障碍的类型与临床表现

神经性厌食症以极度害怕体重增加和持续追求苗条身材为特点，导致患者严格控制饮食并过度运动以保持低体重；神经性贪食症则表现为反复发作的暴食行为，患者无法控制进食欲望并大量摄入食物；暴食症也表现为反复发作的暴食行为，但与神经性贪食症不同的是，暴食症患者并没有过度关注体重和身材。这些异常进食行为可能导致患者身体健康受损、心理压力增大以及社会功能受损等问题。

2. 进食障碍的治疗与预防

治疗进食障碍的方法主要包括药物治疗、心理治疗和营养支持等。药物治疗以抗抑郁药和抗精神病药为主，可辅助缓解患者的情绪症状和精神症状；心理治疗则以认知行为疗法（CBT）和家庭治疗为主，通过帮助患者调整不良认知模式、建立健康的饮食习惯来改善症状；营养支持则根据患者的身体状况提供合理的饮食建议和营养补充。

预防进食障碍的发生可从提高公众对心理健康的认识入手，加强对青少年和女性的心理健康教育，倡导健康的审美观念和生活方式。对于已经出现异常进食行为的人群，及时提供心理干预和支持也有助于降低进食障碍的发生率。

（四）睡眠障碍

睡眠障碍是指睡眠量不正常以及睡眠中出现异常行为的表现，也是睡眠和觉醒正常节律性交替紊乱的表现。常见的睡眠障碍包括失眠症、嗜睡症、睡眠呼吸暂停综合征等。这些障碍可能导致患者白天疲劳、注意力不集中、记忆力减退等症状，严重影响其工作和生活效率。

1. 睡眠障碍的类型与临床表现

失眠症是最常见的睡眠障碍之一，表现为入睡困难、睡眠浅或频繁醒来等症状；嗜睡症则表现为白天过度困倦和无法控制的睡眠需求；睡眠呼吸暂停综合征则表现为睡眠过程中反复出现呼吸暂停或低通气等症状。这些睡眠障碍不仅影响患者的睡眠质量和生活质量，还可能导致其身体健康受损和心理健康问题。

2. 睡眠障碍的治疗与预防

治疗睡眠障碍的方法主要包括药物治疗和非药物治疗两种。药物治疗以镇静催眠药和抗焦虑药为主，可辅助改善患者的睡眠质量和缓解焦虑情绪；非药物治疗则包括认知行为疗法（CBT）、睡眠卫生教育以及改善睡眠环境等措施。CBT通过帮助患者调整不良认知模式、建立健康的睡眠习惯来改善症状；睡眠卫生教育则提供关于良好睡眠习惯的建议和指导；改善睡眠环境则包括减少噪音干扰、调整室内温度和光线等措施。

预防睡眠障碍的发生可从保持良好的生活习惯入手，如规律作息、适量运动、避免刺激性饮料的摄入等。对于已经出现睡眠障碍的人群，及时提供心理干预和支持也有助于降低其发生率。此外，加强对公众的宣传教育也是预防睡眠障碍的重要措施之一。

第三节 精神疾病的病因与发病机制

一、生物因素

生物因素在精神疾病的发病中占据着举足轻重的地位，它们涉及遗传、神经生化、脑结构和功能等多个层面，共同构成了精神疾病发病的复杂网络。以下将详细探讨这些生物因素如何影响精神疾病的发病。

（一）遗传影响

遗传因素在精神疾病的发病中扮演着重要角色。大量研究表明，精神疾病的发病风险在家族中有明显的聚集现象，这提示遗传因素在其中的重要作用。

（1）家族研究：家族研究表明，精神分裂症、抑郁症和双相情感障碍等精神疾病的家族成员中，患病风险显著增加。这可能与共同遗传因素的传递有关。

（2）双生子研究：双生子研究进一步证实了遗传因素在精神疾病中的作用。同卵双生子比异卵双生子在精神疾病的发病上表现出更高的一致性，这提示遗传因素在精神疾病发病中的贡献。

（3）基因关联研究：通过基因关联研究，科学家们发现了许多与精神疾病相关的基因变异。这些变异可能涉及神经递质系统、突触可塑性、细胞信号传导等多个方面，从而影响个体的精神健康。

遗传因素对精神疾病的影响是多方面的，它们可能通过影响个体的神经发育、神经递质系统等多个方面，增加患精神疾病的风险。

（二）神经生化异常

神经生化异常是精神疾病发病中的另一个重要生物因素。神经递质是脑内神经元之间传递信息的重要化学物质，而许多精神疾病与神经递质系统的异常密切相关。

（1）神经递质水平异常：在抑郁症、焦虑症等精神疾病中，常常发现 5-羟色胺、多巴胺、去甲肾上腺素等神经递质的水平异常。这些异常可能导致情绪、认知和行为等方面的障碍。

（2）受体功能改变：神经递质通过与受体结合来发挥作用，而受体功能的改变也可能导致精神疾病的发生。例如，谷氨酸受体的异常可能与精神分裂症的发病有关。

（3）神经炎症与氧化应激：近年来的研究表明，神经炎症和氧化应激也可能在精神疾病的发病中起作用。这些过程可能导致神经元损伤和功能障碍，从而引发精神症状。

神经生化异常在精神疾病的发病中起着关键作用，它们可能通过影响神经递质系统、受体功能以及神经炎症等多个方面，导致精神症状的出现。

（三）脑结构与功能改变

神经影像学研究为我们提供了直观观察脑结构与功能改变的手段，而这些改变在精神疾病的发病中具有重要意义。

（1）结构改变：在精神疾病患者中，常常可以观察到脑结构的改变。例如，抑郁症患者可能出现海马体体积减少、前额叶皮质变薄等结构异常；精神分裂症患者可能存在脑室扩大、灰质体积减少等改变。这些结构改变可能影响神经网络的连接和信息处理过程。

（2）功能改变：除了结构改变外，精神疾病患者的脑功能也存在异常。例如，抑郁症患者可能表现出前额叶皮质功能减退、杏仁核过度活跃等功能改变；精神分裂症患者可能存在默认网络功能异常、执行功能受损等问题。这些功能改变可能导致认知、情感和行为等方面的障碍。

脑结构与功能的改变在精神疾病的发病中起着重要作用，它们可能通过影响神经网络的连接和信息处理过程，导致精神症状的出现。这些改变也为精神疾病的治疗提供了新的思路和靶点。

（四）躯体疾病与精神障碍的关联

躯体疾病与精神障碍之间存在着密切的关联，某些躯体疾病可能导致精神障碍的发生，而精神障碍也可能影响躯体疾病的病程和预后。

（1）躯体疾病对精神障碍的影响：某些躯体疾病如感染、自身免疫性疾病、代谢性疾病等可能导致精神障碍的发生。例如，中枢神经系统感染可能引起脑炎后精神障碍；

甲状腺功能减退可能导致抑郁症状的出现；糖尿病、高血压等慢性疾病也可能增加患抑郁症的风险。这些躯体疾病可能通过影响脑内代谢、血流灌注或神经递质系统等途径，导致精神障碍的发生。

（2）精神障碍对躯体疾病的影响：另一方面，精神障碍也可能影响躯体疾病的病程和预后。例如，抑郁症患者可能出现食欲减退、睡眠障碍等躯体症状，进而影响其身体健康；焦虑症患者可能因过度紧张而出现心慌、胸闷等自主神经症状，增加心血管疾病的风险。同时，精神障碍还可能影响患者对躯体疾病的治疗依从性和自我管理能力，从而加重病情。

躯体疾病与精神障碍之间的关联是多方面的，它们可能相互影响、相互作用，共同构成了个体的健康状态。因此，在诊断和治疗过程中，应充分考虑躯体疾病与精神障碍之间的相互影响，制定综合性的治疗方案。

二、心理社会因素

心理社会因素在精神疾病的发病过程中扮演着举足轻重的角色。这些因素涉及个体的早期经验、成长环境、应激事件、人格特质以及所处的社会文化环境等多个层面，共同作用于个体的心理健康状态。以下将详细探讨这些心理社会因素如何影响精神疾病的发病。

（一）早期经验与成长环境

早期经验和成长环境是个体心理发展的基石，对后来的心理健康具有深远的影响。

（1）家庭环境的影响：家庭是个体成长的摇篮，家庭环境的优劣直接关系到个体的心理健康。不良的家庭环境，如父母关系紧张、忽视或虐待等，可能导致儿童在情绪调节、自我认同和社交能力等方面出现障碍，进而增加患精神疾病的风险。相反，和谐、支持性的家庭环境有助于个体形成健康的心理模式和应对策略，更好地应对生活中的挑战。

（2）教育环境的作用：教育环境也是个体心理发展的重要影响因素。优质的教育环境可以提供良好的学习氛围和社交机会，促进个体的认知、情感和社会性发展。然而，不良的教育环境，如学校欺凌、学习压力过重等，可能导致学生出现焦虑、抑郁等情绪问题，进而影响其心理健康。

（二）应激与创伤事件

应激和创伤事件是精神疾病发病的重要诱因，它们可能引发个体的急性应激反应或导致长期的心理创伤。

（1）急性应激反应：生活中的重大变故，如亲人亡故、自然灾害、严重事故等，可能导致个体出现急性应激反应。这种反应表现为强烈的恐惧、焦虑、抑郁等情绪，以及生理上的不适和行为上的异常。急性应激反应如果得不到及时有效的干预，可能发展为创伤后应激障碍（PTSD），对个体的心理健康造成长期影响。

（2）慢性应激的影响：与急性应激不同，慢性应激通常指长期、持续的压力或困扰。这些压力可能来源于工作、家庭、人际关系等多个方面。长期的慢性应激可能导致个体的情绪调节系统失衡，出现情绪障碍、焦虑障碍等问题。此外，慢性应激还可能影响个体的免疫系统、内分泌系统等生理功能，进一步加剧精神症状的出现。

（三）人格特质与认知模式

人格特质和认知模式是个体对应激事件反应的重要调节因素，它们在精神疾病的发病过程中起着关键作用。

（1）人格特质的作用：人格特质是个体在行为、情感和认知方面表现出的稳定特征。不同的人格特质可能使个体对应激事件的反应产生差异。例如，具有神经质特质的人可能更容易出现情绪不稳定、焦虑等问题；而具有外向性特质的人可能更善于寻求社会支持和积极应对压力。这些人格特质可能通过影响个体的信息处理和情绪调节过程，增加或减少患精神疾病的风险。

（2）认知模式的影响：认知模式是个体在信息处理过程中形成的相对稳定的认知结构和思维方式。消极的认知模式，如过度概括、灾难化思维等，可能导致个体对负面信息过于敏感和关注，从而引发焦虑、抑郁等情绪问题。相反，积极的认知模式有助于个体以更乐观、理性的态度面对生活中的挑战和困难。因此，改变个体的消极认知模式、培养积极的思维方式是预防和治疗精神疾病的重要手段之一。

（四）社会文化因素

社会文化因素作为个体生活的宏观背景，对精神疾病的发病也有着不可忽视的影响。

（1）文化传统与价值观念：不同的文化传统和价值观念对精神疾病的认知和接受程度存在差异。在某些文化中，精神疾病可能被视为一种耻辱或弱点，导致患者及其家庭遭受歧视和排斥；而在其他文化中，精神疾病则可能被视为一种需要关怀和治疗的疾病，患者能够得到更多的社会支持和理解。这种文化差异可能影响个体对精神疾病的认知和求助行为，进而影响精神疾病的发病率和治疗效果。

（2）社会支持网络：社会支持网络是个体在面对困难时能够获得的外部资源和帮助。强大的社会支持网络可以提供情感支持、物质援助和信息共享等，有助于个体更好地应对压力和挑战。相反，缺乏社会支持的人可能更容易出现孤独、无助等负面情绪，从而增加患精神疾病的风险。因此，建立和完善社会支持网络是预防和治疗精神疾病的重要途径之一。

三、综合模型与发病机制

精神疾病的发病机制复杂多样，往往涉及生物、心理、社会等多个层面。为了更好地理解这些发病机制，学界提出了多种综合模型。

（一）生物-心理-社会模型

生物-心理-社会模型是一种全面而整合的框架，用于理解精神疾病的发病过程。该模型认为，精神疾病不是单一因素作用的结果，而是生物、心理和社会因素相互交织、共同影响的结果。

（1）生物因素：生物因素包括遗传、神经生化、神经解剖等方面的因素。遗传研究已经发现，许多精神疾病具有家族聚集性，表明遗传因素在发病中起着重要作用。神经生化和神经解剖的研究则揭示了精神疾病患者大脑中神经递质、受体、神经网络等方面的异常。

（2）心理因素：心理因素主要涉及个体的认知、情感、动机等方面。不良的认知模式、消极的情感体验、缺乏动机等心理因素都可能导致精神疾病的发生。例如，抑郁症患者往往存在消极的自我认知和情感体验，而焦虑症患者则常常过度担忧和恐惧。

（3）社会因素：社会因素包括家庭环境、社会文化、社会支持等方面。不良的家庭环境、社会文化的压力和缺乏社会支持都可能增加精神疾病的风险。例如，不良家庭环境可能导致个体在情绪调节和社交能力方面出现问题，从而增加患精神疾病的可能性。

生物-心理-社会模型强调了精神疾病的多元性和复杂性，提醒我们在预防和治疗精神疾病时，需要综合考虑生物、心理和社会等多个层面的因素，制定综合性的干预措施。

（二）应激-脆弱性模型

应激-脆弱性模型是解释精神疾病发病机制的重要理论之一。该模型认为，精神疾病的发生是个体对应激事件的反应与自身脆弱性相互作用的结果。

（1）应激事件：应激事件是指那些能够引起个体心理、生理和行为反应的各种内外部刺激。这些刺激可能来自环境、社会、个人等多个方面，如自然灾害、人际冲突、工作压力等。应激事件对个体的影响程度取决于事件的性质、强度、持续时间以及个体的应对能力等因素。

（2）脆弱性：脆弱性是指个体在面对应激事件时表现出的一种易感性或倾向性。这种易感性可能源于遗传、早期经历、人格特质等多种因素。具有脆弱性的个体在面对相同的应激事件时，更容易出现精神症状或心理问题。

应激-脆弱性模型强调了应激事件和个体脆弱性在精神疾病发病中的重要性。当个体面临应激事件时，如果自身的脆弱性较高，就更容易出现精神症状或心理问题。这一模型为我们理解精神疾病的发病机制提供了新的视角，也为预防和干预提供了思路。例如，通过减少应激事件的发生、提高个体的应对能力或降低个体的脆弱性等措施，可以有效地预防和治疗精神疾病。

（三）发展与精神病理学模型

发展与精神病理学模型关注个体在不同发展阶段的心理过程和影响因素，认为精神疾病的发生与个体的心理发展轨迹密切相关。

（1）早期经历的影响：早期经历是个体心理发展的重要阶段，对后来的心理健康具有深远的影响。不良的早期经历，如父母离异等，可能导致个体在情绪调节、自我认同和社交能力等方面出现问题，从而增加患精神疾病的风险。这些早期经历可能通过影响个体的神经发育、认知模式和情感反应等途径，对后来的心理健康产生长期影响。

（2）发展轨迹的偏离：正常情况下，个体的心理发展会遵循一定的轨迹，从婴儿期到成年期逐渐成熟和稳定。然而，在某些情况下，个体的发展轨迹可能会发生偏离，导致心理问题的出现。这种偏离可能源于遗传、环境、社会等多种因素的相互作用。例如，遗传因素可能导致个体在某些心理特质上存在差异，而环境因素则可能影响这些特质的表达和发展。当这些因素共同作用时，就可能导致个体的发展轨迹偏离正常轨道，出现精神症状或心理问题。

发展与精神病理学模型强调了早期经历和发展轨迹在精神疾病发病中的重要性。这一模型提醒我们，在预防和治疗精神疾病时，需要关注个体的早期经历和发展轨迹，及时发现并干预可能导致心理问题的风险因素。同时，也需要为个体提供适当的心理支持和教育环境，促进其心理健康的正常发展。

（四）神经认知与情感调节模型

神经认知与情感调节模型从神经科学和认知心理学的角度解释精神疾病的发病机制。该模型认为，精神症状的出现与神经认知和情感调节过程的异常有关。

（1）神经认知过程的异常：神经认知过程涉及注意、记忆、思维等多个方面。在精神疾病患者中，这些过程往往出现异常。例如，抑郁症患者可能存在注意偏向，对负面信息过度关注；焦虑症患者可能存在记忆障碍，对恐惧相关的记忆难以消除。这些神经认知过程的异常可能导致个体对信息的处理出现偏差，从而影响其情绪和行为反应。

（2）情感调节困难：情感调节是指个体对自己情感的识别、理解和调控过程。在精神疾病患者中，情感调节往往出现困难。他们可能无法有效地识别和理解自己的情感状态，也无法采取适当的策略来调控自己的情感反应。这种情感调节困难可能导致个体在面对应激事件时无法做出适应性的反应，从而出现精神症状或心理问题。

神经认知与情感调节模型为精神疾病的心理治疗和药物治疗提供了理论依据。心理治疗可以通过改变个体的认知模式和情感调节策略来缓解症状；而药物治疗则可以通过调节大脑中神经递质的水平来改善神经认知和情感调节过程。这一模型也提醒我们，在预防和治疗精神疾病时，需要关注个体的神经认知和情感调节过程，及时发现并干预可能导致心理问题的风险因素。

第十二章 精神科护理的特殊要求

第一节 精神科护理的基本原则与技巧

一、精神科护理的基本原则

精神科护理的基本原则是指在精神卫生工作中，护理人员应遵循的一系列基本准则。这些原则体现了对患者人格尊严的尊重、对患者安全与隐私的保障、对患者身心健康的全面关注，以及倡导个体化、人性化的护理方式和注重良好护患关系的建立。

（一）尊重患者的人格与尊严

在精神科护理中，尊重患者的人格与尊严是至关重要的。每一位患者都是一个独立的个体，拥有自己的思想、情感和尊严。护理人员应当始终将患者视为平等的人，尊重他们的人格尊严和自主权。在护理过程中，护理人员应避免任何形式的歧视、侮辱或侵犯患者尊严的行为，如嘲笑、讽刺、粗暴对待等。相反，他们应以友善、尊重和理解的态度对待每一位患者，关心他们的需求和感受，为他们提供温暖和支持。

尊重患者的人格与尊严不仅体现在语言和行为上，还体现在护理决策的制定和实施过程中。护理人员应尊重患者的知情权和选择权，向他们充分解释治疗方案、护理措施和可能的风险，并征求他们的意见和建议。在可能的情况下，护理人员还应鼓励患者参与护理决策，以增强他们的自我控制感和自信心。

（二）保障患者的安全与隐私

保障患者的安全与隐私是精神科护理的核心任务之一。由于精神疾病患者可能存在认知、情感和行为方面的障碍，他们往往无法完全照顾自己的安全。因此，护理人员需要采取一系列措施来确保患者的安全，如提供安全的环境设施、制定严格的安全管理制度、密切观察患者的病情变化等。同时，护理人员还需要关注患者的隐私保护，严格遵守医疗保密规定，避免泄露患者的个人信息和病情。

在保障患者安全与隐私的过程中，护理人员需要具备高度的责任心和敬业精神。他们应时刻保持警惕，及时发现并处理潜在的安全隐患。同时，他们还应与患者建立良好的信任关系，鼓励患者主动表达自己的需求和感受，以便更好地了解患者的状况并提供有针对性的护理支持。

（三）提供全面的身心护理

精神科护理的目标是促进患者的全面康复，包括身体健康和心理健康两个方面。因此，护理人员需要为患者提供全面的身心护理。在身体护理方面，护理人员应关注患者的饮食、睡眠、排泄等基本生理需求，协助他们进行日常生活自理能力的训练。在心理护理方面，护理人员应关注患者的情绪状态、认知功能和社交能力等方面的问题，提供心理支持、心理疏导和认知训练等服务。

为了提供全面的身心护理，护理人员需要具备扎实的专业知识和丰富的临床经验。他们应不断学习和更新自己的知识体系，掌握最新的护理理念和技术手段。同时，他们还应具备良好的沟通能力和人际交往能力，以便与患者建立有效的沟通渠道并提供个性化的护理支持。

（四）倡导个体化与人性化的护理方式

每个精神疾病患者都有其独特的病史、症状和需求。因此，精神科护理需要倡导个体化与人性化的护理方式。护理人员应根据患者的具体情况制定个性化的护理计划，提供针对性的护理措施和服务。同时，他们还应关注患者的人文关怀需求，尊重患者的文化背景和个人喜好等方面的差异，为他们提供温暖、关怀和支持。

倡导个体化与人性化的护理方式要求护理人员具备高度的专业素养和人文关怀精神。他们应善于观察和发现患者的需求变化，及时调整护理策略以满足患者的实际需求。同时，他们还应不断学习和提高自己的专业技能和人文素养，以便为患者提供更加优质、个性化的护理服务。

（五）注重沟通与建立良好的护患关系

沟通是精神科护理工作中不可或缺的一部分。良好的护患沟通有助于建立信任关系、提高护理质量和促进患者康复。因此，护理人员需要注重与患者的沟通工作，掌握有效的沟通技巧和方法。在与患者交流时，护理人员应保持友善、耐心和同理心的态度，积极倾听患者的诉求和感受，并给予积极的反馈和支持。同时，他们还应使用简单易懂的语言向患者解释疾病知识、治疗方案和护理措施等信息，以提高患者的认知水平和自我护理能力。

为了建立良好的护患关系，护理人员还需要关注患者的情感需求和心理状态变化。他们应善于发现患者的情绪变化和行为异常表现，并及时采取干预措施以缓解患者的心理压力和负面情绪。同时，他们还应鼓励患者积极参与护理过程并表达自己的意见和建议，以增强患者的自我控制感和自信心。通过良好的沟通与互动，护理人员与患者之间可以建立起一种相互信任、相互支持的合作关系，共同促进患者的康复进程。

二、精神科护理的技巧

精神科护理的技巧是指在护理过程中，护理人员运用专业知识和实践经验，采取一系列有效的方法和手段，以提高护理质量和促进患者康复。这些技巧包括掌握有效的沟通技巧、运用非语言交流、处理患者激动或攻击行为、实施心理干预与心理疏导以及提高自我防护意识与应对能力等。

（一）掌握有效的沟通技巧

在精神科护理工作中，沟通是一项至关重要的技能。它不仅关乎信息的传递，更关乎患者情感的表达和护理人员对其的理解与回应。在沟通的过程中，倾听、反馈和同理心是三个不可或缺的要素，它们共同构成了有效沟通的基础。

1. 倾听：沟通的起点

倾听是我们在沟通中必须掌握的首要技能。对于护理人员而言，倾听不仅仅是尊重的表现，更是获取患者信息、理解患者需求的重要途径。在倾听患者诉说时，护理人员应保持耐心和专注，不打断、不插话，让患者感受到被尊重和被关注。

在倾听过程中，护理人员还需要注意观察患者的非语言信息，如面部表情、肢体动作等。这些非语言信息往往能够传递出患者真实的情感状态和内心需求，是护理人员理解患者的重要线索。通过全面、细致的倾听，护理人员可以更加准确地把握患者的病情和心理状态，为后续的护理工作提供有力的支持。

2. 反馈：沟通的桥梁

反馈是沟通过程中不可或缺的一环。在护理工作中，及时的反馈可以让患者感受到被关注和被理解，也可以帮助护理人员及时调整护理方案，提高护理效果。

在给予患者反馈时，护理人员应注重肯定和鼓励。肯定患者的努力和进步，可以增强他们的自信心和自尊心；鼓励患者面对困难和挑战，可以激发他们的积极性和勇气。同时，护理人员还应针对患者的问题和需求提供具体的建议和帮助。这些建议和帮助应基于对患者的全面了解和评估，旨在促进患者的康复进程和提高他们的生活质量。

3. 同理心：沟通的润滑剂

同理心是沟通中的高级技能，它要求护理人员能够设身处地地理解患者的感受和经历。在精神科护理工作中，患者的心理状态往往复杂多变，需要护理人员具备高度的同理心和敏锐的洞察力。

在表达同理心时，护理人员应尝试站在患者的角度思考问题，理解他们的困惑和痛苦。这种理解不仅仅是认知上的，更是情感上的。护理人员需要通过自己的言行举止传递出对患者情感的关注和理解，让患者感受到被关怀和被支持的温暖。这种情感上的支持和安慰对于患者的康复过程具有重要的积极作用。

（二）运用非语言交流

在精神科护理工作中，肢体语言与面部表情作为非语言交流的重要形式，对于护理人员与患者之间的沟通起着至关重要的作用。它们不仅能够传递出言语之外的丰富信息，还能够加强言语交流的效果，使沟通更加顺畅、有效。

1. 肢体语言：无声胜有声的情感传递

肢体语言是一种非常重要的非语言交流方式，它通过身体姿态、动作和表情来传递信息和情感。在精神科护理中，肢体语言的应用尤为关键。护理人员的一个微笑、一个点头、一个拥抱，都可能成为患者感受到温暖和支持的重要来源。

微笑是护理工作中最常用的肢体语言之一。当患者面对疾病和治疗的压力时，护理人员的微笑能够传递出友善、关怀和鼓励的信息，帮助患者缓解紧张情绪，增强信心。点头则是一种肯定和鼓励的表达方式，当患者在努力克服困难或取得进步时，护理人员的点头能够让他们感受到被认可和尊重。

此外，拥抱等身体接触也是肢体语言的一种重要形式。在适当的情况下，护理人员可以通过拥抱等身体接触来给予患者情感上的支持和安慰。这种身体接触能够传递出深深的关怀和同情，让患者感受到被理解和被关怀的温暖。

同时，护理人员还应善于观察患者的肢体语言。通过观察患者的姿态、动作和表情，护理人员可以更加全面地了解患者的情感状态和需求变化。例如，当患者表现出紧张或不安时，他们的肢体语言可能会变得僵硬或拘谨；而当患者感到放松和舒适时，他们的肢体语言则可能会变得更加自然和放松。通过观察这些微妙的肢体语言变化，护理人员可以更加及时地发现并处理患者的情感问题和行为异常表现。

2. 面部表情：心灵的窗户

面部表情是非语言交流中最直观、最生动的一种方式。它能够直接反映出人的情感状态和心理活动。在精神科护理中，护理人员的面部表情对于患者来说具有重要的影响。

护理人员应保持友善、温和的面容表情。当患者面对疾病和治疗的挑战时，他们往往会感到焦虑、恐惧和不安。在这种情况下，护理人员友善、温和的面容表情能够传递出温暖和关怀的信息，帮助患者缓解紧张情绪，增强安全感。

同时，护理人员还应善于观察患者的面部表情变化。面部表情能够直接反映出患者的情感状态和心理需求。例如，当患者感到疼痛或不适时，他们的面部表情可能会变得扭曲或痛苦；而当患者感到开心或满足时，他们的面部表情则可能会变得愉悦和放松。通过观察这些面部表情变化，护理人员可以更加深入地了解患者的内心世界，提供更加贴心的护理服务。

（三）处理患者激动或攻击行为

在精神科护理工作中，保障患者及工作人员的安全是至关重要的。面对患者的激动或攻击行为，护理人员需要采取一系列的安全管理措施和行为控制策略，以确保治疗环境的稳定与患者的安全。

1. 保持安全距离：预防与应对的初步措施

当患者出现激动或攻击行为时，护理人员首要的任务是保障自身的安全，同时确保其他患者和工作人员不受伤害。为此，保持一定的安全距离成为必要的初步措施。通过保持适当的距离，护理人员可以减少被患者直接伤害的风险，同时也为自己留出足够的反应时间和空间。

在实践中，护理人员需要根据患者的具体状况和行为表现来判断安全距离的合适范围。这要求护理人员具备敏锐的观察力和判断力，能够在第一时间发现患者的行为变化，并作出相应的调整。此外，护理人员还需要不断学习和提升自己的专业知识和技能，以便更好地应对各种复杂和突发的情况。

2. 使用约束措施：权衡利弊后的决策

在某些情况下，为了保障患者和其他人员的安全，护理人员可能需要使用约束措施来限制患者的活动范围和行为能力。然而，约束措施的使用是一个需要权衡利弊的决策过程。

在使用约束措施前，护理人员应充分评估患者的状况和需求。这包括了解患者的病史、诊断结果、治疗计划以及当前的行为表现等信息。只有在充分评估的基础上，护理人员才能做出明智的决策，确保约束措施的使用是合理且必要的。

同时，护理人员在使用约束措施时应遵循医疗伦理和法律规定进行操作。他们需要尊重患者的人格尊严和自主权，避免对患者造成不必要的伤害或痛苦。此外，护理人员还需要密切关注患者的身体状况和心理反应，及时调整约束措施的方式和强度，以确保患者的安全和舒适。

3. 寻求协助：团队合作与资源共享的重要性

当护理人员无法单独处理患者的激动或攻击行为时，及时寻求其他工作人员或专业人员的协助成为必要的选择。团队合作和资源共享在精神科护理工作中具有重要的意义。

通过团队合作，护理人员可以与其他工作人员共同应对患者的行为问题。他们可以相互支持、相互配合，共同制定和执行安全管理计划。这种团队合作的方式不仅可以提高工作效率和质量，还可以增强工作人员的凝聚力和归属感。

资源共享也是精神科护理工作中不可或缺的一部分。在面对患者的激动或攻击行为时，护理人员可能需要借助各种设备和资源来保障患者的安全。通过资源共享，护理人员可以更加便捷地获取所需的设备和资源，从而更好地应对各种突发情况。

（四）实施心理干预与心理疏导

在精神科护理工作中，心理干预与心理疏导是不可或缺的重要环节。它们旨在帮助患者缓解心理压力，增强心理韧性，提高生活质量。为了有效地实施心理干预与心理疏导，护理人员需要遵循一定的原则和方法。

1. 建立信任关系：情感联系与理解的基础

在实施心理干预与心理疏导之前，护理人员首要的任务是与患者建立信任关系。信任是进行有效沟通的前提，也是实现心理干预与心理疏导目标的基础。为了建立信任关系，护理人员需要运用积极倾听和同理心表达等技巧。

积极倾听意味着护理人员要全神贯注地聆听患者的诉说，不打断、不插话，并通过点头、微笑等方式表达理解和关注。这种倾听方式能够让患者感受到被尊重和被重视，从而更愿意开放自己，分享内心的感受和经历。

同理心表达则是护理人员设身处地地理解患者的感受和经历的过程。通过表达同理心，护理人员可以让患者感受到被理解和被关怀的温暖，从而拉近彼此之间的距离，增进情感联系和理解。

2. 制定个性化方案：因人而异的精准干预

每位患者的心理状况和需求都是独特的，因此护理人员需要制定个性化的心理干预与心理疏导方案。这些方案应基于患者的具体情况和需求，包括认知重构、情绪调节、行为训练等多个方面的内容。

认知重构旨在帮助患者纠正错误的思维模式，建立积极的认知框架。情绪调节则关注于教会患者如何识别、表达和管理自己的情绪。行为训练则着重于提高患者的社交能力和应对能力，帮助他们更好地适应社会环境。

3. 采用多种方法：灵活多变的技术手段

为了提高心理干预与心理疏导的效果，护理人员需要采用多种方法和技术手段进行操作。这些方法可以包括放松训练、冥想练习、角色扮演、情境模拟等。

放松训练和冥想练习可以帮助患者缓解紧张情绪，减轻心理压力。通过深呼吸、肌肉放松等技巧，患者可以逐渐放松身心，恢复内心的平静和安宁。

角色扮演和情境模拟则可以帮助患者提高社交能力和应对能力。通过模拟真实生活中的场景和角色，患者可以更好地理解和应对各种社交情境，提高自己的自信心和自尊心。

　　此外，护理人员还可以根据患者的兴趣和爱好，引入音乐、艺术、运动等元素，丰富心理干预与心理疏导的形式和内容。这种多元化的干预方式可以激发患者的积极性和参与度，提高干预效果和质量。

　　（五）提高自我防护意识与应对能力

　　在精神科护理工作中，护理人员的专业素养和安全防护意识对于保障患者安全、提升护理质量具有至关重要的作用。随着医疗技术的不断发展和护理理念的更新，护理人员需要不断加强自身的培训学习，严格遵守规章制度，并增强自我保护意识，以确保工作的顺利进行和自身的健康安全。

　　1. 加强培训学习：提升专业素养的必由之路

　　在快速发展的医疗领域，新的护理理念和技术手段层出不穷。为了跟上时代的步伐，满足患者的需求，护理人员必须定期参加相关培训学习活动。这些培训不仅涵盖最新的护理理论和技术，还包括安全防护知识、患者沟通技巧、心理护理等多个方面。

　　通过培训学习，护理人员可以不断更新自己的知识体系，提高专业技能和应对能力。同时，他们还能更好地理解和执行医疗政策、规章制度，从而在日常工作中做到规范操作、安全护理。此外，培训学习还能帮助护理人员拓宽视野，增强职业素养和人文关怀能力，提升患者满意度和护理质量。

　　2. 严格遵守规章制度：保障工作安全的基础

　　规章制度是精神科护理工作的重要保障。在日常工作中，护理人员必须严格遵守相关的规章制度和操作流程，如消毒隔离制度、药品管理制度、患者安全转运制度等。这些制度的制定和执行都是为了确保患者的安全和护理工作的顺利进行。

　　遵守规章制度不仅是对患者负责，也是对护理人员自身负责。例如，严格遵守消毒隔离制度可以有效避免院内感染的发生；药品管理制度的规范执行可以防止用药错误给患者带来不必要的伤害。因此，护理人员应时刻保持警惕，将规章制度内化于心、外化于行，确保每一项操作都符合规范和安全要求。

　　3. 增强自我保护意识：保护自身安全的必要措施

　　在与患者接触的过程中，护理人员面临着多种潜在的风险，如感染等。因此，增强自我保护意识并采取必要的防护措施至关重要。

　　护理人员应了解并识别各种潜在的风险因素。这包括患者的疾病类型、行为特点以及治疗过程中的各种危险因素等。只有充分了解这些风险因素，护理人员才能有针对性地采取防护措施。

　　护理人员应掌握正确的防护技能和操作方法。例如，在处理患者体液等污染物时，应采取正确的操作方法并佩戴必要的防护用品，如手套、口罩等。这些措施可以有效降低感染风险，保护护理人员的健康安全。

护理人员还应学会在紧急情况下迅速反应并妥善处理。当遇到患者突发紧急情况时，护理人员应保持冷静、迅速采取措施，确保患者和自身的安全。

第二节　精神科患者的日常护理与管理

一、日常护理

精神科患者的日常护理是确保患者身心健康、促进康复的重要环节。它涉及患者生活的方方面面，包括生活照料、睡眠管理、活动安排、药物管理以及健康宣教等。以下将逐一详细论述这些日常护理的内容。

（一）生活照料

生活照料是精神科护理工作的基石，它涵盖了患者日常生活的方方面面。对于护理人员而言，提供细致入微的生活照料，不仅是为了满足患者的基本生活需求，更是为了营造一个温馨、舒适的康复环境。

1. 饮食照料

护理人员应确保患者获得均衡营养的饮食。这包括根据患者的身体状况、饮食习惯和营养需求，制定个性化的饮食计划。同时，护理人员还需要监督患者的进食过程，确保患者按时、按量进食，避免暴饮暴食或拒食等不良行为。对于需要特殊饮食的患者，如糖尿病患者、高血压患者等，护理人员应提供专门的饮食指导和照料。

2. 卫生照料

个人卫生是精神科患者生活照料中不可忽视的一部分。护理人员应协助患者进行日常洗漱，包括刷牙、洗脸、洗澡等，以保持患者的身体清洁和舒适。同时，护理人员还应定期更换患者的床单、被套等床上用品，保持床铺的清洁和干燥。对于不能自理的患者，护理人员应给予更多的关注和帮助，确保他们的个人卫生得到有效维护。

3. 穿着照料

适宜的穿着对于患者的舒适度和康复至关重要。护理人员应根据患者的身体状况、季节变化和活动需求，为患者提供适宜的衣物和鞋袜。在选择衣物时，护理人员应考虑到患者的保暖、透气和舒适等需求，避免选择过于紧身或宽松的衣物。同时，护理人员还应定期清洗和更换患者的衣物，保持衣物的清洁和卫生。

在生活照料过程中，护理人员需要保持高度的耐心和细心，尊重患者的个性和习惯。他们还需要密切关注患者的身体状况和需求变化，及时调整照料计划，确保患者的生活需求得到满足。

（二）睡眠管理

良好的睡眠对于精神科患者的康复具有重要意义。护理人员应重视患者的睡眠管理，为患者创造一个安静、舒适、安全的睡眠环境。

1. 睡眠环境营造

护理人员应确保患者睡眠环境的安静和舒适。他们可以通过控制噪音、调整室内温度和光线等措施，为患者营造一个有利于睡眠的环境。同时，护理人员还应定期检查患者的床铺和卧具，确保其舒适度和安全性。

2. 睡眠习惯培养

规律的睡眠习惯对于患者的睡眠质量至关重要。护理人员应协助患者建立规律的睡眠习惯，如固定的睡眠时间和起床时间。同时，护理人员还应关注患者的睡前活动，避免刺激性活动或药物对患者睡眠的影响。对于存在睡眠障碍的患者，护理人员应及时报告医生，并遵医嘱给予相应的处理措施，如药物治疗或心理治疗等。

（三）活动安排

适宜的娱乐与康复活动有助于精神科患者的身心健康。护理人员应根据患者的兴趣、能力和病情，为患者安排合适的活动。

1. 室内活动

室内活动包括各种游戏、手工制作、音乐欣赏和阅读等。这些活动可以丰富患者的住院生活，提高患者的认知和情绪调节能力。护理人员应定期为患者安排各种室内活动，并鼓励患者积极参与。同时，护理人员还应关注患者的活动表现和需求，及时调整活动计划。

2. 户外活动

户外活动如散步、园艺等有助于患者接触自然、呼吸新鲜空气并增加身体活动量。护理人员应根据患者的身体状况和天气情况，为患者安排合适的户外活动。在户外活动中，护理人员应确保患者的安全，避免意外事件的发生。

通过活动安排，不仅可以丰富患者的住院生活，还能提高患者的社会交往能力和自我认同感。同时，活动安排还有助于缓解患者的精神压力，促进患者的康复进程。

（四）药物管理

药物管理是精神科患者日常护理中的重要环节。护理人员需要确保患者按时按量服药，并密切观察患者服药后的反应。

1. 服药监督

护理人员应严格执行医嘱，按时为患者发放药物，并监督患者服药过程。在发放药物时，护理人员应核对患者的姓名、药物种类和剂量等信息，确保准确无误。同时，护理人员还应向患者解释药物的作用、用法和注意事项等，提高患者对药物的认识和依从性。

2. 服药反应观察

服药后，护理人员应密切观察患者的反应和病情变化。对于出现不良反应或病情恶化的患者，护理人员应及时报告医生，并协助医生进行处理。同时，护理人员还应定期评估患者的药物疗效和副作用情况，为医生调整治疗方案提供依据。

3. 药物存储管理

护理人员应定期检查患者的药物存储情况，确保药物的安全性和有效性。他们应确保药物存放在干燥、阴凉、通风的地方，避免阳光直射和高温潮湿等不良环境对药物的影响。同时，护理人员还应定期清理过期或变质的药物，防止患者误服或造成浪费。

（五）健康宣教

健康宣教是提升精神科患者自我护理能力和促进康复的重要手段。护理人员应向患者提供精神健康知识，帮助他们了解自身疾病和治疗方案。

1. 疾病知识宣教

护理人员应向患者详细解释所患疾病的病因、症状、治疗方法和预后等方面的知识。通过宣教，患者可以更好地了解自己的疾病状况，增强对治疗的信心和配合度。同时，护理人员还应鼓励患者提出问题和疑虑，并给予耐心细致的解答。

2. 自我护理技能教授

除了提供疾病知识外，护理人员还应教授患者一些自我护理技能。这些技能包括情绪调节方法、压力管理技巧、社交技巧等。通过学习和实践这些技能，患者可以更好地管理自己的情绪和行为，提高自我护理能力。同时，这些技能还有助于患者更好地融入社会和生活。

3. 家属宣教

家属在精神科患者的康复过程中起着重要作用。护理人员应向家属提供相关的精神健康知识和护理技巧，帮助他们更好地照顾和支持患者。通过家属宣教，可以增强家属对患者疾病的了解和认识，提高他们对患者的关心和支持程度。同时，家属宣教还有助于建立良好的医患关系和家庭关系。

二、患者管理

患者管理是精神科护理工作中的重要组成部分，它涉及对患者的行为观察、风险评估、冲突处理、家属沟通以及出院计划等多个方面。以下将逐一详细论述这些患者管理的内容。

（一）患者行为观察与记录

在精神科护理工作中，患者行为观察与记录是确保患者安全和治疗效果的关键环节。护理人员需要通过细致入微的观察，及时发现患者的异常行为或病情变化，为医生提供准确的诊断依据和治疗建议。

1. 观察内容

护理人员应密切观察患者的言行举止、情绪变化以及日常活动情况。具体包括：

社交互动：观察患者与他人交流时的态度、语言和非语言行为，以评估患者的社交能力和人际关系状况。

自我照顾能力：观察患者的日常生活自理情况，如洗漱、穿衣、进食等，以评估患者的自理能力和需要何种程度的协助。

情绪稳定性：观察患者的情绪变化，如焦虑、抑郁、愤怒等，以评估患者的情绪状态和心理健康状况。

2. 记录方法

护理人员应详细记录观察结果，包括观察时间、地点、患者行为的具体描述以及可能的解释或分析。记录应客观、准确、完整，以便为医生提供全面的信息。同时，护理人员还应定期整理和分析观察记录，以发现患者的行为模式和变化趋势。

3. 注意事项

在行为观察过程中，护理人员需要保持客观、公正的态度，不受个人情感或偏见的影响。他们还需要尊重患者的隐私和尊严，避免在公共场合或无关人员面前讨论患者的行为问题。对于观察到的异常情况，护理人员应及时报告医生并采取相应的处理措施，以确保患者的安全。

（二）风险评估与安全防范措施

风险评估是精神科患者管理中的重要环节，旨在识别患者可能面临的风险并采取相应的安全防范措施。

1. 风险评估内容

护理人员应根据患者的病情、病史以及当前的行为表现，对患者可能存在的风险进行评估。具体包括：

自杀倾向：评估患者是否有自杀意念、计划或行为，以及自杀的危险程度。

逃跑企图：评估患者是否有离开医院或治疗环境的企图，以及逃跑的可能性和后果。

2. 安全防范措施

根据风险评估结果，护理人员应采取相应的安全防范措施。例如：

对于存在自杀倾向的患者，护理人员应加强巡视和监护，确保患者处于安全的环境中；移除可能用于自杀的物品；提供心理支持和危机干预等。

对于存在逃跑企图的患者，护理人员应加强门禁管理和巡视力度；加强与患者的沟通和交流，了解其需求和困扰；提供必要的心理支持和帮助等。

此外，护理人员还应定期对病房环境进行检查和评估，确保设施设备的完好和安全性能。他们还应接受相关的培训和教育，增强风险意识和应对能力。

（三）处理患者间的冲突与问题

在精神科病房中，患者间的冲突与问题是难以避免的。护理人员需要采取及时、有效的措施来处理这些问题。

1. 及时处理冲突

当患者出现争执、打斗或其他不良行为时，护理人员需要及时介入并妥善处理。他们应迅速制止冲突行为，确保双方患者的安全。同时，护理人员还应保持冷静和客观的态度，避免个人情感或偏见影响处理结果。

2. 了解冲突原因

在处理冲突时，护理人员应了解冲突的原因和背景。他们可以通过与患者沟通、倾听双方的诉求和意见来获取信息。了解冲突的原因有助于护理人员找到解决问题的有效方法。

3. 协助解决问题

在了解冲突原因的基础上，护理人员可以运用沟通技巧和调解方法来协助双方患者化解矛盾、解决问题。他们可以引导患者换位思考、理解对方的立场和感受；提供中立的意见和建议；促进双方患者的沟通和交流等。对于无法解决的冲突或涉及法律问题的情况，护理人员应及时报告相关部门或专业人士进行处理。

此外，护理人员还应加强对患者的教育和引导，帮助他们树立正确的价值观和行为准则。通过教育和引导，可以减少患者间的冲突和问题发生。

（四）家属沟通与协作

家属在精神科患者的治疗和康复过程中起着重要作用。护理人员需要与家属保持密切的沟通与协作关系，共同促进患者的康复进程。

1. 提供病情信息

护理人员应向家属介绍患者的病情、治疗方案和护理计划等信息。这有助于家属更好地了解和支持患者的治疗工作。同时，护理人员还应定期向家属反馈患者的治疗进展和康复情况，以便家属及时调整自己的心态和行为。

2. 征求家属意见

护理人员应定期与家属进行交流沟通会或电话随访等活动，及时了解家属的意见和建议。这有助于护理人员发现工作中存在的问题和不足，及时改进和提高服务质量。同时，家属的意见和建议还可以为医生调整治疗方案提供参考依据。

3. 增进理解与信任

通过家属沟通与协作工作的开展，可以增进彼此之间的理解和信任。护理人员应尊重家属的权益和需求，关心患者的家庭状况和社会环境。家属也应积极配合护理人员的工作，共同为患者的康复创造良好的家庭和社会环境。

此外，护理人员还应加强对家属的教育和引导，帮助他们掌握正确的护理方法和技巧。通过教育和引导，可以提高家属的护理能力和自信心，更好地照顾和支持患者。

（五）出院计划与随访安排

出院计划是精神科患者管理工作的重要组成部分之一。护理人员需要与医生共同制定详细的出院计划并告知患者及家属相关注意事项。

1. 制定出院计划

在患者即将出院之际，护理人员应与医生共同评估患者的康复情况和自理能力，制定详细的出院计划。出院计划可以包括药物调整建议、定期复查时间安排以及康复训练指导等内容。制定出院计划有助于确保患者出院后的继续治疗和康复效果。

2. 告知注意事项

护理人员应向患者及家属详细告知出院后的注意事项和可能出现的风险。这包括药物使用方法、剂量调整时间、不良反应应对措施等；定期复查的重要性和时间安排；康复训练的方法和注意事项等。告知注意事项有助于患者及家属更好地理解和配合出院计划，确保患者的安全和康复效果。

3. 随访安排与记录

为了确保出院计划的顺利实施和效果评估工作的开展，护理人员应在患者出院后定期进行随访安排并记录相关信息。随访可以包括电话随访、门诊复查等形式。随访内容可以包括患者的康复情况、药物使用情况、不良反应发生情况等。随访记录应详细、准确、完整，以便为医生提供全面的信息。通过随访安排与记录工作的开展，可以及时发现和处理患者出院后出现的问题，提高服务质量水平促进患者早日康复回归社会生活。

第三节　精神科急危重症的护理与处理

精神科急危重症的护理与处理是精神科护理工作中的重要环节，它要求护理人员具备丰富的专业知识、敏锐的观察力和快速的应急反应能力。

一、急危重症的识别

在精神科护理工作中，准确识别急危重症是确保患者安全的关键。护理人员需要通过密切观察患者的言行举止、情绪变化以及生命体征等指标，及时发现潜在的急危重症风险。

（一）自杀倾向与行为的识别

自杀是精神科急危重症中极为严重的一种情况，要求护理人员具备高度的警觉性和敏感性。以下是关于自杀倾向与行为识别的详细论述。

1. 情绪变化的观察

绝望感：患者可能表现出极度的失望和无助，对未来失去信心。

焦虑与不安：患者可能经常处于紧张状态，无法放松。

情绪波动：情绪的快速变化可能是自杀倾向的一个信号。

2. 言行举止的分析

频繁提及死亡或自杀：患者可能在谈话中多次提及与死亡或自杀相关的话题。

自伤行为：如割腕、撞击头部等，这些行为可能是自杀企图的预兆。

给予财物或重要信息：患者可能突然将贵重物品赠予他人，或透露重要的个人信息。

3. 环境因素的考虑

孤独与社交隔离：长期孤独或缺乏社交支持可能增加自杀风险。

生活事件的冲击：如失业、失恋、亲人去世等负面生活事件可能导致自杀倾向。

精神疾病的影响：抑郁症、双相情感障碍等精神疾病与自杀风险密切相关。

4. 紧急处理措施

一旦识别到自杀倾向，应立即报告医生并采取相应措施。

确保患者处于安全环境，远离可能的自杀工具。

加强与患者的沟通，提供心理支持。

（二）攻击性行为的识别

1. 行为表现的观察

攻击性姿势：如紧握拳头、瞪大眼睛等。

破坏性行为：如摔打物品、踢墙等。

威胁性言语：如恐吓、辱骂他人等。

2. 情绪与认知状态的分析

易怒与情绪不稳定：患者可能因小事而大发雷霆。

偏执与妄想：如坚信自己受到迫害或歧视。

认知障碍：如思维混乱、注意力不集中等。

3. 精神疾病的影响

精神分裂症：患者可能出现幻觉、妄想等症状，导致攻击行为。

躁狂症：患者可能处于兴奋状态，容易发脾气和攻击他人。

酒精或药物滥用：也可能导致攻击性行为。

4. 紧急处理与安全防护措施

保持安全距离，避免直接冲突。

采取约束保护措施，如使用约束带等。

必要时请求协助，如通知医生或保安人员。

（三）意识障碍与昏迷的识别

意识障碍和昏迷是精神科急危重症中需要迅速识别和处理的严重症状。以下是关于意识障碍与昏迷识别的详细论述。

1. 意识状态的评估

嗜睡：患者处于持续睡眠状态，但可被唤醒。

昏睡：患者处于深度睡眠状态，不易被唤醒。

昏迷：患者意识完全丧失，无法被唤醒。

2. 瞳孔变化的观察

瞳孔散大：可能提示颅内压增高或药物中毒。

瞳孔缩小：可能提示有机磷中毒或药物过量。

瞳孔对光反射消失：可能提示病情严重。

3. 生命体征的监测

呼吸频率与深度：呼吸异常可能是意识障碍的先兆。

心率与血压：心率和血压的变化可能反映病情的严重程度。

体温：高热或低体温都可能提示病情危重。

4. 紧急处理措施

保持呼吸道通畅，必要时给予吸氧。

迅速建立静脉通道，以便给予急救药物。

密切监测生命体征变化，并及时报告医生。

（四）生命体征异常的识别

生命体征异常是评估患者病情严重程度的重要指标之一。以下是关于生命体征异常识别的详细论述。

1. 体温异常的识别与处理

高热：可能提示感染、中暑等。应给予物理降温、药物降温等措施。

低体温：可能提示休克、甲状腺功能减退等。应给予保暖、提高环境温度等措施。

2. 脉搏异常的识别与处理

心动过速：可能提示贫血、甲状腺功能亢进等。应密切观察病情变化，及时报告医生。

心动过缓：可能提示病态窦房结综合征、房室传导阻滞等。应密切观察病情变化，必要时给予药物治疗。

3. 呼吸异常的识别与处理

呼吸急促：可能提示肺炎、心力衰竭等。应保持呼吸道通畅，给予吸氧等措施。

呼吸困难：可能提示喉头水肿、支气管哮喘等。应立即报告医生并采取紧急处理措施。

4. 血压异常的识别与处理

高血压：可能提示高血压危象、脑血管意外等。应密切监测血压变化，及时报告医生并给予降压药物治疗。

低血压：可能提示休克、急性心肌梗死等。应立即报告医生并采取紧急处理措施，如补充血容量、给予升压药物等。

在精神科护理工作中，准确及时地识别急危重症是确保患者生命安全的关键。护理人员应具备高度的责任感和敏锐的观察力，不断学习和提高自己的专业技能，以便更好地为患者提供优质的护理服务。

二、护理措施

针对精神科急危重症患者，护理人员需要采取一系列有效的护理措施，以确保患者的生命安全。

（一）立即报告医生并采取紧急处理措施

在精神科护理工作中，面对急危重症的突发情况，护理人员的迅速反应和正确处置直接关系到患者的生命安全。一旦发现患者出现急危重症症状，首要任务是立即报告医生，并在此同时采取必要的紧急处理措施。

1. 报告医生的重要性

在精神科急危重症的情境下，时间就是生命。迅速通知医生，意味着患者能够尽快获得专业的诊断和针对性的治疗。医生凭借其全面的医学知识和丰富的临床经验，能够准确判断病情，制定科学有效的治疗方案。因此，护理人员在发现患者异常情况后，必须第一时间报告医生，确保患者得到及时救治。

2. 详细描述病情和症状表现

为了让医生能够迅速了解患者的病情，护理人员需要向医生提供准确、全面的信息。这包括患者的症状表现、持续时间、严重程度等细节。护理人员应当用专业术语清晰描述患者的状况，避免使用模糊或不确定的表述。同时，护理人员还需要提供患者的既往病史、用药史等相关信息，以帮助医生做出更准确的判断。

3. 紧急处理措施的实施

在等待医生到来的过程中，护理人员需要根据患者的具体情况采取紧急处理措施。对于意识障碍或昏迷的患者，首要任务是保持呼吸道通畅，防止因呕吐物或分泌物堵塞呼吸道而引发窒息。护理人员应迅速清理患者口腔和鼻腔内的异物，确保呼吸顺畅。对于心搏骤停的患者，应立即进行心肺复苏操作，以维持患者的生命体征。此外，根据患者的具体病情，护理人员可能还需要采取其他紧急处理措施，如止血、固定伤肢等。

4. 保持冷静、迅速且准确地操作

在紧急情况下，护理人员的心理素质和操作技能同样重要。面对突发的急危重症，护理人员应保持冷静，迅速准确地执行医生的指示和紧急处理措施。这需要护理人员具备扎实的专业知识和技能，以及良好的应变能力和心理素质。在紧急处理过程中，护理人员还需要密切关注患者的病情变化，随时调整处理措施，确保患者的生命安全。

（二）保持呼吸道通畅与生命体征稳定

对于意识障碍、昏迷或生命体征异常的精神科患者，保持呼吸道通畅和生命体征稳定是抢救成功的关键。护理人员需要采取一系列措施来确保患者的呼吸道通畅，并密切监测生命体征变化，及时采取干预措施维持生命体征稳定。

1. 保持呼吸道通畅的方法

为了保持患者的呼吸道通畅，护理人员可以采取以下措施：首先，调整体位是关键，将患者头部转向一侧有助于防止呕吐物或分泌物堵塞呼吸道；其次，及时清除分泌物也至关重要，使用吸引器或手工方法清除呼吸道内的分泌物或异物，确保呼吸顺畅；最后，对于缺氧的患者，应及时给予吸氧治疗以改善组织缺氧状态。这些措施的共同目标是保持患者呼吸道的通畅，为后续的抢救和治疗创造有利条件。

2. 密切监测生命体征变化

生命体征的监测对于评估患者的病情和治疗效果具有重要意义。护理人员需要定期测量患者的体温、脉搏、呼吸和血压等生命体征指标，及时发现异常情况并采取相应的处理措施。对于生命体征不稳定的患者，护理人员应增加监测频率并做好详细记录，为医生提供准确的诊断和治疗依据。

3. 维持生命体征稳定的措施

在保持呼吸道通畅的基础上，护理人员还需要采取一系列措施来维持患者的生命体征稳定。对于高热患者，物理降温是有效的方法之一，如使用冰袋、酒精擦浴等；对于血压下降的患者，可以遵医嘱给予升压药物治疗以提升血压；此外，根据患者的具体病情还可能需要采取其他对症治疗措施，如纠正电解质紊乱、控制感染等。这些措施旨在维持患者的生命体征稳定，为后续的治疗和康复创造有利条件。

（三）实施约束保护与安全防护措施

在精神科护理工作中，对于存在攻击性行为的患者，实施约束保护和安全防护措施是必不可少的环节。这些措施旨在保护患者自身安全，防止其伤害他人或自伤，同时确保治疗和护理工作的顺利进行。

1. 约束保护的实施

约束保护是通过使用约束带等工具限制患者的活动范围和行为能力的方法。在实施约束保护时，护理人员需要遵循以下原则：首先，必须在确保患者安全的前提下进行约束；其次，约束带的使用应适度，不应过紧或过松，以免对患者造成不必要的伤害；最后，护理人员需要定期评估患者的约束情况，并根据病情变化及时调整约束措施。此外，在约束过程中，护理人员还需要密切关注患者的情绪变化和行为表现，及时发现并处理异常情况。

2. 安全防护措施的实施

除了约束保护，护理人员还需要采取一系列安全防护措施来确保患者的安全。首先，将患者安置在安全的房间内是基本的安全保障措施之一，这些房间通常设有监控设备、防护栏等安全设施；其次，加强巡视和监护也是必不可少的环节，护理人员需要增加对患者的巡视次数，密切观察其行为和情绪变化；最后，防止意外伤害也是安全防护的重要内容之一，护理人员需要及时移除可能造成伤害的物品或设施。这些措施共同构成了精神科护理工作中的安全防护体系。

3. 遵循操作规范和安全原则

在实施约束保护和安全防护措施时，护理人员必须严格遵循相关的操作规范和安全原则。这些规范和原则包括正确的约束带使用方法、合理的巡视和监护频率，以及及时的安全隐患排查等。通过遵循这些规范和原则，护理人员可以确保患者的安全和舒适，同时提高自身的专业素养和工作质量。

（四）遵医嘱给予紧急药物治疗或急救措施

在精神科急危重症患者的抢救过程中，紧急药物治疗和急救措施是挽救患者生命的重要手段。护理人员必须严格遵医嘱执行药物治疗，熟练掌握急救技能，以迅速、准确地应对各种紧急情况。

1. 紧急药物治疗的执行

遵医嘱给予紧急药物治疗是精神科急危重症患者抢救的关键环节。对于兴奋躁动、有攻击行为的患者，护理人员需要遵医嘱给予镇静剂治疗，以迅速控制患者的精神症状，防止其对自己或他人造成伤害。同时，对于精神分裂症等精神疾病患者，抗精神病药物的治疗也是必不可少的。在执行药物治疗时，护理人员需要严格遵守用药规范，确保药物的正确使用和患者的安全。此外，护理人员还需要密切关注患者的药物反应和病情变化，及时与医生沟通调整治疗方案。

2. 急救措施的执行

除了紧急药物治疗外，急救措施的执行也是精神科急危重症患者抢救的重要组成部分。对于生命体征异常的患者，如心搏骤停、严重心律失常等，护理人员需要立即进行心肺复苏等急救操作以维持患者的生命体征。此外，对于其他急危重症情况如急性中毒、严重外伤等也需要迅速采取相应的急救措施。在执行急救措施时护理人员需要保持冷静、迅速且准确地操作以最大限度地挽救患者的生命。同时护理人员还需要与医生保持紧密合作共同应对各种紧急情况确保患者的生命安全。

3. 与医生的紧密合作

在抢救过程中，护理人员与医生的紧密合作是确保患者得到及时有效治疗的关键。护理人员需要准确执行医生的指示和医嘱，及时反馈患者的病情变化和治疗效果。医生则根据护理人员的反馈和患者的实际情况调整治疗方案和用药剂量。这种紧密的合作关系不仅提高了抢救成功率还促进了医护团队之间的信任和协作。

（五）密切观察病情变化并做好记录

在精神科护理工作中，密切观察患者的病情变化并做好详细记录是至关重要的环节。这不仅有助于及时发现和处理潜在的问题，还能为医生提供准确的诊断和治疗依据。

1. 观察病情变化的重要性

精神科患者的病情复杂多变，密切观察病情变化对于确保患者安全至关重要。通过定期巡视、使用专业评估工具以及观察患者的日常行为等方式，护理人员可以及时发现患者的异常情况，如情绪变化、症状加重等。这些信息的及时反馈和处理，有助于医生调整治疗方案，提高治疗效果，降低并发症和不良事件的发生率。

2. 观察的内容和方法

在观察病情变化时，护理人员需要关注患者的意识状态、生命体征、情绪变化以及治疗效果等方面。对于意识障碍或昏迷的患者，还应特别注意瞳孔变化和肢体活动情况。为了更准确地评估患者的病情变化，护理人员可以使用专业的观察工具和评估方法，如疼痛评估表、格拉斯哥昏迷评分等。这些工具和方法的运用需要护理人员具备扎实的专业知识和丰富的临床经验。

3. 做好详细记录的要求

做好详细记录是精神科护理工作的重要组成部分。护理人员需要按照规范和要求记录患者的病情变化、护理措施执行情况以及医生的指示等信息。记录内容应准确、完整、及时，能够真实反映患者的病情和治疗过程。对于重要的病情变化或治疗调整，护理人员应及时通知医生并记录在案。同时，护理人员还需要保持记录的连续性和一致性，确保医疗信息的准确性和可追溯性。

4. 记录的意义和价值

详细的护理记录不仅具有法律效应，能够为医疗纠纷或法律诉讼提供重要证据材料；还可以通过回顾和分析护理记录总结护理经验和教训提高护理质量和水平。此外护理记录也是临床研究和教学的重要资料来源为医学进步和发展提供宝贵的数据支持。因此护理人员应充分认识到做好详细记录的重要性和价值所在以高度的责任心和敬业精神做好每一项记录工作。

三、后续处理与评估

在精神科急危重症患者的护理与处理过程中，后续处理与评估同样重要。这涉及对急危重症原因的分析与总结、护理效果的评估与改进措施的制定以及家属的沟通与指导等多个方面。

（一）对急危重症的原因进行分析与总结

在精神科护理工作中，急危重症的发生是一种严重且不可忽视的情况。为了更好地预防和应对这些情况，我们首先需要对其发生的原因进行深入的分析和总结。

1. 患者自身因素

年龄与性别：不同年龄段和性别的患者可能对药物的反应和疾病的进展有所不同。例如，年轻患者可能更容易出现冲动行为，而老年患者可能因身体机能下降而更容易出现药物副作用。

基础疾病：患者若存在其他躯体疾病，如心血管疾病、呼吸系统疾病等，可能会增加急危重症的发生风险。

药物使用情况：不规范的药物使用或滥用可能导致药物中毒、药物相互作用等不良后果。

2. 疾病因素

精神疾病的特殊性：某些精神疾病，如精神分裂症、双相情感障碍等，可能伴有自杀、自伤或攻击他人的风险。

疾病进展与并发症：精神疾病的进展或并发症，如谵妄、癫痫等，可能导致急危重症的发生。

3. 环境因素

医院设施与病房环境：病房的安全设施不完善、空间布局不合理等都可能增加患者的安全风险。

护理人员的配备：护理人员数量不足、经验不足或培训不到位都可能影响急危重症的预防和应对。

4. 治疗与护理因素

药物治疗方案：药物剂量、给药途径、药物相互作用等都可能影响患者的安全。

护理措施的执行：护理措施不到位、不规范或缺乏针对性都可能增加急危重症的风险。

在总结经验和教训时，我们应重点关注以下几个方面：一是加强患者入院评估，全面了解患者的病史、用药史和家族史，及时发现潜在的风险因素；二是提高护理人员的专业素养和应急处理能力，通过定期培训和模拟演练等方式提升护理人员的综合素质；三是完善病房安全设施，确保患者的安全；四是加强与医生、药师等相关人员的沟通与合作，确保治疗方案的准确性和合理性。

（二）评估护理效果与改进措施

评估护理效果是提升护理质量的关键环节。在精神科急危重症护理工作中，我们需要从多个方面对护理效果进行评估，并针对评估结果制定相应的改进措施。

1. 治疗效果评估

通过观察患者病情的变化，如症状改善、生活质量提高等，来评估治疗效果。这有助于判断治疗方案的有效性和患者的康复情况。

2. 护理质量评估

通过问卷调查、满意度调查等方式收集患者和家属对护理工作的评价。这些反馈可以帮助我们了解护理工作的优点和不足，为改进提供依据。

3. 问题分析与改进

针对评估中发现的问题和不足，进行深入分析并制定改进措施。例如，加强护理人员的培训，提高其对急危重症的认识和处理能力；优化护理流程，确保护理工作的连续性和高效性。

在实施改进措施时，我们应制定具体的改进计划和时间表，明确责任人和执行团队，并定期对改进措施的执行情况进行监督和评估。同时，我们还需要及时调整和完善改进措施，确保其有效性和可持续性。

（三）加强患者的心理支持与干预

对于经历过急危重症的精神科患者来说，心理支持和干预至关重要。护理人员应采取以下措施来加强患者的心理支持与干预。

1. 建立信任关系

通过倾听、理解、支持等方式与患者建立信任关系。这有助于减轻患者的焦虑和恐惧，为后续的心理干预奠定基础。

2. 提供心理疏导

针对患者的负面情绪和压力，提供心理疏导服务。这可以帮助患者缓解心理压力，增强应对能力。

3. 实施认知行为疗法

通过认知重建和行为干预等方式，帮助患者纠正不良的认知和行为模式。这有助于改善患者的情绪和行为问题，促进康复。

4. 鼓励社会交往和康复活动

引导患者积极参与康复活动和社会交往。这可以增强患者的社会功能和生活质量，提升自信心和自尊心。

（四）与家属沟通并提供必要的指导与帮助

家属在患者的康复过程中扮演着重要角色。护理人员应与家属进行充分沟通，并提供以下指导与帮助。

1. 介绍病情和治疗方案

向家属详细解释患者的病情、治疗方案及可能的风险和预后。这有助于家属更好地了解患者的情况，为后续的照顾和支持提供依据。

2. 解答疑问和困惑

针对家属的疑问和困惑，给予耐心细致的解答和指导。这可以帮助家属消除疑虑和不安，增强对护理工作的信任和支持。

3. 提供家庭护理和康复指导

指导家属掌握基本的家庭护理技能和康复知识。这可以帮助患者在家庭环境中得到更好的照顾和支持，促进康复进程。

4. 建立定期沟通机制

与家属建立定期沟通机制，及时反馈患者的病情变化和康复进展。这有助于保持信息的畅通和共享，增强家属的参与感和满意度。

（五）完善相关记录与报告制度以便持续改进护理质量

完善相关记录与报告制度是确保护理工作连续性和可追溯性的重要手段。护理人员应做到以下几点。

1. 详细记录病情变化

准确、详细地记录患者的病情变化、护理措施执行情况和医生的指示等。这有助于为后续的治疗和护理提供依据和参考。

2. 定期撰写护理报告和总结

定期整理和分析护理记录，撰写护理报告和总结。这可以反映护理工作的成果和不足，为改进提供依据和方向。

3. 及时反馈问题和建议

将护理过程中发现的问题和建议及时反馈给相关部门或专业人士进行处理和改进。这有助于及时解决问题，提升护理质量。

第十三章　常见精神疾病的护理方法

第一节　焦虑障碍与抑郁障碍的护理

一、护理评估

焦虑障碍和抑郁障碍是两种常见的心理疾病，它们严重影响着患者的身心健康和社会功能。对于这两种疾病的患者，进行全面的护理评估是制定有效护理计划的基础。

（一）评估患者的焦虑与抑郁症状

在护理工作中，对患者的焦虑与抑郁症状进行全面而细致的评估是至关重要的第一步。这一过程不仅涉及对患者情绪状态的深入了解，还包括对其身体症状、思维内容、行为表现等多方面的观察与分析。以下将详细阐述评估患者焦虑与抑郁症状的重要性及具体方法。

1. 评估的重要性

焦虑与抑郁是两种常见的情绪障碍，它们不仅影响患者的心理健康，还可能导致一系列身体症状和社会功能受损。因此，对患者的焦虑与抑郁症状进行准确评估，是制定有效护理计划的前提。通过评估，护士可以了解患者的情绪状态、症状特点及其对生活的影响程度，从而为患者提供针对性的护理支持和心理干预。

2. 评估的方法

（1）深入交流：护士应与患者进行面对面的深入交流，倾听患者的主诉和内心感受。在交流过程中，护士要保持耐心、同理心和尊重，鼓励患者表达自己的情绪和想法。通过交流，护士可以了解患者的焦虑与抑郁症状的具体表现、持续时间、发作频率等信息。

（2）观察言行举止：除了语言交流，护士还应密切观察患者的言行举止。焦虑障碍的患者可能表现出紧张不安、坐立不安、手足无措等行为特征；而抑郁障碍的患者则可能显得情绪低落、行动迟缓、表情呆板等。此外，护士还应关注患者的身体症状，如呼吸急促、出汗、心悸等，这些可能是焦虑或抑郁的生理反应。

（3）查阅医疗记录：为了更全面地了解患者的焦虑与抑郁症状，护士还应查阅相关的医疗记录。这些记录可能包括患者的诊断结果、病史、用药情况等信息，有助于护士对患者的症状进行更深入的分析和判断。

3. 评估的注意事项

在进行焦虑与抑郁症状评估时，护士需要注意以下几点。

（1）保持客观公正：护士在评估过程中应保持客观公正的态度，避免主观臆断或偏见影响评估结果。

（2）关注细节变化：患者的焦虑与抑郁症状可能随着时间和情境的变化而发生变化。因此，护士在评估过程中应关注细节变化，及时发现并记录患者的症状变化。

（3）尊重患者感受：在评估过程中，护士应尊重患者的感受和隐私，避免对患者造成不必要的伤害或不适。

（二）确定症状的程度和频率

在确定患者的焦虑与抑郁症状的程度和频率时，护士需要运用专业的评估工具和方法，以确保评估结果的准确性和客观性。以下将详细介绍确定症状程度和频率的方法和步骤。

1. 使用标准化评估工具

焦虑自评量表（SAS）和抑郁自评量表（SDS）是常用的标准化评估工具，可用于量化患者的焦虑与抑郁症状。这些量表包含一系列与焦虑或抑郁相关的问题，患者根据自己的实际情况进行回答。量表的得分可以反映患者症状的严重程度，为制定护理计划提供依据。

2. 观察与记录

除了使用标准化评估工具，护士还应通过日常观察来记录患者症状发作的频率和持续时间。观察的重点包括患者的情绪状态、身体症状、行为表现等方面。护士应定期记录观察结果，以便及时发现患者症状的变化趋势。

3. 综合分析评估结果

在使用标准化评估工具和日常观察记录的基础上，护士需要对评估结果进行综合分析。这包括比较不同时间点的评估结果，分析症状的变化趋势，以及考虑其他可能影响评估结果的因素（如患者的年龄、性别、文化背景等）。通过综合分析，护士可以更准确地判断患者焦虑与抑郁症状的程度和频率。

（三）识别触发因素

对于焦虑障碍和抑郁障碍的患者来说，识别触发因素是制定有效护理计划的关键步骤之一。触发因素是指那些能够引发或加剧患者焦虑或抑郁症状的因素。通过识别并避免这些触发因素，护士可以帮助患者减少症状的发作频率和严重程度。以下将详细介绍如何识别触发因素以及相应的应对措施。

1. 了解患者的个人史和生活经历

焦虑障碍和抑郁障碍的发作往往与患者的个人史和生活经历密切相关。通过深入了解患者的成长背景、家庭关系、工作学习经历等方面，护士可以帮助患者识别那些可能引发焦虑或抑郁的潜在触发因素。例如，患者可能经历了创伤性事件、长期压力或人际关系问题等，这些因素都可能对患者的情绪状态产生负面影响。

2. 关注当前的生活环境

除了个人史和生活经历，患者当前的生活环境也是识别触发因素的重要来源。护士应关注患者所处的社会环境、家庭氛围、工作状况等方面，分析这些因素是否可能对患者的情绪产生不良影响。例如，患者可能面临工作压力、家庭矛盾或经济困难等问题，这些问题都可能成为焦虑或抑郁的触发因素。

3. 与患者共同探讨触发因素

在了解了患者的个人史、生活经历和当前生活环境后，护士应与患者共同探讨可能的触发因素。通过与患者的交流，护士可以了解患者对这些因素的看法和感受，从而更准确地识别出真正的触发因素。同时，与患者共同探讨还有助于建立信任关系，提高患者对护理计划的依从性。

4. 制定避免或应对触发因素的措施

一旦识别出触发因素，护士应与患者一起制定避免或应对这些因素的措施。对于可以避免的触发因素，护士应帮助患者制定具体的回避计划，如调整工作环境、改善家庭氛围等。对于难以避免的触发因素，护士则应教授患者相应的应对策略，如放松技巧、情绪调节方法等。通过制定和实施这些措施，护士可以帮助患者更好地管理自己的情绪，减少焦虑与抑郁症状的发作。

二、护理目标

在精神健康护理领域，针对焦虑障碍与抑郁障碍患者的护理工作至关重要。这些患者往往深受负面情绪的困扰，其社会功能和生活质量受到严重影响。因此，护理的主要目标就是缓解症状、提高患者的社会功能和生活质量，帮助他们重拾生活的色彩与活力。

（一）缓解症状

对于焦虑障碍和抑郁障碍患者来说，最直接的护理目标就是缓解他们的症状。焦虑症状如持续的担忧、紧张不安、心跳加速等，以及抑郁症状如长期沮丧、无助感、睡眠障碍等，都严重干扰了患者的正常生活。因此，护士需要通过各种有效的护理措施，帮助患者减轻或消除这些负面情绪。

为了实现这一目标，护士可以采取药物治疗、心理治疗、生活调整等多方面的措施。例如，确保患者按时按量服用医生开具的药物，以控制症状的发作；提供心理支持和咨询，帮助患者调整心态、增强自信；指导患者改善生活方式，如规律作息、健康饮食、适量运动等，以缓解身心压力。

（二）提高社会功能

焦虑障碍和抑郁障碍往往导致患者社会功能受损，表现为难以正常工作、学习或参与社交活动。因此，护理的另一个重要目标就是提高患者的社会功能，使他们能够重新融入社会、参与日常活动。

为了实现这一目标，护士需要协助患者进行社会功能训练。这包括帮助患者恢复基本的社交技能，如与人沟通、表达情感等；鼓励患者参与集体活动或兴趣小组，以拓展社交圈子；提供职业康复指导，帮助患者重返工作岗位或找到适合的工作。通过这些措施，患者可以逐渐找回自信和价值感，重新融入社会。

（三）提升生活质量

除了缓解症状和提高社会功能，护理的最终目标还是提升患者的生活质量。这包括改善患者的身心健康状况、提高生活满意度和幸福感。

为了实现这一目标，护士需要关注患者的全面需求。在身体方面，确保患者得到充足的休息和营养，预防并发症的发生；在心理方面，提供持续的心理支持和关怀，帮助患者建立积极的心态；在社会方面，协助患者解决生活中的实际问题，如家庭关系、经济困难等。同时，护士还需要定期评估患者的护理效果，根据患者的反馈和需求及时调整护理措施，以确保护理目标的顺利实现。

三、护理措施

为实现上述护理目标，护士可以采取以下一系列护理措施。

（一）提供安全、舒适的环境

对于焦虑障碍和抑郁障碍的患者而言，环境的安全性、舒适度与他们的心理状态息息相关。一个不良的环境可能会加剧他们的症状，而一个安全、舒适的环境则有助于他们的康复。因此，为这类患者提供一个优质的治疗环境是护理工作中的重要一环。

1. 确保环境的整洁与安静

护士应定期打扫病房，保持其清洁、整齐。同时，要采取措施减少噪音干扰，如设置隔音设备、制定访客时间等，以确保患者能在一个相对安静的环境中休养。

2. 避免刺激性因素

某些刺激性因素，如强烈的光线、刺鼻的气味等，可能会对患者的情绪产生负面影响。因此，护士应注意调节病房的光线强度，使用柔和的照明；保持空气流通，避免异味滞留。

3. 关注患者的隐私和尊严需求

焦虑障碍和抑郁障碍的患者往往更加敏感，对隐私和尊严的需求也更为强烈。护士在护理过程中应充分尊重患者的隐私，如在进行身体检查时注意遮挡、保护患者的个人信息等。同时，要以平等、尊重的态度与患者交流，避免伤害其自尊心。

4. 营造温馨、关怀的氛围

除了物质层面的需求，患者还需要在精神层面得到关怀和支持。护士可以通过热情的问候、关心的话语以及适当的肢体接触（如握手、轻拍肩膀等）来传递温暖和关怀。同时，还可以在病房内布置一些温馨的装饰物或绿植，以营造一个更加宜人的环境。

（二）教授放松技巧

放松技巧对于缓解焦虑和抑郁症状具有显著效果。通过教授患者这些技巧，护士可以帮助他们在紧张或不安时进行自我调节，从而改善情绪状态。

1. 深呼吸法

深呼吸法是一种简单易行的放松技巧。护士可以指导患者先慢慢吸气，使胸腔充分扩张，然后慢慢呼气，同时放松全身肌肉。这个过程可以重复数次，直到患者感到身心放松为止。

2. 冥想

冥想是一种通过集中注意力来达到放松身心的目的的方法。护士可以引导患者选择一个舒适的姿势坐下，闭上眼睛，专注于自己的呼吸或某个特定的对象。在冥想过程中，患者应尽量保持内心平静，不受外界干扰。

3. 渐进性肌肉松弛

渐进性肌肉松弛是一种通过交替紧张和松弛肌肉群来达到放松效果的技巧。护士可以指导患者从头部开始，逐渐向下直至脚趾，依次紧张和松弛每个肌肉群。这个过程可以帮助患者更好地感受身体的紧张与松弛状态，并学会在紧张时如何放松自己。

（三）实施认知行为疗法

认知行为疗法是一种针对焦虑和抑郁障碍的有效心理治疗方法。通过帮助患者识别和改变消极的思维模式和行为习惯，护士可以引导他们建立更加积极、健康的心态。

1. 识别消极的思维模式

焦虑障碍和抑郁障碍的患者往往存在一些消极的思维模式，如过度担忧、自我否定等。这些思维模式会加剧他们的症状，形成恶性循环。因此，护士应帮助患者识别这些消极的思维模式，并引导他们以更加客观、现实的态度看待问题。

2. 建立积极的思维方式

在识别消极的思维模式的基础上，护士应进一步引导患者建立积极的思维方式。这包括培养乐观的态度、关注自己的优点和成就、学会从失败中汲取经验等。通过积极的思维方式，患者可以更好地应对生活中的挑战和压力。

3. 教授问题解决技巧

焦虑障碍和抑郁障碍的患者在面对问题时往往感到无助和困惑。因此，护士应教授他们一些问题解决技巧，如分析问题的原因和解决方法、制定可行的计划并付诸实践等。这些技巧可以帮助患者更加有效地解决问题，提高自信心和应对能力。

4. 情绪管理策略

情绪管理对于焦虑和抑郁障碍的患者来说至关重要。护士可以教授患者一些情绪管理策略，如识别并表达自己的情绪、寻找情绪释放的途径、培养积极的情绪调节方式等。这些策略可以帮助患者更好地控制自己的情绪，避免情绪失控带来的负面影响。

（四）鼓励患者参与社交活动

社交活动的参与对于改善焦虑和抑郁障碍患者的症状具有重要意义。通过参与活动，患者可以与他人交流、互动，拓展社交圈子，增强社会支持网络。

1. 提供社交机会

护士应积极为患者提供各种社交机会，如组织团体治疗、康复俱乐部等活动。这些活动可以为患者提供一个相互支持、共同成长的平台，帮助他们更好地融入社会。

2. 鼓励患者积极参与

在提供社交机会的同时，护士还应鼓励患者积极参与其中。这包括主动与他人交流、分享自己的经验和感受、参与团队合作等。通过积极参与，患者可以更好地发现自己的价值和能力所在。

3. 关注患者的社交需求

不同的患者可能有不同的社交需求。因此，护士在鼓励患者参与社交活动时，还应关注他们的个性化需求。例如，对于性格内向的患者，可以提供一些相对轻松的社交场合；对于兴趣爱好广泛的患者，可以组织一些主题明确的兴趣小组等。

（五）监测患者的药物反应和副作用

药物治疗是焦虑和抑郁障碍的常用治疗方法之一。然而，药物的使用也可能带来一些副作用和风险。因此，护士在护理过程中需要密切监测患者的药物反应和副作用情况。

1. 给药前的解释与指导

在给药前，护士应向患者详细解释药物的作用机制、使用方法以及可能的副作用等信息。这可以帮助患者更好地了解药物的作用和风险，消除不必要的顾虑和恐惧。同时，护士还应根据患者的具体情况制定个性化的用药方案，确保药物使用的安全性和有效性。

2. 给药过程中的观察与记录

在给药过程中，护士应密切观察患者的反应和变化。这包括观察患者的情绪状态、身体症状以及行为表现等方面的情况。一旦发现异常反应或副作用的迹象，护士应立即采取措施进行处理，并及时记录相关信息以供后续分析和改进。

3. 药物不良反应的处理与预防

对于已经出现的药物不良反应，护士应采取相应的处理措施以减轻患者的痛苦和不适。这包括调整药物剂量、更换药物种类或采取其他辅助治疗方法等。同时，为了预防药物不良反应的发生，护士还应指导患者正确使用药物、避免漏服或错服等情况的发生，并密切关注患者的用药情况和身体状况。

（六）提供心理教育

心理教育是帮助患者和家属了解疾病知识、掌握自我管理技能的重要途径。通过提供心理教育，护士可以帮助患者和家属建立正确的疾病观念，提高自我管理能力，为疾病的康复创造有利条件。

1. 疾病知识的普及与宣传

护士应向患者和家属详细介绍焦虑和抑郁障碍的病因、发病机制、临床表现以及治疗方法等方面的知识。这可以帮助他们更好地了解疾病本质和发展规律，消除对疾病的恐惧和误解。同时，护士还应定期举办健康讲座或提供健康咨询服务，以满足患者和家属对疾病知识的需求。

2. 自我管理技能的教授与指导

除了疾病知识的普及外，护士还应教授患者一些自我管理技能以提高其自我管理能力。这包括情绪调节技巧、压力应对方法、睡眠管理策略等。通过掌握这些技能，患者可以更好地控制自己的情绪和行为，减轻症状发作的频率和严重程度。同时，护士还应指导家属如何协助患者进行自我管理，共同促进患者的康复进程。

3. 家属的支持与指导

家属在患者的康复过程中起着至关重要的作用。因此，护士还应向家属提供必要的支持和指导。这包括解释疾病知识、解答疑难问题、提供情感支持等。通过家属的支持和指导，患者可以更好地应对疾病带来的挑战和压力，增强康复的信心和动力。同时，家属也可以更好地理解和支持患者，为患者的康复创造更加良好的家庭环境和社会环境。

四、危机干预

对于焦虑障碍和抑郁障碍患者来说，自杀意念和行为是一种严重的危机情况。因此，护士在护理过程中需要时刻保持警惕，及时发现并处理这种危机。

（一）识别自杀意念和行为的征兆

自杀意念和行为是心理健康领域中的紧急情况，需要护士具备高度的警觉性和敏感性。通过日常观察和交流，护士可以及时发现患者的自杀征兆，从而迅速采取干预措施，避免悲剧的发生。

1. 了解患者的情绪状态

情绪状态是反映患者心理健康状况的重要指标。护士在日常工作中应密切关注患者的情绪变化，特别是那些表现出极度悲观、绝望、无助等负面情绪的患者。这些情绪可能是自杀意念的先兆，需要护士及时予以关注和干预。

2. 关注患者的思维内容

思维内容是反映患者内心世界的重要窗口。通过与患者的交流，护士可以了解他们的想法、观念和价值观等方面的信息。当患者出现谈论死亡、表达自杀意愿、对未来失去信心等消极思维时，护士应高度警惕，并及时采取干预措施。

3. 观察患者的行为表现

行为表现是患者心理状态的外在反映。护士在日常工作中应注意观察患者的行为举止，特别是那些出现异常行为的患者。例如，患者突然变得沉默寡言、社交退缩、生活懒散等，或者出现赠送财物、整理遗物等异常行为，这些都可能是自杀意念的征兆。

4. 识别自杀意念的高危因素

自杀意念的产生往往与多种因素有关。护士在评估患者自杀风险时，应综合考虑患者的心理状况、社会支持、生活事件等多方面的因素。例如，患有严重心理疾病、遭受重大打击、缺乏社会支持等的患者，更容易产生自杀意念。因此，护士在护理工作中应重点关注这些高危人群，及时发现并干预他们的自杀意念。

（二）实施紧急干预措施

一旦发现患者有自杀意念或行为的征兆，护士应立即采取紧急干预措施，以确保患者的生命安全。这些措施包括确保患者安全、通知相关人员、提供心理支持等。

1. 确保患者安全

护士应立即将患者转移到安全的环境中，以避免其采取自杀行为。同时，应去除病房内可能用于自杀的危险物品，如刀具、药品等，以降低患者自杀的风险。在确保患者安全的过程中，护士应保持冷静、果断，以专业的态度和处理能力应对紧急情况。

2. 通知相关人员

在采取紧急干预措施的同时，护士应立即通知医生和其他相关人员，以便及时制定和实施进一步的干预计划。医生可以根据患者的具体情况调整治疗方案，加强药物治疗或心理治疗等措施。其他相关人员如心理咨询师、社工等也可以为患者提供必要的支持和帮助。

3. 提供心理支持

在紧急干预过程中，护士还应与患者保持密切沟通，了解其内心的想法和感受。通过倾听、安慰和鼓励等方式，护士可以为患者提供必要的心理支持，减轻其心理压力和痛苦。同时，护士还应向患者传递积极的信息和希望，激发其求生的欲望和勇气。

4. 后续关注与评估

在紧急干预后，护士应对患者进行持续的关注和评估。通过观察患者的情绪状态、思维内容以及行为表现等方面的变化，护士可以及时了解患者的心理状况，发现潜在的安全隐患，并采取相应的措施予以处理。同时，护士还应与患者和家属保持良好的沟通机制，共同关注患者的安全状况，确保患者得到全面的照护和支持。

（三）确保患者的安全

在危机干预过程中，确保患者的安全是至关重要的。护士应采取多种措施保障患者的安全，包括加强巡视和观察、建立良好的沟通机制、提供安全知识和教育等。

1. 加强巡视和观察力度

护士在日常工作中应加强对患者的巡视和观察力度，及时发现并处理潜在的安全隐患。特别是对于那些有自杀意念或行为征兆的患者，护士应增加巡视次数，密切关注他们的情绪状态和行为表现。通过加强巡视和观察，护士可以及时发现患者的异常情况，并采取相应的措施予以处理，从而避免意外事件的发生。

2. 建立良好的沟通机制

与患者和家属建立良好的沟通机制是确保患者安全的重要手段。护士应主动与患者和家属进行交流，了解他们的需求和关注点，共同关注患者的安全状况。通过及时沟通，护士可以获取更多关于患者的信息，更好地评估患者的安全风险，并制定相应的干预措施。同时，家属的参与和支持也可以增强患者的安全感和信心，有助于其康复过程。

3. 提供相关的安全知识和教育

提高患者和家属的安全意识和自我保护能力是确保患者安全的重要措施。护士应向患者和家属提供相关的安全知识和教育，帮助他们了解自杀意念的危害性和预防措施。通过宣传教育，护士可以增强患者和家属对自杀意念的认知和理解，提高他们的警惕性和应对能力。同时，家属也可以在日常生活中更好地照顾和支持患者，降低其自杀风险。

第二节　精神分裂症的护理

一、护理评估

精神分裂症是一种严重的精神疾病，对患者的生活自理能力和社会功能造成深远影响。在进行护理之前，全面、细致的护理评估是至关重要的。

（一）评估患者的精神病性症状

精神分裂症是一种严重的精神疾病，患者常常表现出多种精神病性症状，如幻觉、妄想、思维混乱、情感淡漠或不适切等。这些症状不仅严重影响患者的日常生活和社会功能，还可能对其身心健康造成长期的不良影响。因此，护士在评估精神分裂症患者时，需要特别关注其精神病性症状，以便制定针对性的护理计划，帮助患者缓解症状、改善生活质量。

1. 幻觉的评估

幻觉是指患者在没有外界刺激的情况下，感知到并不存在的声音、图像、气味等感觉。在精神分裂症患者中，幻觉是一种常见的症状。评估时，护士需要与患者进行深入交流，了解其幻觉的种类、频率和强度。例如，患者是否经常听到有人议论自己、命令自己做事，或者看到并不存在的人或物等。同时，护士还需要观察患者的行为和情绪表现，判断其是否受到幻觉的干扰和影响。

对于存在幻觉的患者，护士需要保持冷静、耐心倾听，并尽量引导患者描述幻觉的具体内容和感受。这有助于护士更好地了解患者的症状，为其提供针对性的心理支持和护理。

2. 妄想的评估

妄想是指患者在没有事实依据的情况下，坚信某种错误的信念或观念。在精神分裂症患者中，妄想也是一种常见的症状。评估时，护士需要与患者进行交流，了解其妄想的主题和内容。例如，患者是否坚信自己被人跟踪、监视、迫害等，或者认为自己拥有某种特殊的身份或能力等。同时，护士还需要观察患者的行为和情绪表现，判断其是否受到妄想的支配和影响。

对于存在妄想的患者，护士需要尊重其感受，避免直接否定或质疑其信念。同时，护士可以通过提供现实导向的信息和反馈，帮助患者逐渐纠正错误的信念，恢复对现实的正确认知。

3. 思维混乱的评估

思维混乱是指患者的思维过程缺乏连贯性和逻辑性，表现为言语凌乱、内容荒谬、难以理解等。在精神分裂症患者中，思维混乱也是一种常见的症状。评估时，护士需要与患者进行交流，观察其言语表达和内容是否清晰、连贯、有逻辑。同时，护士还需要注意患者的思维速度和思维内容是否存在异常。

对于存在思维混乱的患者，护士需要保持耐心和关注，尽量理解其言语表达的含义和需求。同时，护士可以通过提供简单明了的信息和指令，帮助患者恢复思维的连贯性和逻辑性。

4. 情感淡漠或不适切的评估

情感淡漠或不适切是指患者对周围事物缺乏兴趣、情感反应迟钝或不适切。在精神分裂症患者中，这也是一种常见的症状。评估时，护士需要观察患者的情感反应和表情变化是否与其所处的环境和情境相符合。同时，护士还需要了解患者是否存在情感高涨或低落等极端情绪表现。

对于存在情感淡漠或不适切的患者，护士需要关注其情感需求和心理状态，尽量为其提供温馨、舒适的护理环境。同时，护士可以通过与患者进行情感交流、提供心理支持等方式，激发其积极情感和反应能力。

5. 自知力缺乏的评估

自知力缺乏是指患者对自身疾病的认识和判断能力受损，无法正确评估自己的健康状况和需要。在精神分裂症患者中，自知力缺乏也是一种常见的表现。评估时，护士需要了解患者对自身疾病的认识程度和态度，判断其是否存在自知力缺乏的情况。

对于存在自知力缺乏的患者，护士需要加强对其的健康教育和心理干预，帮助其正确认识自身疾病和治疗方案。同时，护士还需要与患者家属进行沟通合作，共同关注患者的健康状况和需要，为其提供全面的照护和支持。

（二）确定患者的生活自理能力和社会功能

精神分裂症患者的生活自理能力和社会功能往往受到不同程度的损害，这不仅影响患者的日常生活质量，还可能导致其长期依赖他人照护。因此，在评估精神分裂症患者时，护士需要特别关注其生活自理能力和社会功能状况，以便制定针对性的护理计划，帮助患者恢复和提高自理能力，重新融入社会。

1. 生活自理能力的评估

生活自理能力是指患者在日常生活中能够独立完成基本生活活动的能力，如洗漱、穿衣、进食等。评估时，护士需要了解患者的日常生活技能掌握情况，观察其完成基本生活活动的独立性和熟练程度。同时，护士还需要关注患者的个人卫生和居住环境是否整洁、安全。

对于生活自理能力受损的患者，护士需要为其提供必要的生活照护和支持，如协助洗漱、穿衣、进食等。同时，护士还需要通过健康教育和生活技能训练等方式，帮助患者逐渐恢复和提高生活自理能力。

2. 社会交往能力的评估

社会交往能力是指患者在社会生活中能够与他人正常沟通、处理人际关系的能力。评估时，护士需要观察患者与人沟通的方式和技巧是否得当，是否能够理解和尊重他人的感受和需要。同时，护士还需要了解患者的人际关系状况和社会支持网络是否健全。

对于社会交往能力受损的患者，护士需要为其提供必要的心理支持和社交技能训练，帮助其改善人际关系、增强社会适应能力。同时，护士还可以通过组织患者参与集体活动和社交互动等方式，促进其融入社会、拓展社交圈子。

3. 工作和学习能力的评估

工作和学习能力是指患者在职业和学业方面能够胜任相应任务和要求的能力。评估时，护士需要了解患者的职业和学业背景、技能水平以及兴趣爱好等方面的信息。同时，护士还需要关注患者的注意力、记忆力、思维能力等认知功能是否受损。

对于工作和学习能力受损的患者，护士需要为其提供针对性的职业康复和学业辅导服务，帮助其恢复和提高相应能力水平。同时，护士还需要关注患者的心理健康状况和情感需求，为其提供必要的心理支持和关怀。

二、护理目标

精神分裂症是一种复杂且严重的精神疾病，对患者及其家庭都带来了沉重的负担。

针对这类患者，护理工作的核心目标在于两大方面：一是控制精神病性症状，二是提高患者的生活自理能力和社会适应能力。

（一）控制精神病性症状

精神分裂症患者常常受到幻觉、妄想、思维混乱等精神病性症状的困扰。这些症状不仅影响患者的日常生活，还可能导致其做出危险行为。因此，护理工作的首要目标是通过药物治疗、心理干预和环境调整等手段，有效控制患者的精神病性症状。

为实现这一目标，护士需要密切关注患者的症状变化，及时调整治疗方案。同时，护士还需要与患者建立信任关系，深入了解其内心体验，为其提供针对性的心理支持。此外，创造一个安全、舒适的治疗环境也对控制患者的精神病性症状至关重要。

（二）提高生活自理能力和社会适应能力

精神分裂症患者往往在生活自理和社会适应方面存在困难。他们可能无法独立完成日常生活活动，如洗漱、穿衣、进食等；也可能难以与他人正常沟通、处理人际关系。因此，护理工作的另一个重要目标是帮助患者提高生活自理能力和社会适应能力。

为实现这一目标，护士需要为患者提供全面的生活照护和支持。这包括协助患者完成日常生活活动、指导其进行生活技能训练以及提供必要的社交技巧训练等。同时，护士还需要鼓励患者积极参与集体活动和社会互动，以拓展其社交圈子、增强其社会归属感。

除此之外，护士还需要关注患者的心理健康状况和情感需求。他们可以通过倾听、理解和支持等方式，帮助患者缓解焦虑、抑郁等负面情绪，增强其自信心和自尊心。这不仅有助于提高患者的生活自理能力和社会适应能力，还有助于改善其整体身心健康状况。

三、护理措施

为了实现上述护理目标，护士可以采取以下护理措施。

（一）创建结构化、可预测的治疗环境

为精神分裂症患者创建一个结构化、可预测的治疗环境，是护理工作中的重要一环。这样的环境有助于减少外界刺激对患者造成的不良影响，降低其焦虑和恐惧感，从而为其康复创造一个稳定、有利的基础。

1. 确保环境安全舒适

护士应确保病房设施的安全性和舒适性。这包括定期检查和维护病房设施，确保其正常运转且无安全隐患。例如，门窗应完好无损、易于开关；床铺、桌椅等家具应稳固无锐角，以防患者意外受伤。此外，护士还应关注病房的温度、湿度和通风情况，为患者提供一个舒适的休息环境。

2. 制定明确的日常作息时间和活动安排

为了帮助患者逐渐适应并融入治疗环境，护士应制定明确、一致的日常作息时间和活动安排。这有助于患者形成规律的生活习惯，提高其自我管理能力。作息时间应包括固定的起床、用餐、休息和娱乐时间等；活动安排则可根据患者的兴趣和需求进行个性化设计，如组织康复运动、手工艺制作、音乐治疗等活动。

3. 关注患者的个性化需求

每个患者都有其独特的个性和需求。因此，在创建治疗环境时，护士应关注患者的个性化需求，并尽量予以满足。例如，有的患者可能喜欢安静的环境，而有的患者则更喜欢与人交流。护士应根据患者的喜好，为其安排合适的病房位置和活动空间。同时，护士还应为患者提供适当的私密空间和个人物品，如衣柜、书桌等，以增强其归属感和自尊心。

4. 提供心理支持

在创建治疗环境的过程中，护士还应为患者提供必要的心理支持。这包括倾听患者的诉求和困扰、给予关心和鼓励以及提供专业的心理咨询和指导等。通过心理支持，护士可以帮助患者缓解焦虑、抑郁等负面情绪，增强其战胜疾病的信心和勇气。

（二）教授日常生活技能

对于精神分裂症患者而言，日常生活技能的训练是康复过程中的重要环节。由于疾病的影响，患者可能在洗漱、穿衣、进食等方面存在困难。因此，护士需要有针对性地教授患者这些日常生活技能，帮助其提高自理能力。

1. 制定个性化的训练计划

根据患者的具体需求和能力水平，护士应制定个性化的日常生活技能训练计划。计划内容应包括训练目标、具体步骤和时间安排等。例如，对于刚开始学习洗漱的患者，护士可以为其制定一个详细的训练计划，包括如何正确使用洗漱用品、保持个人卫生等。

2. 耐心指导和鼓励

在训练过程中，护士需要保持耐心和关注，给予患者充分的指导和鼓励。对于患者的每一个进步和成就，护士都应及时给予正面反馈和奖励，以增强其自信心和积极性。同时，护士还要根据患者的实际情况调整训练难度和进度，确保其在逐步掌握技能的同时不会感到过于困难或挫败。

3. 家属参与和支持

家属在患者的日常生活技能训练中也起着重要作用。护士应鼓励家属积极参与训练过程，与患者一起学习和实践相关技能。这不仅可以增强家属对患者的理解和支持，还能促进家庭氛围的和谐融洽。同时，家属的参与也有助于将训练成果延伸到家庭生活中，使患者在出院后能够更好地适应社会生活。

（三）监测药物治疗的依从性和副作用

药物治疗是精神分裂症治疗的重要组成部分。然而，由于患者可能存在对药物的恐惧、误解或遗忘等原因，导致药物治疗的依从性不佳。此外，药物也可能带来一些副作用和风险。因此，护士需要密切监测患者的药物治疗情况，确保其按时按量服药，并注意观察是否存在药物副作用或不良反应。

1. 确保按时按量服药

护士应向患者和家属详细解释药物治疗的重要性、用法和注意事项等，以提高其对药物治疗的认识和配合度。同时，护士还要定期检查患者的服药记录，确保其按时按量服药。对于存在服药困难或拒绝服药的患者，护士需要耐心劝导、协助其服药，并及时向医生汇报情况。

2. 注意观察药物副作用或不良反应

在药物治疗过程中，护士需要密切观察患者是否存在药物副作用或不良反应。常见的副作用包括口干、便秘、失眠等；严重的不良反应如过敏反应、心律失常等则需要立即处理并报告医生。为了及时发现和处理这些问题，护士应定期评估患者的身体状况和主观感受，并做好记录。

3. 提供药物知识教育

为了提高患者和家属对药物治疗的认识和理解，护士还应提供药物知识教育。这包括介绍药物的名称、作用机制、常见副作用等；解释为什么需要按时按量服药以及如何应对可能出现的副作用等。通过教育，护士可以帮助患者和家属更好地配合治疗，降低药物治疗的风险。

（四）实施认知康复训练

认知康复训练是帮助精神分裂症患者改善认知功能、提高社会适应能力的重要手段。通过针对性的训练活动，护士可以帮助患者恢复和提升注意力、记忆力、思维逻辑等认知能力。

1. 注意力训练

注意力是认知功能的基础。对于精神分裂症患者而言，注意力不集中是常见的症状之一。因此，护士可以通过设计各种注意力训练活动来帮助患者提高注意力水平。例如，让患者完成一些简单的听觉或视觉任务，如听音乐并辨别其中的乐器声音、观察图片并找出其中的差异等。这些活动可以逐渐增加难度和复杂度，以挑战患者的注意力极限。

2. 记忆力训练

记忆力是认知功能的重要组成部分。为了帮助患者提高记忆力水平，护士可以采用多种方法进行训练。例如，让患者回忆并复述刚刚听过的故事或看过的图片内容；教患者使用记忆宫殿等记忆技巧来辅助记忆等。同时，护士还可以鼓励患者在日常生活中多运用记忆力，如记住购物清单、约会时间等。

3. 思维逻辑训练

思维逻辑能力对于患者的社会适应和问题解决至关重要。因此，护士需要设计一些思维逻辑训练活动来帮助患者恢复和提升这一能力。例如，让患者完成一些逻辑推理题或数学题目；组织患者进行小组讨论并发表观点等。这些活动可以激发患者的思维活跃度，提高其分析问题和解决问题的能力。

4. 康复性娱乐活动

除了针对性的认知训练，护士还可以结合患者的兴趣爱好和特长开展各种康复性娱乐活动。如音乐治疗、艺术治疗、体育运动等。这些活动不仅可以激发患者的积极性和创造力，还能在一定程度上改善其认知功能和社会适应能力。例如，音乐治疗可以帮助患者放松心情、提高情绪稳定性；艺术治疗则可以让患者通过创作来表达内心感受、增强自我认同感。

（五）提供家庭支持和教育

家庭支持和教育对于精神分裂症患者的康复至关重要。家庭是患者最重要的社会支持网络之一，也是其康复过程中的重要参与者。因此，护士需要向患者家属提供必要的支持和教育，帮助他们更好地理解和支持患者。

1. 提供疾病知识和护理技巧

护士应向患者家属详细介绍精神分裂症的相关知识，包括病因、症状、治疗方法和预后等。这有助于家属更好地理解患者的病情和需求。同时，护士还应教授家属一些基本的护理技巧，如如何与患者沟通、如何协助患者进行日常生活等。这些技巧可以帮助家属更好地照顾和支持患者。

2. 提供心理支持

精神分裂症患者及其家属往往承受着巨大的心理压力。因此，护士需要为他们提供必要的心理支持。这包括倾听他们的诉求和困扰、给予关心和鼓励以及提供专业的心理咨询和指导等。通过心理支持，护士可以帮助家属缓解焦虑、抑郁等负面情绪，增强他们应对困难的能力和信心。

3. 鼓励家庭参与康复过程

家庭参与是精神分裂症患者康复过程中的重要环节。护士应鼓励家属积极参与患者的康复活动，如一起参加认知康复训练、一起进行体育运动等。这不仅可以增强家庭凝聚力和患者的社会支持网络，还能促进患者的康复进程。同时，家属的参与也有助于他们更好地了解患者的需求和进步，从而提供更加有针对性的支持和帮助。

（六）协助患者参与社区康复活动

社区康复活动是促进精神分裂症患者社会功能恢复的重要途径。通过参与各种社区活动，患者可以与他人建立联系、拓展社交圈子，从而提高其社会适应能力。因此，护士应协助患者积极参与社区康复活动。

1. 介绍社区资源

护士应向患者介绍社区内的各种资源和服务，如日间照料中心、职业康复项目、志愿者活动等。这些资源和服务可以为患者提供更多的康复机会和社交平台。同时，护士还应帮助患者了解如何申请和使用这些资源和服务。

2. 陪伴参与活动

对于初次参与社区活动的患者而言，可能会感到陌生和不安。因此，护士可以陪伴患者一起参与活动，为其提供必要的支持和引导。例如，带领患者参观社区设施、介绍活动流程等。在陪伴过程中，护士还可以与患者交流互动，了解其内心感受和需求。

3. 鼓励独立参与

随着患者对社区环境的熟悉和适应能力的提高，护士应逐渐鼓励其独立参与社区活动。这有助于培养患者的独立性和自信心。同时，独立参与活动还能让患者更好地融入社会、拓展社交圈子。在这个过程中，护士需要关注患者的安全和需求，确保其能够顺利享受社区康复活动的益处。

四、安全管理

安全管理是精神分裂症护理中不可或缺的一环，它涉及患者的生命安全、治疗效果以及医疗机构的声誉。精神分裂症患者由于其病情的特殊性，常常面临着自伤、伤人以及逃离治疗环境等风险。因此，护士在护理过程中必须高度重视安全管理，采取有效的措施来确保患者的安全，防止意外事件的发生。

（一）防止患者自伤或伤人

精神分裂症患者由于其病情的影响，可能会出现自伤或伤人的行为。这些行为不仅会对患者自身的健康造成威胁，还可能对他人造成伤害。因此，防止患者自伤或伤人是安全管理中的首要任务。

1. 密切关注患者的情绪变化和行为表现

护士在护理过程中要时刻保持警惕，密切关注患者的情绪变化和行为表现。通过观察患者的言行举止，可以及时发现其是否存在自伤或伤人的风险。例如，患者突然变得沉默寡言、情绪低落，或者表现出明显的敌意和攻击性，都可能是自伤或伤人的前兆。一旦发现这些异常情况，护士应立即采取措施进行干预。

2. 加强巡视和监护

对于有自伤或伤人风险的患者，护士应加强巡视和监护的频率。通过定期查看患者的病房、了解患者的动态，可以及时发现并处理潜在的危险情况。在巡视过程中，护士还要特别注意检查病房内是否存在危险物品，如刀具、玻璃等，以确保患者的安全。

3. 采取适当的约束措施

当患者出现明显的自伤或伤人行为时，护士应根据实际情况采取适当的约束措施。这些措施可以是物理性的，如使用约束带将患者固定在病床上；也可以是药物性的，如给予患者镇静剂以缓解其激动情绪。无论采取何种约束措施，都应以患者的安全为首要考虑，并遵循医学伦理和法律规定。

4. 进行安全教育和心理干预

除了采取具体的约束措施，护士还应向患者和家属进行安全教育，使其了解自伤和伤人的危害性和预防措施。通过讲解精神分裂症的相关知识、介绍治疗方法和康复过程，可以帮助患者和家属建立正确的认知观念，增强对治疗的信心和配合度。同时，护士还可以根据患者的具体情况进行心理干预，如给予心理疏导、认知行为疗法等，以缓解其不良情绪和行为问题。

（二）确保患者不会逃离治疗环境

精神分裂症患者由于其病情的特殊性，可能会出现逃离治疗环境的行为。这种行为不仅会影响治疗效果，还可能给患者带来更大的安全风险。因此，确保患者不会逃离治疗环境也是安全管理中的重要环节。

1. 加强病房的安全管理

为了防止患者逃离治疗环境，护士首先要加强病房的安全管理。这包括确保门窗锁好、危险物品远离患者等。在布置病房时，应尽量减少患者能够利用来逃离的物品和工具。同时，还要定期检查病房设施是否完好无损，及时修复损坏的门窗和锁具等。

2. 密切关注患者的动态

除了加强病房的安全管理，护士还要密切关注患者的动态。通过定期巡视病房、与患者交流等方式，可以及时了解患者的心理状态和行为表现。一旦发现患者有逃离的企图或迹象，应立即采取措施进行干预和制止。

3. 采取适当的约束措施

对于存在逃离风险的患者，护士可以采取适当的约束措施来限制其行动自由。这些措施可以是物理性的，如使用约束带将患者固定在病床上；也可以是药物性的，如给予患者镇静剂以缓解其激动情绪。但需要注意的是，采取约束措施时必须遵循医学伦理和法律规定，不能侵犯患者的人身自由和尊严。

4. 进行安全教育和心理干预

与防止自伤或伤人行为一样，防止逃离行为也需要进行安全教育和心理干预。通过向患者和家属讲解逃离行为的危害性和后果、介绍治疗方法和康复过程等知识，可以帮助他们建立正确的认知观念和行为习惯。同时，根据患者的具体情况进行心理干预也是非常重要的，如给予心理疏导、认知行为疗法等，以缓解其不良情绪和行为问题。

第三节 双相情感障碍的护理

一、护理评估

双相情感障碍，又称为躁郁症，是一种情绪波动极端的心理疾病。患者会经历躁狂和抑郁两种截然不同的情绪状态，这对他们的日常生活和社会功能造成了严重影响。在进行护理之前，对患者进行全面的护理评估是至关重要的。

（一）评估患者的躁狂和抑郁症状

在精神分裂症患者的护理中，评估患者的躁狂和抑郁症状是至关重要的。这两种情绪状态是双相情感障碍的显著特征，对患者的日常生活和治疗效果产生深远影响。护士在评估过程中，需要综合运用交流技巧、观察能力和专业知识，以全面、准确地了解患者的情绪状态。

1. 躁狂症状的表现与评估

在躁狂状态下，患者可能展现出过度兴奋、言语增多、活动过度以及冲动行为等症状。他们的思维可能跳跃得非常迅速，从一个话题迅速切换到另一个话题，而缺乏逻辑连贯性。此外，躁狂状态的患者可能感觉自我极度膨胀，具有不切实际的高自尊和自信心。他们可能对睡眠的需求显著减少，甚至连续几天只睡很少的时间也不会感到疲劳。

在评估躁狂症状时，护士需要注意以下几点。

与患者建立信任关系，鼓励他们分享自己的感受和经历。

密切观察患者的言行举止，注意其语速、语调和活动量的变化。

了解患者的睡眠状况，包括入睡时间、睡眠持续时间和睡眠质量等。

询问患者是否有过度消费、冲动购物或冲动性行为等倾向。

通过综合这些信息，护士可以对患者的躁狂症状进行初步评估，并为后续的治疗和护理提供依据。

2. 抑郁症状的表现与评估

与躁狂状态相反，抑郁状态下的患者可能表现出情绪低落、兴趣丧失、疲劳无力以及自责自罪等症状。他们可能对未来失去信心，感觉生活无望，甚至产生自杀意念。抑郁状态下的患者可能长时间处于情绪低落的状态，对周围的事物失去兴趣，即使是曾经非常喜欢的活动也无法引起他们的兴趣。

在评估抑郁症状时，护士需要注意以下几点。

与患者进行深入的交流，了解他们的情绪状态和内心感受。

观察患者的面部表情、肢体语言和声音变化等细微之处。

询问患者是否有自杀意念或自伤行为，以及是否有计划或尝试过自杀。

了解患者的日常生活状况，包括饮食、睡眠和社交活动等。

通过综合这些信息，护士可以对患者的抑郁症状进行初步评估，并采取相应的护理措施来减轻其痛苦和预防意外事件的发生。

（二）确定症状的周期性变化

双相情感障碍的一个显著特点是情绪的周期性变化。患者可能在一段时间内处于躁狂状态，表现出高度的兴奋和活动增多；然后在另一段时间内陷入抑郁状态，表现出情绪低落和兴趣丧失。这种周期性变化不仅影响患者的日常生活和工作能力，也给治疗和护理带来挑战。因此，确定症状的周期性变化对于制定有效的治疗和护理计划至关重要。

1. 观察情绪变化的规律和周期

护士在护理过程中需要密切观察患者的情绪变化，记录其躁狂和抑郁症状的出现时间、持续时间和严重程度等信息。通过长期的观察和记录，可以发现患者情绪变化的规律和周期。例如，有些患者可能在春季容易出现躁狂症状，而在秋季则容易出现抑郁症状；有些患者的情绪变化可能与特定的生活事件或药物治疗有关。了解这些规律和周期有助于预测患者未来的情绪波动，并采取相应的预防措施。

2. 分析影响周期性变化的因素

除了观察情绪变化的规律和周期，护士还需要分析影响周期性变化的因素。这些因素可能包括季节变化、生活事件、药物治疗以及患者的生理和心理状态等。例如，春季和秋季是情感障碍患者情绪波动较为频繁的季节；生活事件如失业、失恋等可能导致患者情绪剧烈波动；药物治疗的调整也可能影响患者的情绪状态。了解这些因素有助于制定针对性的治疗和护理计划，以减轻患者的痛苦并预防意外事件的发生。

3. 制定个性化的治疗和护理计划

根据患者的情绪变化规律和周期性特点，护士需要与医生合作制定个性化的治疗和护理计划。这包括选择合适的药物治疗方案、提供心理支持和认知行为疗法等心理治疗措施，以及调整生活环境和社交活动等生活方式干预措施。个性化的治疗和护理计划旨在帮助患者更好地管理自己的情绪波动，提高生活质量和治疗效果。同时，护士还需要定期评估患者的情绪状态和治疗效果，及时调整治疗和护理计划以适应患者的变化需求。

二、护理目标

双相情感障碍，一种影响着患者情绪稳定性的精神疾病，其特点是情绪在躁狂和抑郁两端之间波动。这种波动不仅影响患者的日常生活和工作，还可能导致人际关系的紧张和自我认同的困惑。因此，针对双相情感障碍患者的护理目标显得尤为重要，主要包括稳定患者的情绪和预防复发，以提高其生活质量。

（一）稳定患者的情绪

对于双相情感障碍患者而言，情绪的稳定性是其生活质量的关键。躁狂和抑郁的交替出现，使得患者常常处于情绪的高涨和低落之间，无法保持平稳的心态。因此，护理的首要目标就是帮助患者控制情绪波动，使其能够在日常生活中保持相对稳定的情绪状态。

为实现这一目标，护士需要采取一系列有效的护理措施。首先，建立与患者的信任关系，通过深入的交流和倾听，了解患者的情绪变化和内心需求。其次，提供心理支持，包括认知行为疗法等心理干预措施，帮助患者调整不良的思维模式和行为习惯。此外，护士还需要指导患者进行情绪调节训练，如深呼吸、放松训练等，以增强其自我调节情绪的能力。

（二）预防复发

双相情感障碍是一种容易复发的疾病，因此预防复发也是护理的重要目标之一。预防复发不仅包括减少躁狂和抑郁发作的频率和严重程度，还包括提升患者应对压力和生活挑战的能力，以降低复发的风险。

为预防复发，护士需要密切关注患者的病情变化和生活环境。首先，定期评估患者的情绪状态和心理健康状况，及时发现并处理潜在的风险因素。其次，提供持续的心理支持和社会支持，帮助患者建立健康的生活方式和社交网络。此外，护士还需要指导患者合理用药，确保药物治疗的效果和安全性。

在预防复发的过程中，提升患者参与社会活动和日常生活的能力也至关重要。双相情感障碍患者由于病情的影响，可能在社会交往和日常生活方面存在困难。因此，护士需要鼓励患者积极参与社交活动，拓展社交圈子，增强社会适应能力。同时，还需要指导患者进行日常生活技能的训练，如独立生活能力、时间管理能力等，以提升其自我照顾和独立生活的能力。

（三）提高生活质量

稳定情绪和预防复发的最终目的是提高患者的生活质量。通过实施有效的护理措施，帮助患者控制情绪波动、减少复发风险，进而提升其参与社会活动和日常生活的能力，使患者能够过上更加正常、健康的生活。

为实现这一目标，护士需要与患者及其家属建立紧密的合作关系，共同制定个性化的护理计划和康复方案。同时，还需要关注患者的心理需求和社会需求，提供全方位的支持和帮助。通过综合的护理措施和持续的关爱与支持，帮助双相情感障碍患者走出困境，重拾生活的信心和希望。

三、护理措施

为了实现上述护理目标，护士可以采取以下护理措施。

（一）提供情绪稳定的环境和支持

对于双相情感障碍患者而言，情绪的稳定是治疗和康复的基础。为此，创造一个安全、舒适且有助于情绪稳定的环境显得至关重要。

环境设置：病房应保持安静、整洁和温馨，以减少外部刺激对患者情绪的不良影响。合适的温度、湿度和光线都有助于患者感到舒适和放松。同时，病房内应避免放置可能引起患者焦虑或不安的物品。

情感支持：护士应与患者建立积极的互动关系，以提供持续的情感支持。这包括倾听患者的诉求、理解他们的感受，并在他们经历情绪波动时提供安慰和鼓励。通过与患者的深入交流，护士可以更好地了解他们的需求，从而提供更加个性化的护理。

应对策略：在患者出现情绪波动时，护士应教授他们一些简单的自我调节技巧，如深呼吸、放松训练等。这些技巧可以帮助患者快速平复情绪，增强他们的自我控制能力。

（二）教授情绪调节技巧

情绪调节技巧是双相情感障碍患者自我管理的重要工具。通过教授这些技巧，护士可以帮助患者更好地控制自己的情绪，减少躁狂和抑郁的发作。

放松技巧：深呼吸、冥想和渐进性肌肉松弛等放松技巧对于缓解紧张和焦虑情绪非常有效。护士应指导患者正确进行这些练习，并鼓励他们在日常生活中多加应用。

认知重构：帮助患者识别和改变消极的思维模式是认知重构的核心目标。护士可以教授患者积极思考的方法，如记录情绪日记、进行正向自我暗示等。通过这些练习，患者可以逐渐培养起积极、乐观的心态。

实践应用：为了确保患者能够真正掌握这些情绪调节技巧，护士还应为他们提供实践应用的机会。例如，可以在病房内设置专门的练习区域，供患者进行放松训练和认知重构练习。

（三）监测药物治疗的效果和副作用

药物治疗是双相情感障碍治疗的重要组成部分，但药物的使用也可能带来一些副作用和风险。因此，护士需要密切监测患者的药物治疗情况和反应。

观察症状改善程度：护士应定期评估患者的症状改善程度，包括躁狂和抑郁症状的减轻情况、情绪稳定性的改善等。这些信息可以为医生调整治疗方案提供依据。

注意药物副作用的出现：一些治疗双相情感障碍的药物可能引发副作用，如口干、失眠、体重增加等。护士应密切观察患者是否出现这些副作用，并及时记录和处理。

药物教育和指导：护士应向患者和家属详细介绍所用药物的作用、用法、注意事项以及可能的副作用。这有助于提高患者对药物治疗的认识和配合度，减少因误解或误用药物而引发的问题。

（四）实施心理教育，提高患者和家属对疾病的认识

心理教育是帮助双相情感障碍患者和家属更好地理解和管理疾病的重要途径。通过实施心理教育，护士可以提高患者和家属的疾病认识水平，增强他们的自我护理能力。

疾病知识讲解：护士应向患者和家属详细讲解双相情感障碍的病因、症状、治疗方法以及可能的并发症等方面的知识。这有助于他们建立正确的疾病观念，消除对疾病的恐惧和误解。

护理技巧培训：护士还应教授患者和家属一些基本的护理技巧，如如何识别和处理患者的情绪波动、如何协助患者进行日常生活等。这些技巧可以帮助他们更好地照顾和支持患者。

应对策略指导：面对双相情感障碍的挑战，患者和家属可能会感到无助和焦虑。护

士应为他们提供一些有效的应对策略，如寻求社会支持、参加心理辅导等。这些策略可以帮助他们更好地应对疾病带来的压力和挑战。

（五）鼓励患者参与规律的运动和社交活动

规律的运动和社交活动对于双相情感障碍患者的康复具有积极作用。通过参与这些活动，患者可以释放压力、改善心情，并提升身心健康水平。

推荐适合的运动方式：根据患者的身体状况和兴趣爱好，护士可以为他们推荐一些适合的运动方式，如散步、瑜伽、太极等。这些运动不仅可以帮助患者增强体质，还能缓解焦虑和抑郁情绪。

组织社交活动：护士还可以组织一些社交活动，如团体治疗、病友交流会等。这些活动可以帮助患者恢复社会功能、增强人际交往能力，同时还能为他们提供一个互相支持和鼓励的平台。

关注患者的反应：在鼓励患者参与运动和社交活动的过程中，护士需要密切关注他们的反应和身体状况。如果发现患者出现不适或情绪波动，应及时调整活动内容和强度，确保患者的安全和舒适。

（六）提供持续的关怀和支持，降低复发风险

双相情感障碍是一种长期且易复发的疾病。因此，护士需要为患者提供持续的关怀和支持，以降低复发风险。这包括定期随访、评估患者的情绪状态和生活质量等。

定期随访：护士应定期对患者进行随访，了解他们的病情变化和生活状况。通过定期的沟通与交流，可以及时发现潜在的问题和风险，并采取相应的干预措施。

评估与调整治疗方案：在随访过程中，护士需要评估患者的情绪状态和生活质量，并根据评估结果调整治疗方案。这包括调整药物剂量、更换药物种类或添加心理治疗等措施。通过个性化的治疗方案，可以更好地满足患者的需求并降低复发风险。

建立支持系统：除了提供专业的医疗护理外，护士还应帮助患者建立社会支持系统。这包括与家人、朋友和社区资源的联系与沟通。通过建立一个强大的支持网络，患者可以更好地应对疾病带来的挑战和压力。

四、急性期管理

双相情感障碍是一种情绪波动剧烈的精神疾病，患者在躁狂和抑郁两种极端情绪之间反复摇摆。在急性期，即躁狂或抑郁发作时期，患者可能面临严重的情绪困扰和行为问题，如自杀意念、冲动行为等。因此，急性期管理对于保障患者的安全和稳定至关重要。以下将从三个方面详细阐述双相情感障碍急性期的管理策略。

（一）增加监测频率

在双相情感障碍的急性期，患者的情绪波动和行为表现都可能变得非常剧烈和不可预测。因此，增加对患者的监测频率是保障其安全的重要措施。

密切观察情绪变化：护士需要密切关注患者的情绪变化，包括躁狂和抑郁的交替出现、情绪波动的频率和强度等。通过定期的情绪评估，可以及时发现患者的情绪异常，并采取相应的干预措施。

注意行为表现：除了情绪变化外，护士还需要观察患者的行为表现，特别是是否出现冲动、攻击、自伤等危险行为。这些行为的出现可能预示着患者病情的恶化，需要立即采取干预措施。

生命体征监测：在急性期，患者的生命体征也可能发生变化，如心率、血压、呼吸等。护士需要定期监测这些指标，以及时发现可能的身体并发症。

保持密切沟通：与患者的密切沟通也是监测的重要环节。通过了解患者的内心想法和需求，护士可以更好地理解其情绪和行为的变化，并提供必要的心理支持。

（二）调整药物治疗方案以控制症状

药物治疗是双相情感障碍急性期管理的重要手段。在急性期，患者的情绪波动可能非常剧烈，原有的药物治疗方案可能无法完全控制症状。因此，调整药物治疗方案变得尤为重要。

评估药物治疗效果：护士需要评估患者当前药物治疗的效果，包括症状改善程度、副作用情况等。这些信息可以为医生调整治疗方案提供依据。

与医生紧密合作：护士需要与医生保持紧密合作，及时报告患者的病情变化和对药物的反应。医生根据这些信息可以调整药物剂量、更换药物种类或联合使用多种药物等。

关注药物副作用：在调整药物治疗方案的过程中，护士需要密切关注患者是否出现新的副作用或原有副作用的加重。这些副作用可能影响患者的治疗依从性和生活质量，需要及时处理。

教育患者和家属：护士还需要向患者和家属解释药物治疗的重要性、可能的风险和注意事项等。这有助于提高患者的治疗依从性，减少因误解或恐惧而导致的治疗中断。

（三）确保患者的安全，防止自伤或冲动行为

在双相情感障碍的急性期，患者可能由于情绪失控而出现自伤或冲动行为。为了保障患者的安全，护士需要采取一系列安全措施。

加强病房巡视：护士需要增加病房巡视的频率，特别是夜间和凌晨等高风险时段。通过巡视，可以及时发现患者的异常情况，如情绪波动、行为异常等，并采取相应的干

预措施。

确保危险物品远离患者：为了防止患者利用危险物品进行自伤或冲动行为，护士需要将这些物品放置在患者无法触及的地方。同时，还要定期检查病房内是否存在潜在的安全隐患，并及时消除。

保持环境安静舒适：安静舒适的环境有助于稳定患者的情绪。因此，护士需要保持病房内环境整洁、安静、舒适，减少不必要的刺激和干扰。

进行安全教育：向患者和家属进行安全教育是预防自伤和冲动行为的重要措施。护士需要向他们讲解自伤和冲动行为的危害性和预防措施，提高他们的安全意识和自我保护能力。

采取约束措施：对于存在严重自伤或冲动行为倾向的患者，可以采取适当的约束措施，如使用保护性约束带等。但需要注意的是，约束措施的使用必须遵循医学伦理和法律规定，且必须在医生的指导下进行。同时，护士需要密切观察被约束患者的情绪变化和身体状况，防止意外情况的发生。

第十四章 西药的分类与作用机制

第一节 西药的基本分类

一、抗生素类药物

（一）抗生素类药物的定义与分类

1. 定义

抗生素类药物是一类由微生物（如细菌、真菌等）产生的，具有抑制或杀灭其他微生物的化学物质。自弗莱明发现青霉素以来，抗生素在医学领域的应用取得了巨大的成功，成为治疗细菌感染性疾病的重要武器。

2. 分类

根据化学结构和作用机制的不同，抗生素可分为多个大类。以下是一些常见的抗生素类别及其特点。

β-内酰胺类：这类抗生素包括青霉素和头孢菌素等，通过干扰细菌细胞壁的合成来发挥抗菌作用。它们对革兰阳性菌和部分革兰阴性菌有效，但易受到β-内酰胺酶的水解而失活。

氨基糖苷类：这类抗生素主要通过抑制细菌蛋白质的合成来发挥抗菌作用。它们对革兰阴性菌和部分革兰阳性菌有效，但由于其耳毒性和肾毒性等副作用，临床应用受到一定限制。

大环内酯类：这类抗生素通过抑制细菌蛋白质的合成来发挥抗菌作用，对革兰阳性菌和部分革兰阴性菌有效。它们通常用于治疗呼吸道感染、皮肤感染等。

四环素类：这类抗生素通过抑制细菌蛋白质的合成来发挥抗菌作用，对多种细菌有效，包括一些对其他抗生素耐药的细菌。但由于其副作用较多，如牙齿黄染、骨骼发育不良等，现已较少用于临床。

氟喹诺酮类：这类抗生素是人工合成的广谱抗菌药，通过抑制细菌 DNA 的复制和转录来发挥抗菌作用。它们对革兰阳性菌和革兰阴性菌均具有良好的抗菌活性，且组织穿透力强，适用于治疗各种感染性疾病。然而，随着这类药物的广泛使用，细菌耐药性问题也日益严重。

（二）抗生素类药物的作用机制与临床应用

1. 作用机制

抗生素的作用机制多种多样，主要包括以下几个方面。

抑制细菌细胞壁合成：如β-内酰胺类抗生素通过抑制细菌细胞壁的合成来破坏细菌细胞的完整性，导致细菌死亡。

破坏细菌细胞膜：一些抗生素如多粘菌素等可以通过破坏细菌细胞膜来发挥抗菌作用。

抑制细菌蛋白质合成：如氨基糖苷类、大环内酯类和四环素类抗生素通过抑制细菌蛋白质的合成来阻断细菌的代谢过程。

干扰细菌 DNA 的复制和转录：如氟喹诺酮类抗生素通过抑制细菌 DNA 的复制和转录来阻断细菌的遗传信息传递过程。

2. 临床应用

抗生素广泛应用于治疗各种细菌感染性疾病，如肺炎、败血症、尿路感染、皮肤感染等。在临床应用中，医生需要根据患者的感染部位、病原体种类和药物敏感性等因素来选择合适的抗生素进行治疗。同时，还需要注意抗生素的副作用和耐药性问题，避免滥用和不合理使用抗生素。

随着医学的发展，一些新型的抗生素和抗菌策略也在不断涌现，为治疗细菌感染性疾病提供了更多的选择。例如，针对多重耐药菌的感染，一些新型的抗菌药物如碳青霉烯类、糖肽类等正在被研究和应用于临床。此外，还有一些非抗生素类的抗菌策略如免疫疗法、噬菌疗法等也在不断探索中。

（三）常见抗生素类药物及其特点

1. 青霉素类抗生素

青霉素是最早发现的抗生素之一，对革兰阳性菌具有强大的杀菌作用。它主要通过干扰细菌细胞壁的合成来发挥抗菌作用，对大多数革兰阳性菌和部分革兰阴性菌有效。青霉素具有毒性低、疗效好、价格低廉等优点，因此在临床上得到广泛应用。然而，随着青霉素的广泛使用，一些细菌对青霉素产生了耐药性，使得青霉素的治疗效果下降。此外，青霉素还可能引起过敏反应等副作用，需要在使用时注意。

2. 头孢菌素类抗生素

头孢菌素类抗生素是一类具有抗菌谱广、耐青霉素酶等特点的抗生素。它们对革兰阳性菌和部分革兰阴性菌均有效，且对β-内酰胺酶稳定，因此可以用于治疗对青霉素耐药的细菌感染。头孢菌素类抗生素在临床上得到广泛应用，如头孢噻肟、头孢曲松等。

然而，随着头孢菌素类抗生素的广泛使用，一些细菌也对其产生了耐药性。

3. 氟喹诺酮类抗生素

氟喹诺酮类抗生素是一类人工合成的广谱抗菌药，对革兰阳性菌和革兰阴性菌均具有良好的抗菌活性。它们主要通过抑制细菌 DNA 的复制和转录来发挥抗菌作用，且组织穿透力强，适用于治疗各种感染性疾病。氟喹诺酮类抗生素在临床上得到广泛应用，如环丙沙星、左氧氟沙星等。然而，随着这类药物的广泛使用，细菌耐药性问题也日益严重。此外，氟喹诺酮类抗生素还可能引起一些副作用如肌腱炎、跟腱断裂等，需要在使用时注意。

二、抗病毒药物

抗病毒药物是一类用于治疗病毒感染性疾病的药物。与抗生素不同，抗病毒药物主要针对病毒而非细菌。

（一）抗病毒药物的作用原理

抗病毒药物是治疗病毒感染性疾病的重要武器，其作用原理多种多样，主要围绕抑制病毒的复制和传播过程。以下是抗病毒药物的主要作用原理。

1. 抑制病毒复制过程中的关键酶

病毒复制过程中需要依赖一系列酶来完成其生命周期。抗病毒药物可以通过抑制这些关键酶的活性，从而阻断病毒的复制过程。例如，核苷类抗病毒药物可以通过模拟病毒核酸的组成部分，嵌入到病毒核酸链中，从而阻断病毒核酸的合成。

2. 干扰病毒基因组的复制和转录

病毒基因组的复制和转录是病毒增殖的关键步骤。抗病毒药物可以通过干扰这些过程，阻止病毒基因组的复制和转录，从而抑制病毒的增殖。例如，反转录酶抑制剂可以抑制反转录酶的活性，阻止病毒 RNA 转录为 DNA，进而阻断病毒的复制过程。

3. 阻止病毒进入细胞或释放到细胞外

病毒需要进入宿主细胞才能进行复制和传播。抗病毒药物可以通过阻止病毒与细胞受体的结合或抑制病毒的释放过程，从而阻止病毒的传播。例如，病毒进入抑制剂可以阻止病毒与细胞膜上的受体结合，从而阻止病毒进入细胞内部。

除了上述主要作用原理外，还有一些抗病毒药物可以通过其他机制来发挥抗病毒作用。例如，免疫调节剂可以通过调节机体的免疫功能来增强机体对病毒的抵抗力；抗病毒疫苗可以通过刺激机体产生特异性抗体来预防病毒感染等。

需要注意的是，抗病毒药物的作用机制是针对病毒的特定环节进行干预，因此不同的抗病毒药物可能具有不同的作用机制和适应症。同时，由于病毒的变异性和耐药性等问题，抗病毒药物的研究和开发仍然面临着巨大的挑战。

（二）常见抗病毒药物及其适应症

抗病毒药物种类繁多，针对不同的病毒类型和感染部位有不同的适应症。以下是一些常见的抗病毒药物及其适应症。

1. 阿昔洛韦（Acyclovir）

阿昔洛韦是一种广谱抗病毒药物，主要用于治疗疱疹病毒感染。它通过抑制病毒DNA聚合酶的活性来阻断病毒DNA的合成，从而抑制病毒的复制和传播。阿昔洛韦对单纯疱疹病毒、水痘带状疱疹病毒等具有较好的治疗效果。临床上常用于治疗单纯疱疹、带状疱疹、生殖器疱疹等疱疹病毒感染性疾病。

2. 奥司他韦（Oseltamivir）

奥司他韦是一种神经氨酸酶抑制剂，主要用于治疗流感病毒感染。它通过抑制流感病毒表面的神经氨酸酶活性来阻止病毒的释放和传播。奥司他韦对甲型和乙型流感病毒均有效，可以缩短病程、减轻症状并降低并发症的风险。它是流感季节期间常用的抗病毒药物之一。

3. 利巴韦林（Ribavirin）

利巴韦林是一种广谱抗病毒药物，对多种DNA和RNA病毒均有抑制作用。它通过干扰病毒核酸的合成和复制过程来抑制病毒的增殖和传播。利巴韦林在临床上用于治疗多种病毒感染性疾病，如呼吸道合胞病毒、丙肝病毒等。它可以单独使用或与其他抗病毒药物联合使用以增强疗效。然而，利巴韦林的使用也存在一定的副作用和风险，如溶血性贫血、致畸作用等，因此在使用时需严格掌握适应症和剂量。

三、抗肿瘤药物

抗肿瘤药物是一类用于治疗癌症的药物。随着医学研究的不断深入，抗肿瘤药物的种类和作用机制也越来越多样化。

（一）化疗药物与靶向药物的区别

1. 作用机制的不同

化疗药物主要通过干扰癌细胞的DNA合成、抑制细胞分裂等广泛性的机制来杀死或抑制癌细胞的增殖。这些药物往往对快速分裂的细胞具有更强的毒性，因此除了癌细胞外，也会对一些正常细胞如骨髓细胞和消化道黏膜细胞等造成损伤，导致一系列副作用。

相比之下，靶向药物的作用机制更为精确。它们通过针对癌细胞表面的特定分子靶点或细胞内的信号传导通路来发挥作用。这些靶点通常是癌细胞生长、分裂或传播所必需的，而在正常细胞中不扮演关键角色或表达水平较低。因此，靶向药物能够更精确地打击癌细胞，减少对正常细胞的损伤。

2. 疗效和副作用的差异

由于化疗药物的作用机制较为广泛，它们通常对多种类型的癌细胞都具有一定的杀伤作用。然而，这种广泛性的杀伤作用也导致了较大的副作用，如恶心、呕吐、脱发、骨髓抑制等。这些副作用不仅影响了患者的生活质量，还可能限制化疗药物的使用剂量和持续时间。

靶向药物则因其精确的作用机制而具有更高的疗效和更低的副作用。它们往往能够针对特定类型的癌细胞发挥强大的杀伤作用，而对正常细胞的损伤较小。因此，患者在使用靶向药物时通常能够耐受更高的剂量和更长的治疗时间，从而获得更好的治疗效果。

（二）抗肿瘤药物的作用机制

抗肿瘤药物的作用机制多种多样，主要包括以下几个方面。

1. 干扰 DNA 合成

一些抗肿瘤药物通过抑制 DNA 合成所需的关键酶活性或直接损伤 DNA 分子来干扰癌细胞的 DNA 合成。这导致癌细胞无法正常进行分裂和增殖，从而达到抑制肿瘤生长的目的。

2. 抑制细胞分裂

另一些抗肿瘤药物通过干扰细胞分裂过程中的关键步骤来抑制癌细胞的增殖。例如，微管抑制剂可以破坏细胞内的微管结构，从而阻止癌细胞的分裂和增殖。

3. 诱导细胞凋亡

一些抗肿瘤药物能够触发癌细胞内部的凋亡程序，导致癌细胞自我消亡。这种机制有助于清除体内的癌细胞，减少肿瘤负荷。

4. 抑制肿瘤血管生成

肿瘤的生长和扩散依赖于新生的血管来提供营养和氧气。一些抗肿瘤药物通过抑制肿瘤血管生成所需的关键因子来阻止新生血管的形成，从而切断肿瘤的营养供应，达到抑制肿瘤生长的目的。

（三）常见抗肿瘤药物及其临床应用

1. 紫杉醇

紫杉醇是一种广谱抗肿瘤药物，主要通过抑制微管蛋白的解聚来阻止癌细胞的分裂和增殖。它在临床上广泛用于治疗乳腺癌、卵巢癌、肺癌等多种癌症。紫杉醇通常与其他化疗药物联合使用，以提高疗效并降低副作用。

2. 顺铂

顺铂是一种铂类抗肿瘤药物，主要通过干扰 DNA 的合成和修复来杀死癌细胞。它在临床上常用于治疗肺癌、睾丸癌、卵巢癌等。顺铂的副作用包括恶心、呕吐、肾毒性等，因此在使用时需要密切监测患者的肾功能和血液学指标。

3. 靶向药物

随着分子生物学和基因组学的发展，越来越多的靶向药物被开发出来并应用于临床。这些药物针对特定的分子靶点发挥作用，对某些类型的癌症具有显著疗效。例如，伊马替尼是一种针对慢性髓性白血病（CML）的靶向药物，它通过抑制 Bcr-Abl 融合蛋白的活性来抑制癌细胞的增殖和传播；吉非替尼则是一种针对非小细胞肺癌（NSCLC）的靶向药物，它通过抑制表皮生长因子受体（EGFR）的活性来阻断癌细胞的信号传导通路。这些靶向药物的出现为癌症治疗带来了新的希望和挑战。

需要注意的是，虽然抗肿瘤药物在癌症治疗中发挥了重要作用，但它们仍然存在一定的局限性和副作用。因此，在使用这些药物时需要严格掌握适应症和剂量，并根据患者的具体情况制定个性化的治疗方案。同时，医生还需要密切监测患者的疗效和不良反应情况，及时调整治疗方案以确保患者的安全和疗效。此外，随着科学技术的不断进步和新药的不断涌现，我们相信未来会有更多更有效更安全的抗肿瘤药物问世并为广大癌症患者带来福音。

四、心血管系统药物

心血管系统药物是一类用于治疗心血管疾病的药物，包括抗高血压药物、抗心律失常药物和血脂调节药物等。

（一）抗高血压药物

抗高血压药物是治疗高血压的重要手段，其作用机制多样，旨在通过不同途径降低血压，减少心血管事件的发生。

1. 利尿剂

利尿剂主要通过增加肾脏排钠和排水来降低血容量，从而减少心脏的前负荷，达到降低血压的目的。这类药物特别适用于盐敏感性高血压和伴有心力衰竭的患者。然而，长期使用利尿剂可能会导致电解质紊乱和代谢异常，因此需密切监测患者的血钾、血钠等指标。

2. β受体阻滞剂

β受体阻滞剂通过抑制心脏 β 受体来减慢心率、降低心输出量，并减少肾素的释放，从而降低血压。这类药物适用于心率较快的中青年患者或合并心绞痛、心肌梗死后的患者。但β受体阻滞剂可能会加重支气管痉挛和糖脂代谢紊乱，因此在使用时需考虑患者的整体情况。

3. 钙通道阻滞剂

钙通道阻滞剂通过阻止钙离子进入细胞内来扩张血管，降低外周血管阻力，从而降低血压。这类药物对血脂、血糖等代谢无明显影响，适用于老年高血压、单纯收缩期高血压以及伴有冠心病或周围血管病的患者。但钙通道阻滞剂可能会引起心率增快、面部潮红等不良反应，需在使用时注意观察。

（二）抗心律失常药物

心律失常是临床常见的心血管疾病之一，抗心律失常药物在治疗中发挥着重要作用。

1. 胺碘酮

胺碘酮是一种广谱抗心律失常药物，可用于治疗多种类型的心律失常，包括室性期前收缩、室性心动过速等。它通过延长心肌细胞动作电位时程和不应期来发挥抗心律失常作用。然而，胺碘酮的长期使用可能会导致甲状腺功能异常、肺纤维化等副作用，因此在使用时需严格掌握适应症和剂量。

2. 利多卡因

利多卡因主要用于治疗室性心律失常，如室性心动过速、心室颤动等。它通过抑制心脏细胞的钠离子通道来减慢心肌的传导速度，从而减少心律失常的发生。利多卡因的起效快、作用时间短，适用于急性心肌梗死后的室性心律失常。但使用过量可能会导致心脏停搏等严重后果，因此在使用时需密切监测患者的心电图和生命体征。

（三）血脂调节药物

高脂血症是心血管疾病的重要危险因素之一，血脂调节药物在治疗高脂血症中具有重要意义。

1. 他汀类药物

他汀类药物是临床上最常用的降脂药物之一，主要通过抑制胆固醇合成酶来降低血液中胆固醇水平。这类药物不仅可降低总胆固醇和低密度脂蛋白胆固醇水平，还可轻度升高高密度脂蛋白胆固醇水平，对预防动脉粥样硬化等心血管疾病具有积极作用。然而，他汀类药物可能会引起肝功能异常、肌病等副作用，因此在使用时需定期监测患者的肝功能和肌酶水平。

2. 贝特类药物

贝特类药物主要通过激活过氧化物酶体增殖物激活受体来促进胆固醇排泄和降低甘

油三酯水平。这类药物适用于以甘油三酯升高为主的高脂血症患者。但贝特类药物可能会引起胃肠道不适、肝功能异常等副作用，因此在使用时需注意观察患者的反应并调整剂量。同时，与他汀类药物合用时需注意可能出现的药物相互作用和安全性问题。

五、神经系统药物

神经系统药物是一类用于治疗神经系统疾病的药物，包括抗抑郁药物、抗焦虑药物、抗精神病药物和镇静催眠药物等。

（一）抗抑郁药物

抗抑郁药物是治疗抑郁症的主要手段，其作用机制多样，旨在通过调节神经递质来改善患者的情绪状态。

1. 选择性 5-羟色胺再摄取抑制剂（SSRIs）

SSRIs 是目前最常用的抗抑郁药物之一，其代表药物有氟西汀、帕罗西汀等。这类药物通过选择性抑制突触前膜对 5-羟色胺（5-HT）的回收，从而增强 5-HT 神经递质在突触间隙的传递，起到抗抑郁的作用。SSRIs 的不良反应较少，常见的有胃肠道不适、失眠、性功能障碍等，但一般较为轻微且可耐受。

2. 三环类抗抑郁药

三环类抗抑郁药是较早应用于临床的一类抗抑郁药物，其代表药物有阿米替林、多塞平等。这类药物通过抑制 5-HT 和去甲肾上腺素的再摄取，增加这些神经递质在突触间隙的浓度，从而发挥抗抑郁作用。然而，三环类抗抑郁药的不良反应较多且较重，如口干、便秘、心动过速、体位性低血压等，因此在使用时需密切监测患者的反应。

（二）抗焦虑药物

抗焦虑药物主要用于治疗焦虑症及其相关症状，其作用机制涉及多个神经递质系统。

1. 苯二氮䓬类药物

苯二氮䓬类药物是临床上最常用的抗焦虑药物之一，其代表药物有地西泮、阿普唑仑等。这类药物通过增强 γ-氨基丁酸（GABA）的抑制作用来减轻焦虑症状。GABA 是中枢神经系统中的主要抑制性神经递质，苯二氮䓬类药物能够与其受体结合，增加 GABA 的释放或延长其作用时间，从而产生镇静、抗焦虑和抗惊厥等效应。然而，长期使用苯二氮䓬类药物可能会导致依赖性和其他副作用，如嗜睡、乏力、记忆力减退等。

2. 非苯二氮䓬类药物

非苯二氮䓬类药物是近年来开发的一类新型抗焦虑药物，其代表药物有丁螺环酮、坦度螺酮等。这类药物的作用机制与苯二氮䓬类药物不同，它们主要通过与 5-HT 受体结合来发挥抗焦虑作用。非苯二氮䓬类药物的不良反应较少且较轻，常见的有头晕、恶心等，但一般不影响患者的日常生活和工作。

（三）抗精神病药物

抗精神病药物主要用于治疗精神分裂症等精神病性障碍，其作用机制涉及多个神经递质受体。

1. 典型抗精神病药物

典型抗精神病药物又称为传统抗精神病药物，其代表药物有氯丙嗪、氟哌啶醇等。这类药物主要通过阻断多巴胺受体来发挥作用，从而减轻精神分裂症患者的幻觉、妄想等阳性症状。然而，典型抗精神病药物的不良反应较多且较重，如锥体外系反应（包括肌张力增高、震颤等）、内分泌紊乱等，因此在使用时需密切监测患者的反应并调整剂量。

2. 非典型抗精神病药物

非典型抗精神病药物是近年来开发的一类新型抗精神病药物，其代表药物有氯氮平、利培酮等。这类药物的作用机制与典型抗精神病药物不同，它们主要通过阻断 5-HT 受体和多巴胺受体的结合来发挥抗精神病作用。非典型抗精神病药物的不良反应较少且较轻，常见的有嗜睡、体重增加等，但一般不影响患者的日常生活和工作。此外，非典型抗精神病药物对精神分裂症患者的阴性症状（如情感淡漠、社交退缩等）也有一定的改善作用。

（四）镇静催眠药物

镇静催眠药物主要用于治疗失眠症等睡眠障碍，其作用机制涉及多个神经递质系统。

1. 苯二氮䓬类药物

苯二氮䓬类药物除了具有抗焦虑作用外，还具有较强的镇静催眠作用。其代表药物有地西泮、氯硝西泮等。这类药物通过增强 GABA 的抑制作用来发挥镇静催眠作用，可以缩短入睡时间、延长睡眠持续时间并减少夜间觉醒次数。然而，长期使用苯二氮䓬类药物可能会导致依赖性和其他副作用如白天嗜睡、注意力不集中等，因此在使用时需严格遵循医嘱并控制用药剂量和频率。

2. 非处方镇静药

非处方镇静药通常含有抗组胺成分如苯海拉明、异丙嗪等，通过抑制中枢神经系统兴奋性来减轻失眠症状。这类药物适用于轻度失眠患者或短期使用以缓解失眠症状。然而，长期使用非处方镇静药可能会导致耐药性和其他副作用如口干、便秘等，因此在使用时也需注意用药剂量和频率并遵循医嘱。对于长期或严重的失眠患者，建议及时就医寻求专业诊断和治疗方案。

六、呼吸系统药物

呼吸系统药物主要用于治疗哮喘、咳嗽和痰液过多等呼吸系统疾病。

（一）平喘药物

平喘药物是治疗哮喘的关键药物，主要通过扩张支气管、抑制炎症介质释放等机制来改善患者的呼吸功能。

1. β2 受体激动剂

β2 受体激动剂是平喘药物中的一大类，代表性药物有沙丁胺醇、特布他林等。这类药物能够选择性地激活支气管平滑肌上的β2 受体，导致支气管平滑肌松弛，从而扩张支气管，缓解哮喘症状。β2 受体激动剂起效快，作用时间短，适用于哮喘急性发作时的治疗。

2. 茶碱类药物

茶碱类药物，如氨茶碱，主要通过抑制磷酸二酯酶来提高细胞内环磷酸腺苷（cAMP）的水平，进而松弛支气管平滑肌，达到平喘的效果。此外，茶碱类药物还具有轻微的抗炎和免疫调节作用。这类药物适用于轻、中度哮喘的治疗，尤其是夜间哮喘症状明显的患者。

3. 糖皮质激素

糖皮质激素是目前控制哮喘最有效的药物之一，代表性药物有布地奈德、氟替卡松等。这类药物通过抑制炎症细胞的活化和炎症介质的释放来减轻气道炎症，从而缓解哮喘症状。糖皮质激素适用于哮喘的长期控制治疗，可以显著减少哮喘的发作频率和严重程度。然而，长期使用糖皮质激素可能会导致一些副作用，如免疫力下降、骨质疏松等，因此在使用时需密切监测患者的反应并调整剂量。

（二）镇咳药物

镇咳药物主要用于治疗各种原因引起的咳嗽，其作用机制包括抑制咳嗽中枢、阻断咳嗽反射弧等。

1. 中枢性镇咳药

中枢性镇咳药主要通过抑制延髓的咳嗽中枢来发挥镇咳作用。代表性药物有可待因、右美沙芬等。这类药物对于各种原因引起的咳嗽都有一定的效果，尤其是干咳。然而，中枢性镇咳药可能会抑制呼吸中枢，因此对于有呼吸抑制风险的患者应慎用。

2. 外周性镇咳药

外周性镇咳药主要通过阻断咳嗽反射弧中的某个环节来减轻咳嗽。代表性药物有苯丙哌林、莫吉司坦等。这类药物主要作用于呼吸道黏膜的感受器或传入神经，从而阻断咳嗽反射的传递过程。外周性镇咳药适用于刺激性干咳或伴有少量痰液的患者。与中枢性镇咳药相比，外周性镇咳药的呼吸抑制风险较低。

（三）祛痰药物

祛痰药物主要用于治疗痰液过多、黏稠不易咳出的症状，其作用机制包括稀释痰液、促进痰液排出等。

1. 黏液溶解剂

黏液溶解剂主要通过破坏痰液中的黏蛋白来降低痰液的黏稠度，从而使痰液易于咳出。代表性药物有乙酰半胱氨酸、溴己新等。这类药物适用于各种原因引起的痰液黏稠不易咳出的症状。然而，黏液溶解剂可能会引起胃肠道不适等副作用，因此在使用时需注意观察患者的反应。

2. 黏液促排剂

黏液促排剂主要通过刺激呼吸道黏膜纤毛运动或增强黏液细胞的清除功能来促进痰液排出。代表性药物有氨溴索、羧甲司坦等。这类药物适用于慢性支气管炎、支气管扩张等引起的痰液排出困难的症状。黏液促排剂的安全性较高，但长期使用可能会导致耐药性或其他不良反应的风险增加，因此在使用时也需遵循医嘱并控制用药剂量和频率。

七、消化系统药物

消化系统药物主要用于治疗胃酸过多、胃炎、胃溃疡、消化不良等消化系统疾病。

（一）抗酸药物

抗酸药物是治疗胃酸过多相关症状的重要药物类别，主要通过中和胃酸来降低胃内酸度，缓解胃部不适。

1. 药物作用机制

抗酸药物，如碳酸钙、氢氧化镁等，在胃内与胃酸发生中和反应。这一过程中，药物中的碱性成分与胃酸中的氢离子结合，生成盐和水，从而有效中和胃酸，使胃内 pH 值升高。这有助于缓解因胃酸过多而引起的胃痛、胃灼热等症状。

2. 药物选择与使用

不同的抗酸药物具有不同的中和能力和作用持续时间。因此，在选择抗酸药物时，需要根据患者的具体症状和胃酸过多的程度来进行。此外，抗酸药物的使用也需遵循医嘱，以确保安全有效。

3. 注意事项与副作用

虽然抗酸药物在缓解胃部不适方面效果显著，但长期使用可能会导致一些副作用，如便秘、腹泻等。此外，抗酸药物可能会影响其他药物的吸收，因此在使用时需注意与其他药物的相互作用。对于孕妇、哺乳期妇女和儿童等特殊人群，使用抗酸药物时需特别谨慎。

（二）胃黏膜保护药物

胃黏膜保护药物主要用于治疗胃炎、胃溃疡等胃黏膜损伤性疾病，通过在胃黏膜上形成保护层来防止损害。

1. 药物作用机制

胃黏膜保护药物，如硫糖铝、胶体果胶铋等，能够在胃黏膜上形成一层保护膜。这层保护膜可以增强胃黏膜的屏障功能，防止胃酸、胃蛋白酶等消化液对胃黏膜的侵蚀和损害。同时，这些药物还可以促进胃黏膜的修复和再生，有助于胃黏膜损伤的恢复。

2. 临床应用与疗效

胃黏膜保护药物在治疗胃炎、胃溃疡等胃黏膜损伤性疾病方面具有显著疗效。它们可以有效缓解胃痛、胃胀等症状，促进胃黏膜的愈合。然而，不同患者的疗效可能因个体差异而有所不同。因此，在使用胃黏膜保护药物时，需要根据患者的具体情况进行个体化治疗。

3. 注意事项与副作用

虽然胃黏膜保护药物在治疗胃黏膜损伤性疾病方面具有重要作用，但使用时也需注意一些事项和副作用。例如，部分患者在使用后可能出现恶心、呕吐等胃肠道不适反应。此外，长期使用胃黏膜保护药物可能会影响胃肠道的正常功能。因此，在使用时需严格遵循医嘱，并密切关注患者的反应和病情变化。

（三）促胃肠动力药物

促胃肠动力药物主要用于治疗消化不良、胃肠动力不足等疾病，通过增强胃肠道平滑肌的收缩力来改善症状。

1. 药物作用机制

促胃肠动力药物，如多潘立酮、莫沙必利等，主要作用于胃肠道平滑肌上的 5-羟色胺受体。它们通过刺激这些受体来增加平滑肌的收缩力和蠕动频率，从而促进胃肠道的蠕动和排空。这有助于改善因胃肠动力不足而引起的消化不良、腹胀等症状。

2. 临床应用与疗效

促胃肠动力药物在治疗消化不良、胃肠动力不足等疾病方面具有广泛应用。它们可以有效改善患者的胃肠道症状，提高生活质量。然而，不同患者的疗效可能因个体差异而有所不同。因此，在使用促胃肠动力药物时，需要根据患者的具体情况进行个体化治疗，并密切关注患者的反应和病情变化。

3. 注意事项与副作用

虽然促胃肠动力药物在治疗胃肠道疾病方面具有重要作用，但使用时也需注意一些事项和副作用。例如，部分患者在使用后可能出现腹泻、腹痛等胃肠道不适反应。此外，长期使用促胃肠动力药物可能会导致药物依赖或耐药性等问题。因此，在使用时需严格遵循医嘱，并密切关注患者的反应和病情变化。对于特殊人群，如孕妇、哺乳期妇女和儿童等，使用促胃肠动力药物时需特别谨慎。

八、激素类药物

激素类药物是一类具有生物活性的化合物，对机体的代谢、生长、发育和免疫等过程具有重要的调节作用。

（一）糖皮质激素

糖皮质激素（GCs）是一类由肾上腺皮质分泌的激素，具有多种生理和药理作用，临床上被广泛应用于治疗多种疾病。然而，其长期使用可能带来的副作用也不容忽视。

1. 生理与药理作用

抗炎作用：GCs 能够抑制炎症反应，减轻红肿、热痛等症状。

抗过敏作用：抑制过敏反应，如过敏性鼻炎、哮喘等。

免疫抑制作用：抑制免疫系统的过度激活，减少自身免疫性疾病的损害。

2. 临床应用

炎症性疾病：如风湿性关节炎、系统性红斑狼疮等。

自身免疫性疾病：如多发性硬化症、肾病综合征等。

过敏性疾病：如严重过敏反应、过敏性皮炎等。

3. 副作用与注意事项

骨质疏松：长期使用 GCs 可能导致骨骼变薄、易碎。

代谢紊乱：可能引发或加重高血压、糖尿病等代谢性疾病。

免疫系统抑制：增加感染风险，需密切监测免疫功能。

其他：还可能导致皮肤变薄、伤口愈合困难等。

（二）性激素与避孕药

性激素是维持第二性征和促进生殖功能的重要激素，而避孕药则是通过调节激素水平来达到避孕效果的药物。

1. 性激素的生理作用

雌激素：促进女性生殖器官发育、维持女性第二性征、参与月经周期调节等。

孕激素：维持妊娠、促进乳腺发育等。

雄激素：促进男性生殖器官发育、维持男性第二性征等。

2. 避孕药的作用机制

抑制排卵：通过调节激素水平，阻止卵泡成熟和排卵。

改变子宫内膜形态：使子宫内膜变薄，不利于受精卵着床。

其他机制：如改变宫颈黏液性质，阻止精子进入子宫等。

3. 避孕药的种类与应用

口服避孕药：包括短效、长效和紧急避孕药。

注射用避孕药：如长效避孕针等。

其他形式：如宫内节育器、皮下埋植剂等。

4. 副作用与注意事项

口服避孕药可能导致恶心、呕吐、月经不规律等。

长期使用可能增加血栓风险、影响肝功能等。

使用前应详细咨询医生，了解适应症和禁忌症。

（三）甲状腺激素与抗甲状腺药物

甲状腺激素在调节机体代谢、生长和发育等方面发挥关键作用，而抗甲状腺药物则用于治疗甲状腺功能亢进等相关疾病。

1. 甲状腺激素的生理作用

促进新陈代谢：提高基础代谢率，加速蛋白质、脂肪和糖的分解与合成。

促进生长发育：对骨骼和神经系统的发育尤为重要。

调节心血管系统：影响心率、心肌收缩力等。

2. 抗甲状腺药物的作用机制

抑制甲状腺激素的合成：通过抑制甲状腺过氧化物酶来减少甲状腺激素的合成。

抑制甲状腺激素的释放：减少甲状腺球蛋白的水解，从而减少甲状腺激素的释放。

3. 临床应用

治疗甲状腺功能亢进症（甲亢）：如格雷夫斯病等。

术前准备：降低甲亢患者的甲状腺激素水平，减少手术风险。

甲状腺危象的治疗：迅速降低甲状腺激素水平，缓解症状。

4. 副作用与注意事项

可能导致肝功能损害、白细胞减少等副作用。

使用过程中需定期监测甲状腺功能和血常规等指标。

孕妇、哺乳期妇女等特殊人群需谨慎使用。

九、解热镇痛及抗炎药物

解热镇痛及抗炎药物是一类具有解热镇痛和抗炎作用的药物，广泛应用于治疗各种疼痛、发热和炎症性疾病。

（一）非甾体抗炎药（NSAIDs）

1. NSAIDs 的作用机制

抑制环氧化酶（COX）：NSAIDs 主要通过抑制 COX-1 和 COX-2 两种同工酶的活性，来阻断花生四烯酸转化为前列腺素（PGs）的过程。

PGs 的生物活性：PGs 在机体内具有多种生物活性，包括参与炎症反应、疼痛感受和体温调节等。

NSAIDs 的抗炎作用：通过抑制 PGs 的合成，NSAIDs 能够减轻红肿、疼痛和发热等炎症症状。

2. NSAIDs 的临床应用

疼痛治疗：NSAIDs 广泛用于缓解各种疼痛，如头痛、关节痛、肌肉痛等。

风湿性疾病：对于类风湿性关节炎、骨关节炎等风湿性疾病，NSAIDs 能够显著改善患者的症状和关节功能。

炎性疾病：NSAIDs 也用于治疗其他炎性疾病，如牙周炎、中耳炎等。

3. NSAIDs 的副作用与风险

胃肠道出血：长期使用 NSAIDs 可能增加胃肠道溃疡和出血的风险。

心血管事件：某些 NSAIDs 可能增加心血管事件（如心肌梗死、中风）的风险。

其他副作用：包括过敏反应、肝肾功能损害等。

4. 使用 NSAIDs 的注意事项

遵循医嘱：在使用 NSAIDs 时，应遵循医生的建议和剂量指导。

密切监测：长期使用者应定期监测相关指标，以及时发现并处理潜在副作用。

避免与其他药物相互作用：注意避免与其他可能增加副作用风险的药物同时使用。

（二）解热镇痛药的作用机制与临床应用

1. 解热镇痛药的作用机制

抑制前列腺素 E2（PGE2）合成酶：解热镇痛药通过抑制下丘脑前部神经元中的 PGE2 合成酶，减少 PGE2 的合成和释放。

PGE2 的生物活性：PGE2 是一种重要的内源性致热物质和疼痛介质，参与机体的发热和疼痛反应。

解热镇痛药的解热和镇痛作用：通过抑制 PGE2 的合成和释放，解热镇痛药能够有效地降低体温和缓解疼痛。

2. 解热镇痛药的临床应用

治疗感冒和流感：对于由感冒和流感引起的发热、头痛等症状，解热镇痛药具有良好的疗效。

缓解轻至中度疼痛：对于牙痛、关节痛等轻至中度疼痛，解热镇痛药能够提供有效的缓解。

3. 解热镇痛药的副作用与风险

胃肠道不适：部分解热镇痛药可能引起胃肠道不适，如恶心、呕吐等。

过敏反应：少数患者可能对某些解热镇痛药成分产生过敏反应。

其他副作用：长期大量使用可能导致肝肾功能损害等。

4. 使用解热镇痛药的注意事项

遵循医嘱：在使用解热镇痛药时，应遵循医生的建议和指导，避免自行增减剂量或改变用药方式。

注意用药时机：解热镇痛药通常在症状出现时使用，不宜长期大量使用。

避免与其他药物相互作用：在使用解热镇痛药时，应注意避免与其他可能产生相互作用的药物同时使用，以免增加副作用风险。同时，对于特殊人群（如孕妇、哺乳期妇女、儿童、老年人等），在使用解热镇痛药时应特别谨慎，并遵循医生的指导。

第二节　西药的作用机制

一、药物与受体的相互作用

（一）受体理论与药物效应

1. 受体的概念与特性

受体是生物体内的一类特殊分子，它们能够识别并结合特定的信号分子，从而触发一系列的生物化学反应。在药理学中，受体特指那些能够与药物分子结合并介导药物效应的分子。受体通常具有高度的特异性和亲和力，能够选择性地与特定的药物分子结合。

2. 药物与受体的相互作用

药物与受体的相互作用是药物发挥作用的基础。当药物分子进入生物体后，它们会与相应的受体结合，从而改变受体的构象或激活受体相关的信号通路。这种结合通常是可逆的，即药物分子与受体结合后，在一定条件下可以解离。药物与受体的结合强度和持续时间取决于药物分子的结构、受体的特性以及它们之间的相互作用力。

3. 药物效应的产生

当药物与受体结合后，会触发一系列的生物化学反应，最终导致特定的生理或药理效应。这些效应可以是兴奋性的，如心率加快、血压升高；也可以是抑制性的，如镇静、镇痛。药物效应的强度和持续时间取决于药物与受体的结合特性、受体的分布和数量以及生物体内的代谢和排泄过程。

4. 受体饱和性与药物效应

受体的数量是有限的，当药物浓度达到一定水平时，所有的受体都会被药物占据，此时再增加药物浓度也不会产生更强的效应。这种现象称为受体的饱和性。了解受体的饱和性对于合理用药具有重要意义，可以避免因药物过量而导致的副作用和毒性反应。

（二）药物与受体的结合类型

1. 激动剂

激动剂是一类能够与受体结合并激活受体的药物。它们通常具有与天然配体相似的结构，能够与受体的活性位点结合，从而触发受体的信号转导过程。激动剂与受体的结合通常具有较高的亲和力和内在活性，能够产生明显的正性效应。例如，肾上腺素是一种典型的激动剂，能够与肾上腺素受体结合并激活受体，从而产生心率加快、血管收缩等效应。

2. 拮抗剂

拮抗剂是一类能够与受体结合但不激活受体的药物。它们通常与激动剂竞争受体的结合位点，从而阻止激动剂与受体的结合和激活。拮抗剂与受体的结合通常具有较高的亲和力但较低的内在活性或无内在活性，因此它们主要产生负性效应或阻断效应。例如，阿托品是一种典型的拮抗剂，能够与乙酰胆碱受体结合并阻断乙酰胆碱的作用，从而产生抗胆碱能效应如心率减慢、瞳孔扩大等。

3. 部分激动剂

部分激动剂是一类介于激动剂和拮抗剂之间的药物。它们既能够与受体结合并产生一定的正性效应，又能够阻断激动剂的部分效应。部分激动剂与受体的结合通常具有较低的亲和力和内在活性，因此它们产生的效应通常弱于激动剂但强于拮抗剂。例如，哌唑嗪是一种部分激动剂，能够与α1肾上腺素受体结合并产生一定的收缩血管效应，但同时也能阻断去甲肾上腺素的部分效应。

二、药物的作用靶点

药物的作用靶点是药物在生物体内发挥作用的特定分子或细胞结构。不同的药物可能作用于不同的靶点，从而产生不同的药理效应。

（一）酶系统作为药物靶点

1. 酶的重要性与功能

酶是生物体内的生物催化剂，它们能够加速各种生物化学反应的速率，从而在生物体的代谢、能量转换、信号转导等过程中发挥关键作用。酶的活性受到多种因素的调控，包括底物浓度、辅因子、抑制剂和激活剂等。

2. 药物对酶的作用机制

药物可以通过多种机制影响酶的活性，包括竞争性抑制、非竞争性抑制、反竞争性抑制、不可逆抑制以及酶的激活等。竞争性抑制是最常见的机制，药物与底物竞争酶的活性位点，从而降低酶对底物的催化效率。非竞争性抑制则是药物与酶的其他位点结合，改变酶的空间构象，进而影响酶的活性。

3. 药物与酶相互作用的实例

许多药物都是通过作用于酶系统来发挥药理作用的。例如，抗菌药物中的 β-内酰胺类抗生素（如青霉素）通过抑制细菌细胞壁的合成酶——转肽酶来破坏细菌细胞壁的完整性，导致细菌死亡。又如，抗肿瘤药物中的酪氨酸激酶抑制剂（如伊马替尼）通过抑制肿瘤细胞中过度活跃的酪氨酸激酶来阻断肿瘤细胞的增殖信号通路。

（二）离子通道作为药物靶点

1. 离子通道的功能与分类

离子通道是细胞膜上的一类特殊蛋白质，它们能够选择性地允许某些离子通过细胞膜，从而维持细胞的内外离子平衡和电位差。根据通透的离子类型和门控机制的不同，离子通道可以分为多种类型，如钠通道、钾通道、钙通道等。

2. 药物对离子通道的作用机制

药物可以通过与离子通道的特定部位结合来影响通道的开放或关闭状态，从而改变细胞的兴奋性、传导性和分泌功能。例如，局部麻醉药（如利多卡因）通过阻断神经细胞的钠通道来抑制神经冲动的传导；钙通道阻滞剂（如维拉帕米）则通过抑制心肌细胞的钙通道来降低心肌收缩力和心率。

3. 药物与离子通道相互作用的实例

抗心律失常药物是一类典型的以离子通道为靶点的药物。例如，奎尼丁是一种广谱抗心律失常药，它可以通过抑制心肌细胞的钠通道和钾通道来延长心肌细胞的动作电位时程和有效不应期，从而降低心脏的自律性和传导性。其他抗心律失常药物如胺碘酮、普罗帕酮等也主要通过作用于心肌细胞的离子通道来发挥抗心律失常作用。

（三）核酸作为药物靶点

1. 核酸的功能与结构特点

核酸是生物体内储存遗传信息的分子载体，包括 DNA 和 RNA 两种类型。它们通过特定的碱基配对原则形成双螺旋结构或单链结构，并携带着生物体生长、发育和代谢所需的全部遗传信息。核酸的复制、转录和翻译等过程构成了生物体的中心法则。

2. 药物对核酸的作用机制

随着分子生物学和基因工程技术的飞速发展，越来越多的药物开始以核酸为靶点来发挥药理作用。这些药物可以通过影响核酸的合成、降解、修饰或转录后加工等过程来调控基因的表达水平或改变 RNA 的功能状态。例如，抗病毒药物中的核苷类逆转录酶抑制剂（如齐多夫定）通过抑制逆转录酶的活性来阻止 HIV 病毒的复制过程；抗肿瘤药物中的寡核苷酸类药物（如反义寡核苷酸）则通过与特定的 mRNA 结合来阻断蛋白质的合成过程。

3. 药物与核酸相互作用的实例

抗病毒药物是一类典型的以核酸为靶点的药物。例如，阿昔洛韦是一种广谱抗病毒药物，它可以通过抑制病毒 DNA 聚合酶的活性来阻止 DNA 病毒的复制过程；利巴韦林则是一种广谱 RNA 病毒抑制剂，它可以通过干扰病毒 RNA 的合成和加工过程来发挥抗病毒作用。此外，还有一些新型核酸类药物如基因治疗药物、核酸疫苗等也正在研究和开发中。

三、药物的代谢与排泄

药物在体内的代谢和排泄过程对于药物的疗效和安全性具有重要意义。代谢是指药物在生物体内经过一系列化学反应后转变为其他化合物的过程；排泄则是指药物或其代谢产物从生物体内排出的过程。

（一）药物在体内的吸收与分布

1. 药物的吸收过程

药物的吸收是指药物从给药部位进入血液循环系统的过程。吸收的速度和程度受多种因素影响，包括药物的理化性质（如溶解度、分子大小、极性等）、给药途径（如口服、注射、皮肤给药等）以及生物体的生理状态（如胃肠道 pH 值、血流速度等）。

对于口服药物，药物的溶解度和胃肠道的 pH 值是影响吸收的关键因素。溶解度高的药物更容易被胃肠道吸收，而胃肠道的 pH 值可以影响药物的解离状态，进而影响其吸收速率。注射给药时，药物直接进入血液循环，吸收速度较快，但可能受到注射部位血流速度和药物与血浆蛋白结合程度的影响。

2. 药物的分布

药物被吸收后，随血流分布到全身各组织和器官中。药物的分布受到血流速度、血管通透性、组织亲和力以及药物与血浆蛋白的结合程度等因素的影响。血流丰富的组织（如心、肝、肾等）药物浓度较高，而血流较少的组织（如脂肪、肌肉等）药物浓度较低。药物与血浆蛋白的结合可以影响药物的分布和药效，结合程度高的药物在血浆中的游离浓度较低，可能影响其到达作用靶点的速度。

（二）药物的代谢途径与排泄机制

1. 药物的代谢途径

药物的代谢主要发生在肝脏中，通过一系列酶促反应将药物转化为更易排泄的代谢产物。常见的药物代谢途径包括氧化、还原、水解和结合等反应。这些反应可以降低药物的活性或毒性，增加其水溶性，有利于排泄。

氧化反应是药物代谢中最常见的反应之一，主要涉及药物分子中的羟基化、脱氢氧化等过程。还原反应相对较少见，但在某些药物的代谢过程中也起着重要作用。水解反应主要发生在酯类、酰胺类等药物中，通过水解酶的作用将药物分子分解为更小的片段。结合反应则是将药物分子与内源性物质（如葡萄糖醛酸、硫酸等）结合，形成水溶性更高的代谢产物。

2. 药物的排泄机制

药物的排泄是指药物或其代谢产物从生物体内排出的过程。排泄的主要途径包括肾脏排泄、胆汁排泄以及皮肤的排泄等。肾脏是药物排泄的主要器官，通过肾小球的滤过作用和肾小管的重吸收作用将药物或其代谢产物以尿液的形式排出体外。胆汁排泄是肝脏将药物或其代谢产物排入胆汁中的过程，随后进入肠道随粪便排出体外。部分药物还可以通过皮肤的排泄或以呼出气体的形式排出体外，但这些途径在药物排泄中所占比例较小。

药物的排泄速度受多种因素影响，包括药物的理化性质、血浆蛋白结合率、肾脏功能等。水溶性高、分子量小的药物更容易通过肾脏排泄；与血浆蛋白结合程度高的药物则更难被排泄。此外，肾脏功能受损时，药物的排泄速度可能减慢，导致药物在体内蓄积和毒性增加。

四、药物的药效学评价

药效学评价是评估药物疗效和安全性的重要手段，主要包括对药物效应动力学和时间-效应关系的研究。

（一）药物效应动力学

1. 药物效应动力学的定义与意义

药物效应动力学，又称药效学，是研究药物对生物体产生效应的科学。它主要关注药物在不同剂量或浓度下对生物体的作用，以及这些作用如何随药物剂量或浓度的变化而变化。通过对药物效应动力学的研究，我们可以深入了解药物的作用机制，评估药物的疗效和安全性，为临床用药提供科学依据。

2. 药物效应动力学的评价指标

在药物效应动力学的研究中，常用的评价指标包括效应强度、持续时间和量效关系等。效应强度是指药物在特定剂量下产生的效应大小；持续时间是指药物效应维持的时间长度；量效关系则描述了药物剂量与效应之间的变化关系。这些指标可以通过实验测定得到，并用于评估不同药物或同一药物不同剂量下的疗效和安全性。

3. 药物效应动力学的实验方法

为了研究药物的效应动力学，科学家们通常会采用一系列实验方法，包括体内实验和体外实验。体内实验通常在动物模型上进行，通过给动物注射不同剂量的药物，观察并记录药物产生的效应及其变化规律。体外实验则利用细胞或组织培养等技术，在实验室条件下模拟药物与生物体的相互作用，以研究药物的效应机制。

（二）药物的时间-效应关系

1. 药物时间-效应关系的定义与意义

药物的时间-效应关系是指药物在生物体内随时间变化而产生的效应变化规律。了解药物的时间-效应关系对于制定合理的给药方案和避免不良反应具有重要意义。不同药物的时间-效应关系可能有所不同，这取决于药物的性质、作用机制以及生物体的生理状态等因素。

2. 药物时间-效应关系的影响因素

影响药物时间-效应关系的因素有很多，包括药物的吸收、分布、代谢和排泄等过程。这些过程会影响药物在生物体内的浓度变化，从而影响药物的效应强度和持续时间。此外，生物体的生理状态、疾病情况以及个体差异等因素也可能对药物的时间-效应关系产生影响。

3. 药物时间-效应关系的研究方法

为了研究药物的时间-效应关系，科学家们通常会采用药代动力学和药效动力学相结合的方法。药代动力学研究药物在生物体内的吸收、分布、代谢和排泄等过程，以及这些过程如何影响药物的血药浓度变化；而药效动力学则关注药物在不同浓度下产生的效应及其变化规律。通过将这两者结合起来，我们可以更全面地了解药物的时间-效应关系，并为临床用药提供科学依据。

第三节 西药的副作用与药物相互作用

一、西药的副作用

（一）副作用的定义与分类

副作用，也称不良反应，是指在正常剂量下使用药物时，除了治疗作用外，产生的与治疗目的无关的作用。它是药物作用的一部分，但通常不是患者或医生所期望的。副作用可以影响身体的任何部位或系统，其严重程度和频率因药物而异。

副作用可以根据其性质和严重程度进行分类。一般来说，副作用可以分为轻微、中等和严重三个等级。轻微副作用通常不会对患者的日常生活造成太大影响，而严重副作用则可能危及患者的生命。

具体而言，副作用可以分为以下几类。

副作用（Side Effects）：这是最常见的副作用类型，通常与药物的治疗作用同时出现。它们是药物固有的药理作用，但与治疗目的无关。例如，许多抗组胺药用于治疗过敏反应，但同时也会引起嗜睡等副作用。

毒性反应（Toxic Reactions）：当药物剂量过大或长时间使用时，可能会导致毒性反应。这种反应通常是剂量依赖性的，即随着剂量的增加，毒性反应的风险和严重程度也会增加。例如，过量使用对乙酰氨基酚（扑热息痛）可能导致肝脏毒性。

过敏反应（Allergic Reactions）：这是与药物剂量无关的免疫反应，通常由人体对某种药物成分的过度反应引起。过敏反应可以表现为皮疹、荨麻疹、呼吸困难、过敏性休克等。严重的过敏反应称为变态反应或超敏反应，可能需要紧急医疗干预。

后遗效应（After Effects）：某些药物在停药后仍可能持续存在药理作用，这种现象称为后遗效应。例如，长期使用皮质类固醇激素可能导致骨质疏松等长期后遗症。

停药反应（Withdrawal Reactions）：长期用药后突然停药可能引起反跳现象或停药反应。这种反应通常是由于身体对药物的适应性改变所致。例如，长期使用抗抑郁药的患者在突然停药时可能出现焦虑、失眠等症状。

了解副作用的分类有助于医生和患者更好地评估药物的风险和益处，从而制定更合理的治疗方案。

（二）常见西药的副作用及其处理

许多常用的西药都有可能引起副作用，了解这些副作用及其处理方法对于保障患者安全至关重要。以下是一些常见西药的副作用及其处理方法的详细论述。

解热镇痛药：如阿司匹林、对乙酰氨基酚等。这类药物常用于治疗发热、疼痛等症状，但也可能引起一些副作用。

常见副作用：胃肠道不适（如恶心、呕吐、腹痛）、出血倾向（如鼻出血、牙龈出血）、过敏反应等。

处理方法：对于胃肠道不适，可以尝试减少剂量或餐后服用以减少刺激；对于出血倾向，应密切关注症状变化并及时就医；对于过敏反应，应立即停药并就医。此外，使用胃黏膜保护剂也可以在一定程度上减少胃肠道副作用的发生。

抗生素：如青霉素、头孢菌素等。这类药物用于治疗细菌感染，但在使用过程中也可能出现一些副作用。

常见副作用：过敏反应（如皮疹、荨麻疹、呼吸困难）、肠道菌群失调（如腹泻、伪膜性肠炎）等。

处理方法：对于过敏反应，应立即停药并就医，必要时使用抗过敏药物；对于肠道菌群失调，可以通过补充益生菌、调整饮食等方式缓解症状。在使用抗生素时，应遵循医嘱足量足疗程使用，避免滥用导致不必要的不良反应。

心血管药物：如降压药、抗心律失常药等。这类药物用于治疗心血管疾病，但也可能引起一些与心血管系统相关的副作用。

常见副作用：低血压、心动过缓、头晕、乏力等。

处理方法：对于低血压和心动过缓，可以通过调整药物剂量或更换其他药物来缓解症状；对于头晕和乏力等症状，应注意休息并避免剧烈运动。在使用心血管药物时，应定期监测血压和心电图等指标，以确保药物的安全性和有效性。

除了上述具体药物的副作用及其处理方法外，还有一些通用的建议可以帮助患者减少药物副作用的风险：首先，在使用任何药物之前都应详细阅读说明书并遵循医嘱使用；其次，在用药过程中应注意观察身体反应并及时向医生反馈；最后，在出现严重副作用时应立即就医并采取相应的治疗措施。此外，保持良好的生活习惯和饮食健康也有助于减少药物副作用的发生。

二、药物相互作用

（一）药物相互作用的概念与分类

药物相互作用是指两种或多种药物同时使用时，彼此之间相互影响的现象。它是药物治疗中一个非常重要的概念，因为不同的药物可能具有相似或相反的药理作用，当它们同时使用时，可能会产生相互增强、相互抵消或产生新的不良反应等效果。

药物相互作用可以根据其发生的机制和影响的结果进行分类。最常见的分类方法是将其分为药效学相互作用和药动学相互作用两大类。

1. 药效学相互作用

药效学相互作用是指两种或多种药物在受体部位或生理系统内产生相互作用，从而影响彼此的药理效应。这种相互作用可以是协同的，也可以是拮抗的。

协同作用：当两种药物同时使用时，它们的效果相互增强。例如，某些抗生素与β-内酰胺酶抑制剂合用时，可以显著增强抗生素的抗菌活性。

拮抗作用：当两种药物同时使用时，它们的效果相互抵消或减弱。例如，某些镇静药与兴奋药合用时，可能会相互抵消彼此的药理作用。

2. 药动学相互作用

药动学相互作用是指两种或多种药物在吸收、分布、代谢和排泄过程中相互影响，从而改变彼此在体内的浓度和持续时间。这种相互作用主要涉及药物的生物利用度、蛋白结合率、代谢速率和排泄途径等方面。

影响吸收：某些药物可能会改变胃肠道的 pH 值、蠕动速度或分泌物的性质，从而影响其他药物的吸收速率和程度。例如，抗酸药可能会降低某些弱酸性药物的吸收。

影响分布：药物在体内的分布受血浆蛋白结合率、组织亲和力等因素的影响。当两种药物竞争相同的结合位点或改变组织的亲和力时，可能会影响彼此的分布。例如，华法林与某些非甾体抗炎药合用时，可能会增加华法林的游离浓度，从而增加其抗凝效果。

影响代谢：药物在体内的代谢主要由肝脏中的酶系统完成。当两种药物同时使用且都经过相同的代谢途径时，可能会相互竞争酶的活性位点，从而影响彼此的代谢速率。例如，某些抗真菌药可能会抑制肝酶的活性，从而延长其他药物的半衰期。

影响排泄：药物的排泄主要通过肾脏进行。当两种药物同时使用时，可能会相互干扰彼此的排泄过程。例如，某些利尿剂可能会增加肾脏对药物的排泄速率，从而降低其他药物的血药浓度。

（二）常见药物相互作用及其临床意义

了解常见的药物相互作用对于临床医生和药师来说至关重要，因为这有助于他们为患者制定更安全、更有效的治疗方案。以下是一些常见的药物相互作用及其临床意义。

1. 抗凝药与抗血小板药合用

当抗凝药（如华法林）与抗血小板药（如阿司匹林）合用时，可能会增加出血的风险。这是因为这两种药物都具有抑制血液凝固的作用，当它们同时使用时，可能会相互增强彼此的药理作用。因此，在使用这类药物组合时，需要密切监测患者的凝血功能，并及时调整药物剂量。

2. 利尿剂与降压药合用

利尿剂通过增加肾脏对水和电解质的排泄来降低血容量和血压。当利尿剂与降压药合用时，可能会增强降压效果。然而，过度的降压也可能导致低血压和相关的不良反应（如头晕、乏力等）。因此，在使用这类药物组合时，需要密切监测患者的血压变化，并根据需要调整药物剂量。

3. 抗生素与活菌制剂合用

抗生素具有杀灭或抑制细菌生长的作用，而活菌制剂则含有对人体有益的活菌成分。当抗生素与活菌制剂合用时，可能会杀灭活菌制剂中的有益菌，从而降低其治疗效果。因此，在使用这类药物组合时，需要特别注意选择适当的用药时机和剂量，以确保两种药物都能发挥最佳的治疗效果。

除了上述常见的药物相互作用，还有许多其他类型的药物相互作用也值得关注。例如，某些药物可能会干扰心电图的正常波形（如 QT 间期延长），从而增加心律失常的风险；某些药物可能会降低免疫功能或增加感染的风险等。因此，在临床实践中，医生和药师需要全面了解患者的用药情况，并仔细评估各种潜在的药物相互作用风险。

（三）药物相互作用的预防与处理原则

为了预防和处理药物相互作用带来的不良影响，可以采取以下原则。

尽量避免不必要的合并用药：减少药物种类和数量可以降低相互作用的风险。因此，在制定治疗方案时，应优先考虑使用单一药物治疗或选择具有多种治疗作用的药物来减少合并用药的必要性。

了解合并用药的必要性：对于必须合并用药的情况（如治疗多种疾病或控制严重的症状），应充分了解各药物的药理作用和相互作用机制。这有助于预测潜在的药物相互作用风险并采取相应的预防措施。

密切监测不良反应：在合并用药期间，应密切监测患者的生命体征和不良反应情况。一旦发现异常反应或疑似药物相互作用引起的不良反应，应及时调整治疗方案并采取相应的处理措施。

加强患者教育：告知患者合并用药的注意事项和可能出现的不良反应是提高患者用药依从性的重要手段。通过向患者解释药物相互作用的概念、分类和临床意义等知识，可以帮助他们更好地理解并遵守医生的用药建议。

利用现代科技手段辅助管理：随着科技的发展，越来越多的电子医疗系统和应用程序被用于辅助管理患者的用药情况。这些系统可以记录患者的用药历史、提醒用药时间、剂量等信息，并自动检测潜在的药物相互作用风险。利用这些工具可以帮助医生和药师更有效地预防和处理药物相互作用问题。

及时更新知识储备：随着新药的不断研发和上市以及临床实践的深入进行，关于药物相互作用的新知识也在不断更新和积累中。因此，医生和药师需要定期学习最新的研究进展和临床实践指南，以便更好地为患者提供安全、有效的药物治疗服务。

三、特殊人群的药物使用注意事项

（一）妊娠期与哺乳期妇女用药

1. 妊娠期妇女用药原则与注意事项

（1）安全性考虑。

当妇女进入妊娠期，她们的身体不再是单独的个体，而是与正在发育的胎儿紧密相连。因此，在用药时，首要的原则是确保母体与胎儿的双重安全。药物可能通过胎盘屏障进入胎儿体内，对其发育产生影响。这就要求医生在开具药物时，必须充分考虑药物的安全性，尽量避免使用有致畸、致流产风险的药物。此外，对于那些已经证实对胎儿有不良影响的药物，如某些抗生素、抗病毒药等，更应严格禁用。

（2）药物选择与使用时机。

在妊娠期，妇女可能会遇到各种健康问题，需要药物治疗。在这种情况下，医生应尽量选择那些经过长期临床验证、安全性高的药物。同时，用药的时机也至关重要。孕早期是胚胎发育的关键时期，此时胎儿对药物的敏感性最高。因此，除非必要，否则应避免在此时期使用可能影响胎儿发育的药物。如果必须在孕早期用药，医生应详细评估风险与收益，选择对胎儿影响最小的药物，并尽量缩短用药时间。

（3）定期监测与评估。

在用药期间，医生应定期对母体进行生理指标的监测，如血压、血糖、肝功能等，以确保母体的身体状况良好。同时，还应通过超声检查等手段，定期评估胎儿的发育情况，以及时发现和处理可能出现的不良反应。如果发现胎儿出现异常，应立即停药并采取相应的治疗措施。此外，医生还应告知孕妇在用药期间可能出现的不良反应和注意事项，以便孕妇能够及时发现并报告异常情况。

2. 哺乳期妇女用药原则与注意事项

（1）药物分泌与婴儿影响。

哺乳期妇女在用药时，除了考虑自身的安全外，还需要考虑药物是否可能通过乳汁对婴儿造成影响。许多药物都可以通过乳汁分泌，进而被婴儿吸收。因此，医生在开具药物时，应详细了解药物的乳汁分泌情况以及对婴儿的可能影响。对于那些已经证实对婴儿有不良影响的药物，如某些镇静药、抗抑郁药等，应避免使用。如果必须使用这些药物，医生应建议妇女暂停哺乳，并提供其他合适的喂养方式。

（2）药物选择与使用建议。

在哺乳期妇女必须用药的情况下，医生应尽量选择不经过乳汁分泌或对婴儿影响较小的药物。例如，可以选择那些经过临床验证、在哺乳期使用安全的药物。同时，医生还应根据妇女的具体病情和身体状况，制定个性化的用药方案，以确保治疗的有效性和安全性。此外，医生还应告知妇女在用药期间可能出现的乳汁分泌减少等情况，并提供相应的处理建议。

（3）信息沟通与咨询。

哺乳期妇女在用药前应咨询医生或药师的建议，了解药物的安全性和使用注意事项。医生或药师应详细询问妇女的哺乳情况、婴儿的健康状况等信息，以便为妇女提供准确的用药建议。同时，妇女也应将用药情况告知婴儿的主诊医生，以便及时监测和处理可能出现的不良反应。在用药期间，妇女还应保持与医生或药师的定期沟通，及时反馈用药效果和不良反应等信息，以便医生或药师根据实际情况调整用药方案。

（二）儿童用药

1. 儿童生理特点与药物反应

（1）生理特点。

儿童的生理功能尚未发育完全，与成人存在显著的差异。他们的肝脏、肾脏等器官的功能尚未成熟，对药物的代谢和排泄能力较弱。同时，儿童的免疫系统也处于发育阶段，对疾病的抵抗力相对较弱。这些生理特点使得儿童在用药时需要特别关注药物的选择、剂量和使用方式等方面的问题。因此，医生在为儿童开具药物时，应根据儿童的年龄、体重和病情等因素综合考虑，制定个性化的用药方案。

（2）药物选择与剂量调整。

儿童用药应避免使用成人药物或剂量不当导致的不良反应。成人药物往往不适合儿童的生理特点，可能导致药效不佳或产生严重的副作用。因此，医生应尽量选择儿童专用剂型和规格的药物,这些药物通常根据儿童的生理特点进行了特殊的配方和剂量调整,更适合儿童使用。同时,医生还应根据儿童的体重和病情等因素,精确计算药物的剂量,避免剂量过大或过小导致的治疗失败或不良反应。对于新生儿和婴幼儿,他们的生理特点更为特殊,对药物的反应更为敏感,因此医生在用药时应更加谨慎和精确。

2. 儿童用药的特殊考虑

(1) 依从性与安全性。

儿童的依从性和自我保护能力较差,这给用药带来了额外的挑战。为了提高儿童的用药依从性和安全性,医生在开具药物时应尽量选择口感好、易于吞咽的剂型和规格。例如,可以选择口服液、颗粒剂等适合儿童使用的剂型。同时,医生还应向家长详细解释药物的用法、用量和注意事项等信息,确保家长能够正确给儿童用药。此外,家长也应在用药期间密切关注儿童的反应和变化,及时发现并处理可能出现的不良反应或药物误用等问题。

(2) 长期用药与监测。

对于需要长期用药的儿童,如患有慢性疾病或需要长期控制症状的儿童,医生应定期监测他们的生理指标和药物疗效。这可以帮助医生及时发现和处理可能出现的不良反应或药物耐受性问题。例如,对于长期使用激素类药物的儿童,医生应定期监测他们的身高、体重、骨密度等指标,以评估药物对生长发育的影响。如果发现儿童对药物产生了耐受性或出现了严重的不良反应,医生应及时调整用药方案或采取其他治疗措施。同时,家长也应在用药期间保持与医生的定期沟通,及时反馈儿童的用药情况和身体变化等信息。

(三) 老年人用药

1. 老年人生理特点与药物代谢

(1) 生理特点。

随着年龄的增长,老年人的生理功能逐渐减退,包括心血管、呼吸、消化、泌尿、神经等多个系统的功能都会有所下降。这种生理功能的减退使得老年人对药物的反应和代谢能力相对减弱。因此,在用药时,医生需要特别注意老年人的生理特点,合理调整药物剂量和给药方案,以减少不良反应的发生。

(2) 药物选择与相互作用。

老年人常伴有多种慢性疾病,如高血压、糖尿病、冠心病等,需要长期服用多种药物。这就增加了药物之间相互作用的风险。一些药物可能会增强或减弱其他药物的效果,甚至产生新的不良反应。因此,在选择药物时,医生应充分了解老年人的用药史,尽量避免使用有相互作用风险的药物组合。同时，还应定期监测老年人的用药情况，及时发现和处理可能出现的不良反应。

2. 老年人用药的特殊考虑

（1）认知功能与用药依从性。

随着年龄的增长，老年人的认知功能可能会逐渐减退，包括记忆力、注意力、理解力等方面。这可能导致老年人在用药过程中出现漏服、错服、重复用药等问题，从而影响药物的治疗效果。为了提高老年人的用药依从性，医生应简化用药方案，尽量减少用药种类和次数。同时，还应提供清晰的用药指导，包括药物的名称、用法、用量、注意事项等，以方便老年人记忆和理解。此外，定期随访也是提高老年人用药依从性的重要措施之一。

（2）肝肾功能与药物调整。

老年人的肝肾功能相对较弱，这会影响药物的代谢和排泄。一些药物可能需要在肝脏中代谢或在肾脏中排泄，如果肝肾功能不全，就可能导致药物在体内蓄积，增加不良反应的风险。因此，在用药前，医生应评估老年人的肝肾功能状态，并根据需要调整药物剂量和给药方案。例如，对于肝功能不全的老年人，可以选择经肝脏代谢较少或不需要经肝脏代谢的药物；对于肾功能不全的老年人，可以选择经肾脏排泄较少或不需要经肾脏排泄的药物。同时，在用药过程中，还应定期监测老年人的肝肾功能变化以及药物的血药浓度等指标，以确保用药的安全性和有效性。

（四）肝肾功能不全患者用药

1. 肝肾功能不全对药物代谢的影响

（1）代谢与排泄能力减弱。

肝肾功能不全患者由于肝脏和肾脏的代谢和排泄能力减弱，容易导致药物在体内蓄积和毒性增加。肝脏是药物代谢的主要器官之一，负责将药物转化为更易排泄的代谢产物；而肾脏则是药物排泄的主要通道之一，负责将药物及其代谢产物排出体外。如果肝肾功能不全，就可能导致药物在体内的代谢和排泄受阻，从而增加药物的血药浓度和毒性反应的风险。因此，在用药时应特别注意选择对肝肾功能影响较小的药物品种和剂量。

（2）药物选择与调整建议。

对于肝肾功能不全患者来说，选择合适的药物品种和剂量至关重要。首先应选择安全性高、经肝肾代谢少、排泄途径广泛的药物品种；其次应根据患者的肝肾功能状态调整药物剂量和给药方案；最后还应注意避免使用有肝肾毒性的药物品种。同时，在用药过程中还应密切监测患者的肝肾功能变化以及药物的血药浓度等指标，以及时发现并处理可能出现的问题。

2. 肝肾功能不全患者用药的特殊考虑

（1）定期监测与评估。

对于肝肾功能不全患者来说，定期监测与评估是确保用药安全性和有效性的重要措施之一。在用药期间应密切监测患者的肝肾功能变化以及药物疗效和不良反应情况；同时还应定期评估患者的用药依从性、生活质量等方面的情况。通过定期监测与评估可以及时发现并处理可能出现的问题；同时也可以根据患者的实际情况调整用药方案以提高治疗效果和生活质量。

（2）多学科合作与综合管理。

对于肝肾功能不全患者的药物治疗往往需要多学科的合作与综合管理。医生、药师、护士等医疗团队成员应共同协作；为患者制定个性化的用药方案并提供全面的护理和支持；同时还应加强与患者和家属的沟通交流；以提高患者的治疗依从性和自我管理能力。通过多学科合作与综合管理可以确保患者得到全面、系统、有效的治疗服务；从而提高治疗效果和生活质量。此外，还应加强对患者的健康教育和心理支持等方面的工作；以帮助患者更好地应对疾病和治疗过程中的各种挑战。

第十五章　西药的药代动力学

第一节　西药的吸收与分布

一、吸收

（一）吸收的途径与机制

药物的吸收是指药物从给药部位进入体循环的过程，它是药物发挥治疗作用的关键步骤。不同的给药途径决定了药物吸收的速度和程度，而吸收机制则涉及多种生理和物理化学过程。以下将详细分条论述吸收的途径与机制。

1. 吸收的途径

（1）口服给药：口服是最常见的给药途径之一。药物通过口腔、食道进入胃肠道，在胃肠道黏膜上被吸收进入血液循环。口服给药的优点是方便、安全、经济，适用于大多数药物和患者。然而，口服给药也存在一些缺点，如药物在胃肠道中可能受到消化酶和酸碱环境的影响，导致生物利用度降低。

（2）注射给药：注射给药是将药物直接注入血液循环中的方法，包括静脉注射、肌肉注射、皮下注射等。注射给药的优点是吸收迅速且完全，适用于需要快速起效或不能口服的药物。但注射给药也存在一些缺点，如疼痛、感染风险等。

（3）皮肤给药：皮肤给药是通过皮肤的渗透作用使药物进入体内的方法。皮肤给药的优点是方便、无痛、可长时间持续给药，适用于一些局部作用或全身作用的药物。但皮肤给药的吸收速度较慢，且受到皮肤屏障的限制。

2. 吸收的机制

（1）被动扩散：被动扩散是药物顺浓度梯度自然通过细胞膜的过程。药物分子在细胞膜两侧的浓度差驱动下，从高浓度一侧向低浓度一侧扩散。被动扩散不需要能量消耗，是大多数药物在胃肠道吸收的主要方式。药物的脂溶性、分子大小和溶解度等理化性质会影响被动扩散的速度和程度。

（2）主动转运：主动转运是药物逆浓度梯度转运的过程，需要细胞膜上的转运蛋白参与并消耗能量。主动转运通常针对一些具有特殊生理意义或结构特点的药物分子，如离子型药物、大分子药物等。主动转运的速度较慢，但具有选择性和饱和性。

（3）促进扩散：促进扩散是药物在转运蛋白的帮助下顺浓度梯度转运的过程。与被动扩散不同，促进扩散需要转运蛋白的参与，但不需要消耗能量。转运蛋白能够与药物分子结合并帮助其通过细胞膜。促进扩散的速度和程度取决于转运蛋白的数量和亲和力以及药物分子的理化性质。

（二）影响药物吸收的因素

药物吸收受到多种因素的影响，这些因素包括药物的理化性质、给药途径、药物剂型以及胃肠道环境等。以下将详细分条论述这些因素对药物吸收的影响。

1. 药物的理化性质

（1）溶解度：药物的溶解度是影响其在胃肠道吸收的重要因素之一。一般来说，溶解度较高的药物更容易被胃肠道黏膜吸收。然而，也有一些药物在溶解度较低的情况下仍能被有效吸收，这可能与药物的其他理化性质或吸收机制有关。

（2）脂溶性：脂溶性是影响药物被动扩散速度的关键因素之一。脂溶性较高的药物更容易通过细胞膜进入细胞内，从而被吸收进入血液循环。因此，对于一些需要通过被动扩散吸收的药物来说，提高其脂溶性可能有助于增加其吸收速度和程度。

（3）分子大小：分子大小也是影响药物吸收的重要因素之一。一般来说，分子较小的药物更容易通过细胞膜被吸收。然而，对于一些大分子药物来说，它们可能需要通过特殊的吸收机制（如主动转运或促进扩散）才能被有效吸收。

2. 给药途径

不同的给药途径对药物吸收的影响也不同。口服给药受到胃肠道消化酶和酸碱环境的影响，可能导致药物在胃肠道中的降解或失活。注射给药则避免了这些影响，直接将药物注入血液循环中，实现快速吸收。皮肤给药则受到皮肤屏障的限制，吸收速度较慢。因此，在选择给药途径时需要考虑药物的理化性质和治疗目的等因素。

3. 药物剂型

药物剂型是指药物的制剂形式，如片剂、胶囊剂、注射液等。不同的药物剂型对药物的吸收有不同的影响。例如，缓释片剂通过特殊的制剂技术使药物在体内缓慢释放，从而延长药物的作用时间；肠溶胶囊可以保护药物在胃中不被破坏，使药物在肠道中释放并吸收；注射液则可以直接将药物注入血液循环中，实现快速吸收。因此，在选择药物剂型时需要考虑药物的理化性质、治疗目的以及患者的个体差异等因素。此外，药物剂型的制备工艺和质量也会影响药物的吸收效果。例如，微粒化技术可以减小药物颗粒的大小，增加其比表面积和溶解度，从而提高其吸收速度和程度；而制剂中的辅料和添加剂也可能对药物的吸收产生影响。

4. 胃肠道环境

胃肠道环境也是影响药物吸收的重要因素之一。胃肠道的 pH 值、消化酶活性以及肠道菌群等因素都可能影响药物的稳定性和生物利用度。例如，一些药物在酸性环境中可能不稳定或易降解；而一些酶类制剂则可能在胃肠道中被消化酶破坏而失去活性。此外，胃肠道的蠕动和排空时间也可能影响药物的吸收速度和程度。因此，在设计和选择药物剂型时需要考虑胃肠道环境对药物吸收的影响，并采取相应的措施来保护药物免受破坏或提高其在胃肠道中的稳定性。

（三）药物剂型与吸收的关系

药物剂型是指药物的制剂形式，它对药物的吸收有着重要的影响。以下将详细分条论述药物剂型与吸收的关系。

1. 口服制剂与吸收

口服制剂是最常见的药物剂型之一，包括片剂、胶囊剂、口服液等。口服制剂的吸收受到多种因素的影响，如药物的溶解度、脂溶性、分子大小以及胃肠道环境等。为了提高口服制剂的吸收效果，可以采取一些措施，如增加药物的溶解度、提高脂溶性、减小分子大小等。此外，还可以采用一些特殊的制剂技术来延缓或控制药物的释放速度，从而实现长效或缓释的效果。例如，缓释片剂通过特殊的制剂技术使药物在体内缓慢释放，从而延长药物的作用时间；肠溶胶囊可以保护药物在胃中不被破坏，使药物在肠道中释放并吸收。

2. 注射制剂与吸收

注射制剂是将药物直接注入体内的制剂形式，包括静脉注射剂、肌肉注射剂、皮下注射剂等。注射制剂的吸收速度较快且较为完全，因为药物直接进入了血液循环系统。然而，注射制剂也存在一些缺点，如疼痛、感染风险等。为了提高注射制剂的安全性和舒适性，可以采取一些措施，如使用无痛针头、减少注射次数等。此外，还可以采用一些特殊的制剂技术来控制药物的释放速度和靶向性，从而实现更好的治疗效果。例如，脂质体注射剂可以将药物包裹在脂质体内部，实现药物的缓释和靶向输送；纳米粒注射剂则可以将药物纳米化，提高其生物利用度和靶向性。

3. 皮肤给药制剂与吸收

皮肤给药制剂是通过皮肤的渗透作用使药物进入体内的制剂形式，包括贴剂、乳膏剂、喷雾剂等。皮肤给药制剂的吸收速度较慢但持续时间较长，适用于一些需要长时间持续给药的情况。为了提高皮肤给药制剂的吸收效果，可以采取一些措施，如增加药物的透皮性、使用促渗剂等。此外，还可以采用一些特殊的制剂技术来实现药物的缓释和控释效果。例如，微针技术可以将药物直接输送到皮肤深层组织；纳米乳剂则可以提高药物的透皮性和稳定性。

二、分布

（一）药物在体内的分布过程

药物在体内的分布过程是指药物被吸收进入血液循环后，随着血液流动被输送到全身各组织和器官中的过程。这一过程涉及多种复杂的生理和物理化学机制，受多种因素影响。

1. 药物通过血液循环的分布

当药物被吸收进入血液循环后，它们会随着血液的流动被输送到全身各个部位。血液循环系统包括心脏、血管和血液，它们共同组成一个密闭的循环系统，负责将氧气、营养物质和药物等输送到全身各个组织和器官中。在这个过程中，药物的分布受到血流量、血管通透性、组织器官对药物的亲和力等因素的影响。

2. 药物在细胞间的分布

药物在体内的分布不仅涉及血液循环系统，还涉及药物在细胞间的分布。药物可以通过被动扩散、主动转运等方式进入细胞内，也可以在细胞外液中与蛋白质等结合形成复合物。这些过程受到药物的理化性质、细胞膜通透性、细胞内外的浓度梯度等因素的影响。例如，脂溶性较高的药物更容易通过细胞膜进入细胞内，而水溶性较高的药物则更容易在细胞外液中分布。

3. 药物在特定组织的分布

不同组织和器官对药物的亲和力不同，导致药物在体内的分布具有选择性。一些药物更容易在某些特定组织中分布，如脂肪组织、肝脏、肾脏等。这些组织通常具有丰富的血管网、较高的血流量和特殊的代谢功能，有利于药物的分布和代谢。例如，肝脏是药物代谢的主要器官之一，许多药物在肝脏中经过代谢后被排泄出体外。

（二）影响药物分布的因素

药物在体内的分布过程受到多种因素的影响，这些因素包括药物的理化性质、血浆蛋白结合率、组织器官的血流量、组织的屏障作用、药物转运体的表达以及疾病状态等。

1. 药物的理化性质

药物的理化性质是影响其在体内分布的重要因素之一。药物的脂溶性、分子大小、电荷等性质都会影响其在体内的分布速度和程度。例如，脂溶性较高的药物更容易通过细胞膜进入细胞内，从而在脂肪组织中分布较多；而分子较大或带有电荷的药物则可能受到细胞膜通透性的限制，难以进入细胞内。

2. 血浆蛋白结合率

血浆蛋白结合率是指药物与血浆中蛋白质结合的程度。结合型药物在血液中的浓度相对稳定，不易被代谢和排泄；而游离型药物则具有较高的生物活性，可以进入靶组织发挥作用。因此，血浆蛋白结合率高的药物在血液中的游离浓度较低，不易被代谢和排泄，从而影响其在体内的分布。不同药物之间可能存在竞争性与血浆蛋白结合的情况，这也会影响各自在体内的分布和药效。当两种或多种药物同时使用时，它们可能会竞争性地与血浆蛋白结合，导致其中一种或多种药物的游离浓度增加或减少，从而影响其药效和毒性。

3. 组织器官的血流量

组织器官的血流量是影响药物分布的重要因素之一。血流量较大的组织器官，如心脏、肝脏、肾脏等，通常具有更丰富的血管网和更高的血流量，有利于药物的分布和代谢。因此，在使用某些药物时，需要关注其在特定组织器官中的分布情况，以便更好地发挥其治疗作用。

4. 组织的屏障作用

某些组织具有特殊的屏障作用，可以限制某些药物进入该组织。例如，血脑屏障可以限制某些药物进入脑组织；胎盘屏障可以保护胎儿免受某些药物的伤害。这些屏障作用的存在使得一些药物难以在某些特定组织中分布，从而影响了其治疗效果。因此，在设计新药时需要充分考虑这些屏障作用的影响，以便更好地实现药物的靶向输送。

5. 药物转运体的表达

药物转运体是一类介导药物跨膜转运的蛋白质分子。它们在不同组织器官中的表达水平不同，从而影响药物在这些组织中的分布情况。例如，某些药物转运体在肝脏中高度表达，可以将药物从血液中转运到肝细胞内进行代谢和排泄；而在其他组织中则表达较低，导致药物在这些组织中的分布较少。因此，了解药物转运体的表达情况对于预测药物的药效和毒性具有重要意义。

6. 疾病状态的影响

疾病状态如炎症、水肿等可以改变组织的血流量和通透性，从而影响药物的分布。例如，在炎症过程中，血管扩张和通透性增加会导致局部血流量增加和蛋白质渗出增多，这些变化可能会影响药物在炎症部位的分布情况。因此，在使用药物治疗炎症等疾病时需要密切关注其在体内的分布情况，以便更好地调整用药方案。

（三）药物与血浆蛋白的结合

血浆蛋白是血液中含量丰富的蛋白质分子，具有结合和运输药物的能力。药物与血浆蛋白的结合是影响其在体内分布和代谢的重要因素之一。以下将详细分条论述药物与血浆蛋白的结合情况及其对药物分布和代谢的影响。

1. 药物与血浆蛋白的结合方式

药物与血浆蛋白的结合方式主要包括非特异性结合和特异性结合两种。非特异性结合是指药物通过物理吸附或疏水相互作用等非共价键方式与血浆蛋白结合；而特异性结合则是指药物与血浆蛋白上的特定结合位点发生共价键结合。这些结合方式的存在使得药物在血液中的浓度相对稳定，不易被代谢和排泄。

2. 药物与血浆蛋白结合对药物分布的影响

药物与血浆蛋白的结合可以影响其在体内的分布情况。结合型药物在血液中的浓度相对稳定，不易被代谢和排泄；而游离型药物则具有较高的生物活性，可以进入靶组织发挥作用。因此，当药物与血浆蛋白结合率较高时，其在血液中的游离浓度较低，不易被代谢和排泄，从而影响其在体内的分布速度和程度。此外，不同药物之间可能存在竞争性与血浆蛋白结合的情况，这也会影响各自在体内的分布和药效。

3. 药物与血浆蛋白结合对药物代谢的影响

药物与血浆蛋白的结合还可以影响其在体内的代谢情况。结合型药物在血液中的浓度相对稳定，不易被代谢酶识别和降解；而游离型药物则更容易被代谢酶攻击并发生代谢反应。因此，当药物与血浆蛋白结合率较高时，其在体内的代谢速度可能会降低；反之则可能会增加。这种影响对于需要长时间维持稳定血药浓度的药物来说尤为重要。

4. 药物与血浆蛋白结合的临床意义

了解药物与血浆蛋白的结合情况对于预测药物的药效和毒性具有重要意义。通过测定药物与血浆蛋白的结合率可以预测其在体内的分布和代谢情况，从而为制定合理的用药方案提供依据。此外，在临床用药过程中还需要注意不同药物之间可能存在的竞争性与血浆蛋白结合的情况以及疾病状态对药物与血浆蛋白结合的影响等问题。这些问题的存在可能会使得一些药物在实际应用中表现出不同于预期的药效和毒性反应，因此需要密切关注并及时调整用药方案以确保患者的安全有效治疗。

第二节　西药的代谢与排泄

一、代谢

药物的代谢是指药物在体内经过生物转化，变为更易排泄的代谢产物的过程。这一过程对于药物的疗效和毒性具有重要影响。

（一）药物代谢的主要器官与酶系

药物代谢，作为药物在体内处置的重要环节，是指药物在体内经过吸收、分布后，经历化学结构转变的过程。这一过程主要发生在肝脏，但其他器官如肾脏、胃肠道、肺和皮肤等也在不同程度上参与药物代谢。以下将详细论述药物代谢的主要器官与酶系。

1. 肝脏：药物代谢的主要场所

肝脏是药物代谢的主要器官，拥有丰富的血流和多种代谢酶。当药物进入肝脏时，它们会经历一系列化学变化，包括氧化、还原、水解和结合反应等。这些反应能够改变药物的化学结构，增加其极性和水溶性，使其更易被排泄出体外。肝脏中的代谢酶系起着至关重要的作用，其中细胞色素 P450 酶系是最重要的一类酶。它们能够催化多种类型的氧化反应，将药物分子转化为更易排泄的代谢产物。此外，酯酶和酰胺酶等水解酶也参与药物代谢过程，主要负责水解酯类和酰胺类药物。

2. 其他器官的参与

除了肝脏，其他器官也在不同程度上参与药物代谢过程。例如，胃肠道中的酯酶和酰胺酶可以在药物吸收前对其进行初步的水解，降低其生物活性或毒性。肾脏中的酶则主要参与药物的排泄过程，将药物或其代谢产物转化为更易排出的形式。此外，肺和皮肤等器官也可以通过氧化、还原或水解等反应参与药物代谢。这些器官的参与使得药物在体内得以更广泛地分布和处置。

3. 药物代谢酶系的种类与功能

药物代谢酶系主要包括细胞色素 P450 酶系、酯酶、酰胺酶等。细胞色素 P450 酶系是一组含铁的蛋白质，具有广泛的底物特异性和催化活性。它们能够催化多种类型的氧化反应，包括羟基化、N-氧化、环氧化等。这些反应能够改变药物分子的官能团和结构，增加其极性和水溶性。酯酶和酰胺酶则主要负责水解酯类和酰胺类药物，将它们分解为相应的酸和醇或胺。这些水解产物通常具有较低的生物活性，且更易被排出体外。

（二）药物代谢的类型与机制

药物代谢的类型多样，主要包括氧化反应、还原反应、水解反应和结合反应。这些反应通过改变药物的化学结构来降低其生物活性或毒性，增加其极性和水溶性，从而使其更易被排泄出体外。以下将详细论述药物代谢的类型与机制。

1. 氧化反应

氧化反应是药物代谢中最常见的反应类型之一。这类反应通过引入氧原子或去除氢原子来改变药物分子的结构，增加其极性。常见的氧化反应包括羟基化、N-氧化和环氧化等。羟基化反应是在药物分子中引入羟基基团（-OH），使其变得更为亲水；N-氧化反应则是将药物分子中的氮原子氧化为 N-氧化物；环氧化反应则是将药物分子中的不饱和键氧化为环氧化物。这些氧化反应通常由细胞色素 P450 酶系催化完成。

2. 还原反应

还原反应与氧化反应相反，是通过添加氢原子或去除氧原子来改变药物分子的结构。这类反应在药物代谢中相对较少见，但也有一些药物会通过还原反应来降低其活性或毒性。例如，硝基还原为氨基就是还原反应的一个典型例子。在这个过程中，硝基（-NO$_2$）被还原为氨基（-NH$_2$），使得药物分子的生物活性发生变化。还原反应通常由细胞内的还原酶催化完成。

3. 水解反应

水解反应是酯类和酰胺类药物代谢的主要途径。在酯酶或酰胺酶的作用下，酯键或酰胺键被断裂，生成相应的酸和醇或胺。这些产物通常比原药物具有更低的生物活性，且更易被排出体外。例如，许多含有酯键的局麻药在体内会迅速被酯酶水解而失去活性；同样地，含有酰胺键的药物如青霉素等也会经历类似的水解过程。水解反应是药物代谢中一种重要的降解方式。

4. 结合反应

结合反应是药物代谢中最重要的反应类型之一。在这一过程中，药物分子与内源性物质如葡萄糖醛酸、硫酸、乙酰基等结合，形成水溶性更高的结合物。这些结合物通常比原药物具有更低的生物活性，且更易通过尿液或胆汁排出体外。结合反应是药物排泄前的最后一步，对于确保药物的安全排出具有重要意义。例如，许多药物在体内经历葡萄糖醛酸化反应后形成水溶性更高的结合物；还有一些药物会经历硫酸化反应或乙酰化反应等不同类型的结合反应。这些反应有助于将药物转化为更易排出的形式，从而避免在体内积累过多而产生毒性作用。

（三）影响药物代谢的因素

药物代谢是一个复杂的过程，受到多种因素的影响。了解这些因素对于合理用药、避免不良反应以及提高药物治疗效果具有重要意义。以下将详细论述影响药物代谢的五大主要因素。

1. 遗传因素

遗传因素是影响药物代谢的重要因素之一。药物代谢酶的基因多态性导致不同个体对药物代谢能力存在差异。这种差异主要由基因变异引起，可能导致酶活性降低或丧失，从而影响药物的代谢速度和程度。这种遗传差异在临床上具有重要意义，因为不同个体对同一药物的反应可能截然不同。例如，一些患者可能因为代谢酶基因突变而对某些药物产生耐药性或不良反应。因此，在用药前进行基因检测，了解患者的代谢酶基因型，有助于制定个性化的用药方案，提高药物治疗效果并降低不良反应风险。

2. 年龄因素

年龄是另一个影响药物代谢的重要因素。新生儿和老年人的药物代谢能力相对较弱。新生儿的肝脏和肾脏等器官尚未发育完全，代谢酶活性较低，因此对药物的代谢能力有限。而老年人则可能因为器官功能衰退、血流量减少以及慢性疾病的影响而降低药物代谢能力。这些年龄因素使得新生儿和老年人在用药时需要特别关注药物剂量和用药间隔的调整。对于新生儿，医生需要根据其体重和发育情况谨慎选择药物种类和剂量。对于老年人，则需要考虑其器官功能状况、伴随疾病以及同时使用的其他药物等因素，以制定合适的用药方案。

3. 疾病状态

疾病状态也会影响药物代谢。肝脏疾病、肾脏疾病等会影响药物代谢酶的活性或数量，从而影响药物的代谢。例如，肝脏疾病可能导致肝细胞损伤和代谢酶功能下降，使得药物在体内的代谢速度减慢，增加药物在体内蓄积的风险。肾脏疾病则可能影响药物的排泄过程，导致药物在体内滞留时间延长。这些疾病状态需要医生在制定用药方案时充分考虑患者的个体差异和病情严重程度。对于患有肝脏或肾脏疾病的患者，医生可能需要调整药物剂量、更换药物种类或采取其他措施以降低药物蓄积和不良反应的风险。

4. 药物相互作用

药物相互作用是影响药物代谢的另一个重要因素。某些药物可以抑制或诱导药物代谢酶的活性，从而影响其他药物的代谢。这种相互作用可能导致药效增强或减弱，甚至产生毒性反应。例如，一些抗生素可以抑制细胞色素 P450 酶系的活性，从而降低其他药物的代谢速度，增加其血药浓度和毒性风险。因此，在联合用药时，医生需要密切关注药物之间的相互作用，避免潜在的不良反应。在用药前，医生应详细了解患者正在使用的其他药物，包括处方药、非处方药以及草药等，以评估可能的药物相互作用风险。在必要时，医生可能需要调整药物剂量、更换药物种类或采取其他措施以降低药物相互作用带来的不良影响。

5. 饮食和环境因素

饮食和环境因素也会影响药物代谢。饮食中的某些成分可以影响药物代谢酶的活性或表达水平。例如，某些食物中的营养素如维生素、矿物质等可以诱导或抑制代谢酶的活性，从而影响药物的代谢速度和程度。此外，饮食中的脂肪、蛋白质等成分也可能影响药物的吸收和分布过程，从而影响其代谢。环境中的化学物质如重金属、农药等也可能对代谢酶产生类似的影响。这些化学物质可能通过污染食物、水源或空气等途径进入人体，与药物发生相互作用，影响药物的代谢和排泄过程。因此，在用药期间，患者需要注意饮食调整和环境因素的避免。医生建议患者在用药期间保持均衡的饮食，避免过多摄入可能影响药物代谢的食物成分。同时，患者应注意避免接触可能污染的环境化学物质，以降低其对药物代谢的不良影响。

二、排泄

药物的排泄是指药物及其代谢产物从体内排出的过程。排泄途径主要包括肾脏排泄、胆汁排泄和其他途径排泄。

（一）药物排泄的主要途径与机制

药物排泄是药物在体内处置的最后环节，涉及多个器官和机制。了解药物排泄的途径和机制对于合理用药和避免药物蓄积具有重要意义。

1. 肾脏排泄

肾脏是药物排泄的主要器官之一，负责将药物及其代谢产物从血液中滤过并排出体外。肾小球滤过和肾小管分泌是肾脏排泄的两个主要过程。

肾小球滤过：肾小球是肾脏的基本功能单位，负责将血液中的小分子物质滤过到肾小囊中形成原尿。药物的分子量、电荷性质和与血浆蛋白的结合程度等因素都会影响其在肾小球中的滤过率。一般来说，分子量小、不带电荷或与血浆蛋白结合程度低的药物更容易通过肾小球滤过进入原尿中。

肾小管分泌：肾小管上皮细胞具有主动转运和被动扩散等机制，可以将药物从血液中转运到肾小管腔中随尿液排出。主动转运通常需要能量支持，可以逆浓度梯度进行；而被动扩散则是顺浓度梯度进行，不需要额外能量。肾小管分泌的速度和程度取决于药物的理化性质、肾小管上皮细胞的转运能力以及与其他药物的竞争关系等因素。

2. 胆汁排泄

肝脏是药物代谢的主要器官之一，同时也是胆汁生成和排泄的器官。药物及其代谢产物可以通过胆汁排泄进入肠道，随后随粪便排出体外。胆汁排泄主要涉及主动转运和被动扩散等机制。某些药物在胆汁中的排泄量甚至超过尿液中的排泄量，这可能与药物的理化性质、肝脏代谢酶的活性以及胆汁流量等因素有关。

3. 其他途径排泄

除了肾脏和胆汁排泄外，药物还可以通过其他途径排出体外，如皮肤排泄、呼吸道排泄和乳腺排泄等。这些途径在药物排泄中所占比例较小，但对于某些特定药物可能具有重要意义。例如，一些挥发性药物可以通过呼吸道排出体外；而某些脂溶性药物则可能通过皮肤排泄。这些途径的具体机制和影响因素还有待进一步研究。

（二）影响药物排泄的因素

药物排泄的速度和程度受多种因素影响，包括药物的理化性质、肾功能状态、药物相互作用以及饮食和环境因素等。

1. 药物的理化性质

药物的溶解度、分子量和电荷性质等理化性质会影响其在体内的排泄速度和程度。一般来说，水溶性高、分子量小的药物更易被排泄。此外，药物的电荷性质也会影响其在肾小球中的滤过率。例如，带正电荷的药物在酸性尿液中更易被排泄，而带负电荷的药物在碱性尿液中更易被排泄。

2. 肾功能状态

肾脏功能受损时，如肾炎、肾衰竭等疾病状态下，肾小球的滤过率和肾小管的分泌能力可能下降，导致药物的排泄速度减慢。这可能导致药物在体内蓄积和毒性增加。因此，对于肾功能不全的患者，需要调整药物剂量或选择其他排泄途径较小的药物。

3. 药物相互作用

某些药物可以抑制或诱导肾脏转运蛋白的活性或表达水平，从而影响其他药物的排泄。例如，利尿剂可以抑制肾小管上皮细胞中的某些转运蛋白，从而减少其他药物的肾小管分泌；而某些抗生素则可以诱导肾小管上皮细胞中的转运蛋白表达，增加其他药物的排泄。这种相互作用可能导致药效增强或减弱，甚至产生毒性反应。因此，在联合用药时需要注意药物之间的相互作用。

4. 饮食和环境因素

饮食中的某些成分如盐、蛋白质等可能影响尿液的 pH 值和尿量，从而影响药物的排泄。例如，高盐饮食可能增加尿液中的钠离子浓度，从而影响某些药物的肾小管分泌；而高蛋白饮食则可能增加尿液中的氨基酸浓度，影响某些药物的肾小球滤过。环境中的化学物质如重金属、农药等也可能影响药物的排泄速度和程度。这些化学物质可能与药物竞争肾脏转运蛋白或影响肾脏功能，从而影响药物的排泄。因此，在用药期间需要注意饮食和环境因素的影响。

（三）药物在排泄过程中的相互作用

在排泄过程中，不同药物之间可能存在竞争性抑制或协同作用等相互作用。这些相互作用可能导致药效的改变和不良反应的发生。

1. 竞争性抑制

竞争性抑制是指两种或多种药物在排泄过程中竞争同一转运蛋白或通道，导致其中一种或多种药物的排泄速度减慢。这种相互作用在肾小管分泌过程中尤为常见。例如，某些利尿剂可以抑制肾小管上皮细胞中的有机阴离子转运蛋白（OATs），从而减少其他通过该转运蛋白排泄的药物的肾小管分泌。这可能导致这些药物在体内蓄积和毒性增加。

2. 协同作用

协同作用则是指两种或多种药物在排泄过程中相互促进彼此的排泄速度。这种相互作用可能涉及多种机制，如增加尿液流量、改变尿液 pH 值或影响肾脏转运蛋白的活性等。例如，某些利尿剂可以增加尿液流量和钠离子排泄，从而促进其他药物的肾小管分泌；而某些碱性药物则可以改变尿液 pH 值，增加酸性药物的溶解度和排泄速度。这种协同作用可能有助于增强药效或减少不良反应的发生。

然而，需要注意的是，并非所有药物之间都存在明显的相互作用。在实际应用中，医生需要根据患者的具体情况和用药方案来评估潜在的药物相互作用风险，并采取相应的措施来避免或减轻不良影响。这包括调整药物剂量、更换药物品种、调整用药时间间隔或采取其他干预措施等。

第三节　西药的药代动力学参数

一、速率常数

速率常数是描述药物在体内吸收、分布和消除过程速度的量化指标。

（一）吸收速率常数（Ka）

吸收速率常数（Ka）是描述药物从给药部位进入体循环速度的量化指标。它的大小直接反映了药物起效的快慢，是评价药物疗效和制定用药方案的重要依据。

1. 影响吸收速率常数的因素

药物的吸收速率受多种因素影响，其中剂型、给药途径和胃肠道生理状态是最主要的几个方面。

剂型：不同剂型的药物其吸收速率常数往往存在显著差异。例如，口服液体制剂通常比固体制剂吸收更快，因为液体制剂中的药物分子更容易与胃肠道黏膜接触并被吸收。此外，缓释制剂和控释制剂等特殊剂型通过改变药物释放速度来影响吸收速率常数，从而实现药物在体内的缓慢释放和持久作用。

给药途径：给药途径对吸收速率常数的影响也十分显著。静脉注射直接将药物注入血液循环，因此其吸收速率常数最大，起效时间最短。而口服给药需要经过胃肠道的消化和吸收过程，因此其吸收速率常数相对较小，起效时间相对较长。其他给药途径如肌肉注射、皮下注射等也有各自的吸收特点。

胃肠道生理状态：胃肠道的生理状态如 pH 值、蠕动速度、血流量等都会影响药物的吸收速率。例如，胃酸分泌增加时，酸性药物的吸收可能会增加；而胃肠道蠕动速度减慢时，药物的吸收时间可能会延长。

2. 吸收速率常数与药物疗效的关系

吸收速率常数大的药物通常起效时间较短，能够在短时间内达到较高的血药浓度，从而迅速发挥疗效。这对于需要快速缓解症状的急性病例尤为重要。然而，过快的吸收速率也可能导致血药浓度波动较大，增加不良反应的风险。因此，在制定用药方案时需要综合考虑吸收速率常数与疗效和安全性之间的关系。

（二）消除速率常数（Ke）

消除速率常数（Ke）表示药物从体内消除的速度，是描述药物在体内滞留时间和作用时间的重要参数。它主要由药物的代谢和排泄过程决定。

1. 影响消除速率常数的因素

药物的消除速率受多种因素影响，其中最主要的包括药物的代谢速率和排泄速率。

代谢速率：药物在体内的代谢过程通常包括氧化、还原、水解等化学反应，这些反应的速度决定了药物的代谢速率。不同药物具有不同的代谢途径和代谢速率，这与其化学结构、分子量、官能团等性质密切相关。此外，个体差异如年龄、性别、遗传因素等也会影响药物的代谢速率。

排泄速率：药物的排泄过程主要包括肾脏排泄和胆汁排泄等。肾脏是药物排泄的主要器官之一，通过肾小球滤过和肾小管分泌等方式将药物及其代谢产物排出体外。胆汁排泄则是将药物及其代谢产物随胆汁排入肠道并最终随粪便排出体外。排泄速率的大小取决于药物的理化性质、排泄器官的生理功能以及药物与排泄器官之间的相互作用等因素。

2. 消除速率常数与药物作用时间的关系

消除速率常数大的药物在体内停留时间较短，作用时间也相应较短。这类药物通常适用于需要短时间内迅速达到治疗效果且无须长时间维持治疗的场合。例如，某些抗生素需要在短时间内迅速达到有效浓度以杀灭细菌；而某些镇痛药则需要在疼痛发作时迅速缓解疼痛。然而，对于需要长时间维持稳定血药浓度以控制病情的药物如降压药、降糖药等，则需要选择消除速率常数较小的药物以实现平稳的治疗效果。

二、半衰期

半衰期是指药物在体内浓度下降一半所需的时间，是反映药物消除速度的重要参数。

（一）定义与计算方法

1. 半衰期的定义

半衰期（t1/2）是指药物在体内浓度下降一半所需的时间。它是药物动力学中的一个重要参数，反映了药物从体内消除的速度。半衰期越短，说明药物消除越快；半衰期越长，则药物在体内停留的时间越长。

2. 半衰期的计算方法

半衰期可以通过药物的消除速率常数（Ke）计算得出。公式为 t1/2 = 0.693 / Ke。这个公式是药物动力学中的基本公式之一，它基于一级消除动力学的假设，即药物在体内的消除速度与药物浓度成正比。在这个公式中，0.693 是自然对数的底数 e 的对数值，Ke 是消除速率常数，表示单位时间内药物浓度下降的百分比。通过测量药物在体内的浓度随时间的变化，可以拟合出一条消除曲线，并从中求出消除速率常数 Ke，进而计算出半衰期。

需要注意的是，这个公式适用于一级消除动力学的药物。对于其他消除动力学的药物，如零级消除动力学或非线性消除动力学的药物，半衰期的计算方法可能会有所不同。此外，在实际应用中，还需要考虑个体差异、药物相互作用等因素对半衰期的影响。

（二）影响半衰期的因素

半衰期受多种因素影响，这些因素主要包括药物的理化性质、给药途径、肝功能、肾功能等。以下分别对这些因素进行详细论述。

1. 药物的理化性质

药物的理化性质是影响其半衰期的重要因素之一。药物的分子量、溶解度、分配系数等性质都会影响其在体内的吸收、分布和消除过程，从而影响半衰期。例如，脂溶性较高的药物更容易穿透细胞膜进入细胞内，因此其吸收和分布速度可能较快，但消除速度可能较慢，导致半衰期较长。而水溶性较高的药物则更容易被排泄出体外，因此其消除速度可能较快，半衰期较短。此外，药物的化学结构也会影响其在体内的代谢过程，从而影响半衰期。例如，含有易被氧化或还原的官能团的药物在体内可能更容易被代谢成无活性的代谢产物，导致半衰期较短。

2. 给药途径

给药途径也是影响药物半衰期的重要因素之一。不同的给药途径会影响药物在体内的吸收速度和分布范围，从而影响其消除速度和半衰期。例如，静脉注射给药可以使药物直接进入血液循环，因此其吸收速度最快，分布范围最广，消除速度也可能较快，导致半衰期较短。而口服给药则需要经过胃肠道的吸收过程，因此其吸收速度较慢，分布范围较窄，消除速度也可能较慢，导致半衰期较长。此外，不同给药途径下药物的代谢和排泄过程也可能存在差异，从而影响半衰期。例如，经皮肤给药的药物可能更容易在皮肤局部被代谢或排泄出体外，导致半衰期较短。

3. 肝功能

肝功能是影响药物半衰期的重要因素之一。肝脏是药物在体内代谢的主要器官之一，负责将药物代谢成无活性的代谢产物并排出体外。当肝功能受损时，药物的代谢速度可能减慢，导致药物在体内停留的时间延长，半衰期延长。此外，肝脏还参与药物的排泄过程，肝功能受损时也可能影响药物的排泄速度，进一步影响半衰期。需要注意的是，不同药物在肝脏中的代谢途径和代谢速率可能存在差异，因此肝功能对不同药物半衰期的影响程度也可能不同。

4. 肾功能

肾功能也是影响药物半衰期的重要因素之一。肾脏是药物在体内排泄的主要器官之一，负责将药物及其代谢产物以尿液的形式排出体外。当肾功能受损时，药物的排泄速度可能减慢，导致药物在体内停留的时间延长，半衰期延长。此外，肾脏还参与部分药物的代谢过程，肾功能受损时也可能影响药物的代谢速度，进一步影响半衰期。与肝功能类似，不同药物在肾脏中的排泄途径和排泄速率可能存在差异，因此肾功能对不同药物半衰期的影响程度也可能不同。

除了上述因素，还有其他因素也可能影响药物的半衰期。例如年龄、性别、遗传因素等个体差异都可能影响药物的代谢和排泄过程从而影响半衰期；同时患有其他疾病或正在服用其他药物也可能影响目标药物的代谢和排泄过程进而影响半衰期；此外饮食习惯、生活方式等也可能对药物的半衰期产生一定影响。因此在实际应用中需要综合考虑各种因素来评估药物的半衰期并制定合理的用药方案。

三、生物利用度

生物利用度是指药物进入体循环的相对量和速率，是评价药物吸收程度的重要指标。

（一）生物利用度的定义与计算方法

1. 生物利用度的定义

生物利用度是指药物进入体循环的相对量和速率。它反映了药物从给药部位被吸收进入血液循环的效率，是评价药物吸收程度的重要指标。对于口服或其他非静脉给药途径，生物利用度的高低直接影响了药物在体内的浓度，进而决定了其治疗效果。

2. 生物利用度的计算方法

生物利用度通常通过比较静脉给药与非静脉给药后药物在体内的药时曲线下面积（AUC）来计算。AUC 代表了药物在一段时间内在体内的暴露量，是评价药物吸收程度的重要参数。非静脉给药的生物利用度（F）计算公式为：$F = (AUC_{非静脉} / AUC_{静脉}) \times 100\%$。这个公式将非静脉给药与静脉给药的效果进行了量化比较，使得不同给药途径下的药物吸收程度有了统一的评价标准。

在计算生物利用度时，还需要考虑其他因素，如给药剂量、给药间隔等。这些因素都可能影响药物在体内的浓度和暴露量，从而影响生物利用度的计算结果。因此，在进行生物利用度研究时，需要严格控制实验条件，确保结果的准确性和可靠性。

（二）提高生物利用度的方法

提高生物利用度是药物研发过程中的重要目标之一。通过改进药物剂型、选择适当的给药途径以及优化药物与载体的结合等方式，可以有效提高药物的生物利用度。

1. 改进药物剂型

药物剂型是影响生物利用度的重要因素之一。通过改进药物剂型，可以改变药物在体内的释放速度和吸收面积，从而提高生物利用度。例如，将药物制成缓释剂型可以延长药物在胃肠道的停留时间，增加吸收面积；而纳米剂型则可以提高药物的溶解度和渗透性，促进药物的跨膜转运。这些新型剂型的应用为提高生物利用度提供了新的途径。

2. 选择适当的给药途径

给药途径也是影响生物利用度的重要因素之一。不同的给药途径会影响药物在体内的吸收速度和程度。例如，静脉注射可以直接将药物注入血液循环，具有最快的吸收速度和最高的生物利用度；而口服给药则需要经过胃肠道的吸收过程，吸收速度较慢且可能受到首过效应的影响。因此，在选择给药途径时需要综合考虑药物的性质、治疗需求以及患者的接受程度等因素。

3. 优化药物与载体的结合

药物与载体的结合方式也会影响生物利用度。通过优化药物与载体的结合，可以提高药物在体内的稳定性和溶解度，从而促进其吸收和分布。例如，利用脂质体、纳米粒等载体可以将药物包裹在内部或吸附在表面，增加药物与细胞膜的亲和力；而通过将药物与特定配体结合，可以实现靶向给药，提高药物在靶组织的浓度和生物利用度。这些技术的发展为优化药物与载体的结合提供了更多可能性。

除了上述方法外，还有一些其他策略也可以提高生物利用度。例如，通过改变药物的晶型或粒径分布可以影响其溶解度和吸收速度；利用渗透促进剂或酶抑制剂可以减少胃肠道对药物的降解和首过效应等。这些策略的应用需要根据具体药物的性质和治疗需求进行选择和优化。

四、表观分布容积

表观分布容积是指药物在体内达到动态平衡时，按血浆中药物浓度计算该药应占有的血浆容积。

（一）定义与计算方法

1. 表观分布容积的定义

表观分布容积（Vd）是指药物在体内达到动态平衡时，按血浆中药物浓度计算该药应占有的血浆容积。简而言之，它反映了药物在体内分布的广泛程度。当药物在体内分布达到平衡时，血浆中的药物浓度与药物总量之间的比值即为表观分布容积。

2. 表观分布容积的计算方法

表观分布容积的计算公式为：$Vd = D / C$。其中，D 代表药物的总量，C 代表血浆中的药物浓度。这个公式告诉我们，要计算表观分布容积，需要知道药物在体内的总量以及血浆中的药物浓度。在实际应用中，药物的总量可以通过给药量减去排泄量得到，而血浆中的药物浓度则可以通过实验测定得到。

需要注意的是，表观分布容积是一个理论值，它并不代表药物实际占有的血浆容积。实际上，由于药物在体内会与各种组织、器官以及细胞结合，因此其实际分布容积往往远大于血浆容积。表观分布容积只是一个用来描述药物在体内分布广泛程度的参数。

（二）表观分布容积的意义与应用

1. 表观分布容积的意义

表观分布容积的大小可以反映药物在体内分布的广泛程度。对于 Vd 较大的药物，说明其在体内分布广泛，可能与组织结合较多或进入细胞内。这意味着这些药物在体内的消除速度可能较慢，因为除了血浆中的药物，还有大量药物与组织结合或进入细胞内，需要更长时间才能被完全消除。相反，对于 Vd 较小的药物，其在体内的分布相对集中，主要存在于血浆中，因此其消除速度可能较快。

　　了解药物的表观分布容积有助于我们预测药物在体内的行为。例如，对于 Vd 较大的药物，我们可能需要增加给药剂量或延长给药间隔以确保治疗效果；而对于 Vd 较小的药物，我们则需要关注其可能产生的血浆浓度波动和毒性反应。

　　2. 表观分布容积的应用

　　（1）指导临床用药：通过了解药物的表观分布容积，医生可以为患者制定更加合理的用药方案。例如，对于 Vd 较大的药物，医生可能会选择增加给药剂量或延长给药间隔以确保药物在体内达到有效浓度；而对于 Vd 较小的药物，医生则需要密切关注患者的血浆药物浓度变化，以避免出现毒性反应。

　　（2）研究药物作用机制：表观分布容积还可以用于研究药物的作用机制。例如，如果一种药物的 Vd 远大于血浆容积，那么它可能在组织或细胞内发挥主要作用。这为我们研究药物的作用靶点和作用机制提供了线索。

　　（3）药物相互作用研究：当两种或多种药物同时使用时，它们之间可能会发生相互作用。了解每种药物的表观分布容积有助于我们预测这些相互作用的可能性和程度。例如，如果两种药物都具有较大的 Vd 且作用于相同的组织或细胞类型，那么它们之间发生竞争性作用的可能性就会增加。

　　（4）新药研发：在新药研发过程中，了解候选药物的表观分布容积对于评估其潜在的临床应用价值具有重要意义。如果候选药物的 Vd 过大或过小，可能会导致其在临床试验中表现不佳或产生严重的副作用。因此，在新药研发早期阶段就需要对候选药物的表观分布容积进行评估和优化。

五、清除率

　　（一）定义与计算方法

　　1. 清除率的定义

　　清除率（CL）是指单位时间内药物从体内清除的表观分布容积数。简而言之，它反映了药物在体内被消除的速度。清除率是一个综合了药物消除速率和分布容积的参数，因此它能够更全面地描述药物的消除过程。

　　2. 清除率的计算方法

　　清除率的计算公式为：CL ＝ Ke × Vd。其中，Ke 代表药物的消除速率常数，它描述了药物从体内被清除的速率；Vd 代表药物的表观分布容积，它反映了药物在体内分布的广泛程度。通过将这两个参数相乘，我们可以得到药物的清除率，从而了解药物在单位时间内从体内被清除的量。

需要注意的是，清除率的计算需要准确测定药物的消除速率常数和表观分布容积。在实际操作中，这通常需要通过一系列的实验和测量来完成。此外，不同个体之间的清除率可能存在差异，这主要是由于个体差异在药物代谢和排泄方面的不同所导致的。

（二）清除率的意义与应用

1. 清除率的意义

清除率反映了药物从体内消除的速度和能力。对于同一药物而言，清除率大的个体其药物消除速度较快，这意味着药物在体内停留的时间较短，因此可能需要增加给药剂量或频率以维持有效的血药浓度。相反，清除率小的个体其药物消除速度较慢，药物在体内停留的时间较长，因此可能需要减少给药剂量或延长给药间隔以避免药物积累和毒性反应。

了解药物的清除率对于制定个体化给药方案具有重要意义。通过测定患者的清除率，医生可以根据患者的具体情况调整给药剂量和频率，以确保药物在体内达到最佳的治疗效果同时最小化不良反应的风险。

2. 清除率的应用

（1）指导临床用药：清除率是制定个体化给药方案的重要依据之一。通过测定患者的清除率，医生可以根据患者的药物代谢和排泄能力调整给药方案，以确保药物在体内达到有效的治疗浓度并避免毒性反应的发生。这对于需要长期使用药物或存在肝肾功能不全等特殊情况的患者尤为重要。

（2）评估药物疗效和毒性：清除率也是评估药物疗效和毒性的重要指标之一。对于某些药物而言，其疗效与血药浓度密切相关，而清除率则直接影响血药浓度的变化。因此，通过监测患者的清除率可以预测药物的疗效和毒性反应，从而为临床决策提供依据。

（3）药物相互作用研究：当两种或多种药物同时使用时，它们之间可能会发生相互作用导致清除率的变化。了解各种药物的清除率以及它们之间的相互作用机制有助于预测和解释药物相互作用对治疗效果和毒性的影响。这对于指导临床合理用药和避免潜在的药物相互作用具有重要意义。

（4）新药研发：在新药研发过程中，了解候选药物的清除率对于评估其潜在的临床应用价值具有重要意义。如果候选药物的清除率过高或过低可能导致其在临床试验中表现不佳或产生严重的副作用。因此，在新药研发早期阶段就需要对候选药物的清除率进行评估和优化以确保其具有良好的治疗效果和安全性。

第十六章　西药使用中的护理注意事项

第一节　西药的给药途径与护理技巧

一、西药给药途径

（一）口服给药

口服给药，作为医学领域中最常见且最便捷的给药方式，一直以来在各类疾病的治疗中发挥着至关重要的作用。它通过消化系统将药物吸收进入血液循环，从而达到治疗疾病的目的。

1. 口服给药的优点

便捷性：口服给药方式简单易行，患者可自行在家中服用，无须专业人员协助。这种给药方式不受时间和地点的限制，患者可以根据自己的需要在合适的时间服用药物，极大地提高了治疗的便利性。

安全性：相较于注射给药，口服给药减少了因注射引起的感染、疼痛等风险。注射给药需要专业的操作技巧，稍有不慎就可能导致感染或损伤，而口服药物则无须穿刺皮肤，避免了这些潜在的安全隐患。

经济性：口服制剂通常价格较低，更易于患者接受。与注射药物相比，口服药物的生产成本较低，因此价格相对更为亲民。这使得更多患者能够负担得起治疗费用，从而获得及时有效的治疗。

2. 口服给药的缺点

吸收速率较慢：口服药物需经过消化系统分解吸收，因此起效速度相对较慢。药物在胃肠道中需要经历溶解、扩散、吸收等过程，这些过程都需要一定的时间。对于需要迅速达到治疗效果的患者来说，口服药物可能不是最佳选择。

生物利用度较低：部分药物在消化道中可能被分解或失活，导致实际进入血液循环的药物量减少。不同药物在胃肠道中的稳定性不同，有些药物可能在与胃酸或消化酶接触后发生化学变化，从而降低其疗效。这使得部分口服药物在治疗效果上可能不如其他给药方式。

受饮食影响：食物中的某些成分可能与药物发生相互作用，影响药物的吸收和疗效。例如，高脂肪食物可能延缓胃排空速度，从而影响药物的吸收速率；某些食物中的成分可能与药物发生化学反应，改变药物的药理作用等。因此，患者在服用药物时需要注意饮食的影响。

3. 口服给药的注意事项

遵医嘱服药：患者应按照医生的指示定时定量服用药物，不可随意增减剂量或更改服药时间。医生根据患者的病情和药物特性制定个性化的治疗方案，患者应严格遵守医嘱，以确保治疗效果和安全性。

注意药物与食物的相互作用：患者在服用药物时需要注意饮食的影响。某些食物可能影响药物的疗效，如葡萄柚汁、酒精等。患者应避免同时食用与药物相克的食物，以免影响治疗效果。同时，一些药物可能与特定食物产生协同作用，增强疗效或减轻副作用，患者可以在医生建议下适当调整饮食。

关注药物不良反应：口服药物也可能引起不良反应，如恶心、呕吐、腹泻等。患者在服用药物期间应密切关注自身症状变化，如出现不适或异常反应应及时就医。医生会根据患者的具体情况调整治疗方案或给予相应的处理措施。

4. 口服给药对患者的意义

口服给药作为一种便捷、安全、经济的给药方式，在疾病治疗中具有重要意义。它不仅提高了患者治疗的便利性，还降低了治疗成本和安全风险。同时，随着现代医药技术的不断发展，越来越多的高效、低毒、便捷的口服药物被研发出来，为患者的治疗提供了更多选择。

（二）注射给药

注射给药是将药物直接注入体内的一种重要给药方式，具有起效快、生物利用度高等显著优点。在医疗实践中，注射给药被广泛应用于各种疾病的治疗，特别是在急救和危重病情的处理中，其地位尤为重要。以下是对注射给药的详细论述。

1. 注射给药的优点

起效迅速：注射给药直接将药物注入血液循环，避免了口服给药时药物在胃肠道的溶解、吸收等过程，因此起效速度较快。这对于需要迅速达到治疗效果的情况，如急性疼痛、严重感染等，具有不可替代的优势。

生物利用度高：注射给药可确保药物完全进入血液循环，避免了口服药物在胃肠道中的首过效应，提高了药物的生物利用度。这使得药物在体内能够充分发挥其治疗作用，提高了治疗效果。

适用于紧急情况：在急救或危重病情下，患者往往无法口服药物或口服药物难以迅速达到治疗浓度。此时，注射给药可迅速将药物注入体内，迅速达到治疗浓度，为挽救患者生命赢得宝贵时间。

2. 注射给药的缺点

有创性：注射给药会对皮肤造成一定的损伤，可能引起疼痛、感染等风险。特别是对于长期需要注射治疗的患者，反复的穿刺和注射可能导致皮肤损伤、静脉炎等并发症。

技术要求高：注射给药需要专业人员进行操作，对操作者的技术要求较高。不正确的注射方法可能导致药物外渗、神经损伤等不良后果。因此，注射给药需要在医院或专业医疗机构进行，由经过专业培训的医护人员操作。

成本较高：相较于口服给药，注射给药的制剂成本和操作成本均较高。这主要是由于注射药物的生产工艺复杂、质量要求严格以及注射操作需要专业设备和人力投入等因素造成的。因此，对于一些经济条件有限的患者来说，注射给药可能会增加其经济负担。

3. 注射给药的注意事项

选择合适的注射部位：不同的注射部位对药物的吸收速率和程度可能有所不同，应根据药物性质和患者病情选择合适的注射部位。例如，对于需要迅速起效的药物，可以选择静脉注射；对于刺激性较大的药物，可以选择肌肉注射等。同时，要避免在破损、炎症或硬结的皮肤上进行注射，以免引起感染或加重疼痛。

控制注射速度：注射速度过快可能引起局部疼痛、静脉炎等不良反应。因此，在注射过程中应控制适当的注射速度，并注意观察患者的反应。对于某些特殊药物，如钾盐、高渗溶液等，还需要根据药物性质和患者病情调整注射速度，以避免不良后果。

严格执行无菌操作：注射过程中应严格遵守无菌原则，防止因操作不当引起感染。医护人员在进行注射操作前应进行手消毒，并穿戴无菌手套和口罩等防护用品。同时，注射器具应经过严格消毒和灭菌处理，确保无菌状态。在注射过程中，要避免触碰非无菌区域或污染注射器具，以减少感染风险。

此外，在注射给药时还需要注意以下事项：首先，要核对患者的身份信息和药物信息，确保正确无误；其次，要询问患者的过敏史和用药史，以避免过敏反应或药物相互作用等不良后果；最后，在注射后要密切观察患者的反应和病情变化，及时处理可能出现的不良反应或并发症。

（三）局部给药

局部给药是将药物直接应用于病变部位或特定组织的一种重要给药方式。在医疗实践中，局部给药被广泛应用于各种局部疾病的治疗，如皮肤病、眼科疾病、耳鼻喉科疾病等。以下是对局部给药的详细论述。

1. 局部给药的优点

直接作用于病变部位：局部给药可将药物直接送达病变部位，使药物在局部组织内达到较高的浓度，从而直接发挥治疗作用。这种给药方式避免了口服药物在胃肠道中的吸收过程和全身分布，提高了药物的局部生物利用度，增强了疗效。

减少全身副作用：由于药物主要在局部发挥作用，进入全身循环的药量相对较少，因此可减少全身用药可能引起的副作用。这对于一些需要长期治疗或全身用药副作用较大的疾病具有重要意义。

适用于局部疾病治疗：对于皮肤病、眼科疾病、耳鼻喉科疾病等局部疾病，局部给药是首选的治疗方式。通过直接将药物应用于病变部位，可迅速缓解症状、控制病情发展，提高患者的生活质量。

2. 局部给药的缺点

作用范围有限：局部给药主要作用于局部组织，对于全身性疾病的治疗效果有限。因此，在治疗全身性疾病时，通常需要结合其他给药方式，如口服给药、注射给药等，以达到更好的治疗效果。

药物吸收不稳定：不同部位的皮肤或黏膜对药物的吸收能力不同，可能导致药物吸收不稳定。此外，局部给药还可能受到用药部位的血流、温度、湿度等因素的影响，进一步影响药物的吸收和疗效。因此，在使用局部给药时，需要根据患者的具体情况和用药部位选择合适的药物和剂型。

可能引起局部刺激：部分药物可能对皮肤或黏膜产生刺激作用，引起不适或过敏反应。这可能是由于药物的化学性质、浓度过高或用药时间过长等原因造成的。因此，在使用局部给药时，需要注意观察患者的反应，及时调整用药方案，避免不必要的刺激和损伤。

3. 局部给药的注意事项

清洁用药部位：在使用局部给药前，应确保用药部位的清洁干燥，以防止感染。特别是对于皮肤破损、溃疡等病变部位，更应注意保持清洁，避免加重感染。同时，也要避免在用药前进行洗澡、游泳等活动，以免影响药物的吸收和疗效。

避免接触眼睛和其他敏感部位：在使用局部给药时，应注意避免药物接触眼睛和其他敏感部位，以免引起不必要的刺激和损伤。特别是对于一些具有刺激性和腐蚀性的药物，更应特别注意。如果不慎将药物滴入眼睛或接触其他敏感部位，应立即用清水冲洗，并及时就医。

遵医嘱使用合适剂型和药物：患者应根据医生的指示选择合适的剂型和药物进行局部治疗。不同的疾病和用药部位需要选择不同的药物和剂型，以达到最佳的治疗效果。同时，患者也要严格遵守用药剂量和用药时间的规定，不可随意更换或停用药物。在使用过程中，如出现不适或过敏反应，应立即停止使用并就医。

此外，在使用局部给药时，还需要注意以下几点：首先，要检查药物的包装是否完好、是否在有效期内；其次，要遵循正确的用药方法，如涂抹药物时应均匀涂抹于病变部位并轻轻按摩片刻以促进药物吸收；最后，在用药期间要保持用药部位的干燥和清洁，避免搔抓和摩擦等刺激行为。

（四）其他途径

除了常见的口服、注射等给药途径，医疗实践中还存在一些特殊的给药方式，如吸入给药和直肠给药等。这些给药方式在某些特定情况下可能更为适用，能够为患者提供更加精准、有效的治疗。以下是对这些特殊给药方式的详细论述。

1. 吸入给药

吸入给药是通过呼吸道将药物吸入体内的一种给药方式，主要适用于治疗呼吸道疾病，如哮喘、慢性阻塞性肺疾病等。这种方式能够直接作用于呼吸道黏膜，使药物在局部迅速达到有效浓度，从而快速缓解症状、控制病情发展。

吸入给药的优点如下。

（1）直接作用于靶器官：药物直接作用于呼吸道黏膜，可迅速发挥局部治疗作用，避免全身用药带来的副作用。

（2）起效迅速：吸入给药可迅速提高呼吸道内的药物浓度，从而快速发挥治疗作用，特别适用于急性呼吸道疾病的治疗。

（3）减少用药剂量：由于药物直接作用于病变部位，吸入给药所需的用药剂量通常较口服或注射给药少，可降低药物的不良反应和成本。

吸入给药的注意事项如下。

（1）掌握正确的吸入技巧：患者需掌握正确的吸入方法，如深吸气后屏气数秒再缓慢呼气，以确保药物能够深入肺部并充分吸收。医护人员应给予患者详细的指导和示范，确保患者能够正确使用吸入器。

（2）定期清洁吸入器：为避免药物残留和细菌滋生，患者应定期清洁和保养吸入器，确保其处于良好的工作状态。

（3）注意药物相互作用：在使用吸入给药时，应注意与其他药物的相互作用，特别是同时使用多种呼吸道药物时，应咨询医生或药师的建议，避免药物之间的不良相互作用。

2. 直肠给药

直肠给药是将药物通过肛门送入直肠内的一种给药方式，主要适用于治疗肠道疾病或需要避免肝脏首过效应的药物。这种方式可通过直肠黏膜吸收进入血液循环，起效速度相对较快。

直肠给药的优点如下。

（1）避免肝脏首过效应：直肠给药可避免口服药物在肝脏中的首过代谢，提高药物的生物利用度。

（2）适用于肠道疾病治疗：对于肠道疾病，如溃疡性结肠炎、克罗恩病等，直肠给药可直接作用于病变部位，发挥局部治疗作用。

（3）适用于特殊人群：对于一些吞咽困难或无法口服药物的患者，如儿童、老年人或昏迷患者等，直肠给药可作为一种有效的替代给药方式。

直肠给药的注意事项如下。

（1）注意用药剂量和频率：直肠给药时，应根据患者的年龄、体重和病情等因素调整用药剂量和频率，避免药物过量或不足。同时，应遵循医生的指示和药物说明书中的用法用量规定。

（2）注意药物刺激性：部分药物可能对直肠黏膜产生刺激作用，引起不适或疼痛。在使用直肠给药时，应选择刺激性较小的药物，并遵循医生的指示正确使用。如出现严重不适或过敏反应，应立即停止使用并就医。

（3）保持肛门清洁：在使用直肠给药前，患者应保持肛门清洁干燥，以避免感染。同时，在使用过程中也要注意个人卫生和清洁问题。

二、西药给药的护理技巧

在给患者使用西药时，护理人员扮演着至关重要的角色。他们需要确保药物的安全、有效使用，同时监测患者的反应并提供必要的护理。以下是对西药给药护理技巧的详细论述，分为准确核对药物、给药前的准备、给药过程中的观察与记录以及给药后的评估与反馈四个方面。

（一）准确核对药物

在医疗护理工作中，准确核对药物是确保患者用药安全的首要步骤。护理人员在进行药物核对时，必须严格遵守操作规程，确保患者信息、药物名称、剂量以及给药时间的准确无误。以下将分条论述准确核对药物的关键技巧。

1. 仔细核对患者信息

在给药前，护理人员应首先核对患者的姓名、年龄、性别等基本信息，确保与医嘱记录一致。这一步骤至关重要，因为患者信息的错误可能导致药物误用，进而引发严重的医疗事故。为避免此类风险，护理人员应养成良好的职业习惯，每次给药前都认真核对患者信息。

2. 核对药物名称与剂量

在确认患者信息无误后，护理人员应进一步核对药物名称和剂量。由于药品种类繁多，名称相似或包装相似的药物容易混淆，因此护理人员必须仔细核对药物标签，确保所取药物与医嘱要求一致。同时，药物的剂量也是给药过程中的关键要素，护理人员应根据医嘱准确计算或测量药物剂量，避免剂量过大或过小导致的用药风险。

3. 核对给药时间

给药时间对于药物疗效的发挥具有重要影响。不同药物有不同的给药时间要求，如餐前、餐后、睡前等。护理人员应根据医嘱要求，核对给药时间，确保药物在规定的时间内给予患者。对于需要定时给药的情况，如抗生素、降糖药等，护理人员应严格遵守给药时间表，确保药物在患者体内维持稳定的血药浓度。

4. 使用双重核对法

为提高药物核对的准确性，护理人员可采用双重核对法。即在进行药物核对时，由两名护理人员分别进行核对，确保患者信息、药物名称、剂量以及给药时间的准确无误。通过双重核对，可以有效避免单一核对可能产生的误差，进一步保障患者的用药安全。

（二）给药前的准备

给药前的准备工作对于确保药物的顺利使用至关重要。护理人员需要充分了解和掌握给药前的各项准备技巧，以确保患者在安全、舒适的环境中接受药物治疗。以下将分条论述给药前准备的关键技巧。

1. 检查药物包装与有效期

在给药前，护理人员应首先检查药物包装是否完好，无破损、潮湿等现象。药物包装的破损或潮湿可能导致药物变质或污染，从而影响疗效甚至引发不良反应。同时，护理人员还应核对药物的有效期，确保药物在有效期内使用。过期药物可能失去疗效或产生有害物质，对患者造成损害。因此，护理人员应严格遵守药品管理制度，定期检查药品库存，及时清理过期或变质药品。

2. 准备给药工具

根据药物的剂型和给药途径，护理人员需要准备相应的给药工具。例如，对于口服药物，可能需要准备药杯和温开水；对于注射药物，则需要准备注射器、针头、消毒液等。在准备给药工具时，护理人员应确保工具清洁、无污染，并熟练掌握使用方法。对于一次性使用的工具，如注射器等，应做到一人一针一管一抛弃，避免交叉感染。此外，护理人员还应定期检查和维护给药工具，确保其处于良好的工作状态。

3. 了解药物过敏史与禁忌症

在给药前，护理人员应详细询问患者的药物过敏史和禁忌症情况。药物过敏是指患者对某种药物产生异常反应的现象，轻者可能出现皮疹、瘙痒等症状，重者可能导致呼吸困难、休克等严重后果。因此，对于有过药物过敏史的患者，护理人员应特别警惕，避免再次使用相同或类似的药物。同时，不同的药物还有不同的禁忌症要求，如某些药物禁用于孕妇、哺乳期妇女、儿童等特殊人群。护理人员应根据患者的实际情况和药物说明书的要求，合理选择和使用药物。

4. 保持环境清洁与安静

给药环境对于患者的心理感受和舒适度有着重要影响。护理人员应为患者提供一个清洁、安静的环境进行药物治疗。首先，要保持室内空气清新、温度适宜、光线柔和；其次要减少噪音干扰和人员走动；最后还可以根据患者的喜好和需求播放一些轻柔的音乐或提供其他舒缓情绪的设施。通过营造一个温馨、舒适的给药环境，可以帮助患者减轻紧张情绪和恐惧心理，提高给药的配合度和舒适度。

（三）给药过程中的观察与记录

在给药过程中，护理人员的观察和记录工作至关重要。这不仅是医疗护理的基本要求，也是确保患者安全、评估治疗效果的重要依据。以下将分条论述给药过程中观察与记录的关键技巧。

1. 观察患者生命体征

给药过程中，护理人员应密切观察患者的生命体征，如呼吸、心率、血压等。这些生命体征的变化可以反映患者的身体状况和药物反应情况。例如，某些药物可能导致心率加快或血压下降等不良反应，及时发现并处理这些异常情况对于保障患者安全至关重要。因此，护理人员应定期测量并记录患者的生命体征数据，发现异常时及时报告医生并协助处理。

2. 注意过敏反应

过敏反应是药物治疗过程中常见的并发症之一，严重时可能危及患者生命。因此，在给药过程中，护理人员应特别注意观察患者是否出现过敏反应。常见的过敏症状包括皮肤瘙痒、红肿、呼吸困难等。一旦发现过敏反应迹象，护理人员应立即停止给药并通知医生进行紧急处理。同时，对于已知有过敏史的患者，护理人员在给药前应详细询问过敏情况并采取相应的预防措施。

3. 记录给药情况

详细记录给药情况是给药过程中必不可少的工作。护理人员应准确记录每次给药的时间、药物名称、剂量、给药途径以及患者的反应等信息。这些记录不仅有助于医生了解患者的治疗情况和调整治疗方案，也是处理医疗纠纷的重要依据。因此，护理人员应认真对待给药记录工作，确保信息的准确性和完整性。同时，还应妥善保管给药记录本或电子文档，方便随时查阅和核对。

4. 保持沟通

在给药过程中，护理人员与患者之间的有效沟通至关重要。通过沟通，护理人员可以了解患者的感受和需求，及时发现并解决潜在问题。例如，对于疼痛患者，护理人员可以通过沟通了解疼痛程度和性质，从而采取相应的止痛措施。同时，护理人员还应向患者解释药物的作用、副作用及注意事项等信息，帮助他们更好地配合治疗并自我观察身体变化。通过保持良好的沟通关系，可以增进护患之间的信任和理解，提高治疗效果和患者满意度。

（四）给药后的评估与反馈

给药后的评估与反馈在医疗护理工作中占据着举足轻重的地位。它不仅是对治疗效果的一次重要检验，更是后续治疗调整的关键依据。护理人员在此环节中的专业性和细致程度，直接关系到患者的康复进程和生活质量。以下将详细阐述给药后评估与反馈的五个关键技巧，以期提升护理工作的质量和患者的满意度。

1. 评估症状改善情况

给药后的首要任务是评估患者的症状是否有所改善。这一步骤需要护理人员具备敏锐的观察力和丰富的临床经验。在评估过程中，护理人员应详细询问患者的感觉，观察其体态、表情等微妙变化，并结合专业知识判断药物是否发挥了预期效果。

评估症状改善情况不仅要看症状的减轻程度，还要关注症状的变化趋势。例如，对于疼痛患者，护理人员需要了解疼痛的具体部位、性质、持续时间等信息，并通过定期的疼痛评估量表来量化疼痛的变化。若疼痛有所减轻，则表明药物可能正在发挥作用；若疼痛持续加重或出现新的疼痛部位，则可能提示病情恶化或药物无效，此时应及时向医生报告。

此外，护理人员还应关注患者的其他相关症状，如发热、咳嗽、呼吸困难等。这些症状的变化可以间接反映药物的治疗效果。例如，对于感染性疾病患者，若给药后体温逐渐下降、咳嗽减轻，则表明抗感染治疗可能有效。

2. 监测不良反应

药物治疗往往伴随着一定的风险，其中最常见的就是药物不良反应。不良反应的发生不仅会影响治疗效果，还可能对患者的健康造成新的威胁。因此，护理人员在给药后应密切监测患者是否出现不良反应。

常见的药物不良反应包括恶心、呕吐、头晕、皮疹等。护理人员在监测过程中应注意观察患者的这些症状变化，并结合药物说明书和专业知识判断是否为药物所致。对于轻度的不良反应，如轻微的胃肠道不适或皮疹，护理人员可以采取相应的措施进行缓解，如调整饮食、使用抗过敏药物等。同时，应向患者解释不良反应的原因和处理方法，以消除其紧张情绪。

对于严重的不良反应，如呼吸困难、心悸、血压下降等，护理人员应立即停药并通知医生处理。在等待医生到来的过程中，护理人员可以采取必要的急救措施，如保持呼吸道通畅、建立静脉通道等。同时，应详细记录不良反应的发生时间、症状表现和处理过程，为后续的治疗提供参考。

3. 及时反馈用药效果

给药后的评估结果对于医生调整治疗方案具有重要指导意义。因此，护理人员应及时将患者的用药效果反馈给医生。反馈的内容应包括症状的改善情况、不良反应的发生以及患者的整体状态等。

在反馈用药效果时，护理人员应尽量使用客观、量化的数据来描述患者的变化。例如，可以使用疼痛评估量表来反映疼痛的变化程度；使用体温计来记录体温的变化趋势等。这些数据不仅可以使医生更加准确地了解患者的病情，还可以为后续的治疗提供有力的依据。

此外，护理人员在反馈时还应关注患者的心理需求和社会支持情况。这些因素虽然与药物治疗效果无直接关系，但却对患者的康复进程和生活质量产生重要影响。通过全面了解患者的情况，医生可以制定更加个性化和人性化的治疗方案。

4. 提供健康教育

给药后的评估与反馈不仅包括对患者身体状况的监测和报告，还包括向患者提供必要的健康教育。健康教育是帮助患者理解和管理自身健康的重要手段，也是提升治疗效果和患者满意度的有效途径。

在健康教育方面，护理人员应向患者详细解释所用药物的作用机制、预期效果、常见副作用以及处理方法等信息。这有助于患者更好地配合治疗并自我观察身体变化。同时，护理人员还应根据患者的具体情况提供个性化的健康指导，如饮食调整、生活方式改善等。这些指导可以帮助患者降低并发症的风险并提升康复速度。

5. 给予心理支持

除了身体上的照顾和治疗外，心理支持也是患者在治疗过程中不可或缺的需求。疾病和治疗过程往往会给患者带来巨大的心理压力和恐惧感，这些负面情绪不仅会影响治疗效果还可能加重患者的病情。因此，护理人员在给药后应给予患者充分的心理支持。

心理支持的方式多种多样，可以包括倾听、安慰、鼓励等简单行为，也可以包括专业的心理咨询和心理治疗等复杂干预。护理人员应根据患者的具体情况和需求选择合适的方式提供支持。例如，对于焦虑和恐惧的患者，护理人员可以通过倾听和解释来帮助他们缓解紧张情绪；对于抑郁和失落的患者，护理人员则可以通过鼓励和引导来帮助他们重建生活信心。

在给予心理支持时，护理人员还应关注患者的家庭和社会环境等因素。这些因素会对患者的心理状态产生深远影响。通过与患者及其家属的沟通交流，护理人员可以了解更多关于患者的背景信息并提供更加个性化的心理支持方案。同时，护理人员还可以利用医院和社会资源为患者提供更多的实际帮助和支持。

第二节　西药使用的安全性与合规性

一、西药使用的安全性

西药作为现代医学的重要组成部分，在疾病治疗和健康管理中发挥着重要作用。然而，药物的使用也伴随着一定的风险，特别是药物过敏、药物相互作用以及特殊人群的用药安全等问题。因此，确保西药使用的安全性至关重要。以下将从药物过敏反应的预防与处理、药物相互作用的防范以及特殊人群用药安全三个方面进行详细论述。

（一）药物过敏反应的预防与处理

药物过敏反应，作为药物使用过程中的一大安全隐患，不仅给患者带来身体上的痛苦，严重时还可能危及生命。因此，对于药物过敏反应的预防与处理，医务人员肩负着重要的责任。以下将从五个方面详细阐述药物过敏反应的预防与处理措施。

1. 询问过敏史

在给患者使用任何药物之前，医务人员应首先详细询问患者的药物过敏史。这一步骤至关重要，因为它直接关系到后续药物选择的安全性。通过询问，医务人员可以了解患者是否曾经对某种药物或某类药物产生过过敏反应，以及过敏反应的严重程度和具体症状。

在询问过程中，医务人员应保持耐心和细致，确保患者能够准确回忆并提供相关信息。对于已知有过敏史的患者，医务人员应在病历上做好详细记录，包括过敏药物名称、过敏反应症状及严重程度等信息。这些记录将为后续治疗提供重要参考，有助于避免使用可能导致过敏反应的药物。

2. 观察过敏反应症状

在给药过程中，医务人员应密切观察患者是否出现过敏反应症状。过敏反应的症状多种多样，轻者可能仅表现为皮肤瘙痒、红疹等轻微不适，重者则可能出现呼吸困难、喉头水肿、血压下降等严重症状。因此，医务人员需要具备丰富的临床经验和敏锐的观察力，以便及时发现并处理过敏反应。

在观察过程中，医务人员应特别注意那些可能导致严重过敏反应的药物，如青霉素、头孢菌素等。对于这类药物，建议在使用前进行皮试等预防性检查，以降低过敏反应的发生风险。同时，在给药过程中应保持警惕，一旦发现过敏反应症状，应立即停止给药并采取相应的处理措施。

3. 过敏反应的处理措施

一旦发现药物过敏反应，医务人员应立即采取相应的处理措施。对于轻度过敏反应，如皮肤瘙痒、红疹等，可给予抗过敏药物治疗，如抗组胺药、糖皮质激素等。这些药物能够迅速缓解症状，减轻患者的痛苦。

对于重度过敏反应，如过敏性休克等，医务人员应立即进行急救处理。这包括迅速停止给药、保持呼吸道通畅、给予抗过敏药物和输液等治疗措施。在急救过程中，医务人员应密切观察患者的病情变化，及时调整治疗方案以确保患者的生命安全。

4. 药物过敏反应的预防措施

预防药物过敏反应的关键在于避免使用可能导致过敏反应的药物。因此，医务人员应充分了解各种药物的过敏反应发生率及严重程度，并根据患者的具体情况进行合理选择。同时，对于已知有过敏史的患者，应避免使用相同或类似的药物，以防止过敏反应的发生。

除了药物选择，预防药物过敏反应的措施还包括加强患者教育。医务人员应向患者及其家属详细解释药物过敏反应的相关知识，包括过敏反应的症状、可能的原因及预防措施等。这有助于增强患者的自我防范意识，降低过敏反应的发生风险。

5. 记录与后续关注

对于出现药物过敏反应的患者，医务人员应做好详细记录并告知患者及其家属相关注意事项。记录内容应包括过敏药物名称、过敏反应症状及严重程度、处理措施及效果等信息。这些记录不仅有助于医务人员了解患者的过敏情况，还为后续治疗提供了重要依据。

同时，医务人员应定期关注患者的过敏情况变化，及时调整治疗方案并提醒患者注意相关事项。对于严重过敏反应的患者，建议进行长期的医学观察和随访，以确保其身体健康和安全。

（二）药物相互作用的防范

药物相互作用，即两种或多种药物在人体内同时或相继使用时，药物之间或药物与机体之间发生的相互作用，导致药物疗效或毒性的改变。这种现象在日常医疗实践中非常普遍，且可能带来严重的后果。为了确保患者的用药安全，医务人员需要采取一系列措施来防范药物相互作用。

1. 了解患者正在使用的其他药物

在给患者使用新的西药之前，医务人员的首要任务是详细询问并记录患者当前正在使用的所有药物，这包括处方药、非处方药、草药、补品，甚至是某些食物和饮料，因为它们都可能影响新药物的效果。这一步骤至关重要，因为只有全面了解患者的用药情况，医务人员才能准确评估潜在的药物相互作用风险。

询问时，医务人员应特别注意那些已知具有显著相互作用潜力的药物，如抗凝药、抗高血压药、抗抑郁药等。同时，对于老年人、儿童、孕妇等特殊人群，由于他们可能对某些药物更为敏感，因此需要格外关注。

2. 分析药物相互作用风险

在收集了患者完整的用药信息后，医务人员需要利用自己的专业知识和可用的药物相互作用数据库，仔细分析各种药物之间可能存在的相互作用。这包括药效的增强或减弱、毒性的增加、药代动力学的改变等。

分析时，除了考虑药物之间的直接相互作用，还需要考虑药物与疾病状态、遗传因素、饮食习惯等的相互作用。例如，某些疾病可能会影响药物的代谢和排泄，从而改变药物在体内的浓度和效果。

3. 制定合理的用药方案

基于对患者当前用药情况和潜在药物相互作用风险的综合分析，医务人员需要为患者制定合理的用药方案。这包括选择相互作用风险较小的药物、调整药物剂量、改变给药时间或途径等。

在制定用药方案时，医务人员还需要考虑患者的个体差异，如年龄、性别、肝肾功能等，这些因素都可能影响药物的代谢和效果。同时，对于需要长期使用多种药物的患者，医务人员还需要定期评估和调整用药方案，以确保用药的安全性和有效性。

4. 加强患者教育和监测

防范药物相互作用不仅需要医务人员的努力，还需要患者的积极参与。因此，医务人员需要向患者详细解释药物相互作用的概念、危害和预防措施，帮助他们建立正确的用药观念和行为习惯。

同时，医务人员还需要加强对患者的监测，包括定期询问患者的用药情况、观察患者的症状和体征变化、进行必要的实验室检查等。这些措施有助于及时发现和处理潜在的药物相互作用问题，确保患者的用药安全。

5. 建立完善的药物管理制度

为了从制度上保障药物使用的安全性，医疗机构需要建立完善的药物管理制度。这包括制定和执行严格的处方审核制度、建立药物相互作用预警系统、提供医务人员药物相互作用培训和教育、鼓励患者报告不良反应等。

通过这些措施的实施，医疗机构可以形成一个从预防到监测再到处理的完整药物相互作用防范体系，最大限度地降低药物相互作用带来的风险，保障患者的用药安全。

（三）特殊人群用药安全

特殊人群，如孕妇、儿童、老年人等，在药物使用方面存在独特的生理和病理特点，使得他们在接受治疗时需要特别关注用药的安全性。为了确保这些人群的用药安全，医务人员和家属都需要具备相应的知识和技能，以制定和执行合理的用药方案。

1. 孕妇用药安全

孕妇在怀孕期间，其生理状态发生显著变化，同时还需要为胎儿提供充足的营养和保护。因此，在使用药物时，必须充分考虑到药物对母体和胎儿的双重影响。某些药物可能穿过胎盘屏障，进入胎儿体内，对其生长发育产生不良影响，甚至导致畸形或流产。因此，孕妇用药需要遵循"安全第一"的原则。

医务人员在给孕妇使用药物时，应首先选择那些经过长期临床验证、安全性较高的药物。同时，尽量避免在孕早期（前三个月）和孕晚期（后三个月）使用可能影响胎儿发育的药物。如果必须使用药物治疗，医务人员应密切监测孕妇的病情变化，及时调整治疗方案，并告知孕妇及其家属相关风险。

此外，孕妇在怀孕期间应尽量避免使用非处方药、草药和补品等，除非经过医生的明确指导。因为这些产品可能含有对胎儿有害的成分，或者与孕妇正在使用的其他药物发生相互作用。

2. 儿童用药安全

儿童处于生长发育阶段，其生理功能和代谢特点与成人存在显著差异。因此，在给儿童使用药物时，必须根据儿童的年龄、体重等因素调整药物剂量，并选择适合儿童使用的剂型和给药途径。例如，对于年龄较小的儿童，可以选择口服液、颗粒剂等易于吞咽和吸收的剂型；对于需要长期用药的儿童，可以选择缓释剂或控释剂等能够减少服药次数的剂型。

此外，医务人员在给儿童使用药物时，还应特别关注以下几点：首先，尽量选择那些经过长期临床验证、对儿童安全有效的药物；其次，避免使用对儿童生长发育有不良影响的药物，如某些激素类药物；最后，密切关注儿童的病情变化，及时调整治疗方案。

同时，家长在给儿童使用药物时也应遵循医嘱，不要随意增减剂量或更换药物。如果发现儿童在用药过程中出现任何不适或异常反应，应立即停止用药并及时就医。

3. 老年人用药安全

老年人由于生理功能减退、多种疾病并存等原因，对药物的反应和耐受性较差。因此，在给老年人使用药物时，需要特别关注以下几点：首先，根据老年人的生理特点和疾病情况选择合适的药物；其次，调整药物剂量以减少不良反应的发生；最后，密切关注老年人的病情变化并及时调整治疗方案。

此外，老年人在使用药物时还应注意以下几点：首先，遵医嘱、按时按量服用；其次，避免自行增减剂量或更换药物；最后，定期向医生反馈用药情况和身体状况。

为了确保老年人的用药安全，医务人员还应加强对老年人的用药教育和监测。例如，可以定期为老年人提供用药知识讲座、制作用药指导手册等，以提高他们的用药意识和能力。同时，医务人员还可以通过定期随访、电话咨询等方式及时了解老年人的用药情况和身体状况，为他们提供及时的帮助和指导。

4. 药物选择与剂量调整

对于特殊人群来说，药物的选择和剂量调整至关重要。医务人员应熟悉各种药物的适应症、禁忌症和不良反应等信息，并根据患者的具体情况进行合理选择。同时，在给药过程中应密切关注患者的反应和病情变化，及时调整剂量或更换药物以确保治疗效果和安全性。

5. 患者教育与监测

除了医务人员的努力，患者及其家属的参与也是确保用药安全的重要环节。医务人员应向患者及其家属详细解释药物的使用方法、注意事项和可能的风险等信息，帮助他们建立正确的用药观念和行为习惯。同时，还应定期监测患者的病情变化和治疗反应情况，及时发现并处理潜在的问题以确保患者的安全与健康。

二、西药使用的合规性

在现代医疗体系中，西药的合规性使用是确保患者安全、维护医疗质量以及保障医疗资源有效利用的关键。合规性不仅涉及医疗法规与政策的遵守，还包括药物的管理、储存以及合理用药等方面。以下将从三个方面详细论述西药使用的合规性。

（一）遵守医疗法规与政策

西药，作为现代医学的重要组成部分，在疾病的预防、诊断和治疗中发挥着不可或缺的作用。然而，西药的研发、生产、流通和使用都必须在严格的医疗法规与政策的指导下进行，以确保其安全性、有效性和合规性。这些法规和政策为西药的各个环节提供了明确的指导和规范，是保障公众用药安全和维护医疗市场秩序的重要基石。

1. 处方药的合规开具与使用

处方药作为需要凭医生处方才能购买和使用的药品，其开具和使用都必须严格遵守相关法规和规定。这是因为处方药通常具有一定的毒性、副作用或依赖性，必须在医生的指导下使用，以确保患者的用药安全和治疗效果。

医生在开具处方时，必须详细询问患者的病史、过敏史、用药史等信息，进行全面的诊断和评估。医生应根据患者的病情需要，遵循"安全、有效、经济"的原则，选择适当的药品和剂量。同时，医生还应向患者详细解释药品的用法用量、注意事项和可能的不良反应等信息，确保患者能够正确使用药品。

药师在调配处方时，必须认真核对处方信息，包括患者的姓名、年龄、性别、药品名称、剂量、用法等，确保药品的品种、剂量和用法与处方一致。药师还应检查药品的质量、有效期等信息，确保患者使用的药品安全有效。此外，药师还应向患者详细交代药品的用法用量、注意事项等信息，特别是对于老年人、儿童等特殊人群，需要更加耐心和细致地进行用药指导。

为了保障处方药的合规开具与使用，医疗机构应建立完善的处方审核制度、药品调配制度和用药交代制度。处方审核制度要求药师对医生开具的处方进行审核，确保处方的合规性和合理性。药品调配制度要求药师严格按照处方信息调配药品，确保药品的品种、剂量和用法与处方一致。用药交代制度要求药师向患者详细交代药品的用法用量、注意事项等信息，确保患者能够正确使用药品。

此外，医疗机构还应加强对医生和药师的培训和教育，提高他们的专业素养和责任意识。医生和药师应不断更新自己的专业知识和技能，了解最新的药品信息和治疗进展，以更好地为患者服务。同时，医疗机构还应定期对处方药的开具和使用情况进行监督和检查，及时发现和纠正存在的问题。对于违反相关法规和规定的医生和药师，应依法进行严肃处理。

2. 禁止非法销售、使用西药

非法销售、使用西药是严重违反医疗法规和政策的行为。这些行为不仅危害患者的健康和安全，还可能导致疾病的误诊、误治和延误治疗时机，给患者带来更大的痛苦和损失。同时，非法销售、使用西药还扰乱了正常的医疗秩序和市场秩序，破坏了医疗行业的公平竞争和良性发展。

为了禁止非法销售、使用西药，相关部门应采取一系列措施加强监管和打击力度。加强对药品生产企业的监督检查，确保药品的质量和安全。药品生产企业必须严格按照国家相关法规和标准进行生产，建立完善的生产管理制度和质量保证体系，确保药品的质量和安全性。对于存在违法违规行为的药品生产企业，应依法进行查处和取缔。

加强对药品流通环节的监管，严厉打击非法渠道购销药品的行为。药品经营企业必须依法取得相关资质和许可证，建立完善的购销管理制度和药品质量追溯体系，确保药品的来源合法、质量可靠。对于存在违法违规行为的药品经营企业，应依法进行查处和取缔。同时，加强对互联网药品交易行为的监管，防止假冒伪劣药品通过网络流入市场。

加强对医疗机构和药店的监督检查，确保他们合法合规地销售和使用西药。医疗机构和药店必须依法取得相关资质和许可证，建立完善的药品管理制度和用药安全制度，确保药品的品种、剂量和用法与患者病情需要一致。对于存在违法违规行为的医疗机构和药店，应依法进行查处和取缔。同时，加强对医务人员的培训和教育，提高他们的专业素养和责任意识，防止他们参与非法销售、使用西药的行为。

除了加强监管和打击力度，还需要加强对公众的宣传和教育。通过广泛宣传非法销售、使用西药的危害性和法律责任，提高公众的法律意识和自我保护意识。公众应了解合法合规购买和使用西药的重要性，避免从非法渠道购买或使用假冒伪劣药品。同时，建立举报奖励机制也是一个有效的手段，鼓励公众积极参与打击非法销售、使用西药的行为。对于提供有效线索或协助查处的公众，应给予一定的奖励和保护。

（二）药物管理与储存

药物的管理与储存是医疗工作中至关重要的环节，直接关系到西药的质量和安全。正确的药物管理和储存方法不仅能够确保药物的疗效和安全性，还能有效延长药物的保质期，避免药物变质、污染等问题的发生。

1. 药物的分类储存与管理

西药种类繁多，不同的药物对储存条件有不同的要求。因此，在药物的管理与储存过程中，应根据药物的性质、用途和储存要求进行分类储存和管理。这种分类管理的方法有助于确保各种药物在适宜的条件下保存，从而保持其疗效和安全性。

（1）分类储存的原则。

药物的分类储存应遵循以下原则：首先，根据药物的性质进行分类，如易挥发的液体药品、易潮解的药品、易氧化的药品等；其次，根据药物的用途进行分类，如抗生素、镇痛药、心血管药等；最后，根据药物的储存要求进行分类，如需要冷藏的药品、需要避光的药品等。通过科学合理的分类，可以确保各类药品在适宜的条件下保存，避免相互干扰和交叉污染。

（2）分类储存的实践方法。

为了实现药物的分类储存与管理，医疗机构和药店应采取以下措施：首先，建立完善的药品分类管理制度，明确各类药品的储存要求和注意事项；其次，配备符合要求的储存设施和设备，如药架、冷藏柜、避光柜等，确保各类药品在适宜的条件下保存；最后，定期对储存的药品进行检查和维护，及时发现并处理过期、变质等问题。同时，还应加强对医务人员的培训和教育，提高他们的药品管理意识和能力。

2. 避免过期、变质药物的使用

过期或变质的西药不仅失去了原有的疗效和作用，还可能产生有害物质或细菌污染等问题，对患者的健康和安全构成严重威胁。因此，在西药使用过程中必须严格避免使用过期或变质的药品。

（1）建立严格的药品效期管理制度。

为了避免过期、变质药物的使用，医疗机构和药店应建立完善的药品效期管理制度。首先，对采购入库的药品进行严格的验收检查，核对药品的批号、生产日期和有效期等信息，确保药品的质量和有效期符合要求；其次，对在库药品进行定期的养护和检查，按照"先进先出""近期先出"的原则进行发放和使用，及时发现并处理过期、变质等问题；最后，对报废的药品进行严格的登记和处理，防止流入非法渠道或造成环境污染等问题。

（2）加强药品储存环境的监控和管理。

药品的储存环境对药品的质量和稳定性具有重要影响。因此，医疗机构和药店应加强对药品储存环境的监控和管理。首先，确保储存场所的清洁卫生和通风干燥，避免潮湿、高温等不良环境的影响；其次，定期对储存设施和设备进行维护和保养，确保其正常运转和使用安全；最后，加强对储存环境的温湿度、光照等条件的监测和记录，及时发现并处理异常情况。

3. 药物管理与储存的未来发展

随着科技的不断进步和医疗行业的快速发展，药物管理与储存也面临着新的挑战和机遇。未来，药物管理与储存将朝着智能化、自动化、信息化等方向发展。

（1）智能化储存设备的应用。

智能化储存设备是指具有自动识别、自动存取、自动监控等功能的储存设备。通过引入智能化技术，可以实现药品的自动化分类、储存和管理，提高药品管理的效率和准确性。同时，智能化储存设备还可以对药品的储存环境进行实时监测和调控，确保药品在最佳条件下保存。

（2）信息化管理系统的建设。

信息化管理系统是指利用计算机技术和网络技术对药品管理进行全面信息化的系统。通过建设信息化管理系统，可以实现药品的采购、入库、出库、使用等全过程的信息化管理和监控。同时，信息化管理系统还可以提供药品的查询、统计、分析等功能，为医疗机构和药店的决策提供有力支持。

（3）人员培训与教育的加强。

随着药物管理与储存技术的不断发展，对医务人员的专业素养和技能水平也提出了更高的要求。因此，医疗机构和药店应加强对医务人员的培训和教育，提高他们的药品管理意识和能力。通过定期的培训和教育活动，使医务人员掌握最新的药品管理知识和技能，为患者的用药安全提供有力保障。

（三）合理用药与节约资源

合理用药是指根据患者病情、药理学原理和药物经济学原理等因素综合考虑后选择的药物治疗方案。合理用药不仅可以提高治疗效果和患者满意度，还可以节约医疗资源和减轻患者经济负担。

1. 根据患者病情选择合适的药物与剂量

在选择西药治疗方案时，医生应根据患者的病情、年龄、性别、生理状态等因素综合考虑后选择合适的药物和剂量。避免盲目使用高档次、高价格的药品或滥用抗生素等现象的发生。同时，医生还应关注患者的用药史和过敏史等信息，避免重复用药或不当用药导致的不良反应和资源浪费等问题。

为了实现合理用药的目标，医疗机构应建立完善的临床用药管理制度和药师查房制度。首先，加强对医生处方行为的监督和指导力度；其次，发挥药师在药物治疗过程中的作用和价值；最后，定期开展处方点评和用药分析工作，及时发现并纠正存在的问题。

2. 避免浪费与滥用药物资源

西药资源的浪费和滥用不仅增加了医疗成本和患者经济负担，还可能导致药物短缺和环境污染等问题。因此，在西药使用过程中必须采取有效措施避免浪费和滥用药物资源的现象发生。

为了避免浪费与滥用药物资源的现象发生，医疗机构应建立完善的药品采购计划和库存管理制度。首先，根据实际需求制定合理的采购计划并严格执行；其次，加强对库存药品的管理和维护力度；最后，建立药品回收和再利用机制，对剩余或废弃的药品进行合理处理。

同时，加强对公众的宣传和教育也是非常重要的。通过广泛宣传合理用药的理念和方法以及节约资源的意义和价值等内容提高公众对合理用药和节约资源的认识和重视程度。此外还可以通过开展健康讲座、义诊活动等形式普及健康知识和用药常识提高公众的自我保健意识和能力水平。

第三节　西药与患者的沟通与教育

一、西药与患者的沟通

在医疗过程中，西药作为治疗的重要手段之一，其使用与患者之间的沟通显得尤为重要。良好的沟通不仅有助于患者理解和接受治疗方案，还能提高患者的依从性，从而确保药物的有效性和安全性。以下将从三个方面详细论述西药与患者的沟通。

（一）了解患者需求与担忧

在西药使用过程中，患者的需求和担忧是多种多样的。因此，医务人员应首先了解患者的心理状态和需求，以便更好地与之沟通。

1. 倾听患者对病情的描述与对药物的期望

医务人员应给予患者充分的时间和空间，让他们详细描述自己的病情。这不仅是尊重患者的表现，也是获取病情信息的重要途径。在倾听过程中，医务人员应保持耐心和专注，避免打断或提前做出判断。同时，医务人员还应通过提问和引导，帮助患者更准确地表达自己的感受和需求。

在了解患者的病情后，医务人员应进一步关注患者对药物的期望。这些期望可能包括快速缓解症状、减少副作用、提高生活质量等方面。医务人员应认真记录并分析患者的期望，以便在后续的药物选择和治疗方案中予以考虑。同时，医务人员还应向患者解释药物的作用机制、预期效果及可能存在的风险，以帮助患者建立合理的药物期望。

2. 了解患者对药物可能存在的疑虑与恐惧

在西药使用过程中，患者往往因为缺乏医学知识或对药物的不了解而产生疑虑和恐惧。这些疑虑和恐惧可能包括担心药物的副作用、成瘾性、耐药性等问题。医务人员应主动询问患者的顾虑，并针对这些问题进行详细的解释和说明。在解释过程中，医务人员应尽量使用通俗易懂的语言，避免使用过于专业或复杂的术语，以免增加患者的困惑和焦虑。

医务人员应向患者提供相关的药物信息和教育资源，帮助他们更好地了解药物的作用、用法、注意事项等方面。通过增强患者的药物知识，可以减少他们的疑虑和恐惧，提高他们对药物的接受度和依从性。同时，医务人员还应鼓励患者提出问题或反馈意见，以便及时解答和处理他们的疑虑。

除了以上提到的策略，医务人员还应注重与患者的情感沟通。在西药使用过程中，患者可能会因为病情的变化或药物的副作用而产生情绪波动。医务人员应关注患者的情感变化，给予他们必要的关心和支持。通过情感沟通，可以增强医务人员与患者之间的信任和理解，进一步提高患者的满意度和治疗效果。

同时，医务人员自身也应不断学习和更新医学知识，以便更好地为患者提供专业、准确的医疗服务。通过不断提高自身的专业素养和服务能力，医务人员可以更好地满足患者的需求并消除他们的担忧，为患者的健康和幸福贡献自己的力量。

（二）提供清晰的药物信息

在医疗领域，药物是治疗疾病的重要手段之一。然而，对于患者而言，正确使用药物并非易事。为了确保患者能够安全、有效地使用西药，医务人员有责任提供清晰、准确的药物信息。

1. 向患者解释药物的作用、用法、用量及注意事项

医务人员应向患者解释药物的基本信息，包括药物的名称、作用机制、适应症以及可能带来的益处。这些信息有助于患者了解药物的治疗目的和重要性，从而增强他们的用药依从性。在解释过程中，医务人员应使用通俗易懂的语言，避免使用过于专业或复杂的术语，以免增加患者的困惑和焦虑。

药物的用法和用量是患者最为关心的问题之一。医务人员应详细说明药物的服用方法、剂量以及用药时间等信息。对于需要调整剂量的药物，医务人员还应根据患者的具体情况进行个性化指导。此外，对于一些特殊用法或需要注意的事项，如饭前还是饭后

服用、是否可以嚼碎等，医务人员也应进行特别提醒。

除了基本的药物信息，医务人员还应向患者介绍可能的副作用和禁忌症。这些信息有助于患者在用药过程中及时发现并处理可能出现的问题，从而确保用药安全。在介绍副作用和禁忌症时，医务人员应尽量保持客观和全面的态度，既不夸大也不隐瞒相关信息。

为了确保患者能够充分理解并记住药物信息，医务人员可以采取多种方式进行传达。例如，利用图表、动画等辅助工具帮助患者更好地理解药物的作用和用法；提供书面材料供患者随时查阅；鼓励患者家属参与沟通过程等。这些措施有助于增强患者的记忆和理解能力，提高他们的用药依从性。

2. 确保患者理解并遵循医嘱使用药物

提供清晰的药物信息只是第一步，确保患者理解并遵循医嘱使用药物才是最终目的。为了达到这个目的，医务人员需要采取一系列措施。

医务人员应确认患者是否真正理解了药物的用法和用量。这可以通过提问或让患者复述等方式进行验证。如果患者对某个方面存在疑问或误解，医务人员应及时进行解释和纠正。

医务人员应告知患者正确储存药物的方法。不同的药物对储存条件有不同的要求，如温度、湿度、光照等。医务人员应根据药物的特性提供具体的储存建议，并提醒患者注意避免过期或变质的药物。

医务人员在提供药物信息时还应强调用药期间需要注意的事项。这些事项可能包括饮食调整、避免某些活动或药物相互作用等。通过提前告知患者这些注意事项，可以帮助他们更好地应对用药过程中可能出现的问题。

为了确保患者的依从性，医务人员还应定期对患者进行随访和监测。通过随访可以了解患者的用药情况、病情变化以及是否出现不良反应等信息。如果发现患者存在用药不当或病情恶化的情况，医务人员应及时进行干预和调整治疗方案。

（三）鼓励患者参与决策

随着医学模式的转变和人们健康观念的更新，患者在医疗决策中的角色逐渐从被动接受者转变为主动参与者。这种转变体现了对患者知情权和自主权的尊重，也有助于提高医疗质量和患者满意度。在西药使用过程中，鼓励患者参与决策尤为重要。

1. 与患者共同讨论治疗方案与药物选择

在制定治疗方案和选择药物时，医务人员应摒弃传统的"父权式"医疗模式，即医生单方面决定治疗方案，而患者只能被动接受。相反，应邀请患者积极参与决策过程，共同讨论治疗方案和药物选择。

医务人员应向患者详细介绍不同的治疗方案和药物选项。这包括各种方案的优缺点、可能带来的风险和益处、预期效果以及患者的个体差异等信息。通过全面、客观的信息披露，帮助患者建立对治疗方案和药物的正确认识。

医务人员应耐心倾听患者的意见和需求。患者对于自己的病情和治疗往往有着独特的感受和期望。医务人员应充分了解患者的想法，尊重他们的选择权，并在决策过程中予以考虑。

通过共同讨论和协商，医务人员与患者可以达成一致意见，制定出最适合患者的个性化治疗方案。这种参与式决策模式不仅可以提高患者的满意度和依从性，还有助于增强医患之间的信任和合作。

2. 尊重患者的知情权与自主权

在医疗过程中，患者有权了解自己的病情、治疗方案以及可能带来的后果等信息。这是患者的基本权利，也是实现自主决策的前提。因此，医务人员应尊重患者的知情权，及时向患者提供相关的医疗信息。

具体来说，医务人员应在治疗开始前向患者详细解释病情诊断、治疗方案选择、药物使用目的及可能的风险等信息。在治疗过程中，还应定期向患者更新病情进展、治疗效果以及后续治疗计划等信息。同时，医务人员还应鼓励患者提问，对于患者的疑虑和困惑给予及时、准确的解答。

除了知情权，患者还享有自主权。这意味着患者在充分了解信息的基础上有权做出自己的决策。医务人员应尊重患者的自主权，允许他们根据自己的价值观、生活质量和预期目标等因素做出选择。即使患者的选择与医务人员的建议不一致，也应尊重患者的决定并尽力提供支持。

尊重患者的知情权和自主权不仅有助于提高医疗质量和患者满意度，还是现代医疗伦理的基本要求。通过鼓励患者参与决策过程，医务人员可以与患者建立更加平等、合作的伙伴关系，共同应对疾病挑战。

二、西药患者的教育

在医疗体系中，患者教育是确保治疗效果、提高患者生活质量和促进健康的重要手段。特别是对于使用西药的患者，正确的药物知识、用药指导和不良反应处理等方面的教育至关重要。以下将从四个方面详细论述西药患者的教育内容。

（一）药物知识普及

药物知识普及在西药患者教育中占据着举足轻重的地位。对于患者而言，深入了解自己所使用的药物是确保用药安全、有效的关键。因此,医务人员有责任向患者传授药物相关的知识,帮助他们正确使用药物。

1. 教授患者识别药物名称、剂量与用法

医务人员应向患者详细解释药物的名称。药物的名称通常包括通用名和商品名。通用名是国家规定的统一名称,而商品名则是不同厂家生产的同一药物的不同名称。医务人员应确保患者能够准确识别自己所使用的药物的通用名和商品名,以避免因名称混淆而导致用药错误。

教授患者正确读取药物标签上的信息也是至关重要的。药物标签上通常会标注药物的剂量、用法等重要信息。医务人员应指导患者如何正确读取这些信息,并强调按照标签上的指示用药的重要性。对于不同剂型的药物,如片剂、胶囊、液体等,医务人员还应向患者说明正确的服用方法,以确保药物能够在体内发挥最佳疗效。

此外,在解释药物用法时,医务人员还应向患者强调遵医嘱用药的重要性。有些患者可能会因为某些原因而自行调整药物剂量或改变用药方式,这种行为可能会导致疗效不佳甚至产生严重的副作用。因此,医务人员应明确告知患者遵医嘱用药的必要性,并解释不遵医嘱可能带来的后果。

2. 提醒患者注意药物的有效期与储存方法

药物的有效期和储存方法对保证药物疗效和安全性具有重要意义。首先,医务人员应提醒患者注意检查药物的有效期。使用过期药物不仅可能导致疗效不佳,还可能引发不良反应。因此,患者在用药前应仔细查看药物的有效期,确保使用的药物在有效期内。

同时,医务人员还应向患者介绍正确的药物储存方法。不同的药物对储存环境有不同的要求。一些药物需要避免阳光直射,而另一些药物则需要保持干燥。医务人员应根据药物的特性向患者说明正确的储存方法,并提醒患者在储存过程中注意遵守这些要求。对于需要特殊储存条件的药物,如冷藏药品,医务人员还应特别强调并提醒患者注意相关的储存细节。

除了以上两个方面,医务人员在进行药物知识普及时还应注意以下几点:一是保持耐心和细心,确保患者能够充分理解并掌握所传授的知识;二是采用通俗易懂的语言和生动的实例进行讲解,帮助患者更好地理解和记忆;三是鼓励患者提出问题和反馈意见,以便及时发现并解决他们在用药过程中遇到的问题。

(二)正确用药指导

正确的用药指导是确保药物疗效的关键。医务人员应向患者提供详细的用药指导,包括用药时间、剂量调整以及特殊用药技巧等。

1. 指导患者按时按量服用药物

按时按量服用药物是保证药物疗效的基础。医务人员应向患者强调遵医嘱用药的重要性，并指导患者如何根据病情和医嘱调整药物剂量。对于需要长期用药的患者，医务人员还应定期评估患者的用药情况，并根据病情变化及时调整用药方案。

此外，医务人员还应向患者介绍用药的规律性，如每日固定时间服药、不随意更改剂量等。通过正确的用药指导，患者可以更加规范地使用药物，从而提高药物的疗效和安全性。

2. 教授患者正确的注射技巧与局部用药方法

对于需要注射或局部用药的患者，医务人员应教授患者正确的注射技巧和局部用药方法。这包括注射部位的选择、注射角度和深度的掌握、局部用药的涂抹方式等。医务人员应向患者演示正确的操作方法，并让患者在实际操作中逐渐掌握技巧。

同时，医务人员还应向患者介绍注射和局部用药可能带来的不适感和并发症，并指导患者如何进行处理。通过教授患者正确的注射技巧和局部用药方法，可以确保患者在用药过程中更加安全和舒适。

（三）药物不良反应的识别与处理

药物不良反应是用药过程中常见的现象。医务人员应向患者教育如何识别和处理药物不良反应，以确保患者的安全和舒适。

1. 教育患者识别常见的药物不良反应症状

不同的药物可能引起不同的不良反应。医务人员应向患者介绍常见的药物不良反应症状，如恶心、呕吐、头痛、皮疹等。同时，还应向患者强调观察自身症状的重要性，并提醒患者在出现不适症状时及时告知医务人员。

通过教育患者识别常见的药物不良反应症状，可以帮助患者更加敏感地察觉自身的不适感，从而及时采取措施进行处理。

2. 指导患者正确处理药物不良反应并寻求帮助

当患者出现药物不良反应时，医务人员应指导患者采取正确的处理措施。对于轻微的不良反应，如轻微的胃肠道不适或头痛，医务人员可以建议患者调整用药时间、减少剂量或采取其他缓解措施。对于严重的不良反应，如过敏反应或严重的器官损害，医务人员应立即停止用药并采取相应的紧急处理措施。

同时，医务人员还应向患者强调在出现不良反应时及时寻求帮助的重要性。患者可以通过咨询医务人员、查阅药物说明书或拨打急救电话等方式获取帮助。通过指导患者正确处理药物不良反应并寻求帮助，可以确保患者在用药过程中始终保持安全和舒适的状态。

（四）生活习惯与药物疗效的关联教育

生活习惯对药物疗效具有重要影响。医务人员应向患者教育如何调整生活习惯以增强药物疗效并减少不良反应的发生。

1. 提醒患者注意饮食习惯对药物吸收的影响

饮食习惯是影响药物吸收的重要因素之一。某些食物可能与药物发生相互作用，影响药物的疗效或增加不良反应的风险。医务人员应向患者介绍与所用药物相关的饮食注意事项，如避免饮酒、限制高脂肪食物等。同时，还应向患者解释饮食调整对药物疗效的积极影响，并鼓励患者在用药期间保持良好的饮食习惯。

通过提醒患者注意饮食习惯对药物吸收的影响，可以帮助患者更加合理地安排饮食，从而提高药物的疗效和安全性。

2. 教育患者保持良好的生活习惯以增强药物疗效

良好的生活习惯对增强药物疗效和促进健康具有重要意义。医务人员应向患者介绍与所用药物相关的生活习惯调整建议，如保持充足的睡眠、进行适当的运动等。这些良好的生活习惯有助于改善患者的身体状况和免疫力，从而增强药物的疗效。

同时，医务人员还应向患者强调持续改善生活习惯的重要性，并鼓励患者在用药期间积极调整生活方式。通过教育患者保持良好的生活习惯以增强药物疗效，可以帮助患者更好地管理自身健康并提高生活质量。

第十七章 针药结合治疗原理

第一节 针灸与中药的基础理论

一、针灸基础理论

（一）针灸的起源与发展

针灸，这一古老而神奇的医术，起源于远古时期的中华大地。它的历史可以追溯到数千年前，与中华民族的文明史紧密相连。在漫长的岁月里，针灸经历了从无到有、从简单到复杂的发展历程，逐渐形成了独特而完整的理论体系和实践方法。

1. 远古时期的针灸萌芽

早在远古时代，我们的祖先在与自然环境的斗争中，逐渐认识到某些自然物如石刺、骨针等刺激身体某些部位，可以缓解疼痛、治疗疾病。这就是针灸的雏形。随着时间的推移，人们开始有意识地选择特定部位进行刺激，并总结出一些有效的经验和方法。

2. 《黄帝内经》与针灸理论的形成

《黄帝内经》是中医理论的重要典籍之一，也是针灸理论形成的重要标志。在这部伟大的著作中，详细记载了经络系统、穴位分布、针刺方法等基本理论和技术。这些内容为后世针灸学的发展奠定了坚实的基础。

3. 历代医家的贡献与创新

自《黄帝内经》以来，历代医家对针灸学进行了不懈的研究和探索。他们不仅继承了前人的经验，还在实践中不断创新和发展。例如，东汉时期的张仲景在《伤寒杂病论》中提出了针灸治疗的具体方法和原则；晋代的皇甫谧撰写了《针灸甲乙经》，对穴位进行了系统的整理和分类；唐代的孙思邈在《千金方》中详细记载了针灸处方和治疗方法等。这些医家的贡献和创新推动了针灸学的不断发展和完善。

4. 针灸的现代传播与发展

进入近现代以来，针灸学逐渐走出国门，传播到世界各地。随着科学技术的进步和医学模式的转变，针灸在现代医学领域的应用越来越广泛。许多国家和地区都成立了专门的针灸研究机构和学术团体，对针灸进行深入研究和临床应用。同时，针灸也与现代医学技术相结合，产生了许多新的治疗方法和技术手段。

（二）经络系统与穴位的概念

经络系统是针灸学的核心理论之一，它是人体内部一种复杂而神秘的网络结构。经络系统由经脉和络脉组成，其中经脉是主干部分，络脉则是分支部分。它们纵横交错、遍布全身各个角落，与脏腑器官紧密相连。

1. 经脉与络脉的组成与功能

经脉是经络系统中的主要通道，它们像河流一样在人体内流动不息。经脉主要负责输送气血和营养物质到全身各个部位，同时也传递着各种信息信号。络脉则是经脉的分支部分，它们像树枝一样延伸到身体的各个角落，将气血和营养物质输送到更细小的组织和器官中。

2. 穴位的定义与分类

穴位是经络系统上的特殊点位，也是针灸治疗的关键部位。穴位是人体脏腑经络之气输注于体表的特殊部位，它们像开关一样控制着气血的流动和脏腑的功能状态。通过刺激这些穴位，可以调节脏腑功能、疏通经络气血，从而达到治疗疾病的目的。根据不同的分类标准，穴位可以分为多种类型，如经穴、奇穴、阿是穴等。

3. 穴位与脏腑器官的联系

穴位与脏腑器官之间有着密切的联系。每个穴位都对应着特定的脏腑器官或组织部位，通过刺激这些穴位可以影响相应脏腑器官的功能状态。例如，刺激足三里穴可以调节脾胃功能，促进消化吸收；刺激太冲穴可以平肝潜阳，缓解高血压症状等。这种联系为针灸治疗提供了重要的理论依据和实践指导。

（三）针灸的作用机制与原理

针灸作为一种独特的医术，其作用机制和原理是复杂而多样的。它涉及神经、内分泌、免疫等多个系统的调节和整合作用。下面从神经调节、内分泌调节和免疫调节三个方面来阐述针灸的作用机制和原理。

1. 神经调节

针灸可以刺激神经系统，调节神经递质的释放和神经冲动的传导。当针刺入穴位时，会引起局部组织的机械性刺激和化学性刺激，这些刺激通过神经末梢传入中枢神经系统。中枢神经系统对这些信息进行整合和处理后，再通过传出神经纤维将调节信号传回到靶器官或组织部位，从而实现对脏腑功能的调节和改善。

2. 内分泌调节

针灸还可以影响内分泌系统，促进激素的合成和释放。当针刺入穴位时，会刺激局部组织的内分泌细胞或激素受体，引发一系列的生化反应和信号转导过程。这些过程可以促进或抑制某些激素的合成和释放，从而调节机体的新陈代谢和免疫功能。例如，针灸可以促进肾上腺皮质激素的分泌，增强机体的应激能力；也可以抑制甲状腺激素的分泌，缓解甲亢症状等。

3. 免疫调节

针灸还可以改善局部的血液循环和淋巴循环，促进炎症的消散和组织的修复。当针刺入穴位时，会引起局部血管的扩张和血流量的增加，从而改善组织的血液供应和营养状况。同时，针灸还可以刺激淋巴系统的功能，促进淋巴液的流动和免疫细胞的迁移。这些作用有助于消除炎症、修复受损组织、提高机体的免疫功能。例如，针灸可以促进白细胞的吞噬作用、增强抗体的产生等。

二、中药基础理论

（一）中药的起源与分类

1. 中药的起源

中药的起源与中华民族的生产、生活实践紧密相连。早在远古时代，人们在与大自然的斗争中，逐渐认识到某些植物、动物和矿物具有治疗疾病的作用。这些经验在长期实践中不断积累，逐渐形成了中药学的雏形。随着文明的发展，中药学逐渐从经验医学向理论医学转变，形成了独特的理论体系和实践方法。

2. 中药的分类

中药的分类是根据药物的性能、功效和临床应用等特点进行的。根据来源，中药可以分为植物药、动物药和矿物药三大类。植物药是中药的主要来源，包括根、茎、叶、花、果实、种子等各个部位。动物药则包括动物的全体、部分或分泌物等。矿物药则是从自然界中采集的矿物质或岩石等。

根据功效和临床应用，中药又可以分为多种类别。如解表药主要用于发散表邪，治疗感冒初起；清热药用于清热解毒，治疗热性病证；泻下药用于通便泻下，治疗便秘等。这些分类有助于指导临床用药，使药物更好地发挥治疗作用。

3. 中药的产地与炮制

中药的产地对药物的质量和疗效具有重要影响。道地药材是指在特定自然条件和生态环境下所产的药材，其质量和疗效优于其他产地。因此，在中药的采集和选购中，产地是一个重要的考虑因素。

炮制是中药学中的一项重要技术，旨在通过特定的加工处理方法，改变药物的性能、降低毒性或副作用、增强疗效等。常见的炮制方法包括炒、炙、煅、蒸、煮等。炮制不仅可以提高药物的安全性和有效性，还可以根据临床需要进行个性化调整。

（二）中药的药性、归经与配伍

1. 中药的药性

中药的药性是指药物的性质和功能特点，它是中药学的核心内容之一。药性包括四气、五味、升降浮沉等方面。四气即寒、热、温、凉四种药性，它们反映了药物对机体寒热状态的影响。五味即酸、苦、甘、辛、咸五种味道，它们与药物的功效和归经密切相关。升降浮沉则反映了药物在机体内的作用趋势和方向。

2. 中药的归经

归经是中药学中的一个重要概念，它是指药物对机体某部位的选择性作用。通过归经理论，可以指导临床用药，使药物直达病所，发挥最佳疗效。中药的归经与脏腑经络理论紧密相连，反映了药物与机体之间的相互作用关系。不同的药物有不同的归经特点，如柴胡归肝经、麻黄归肺经等。这些归经特点为临床用药提供了重要依据。

3. 中药的配伍

配伍是中药学中的重要理论之一，它强调药物之间的协同作用，以达到更好的治疗效果。配伍的方法有多种，如君臣佐使、相须相使、相畏相杀等。君臣佐使是配伍的基本原则之一，其中君药是主药，臣药是辅助药，佐药是协助或制约君臣药的药物，使药是引导药物直达病所的药物。相须相使是指两种或两种以上的药物配合使用，可以增强彼此的疗效。相畏相杀则是指一种药物可以抑制另一种药物的毒性或副作用。

（三）中药的作用机制与原理

1. 中药的作用机制

中药的作用机制是复杂而多样的，它涉及多个系统和器官的功能调节。中药可以通过调节神经递质的释放、改善内分泌功能、增强免疫功能、促进消化吸收、改善血液循环等多种途径来发挥治疗作用。具体来说，一些中药具有镇静、安神的作用，可以调节神经系统的功能状态；一些中药具有抗炎、抗菌的作用，可以改善感染或炎症引起的病理生理过程；还有一些中药具有抗肿瘤、抗氧化的作用，可以抑制肿瘤细胞的生长和扩散等。

2. 中药的作用原理

中药的作用原理可以从多个层面进行解释。首先，中药中的化学成分可以与机体内的生物分子发生相互作用，从而影响生物分子的结构和功能。其次，中药可以通过调节机体内环境的稳态来发挥治疗作用。例如，一些中药可以调节机体的酸碱平衡、电解质平衡等，从而改善机体的内环境。此外，中药还可以通过调节机体的代谢过程来发挥治疗作用。例如，一些中药可以促进脂肪代谢、糖代谢等，从而改善肥胖、糖尿病等代谢性疾病的症状。

三、针灸与中药的相互关系

（一）针灸与中药在治病过程中的协同作用

1. 针灸与中药的互补性

针灸与中药在治病过程中具有显著的互补性。针灸通过刺激穴位、调节经络气血等方式，能够迅速改善机体的病理生理状态，特别是对于疼痛、麻木等局部症状有着立竿见影的效果。然而，针灸的作用往往是短暂的，难以持久维持治疗效果。而中药则通过口服或外用等途径，深入调节脏腑功能，改善全身状况，对于慢性疾病的调理和康复具有显著优势。因此，针灸与中药的结合使用，既能够迅速缓解症状，又能够深入调理脏腑功能，实现标本兼治的效果。

2. 针灸与中药的协同机制

针灸与中药的协同机制主要体现在以下几个方面：首先，针灸可以疏通经络，调和气血，为中药的吸收和利用创造良好的内环境；其次，中药中的有效成分在机体内发挥作用时，往往需要经过吸收、分布、代谢和排泄等过程，而针灸可以通过调节机体的新陈代谢和血液循环等功能，促进中药成分的吸收和利用；最后，针灸和中药都可以通过调节机体的免疫功能、抗炎抗氧化等途径来改善疾病状态，二者相互协同可以增强治疗效果。

3. 针灸与中药结合的临床应用

针灸与中药结合的临床应用广泛且效果显著。例如，在治疗慢性疼痛性疾病时，针灸可以迅速缓解疼痛症状，而中药则可以调理脏腑功能、改善全身状况，二者结合使用可以显著提高患者的生活质量。在治疗消化系统疾病时，针灸可以调和脾胃功能、促进消化吸收，而中药则可以针对具体病因进行辨证施治，二者相互配合可以实现标本兼治的效果。此外，在妇科疾病、神经系统疾病等多个领域，针灸与中药的结合使用都取得了显著的临床效果。

（二）针灸对中药药性的引导与促进作用

1. 针灸引导药物分布

针灸可以通过刺激相应的穴位和经络，引导药物成分在体内的分布。这是因为针灸能够调节机体的血液循环和淋巴循环等功能，使药物成分能够更好地到达病变部位并发挥作用。例如，在使用中药治疗风湿性关节炎时，针灸可以刺激关节附近的穴位和经络，促进关节局部的血液循环和淋巴循环，使药物成分能够更好地渗透到关节腔内并发挥作用。

2. 针灸促进药物吸收和利用

针灸还可以促进中药成分的吸收和利用效率。通过刺激相应的穴位和经络，针灸可以调节机体的新陈代谢和消化吸收等功能，使中药成分能够更好地被机体吸收和利用。同时，针灸还可以改善机体的微循环和毛细血管通透性等功能，增加药物与靶细胞的接触面积和时间，提高药物的生物利用度。这种促进作用不仅增强了中药的治疗效果，还减少了药物的副作用和不良反应。

3. 针灸与中药药性的相互影响

针灸与中药药性的相互影响也是二者相互关系的重要方面。一方面，针灸可以影响中药药性的发挥。通过刺激相应的穴位和经络，针灸可以改变机体的内环境和脏腑功能状态，从而影响中药药性的吸收、分布和代谢过程。另一方面，中药药性也可以影响针灸的治疗效果。不同药性的中药对机体的作用机制和靶点不同，与针灸结合使用时可以产生不同的协同效果。因此，在临床应用中需要根据患者的具体情况和病情需要选择合适的针灸方法和中药配伍方案。

（三）中药对针灸效果的增强与巩固作用

1. 中药增强针灸效果

中药可以通过调节脏腑功能、改善局部症状等方式来增强针灸的治疗效果。在使用针灸治疗的同时，配合使用具有相同或相似功效的中药可以进一步增强治疗效果。例如，在治疗失眠症时，针灸可以调和阴阳、安神定志，而中药中的酸枣仁、远志等具有养心安神作用的成分则可以进一步增强针灸的安神效果。这种增强作用不仅提高了针灸的治疗效果，还缩短了治疗周期和减轻了患者的痛苦。

2. 中药巩固针灸效果

中药还可以巩固针灸的治疗效果。在针灸治疗结束后，继续使用中药进行调理和巩固可以延长治疗效果的持续时间并防止疾病复发。这是因为中药具有深入调节脏腑功能和全身状况的优势，可以从根本上改善疾病状态并提高机体的抗病能力。因此，在使用针灸治疗的同时或治疗结束后配合使用中药进行巩固治疗是非常必要的。

3. 中药的个体化治疗调整

中药还可以根据患者的具体情况进行个体化的治疗调整，提高针灸治疗的针对性和有效性。不同的患者由于年龄、性别、体质等因素的差异，对针灸和中药的反应也会有所不同。因此，在使用针灸和中药治疗时需要根据患者的具体情况进行辨证施治和个性化调整。通过合理使用中药进行个体化治疗调整，可以进一步提高针灸治疗的效果和患者的满意度。

第二节　针药结合在临床的应用

一、内科疾病治疗

（一）常见内科疾病的针药结合治疗方案

内科疾病是临床上最为常见的一类疾病，其种类繁多，治疗方法也各异。近年来，随着中医药学的不断发展，针药结合治疗方案在内科疾病的治疗中逐渐显示出其独特的优势。

1. 高血压

高血压是一种以体循环动脉压升高为主要临床表现的心血管综合征，是多种心脑血管疾病的重要病因和危险因素。针灸与中药相结合治疗高血压，能够迅速降低血压，同时改善患者的头晕、头痛等症状，提高生活质量。

针灸治疗方案：

针灸治疗高血压的原理主要是通过刺激穴位，调节脏腑功能，达到平肝潜阳、降低血压的目的。常用穴位有风池、太冲、曲池等。风池穴位于项部，当枕骨之下，与风府穴相平，胸锁乳突肌与斜方肌上端之间的凹陷处，针灸此穴可平肝息风，调和气血；太冲穴位于足背侧，第一、二跖骨结合部之前凹陷处，针灸此穴可平肝潜阳，清热明目；曲池穴位于肘横纹外侧端，屈肘，当尺泽与肱骨外上髁连线中点，针灸此穴可调和气血，舒筋活络。针灸治疗可每周进行 2~3 次，每次留针 20~30 分钟。

中药治疗方案：

中药治疗高血压主要是根据患者体质和病情，选用具有平肝潜阳、活血化瘀等功效的中药方剂。常用方剂有天麻钩藤饮、镇肝熄风汤等。天麻钩藤饮由天麻、钩藤、石决明、山栀、黄芩、川牛膝、杜仲、益母草、桑寄生、夜交藤、朱茯神等组成，可平肝息风，清热活血；镇肝熄风汤由怀牛膝、生赭石、生龙骨、生牡蛎、生龟板、生杭芍、玄参、天冬、川楝子、生麦芽、甘草等组成，可镇肝熄风，滋阴潜阳。中药治疗可每日一剂，水煎分两次服用。

针药结合优势：

针灸与中药相结合治疗高血压，能够充分发挥两者的优势，迅速降低血压，同时改善患者的头晕、头痛等症状。针灸能够直接刺激穴位，调节脏腑功能，而中药则能够通过内服的方式，全面调理患者的身体状态。两者相辅相成，能够显著提高治疗效果。

2. 糖尿病

糖尿病是一种以高血糖为特征的代谢性疾病，长期存在的高血糖会导致各种组织特别是眼、肾、心脏、血管、神经的慢性损害和功能障碍。针灸与中药相结合治疗糖尿病，能够有效控制血糖水平，减轻糖尿病并发症的发生和发展。

针灸治疗方案：

针灸治疗糖尿病的原理主要是通过刺激穴位，调节胰岛功能，促进胰岛素分泌。常用穴位有胰俞、脾俞、足三里等。胰俞穴位于第八胸椎棘突下旁开 1.5 寸处，针灸此穴可调节胰岛功能；脾俞穴位于第十一胸椎棘突下旁开 1.5 寸处，针灸此穴可健脾益气，促进运化；足三里穴位于小腿外侧犊鼻下 3 寸处（以本人手指四指并拢的宽度为 3 寸），针灸此穴可调和气血，强壮身体。针灸治疗可每周进行 2-3 次，每次留针 30 分钟。

中药治疗方案：

中药治疗糖尿病主要是根据患者体质和病情，选用具有滋阴清热、益气活血等功效的中药方剂。常用方剂有消渴方、玉女煎等。消渴方由黄连末、天花粉末、人乳汁（或牛乳）、藕汁、生地汁、姜汁、蜂蜜等组成，可清热生津止渴；玉女煎由石膏、熟地、麦冬、知母、牛膝等组成，可清胃泻火养阴。中药治疗可每日一剂，水煎分两次服用。

针药结合优势：

针灸与中药相结合治疗糖尿病能够充分发挥两者的优势，有效控制血糖水平并减轻并发症的发生和发展。针灸能够直接刺激穴位调节胰岛功能和促进胰岛素分泌，而中药则能够通过内服的方式全面调理患者的身体状态并改善胰岛素抵抗等问题。两者相辅相成能够显著提高治疗效果并改善患者的生活质量。

3. 慢性胃炎

慢性胃炎是指由多种病因引起的胃黏膜慢性炎症性病变，临床常见且多发，其发病率在各种胃病中居首位。针灸与中药相结合治疗慢性胃炎能够迅速缓解患者的胃痛、胃胀等症状并促进胃黏膜修复和消化功能恢复。

针灸治疗方案：

针灸治疗慢性胃炎的原理主要是通过刺激穴位调和脾胃功能并促进消化吸收。常用穴位有中脘、足三里、内关等。中脘穴位于上腹部前正中线上当脐中上 4 寸处（以本人手指四指并拢的宽度为 3 寸），针灸此穴可调和脾胃升降功能；足三里穴位于小腿外侧犊鼻下 3 寸处（同上），针灸此穴可强壮身体并促进消化吸收；内关穴位于前臂掌侧当曲泽与大陵的连线上腕横纹上 2 寸处（以本人手指三指并拢的宽度为 2 寸），针灸此穴可宽胸理气并止呕止痛。针灸治疗可每周进行 2～3 次，每次留针 20～30 分钟。

中药治疗方案：

中药治疗慢性胃炎主要是根据患者体质和病情，选用具有健脾和胃、消食化积等功效的中药方剂。常用方剂有香砂六君子汤、健脾丸等。香砂六君子汤由木香、砂仁、陈皮、半夏、茯苓、白术、甘草等组成，可健脾和胃、行气止痛；健脾丸由白术、木香、黄连、甘草、白茯苓、人参、神曲、陈皮、砂仁、麦芽、山楂、山药、肉豆蔻等组成，可健脾消食、止泻。中药治疗可每日一剂，水煎分两次服用。

针药结合优势：

针灸与中药相结合治疗慢性胃炎，能够充分发挥两者的优势，迅速缓解患者的胃痛、胃胀等症状，并促进胃黏膜修复和消化功能恢复。针灸能够直接刺激穴位，调和脾胃功能；而中药则能够通过内服的方式，全面调理患者的身体状态，并改善胃黏膜炎症等问题。两者相辅相成，能够显著提高治疗效果，并改善患者的生活质量。同时，针药结合治疗还具有副作用小、安全性高的优点，值得临床推广应用。

（二）针药结合在内科疾病中的疗效评估

疗效评估方法：采用临床试验和统计学分析的方法，对针药结合治疗内科疾病的疗效进行评估。通过对比单一疗法和针药结合疗法的治疗效果，评价针药结合的优越性。

疗效评估结果：大量临床试验表明，针药结合在改善内科疾病症状、提高生活质量方面显著优于单一疗法。针药结合能够迅速缓解患者的症状，减轻病痛，提高患者的生活质量和幸福感。同时，针药结合还能够减少药物用量和副作用，降低患者的医疗负担和经济压力。

疗效机制探讨：针药结合之所以在内科疾病治疗中表现出显著的优势，主要是因为针灸和中药能够相互补充、协同作用。针灸通过刺激穴位，调节脏腑功能，促进气血流通；中药则通过内服药物，直接作用于病变部位，发挥治疗作用。两者相结合，能够迅速缓解症状，促进病情好转。

未来发展方向：随着医学的不断进步和发展，针药结合在内科疾病治疗中的应用将越来越广泛。未来可以进一步探索针药结合的最佳配伍方案和治疗时机，提高治疗效果；同时加强针药结合的基础研究，深入探讨其作用机制和原理，为临床应用提供更有力的科学依据。

二、外科疾病治疗

（一）常见外科疾病的针药结合治疗方案

1. 颈椎病

针灸治疗方案：选取风池、大椎、肩井等穴位进行针灸，以疏通经络、调和气血。针灸治疗可每周进行 2～3 次，每次留针 20～30 分钟。

中药治疗方案：根据患者体质和病情，选用桂枝加葛根汤、羌活胜湿汤等中药方剂，以祛风散寒、活血通络。中药治疗可每日一剂，水煎分两次服用。

针药结合优势：针灸能够迅速缓解颈椎病的疼痛、僵硬等症状，中药则能够从根本上调理身体，两者相结合能够达到标本兼治的效果。

2. 腰椎间盘突出

针灸治疗方案：选取肾俞、命门、腰阳关等穴位进行针灸，以缓解疼痛、舒筋活络。针灸治疗可每周进行 2～3 次，每次留针 30 分钟。

中药治疗方案：根据患者体质和病情，选用独活寄生汤、身痛逐瘀汤等中药方剂，以补肾强骨、活血化瘀。中药治疗可每日一剂，水煎分两次服用。

针药结合优势：针灸能够快速缓解疼痛，减轻患者的痛苦；中药则能够滋养肝肾、强壮筋骨，促进腰椎间盘的修复和再生。

3. 软组织损伤

针灸治疗方案：选取阿是穴（即压痛点）以及附近的经络穴位进行针灸，以消肿止痛、舒筋活络。针灸治疗可每日或隔日一次，每次留针 20～30 分钟。

中药治疗方案：根据患者体质和病情，选用桃红四物汤、复元活血汤等中药方剂，以活血化瘀、消肿止痛。中药治疗可每日一剂，水煎分两次服用。

针药结合优势：针灸能够迅速减轻软组织损伤引起的疼痛、肿胀等症状；中药则能够促进血液循环、加速瘀血消散和组织修复。两者相结合能够显著提高治疗效果。

（二）针药结合在外科疾病中的疗效评估

疗效评估方法：采用影像学检查和患者自评量表等工具对针药结合治疗外科疾病的疗效进行评估。通过对比治疗前后的影像学检查结果以及患者自评量表得分的变化，客观评价治疗效果。

疗效评估结果：大量临床实践表明，针药结合在外科疾病治疗中能够显著缩短病程、减轻疼痛和功能障碍。影像学检查结果显示，治疗后患者的病变部位得到明显改善；患者自评量表得分也显著提高，说明针药结合治疗能够显著改善患者的生活质量。

安全性评估：针药结合治疗外科疾病的安全性也得到了广泛认可。针灸作为一种非侵入性治疗手段，几乎无副作用；中药则根据患者体质和病情进行个性化配伍，避免了不必要的药物副作用。两者相结合能够确保治疗的安全性。

未来发展方向：随着现代科技的进步和医学研究的深入，针药结合治疗外科疾病的方法将不断完善和优化。未来可以进一步探索针药结合的最佳治疗方案和时机选择，提高治疗效果和患者满意度；同时加强基础研究，深入探讨针药结合的作用机制和原理，为临床应用提供更有力的科学依据。此外，还可以将针药结合与现代医学手段相结合，如物理疗法、康复训练等，形成综合治疗方案，更好地服务于广大患者。

三、妇科疾病治疗

（一）常见妇科疾病的针药结合治疗方案

1. 月经不调

针灸治疗方案：选择关元、三阴交、血海等穴位进行针灸，以调节冲任二脉，促进气血调和。针灸治疗可每周进行 2～3 次，每次留针 20～30 分钟。

中药治疗方案：根据患者体质和病情，选用四物汤、逍遥散等中药方剂，以养血调经、疏肝理气。中药治疗可每日一剂，水煎分两次服用。

针药结合优势：针灸能够迅速调节内分泌系统，促进月经恢复正常；中药则能够从根本上调理身体，改善体质。两者相结合能够达到标本兼治的效果。

2. 痛经

针灸治疗方案：选择中极、地机、次髎等穴位进行针灸，以缓急止痛、温经散寒。针灸治疗可在月经来潮前一周开始进行，每周 2～3 次，每次留针 30 分钟。

中药治疗方案：根据患者体质和病情，选用温经汤、少腹逐瘀汤等中药方剂，以温经散寒、活血化瘀。中药治疗可于月经来潮前一周开始服用，每日一剂，水煎分两次服用。

针药结合优势：针灸能够迅速缓解疼痛症状；中药则能够调理身体，改善痛经的根本原因。两者相结合能够显著提高治疗效果。

3. 不孕症

针灸治疗方案：选择子宫、卵巢等相应穴位进行针灸，以助孕调理、促进排卵。针灸治疗可每周进行 2～3 次，每次留针 30 分钟。同时配合艾灸等温热疗法提高疗效。

中药治疗方案：根据患者体质和病情，选用补肾益精、调理冲任的中药方剂，如右归丸、养精种玉汤等。中药治疗可每日一剂，水煎分两次服用。同时根据月经周期调整用药方案。

针药结合优势：针灸能够改善盆腔环境，促进卵泡发育和排卵；中药则能够调理身体，提高受孕概率。两者相结合能够显著提高临床妊娠率。

（二）针药结合在妇科疾病中的疗效评估

疗效评估方法：采用激素水平检测、超声检查以及患者自评量表等手段对针药结合治疗妇科疾病的疗效进行评估。通过对比治疗前后的激素水平变化、超声检查结果以及患者自评量表得分的变化来客观评价治疗效果。

疗效评估结果：大量临床实践表明，针药结合在妇科疾病治疗中能够显著提高临床妊娠率和患者满意度。激素水平检测结果显示治疗后患者的激素水平得到明显改善；超声检查结果显示治疗后患者的子宫和卵巢形态及功能得到显著改善；患者自评量表得分也显著提高，说明针药结合治疗能够显著改善患者的生活质量和生育能力。

安全性评估：针药结合治疗妇科疾病的安全性也得到了广泛认可。针灸作为一种非侵入性治疗手段几乎无副作用；中药则根据患者体质和病情进行个性化配伍避免了不必要的药物副作用。两者相结合能够确保治疗的安全性。

未来发展方向：随着现代医学的不断发展以及对传统医学的深入挖掘，针药结合治疗妇科疾病的方法将不断完善和优化。未来可以进一步探索针药结合的最佳治疗方案和时机选择提高治疗效果和患者满意度；同时加强基础研究深入探讨针药结合的作用机制和原理为临床应用提供更有力的科学依据；此外还可以将针药结合与现代医学手段相结合如辅助生殖技术、基因检测等形成综合治疗方案更好地服务于广大患者。

四、其他疾病治疗

（一）针药结合在其他特殊疾病中的应用

1. 神经官能症

针灸治疗方案：选取百会、神门、内关等穴位进行针灸，以达到镇静安神的效果。针灸治疗可每周进行 2~3 次，每次留针 20~30 分钟。

中药治疗方案：根据患者体质和病情，选用酸枣仁汤、柴胡疏肝散等中药方剂，以养心安神、疏肝解郁。中药治疗可每日一剂，水煎分两次服用。

应用效果：针药结合能够显著改善神经官能症患者的焦虑、抑郁等情绪症状，提高生活质量。

2. 肿瘤辅助治疗

针灸治疗方案：选取足三里、三阴交、关元等穴位进行针灸，以缓解放化疗反应，提高机体免疫力。针灸治疗可根据患者情况灵活调整频次和留针时间。

中药治疗方案：根据患者体质和病情，选用扶正固本、解毒散结的中药方剂，如八珍汤、消瘰丸等。中药治疗可配合放化疗周期进行，每日或隔日一剂，水煎分两次服用。

应用效果：针药结合能够减轻放化疗的毒副作用，提高患者的耐受性和生存质量。

3. 慢性疲劳综合征

针灸治疗方案：选取气海、足三里、太溪等穴位进行针灸，以调和气血、缓解疲劳。针灸治疗可每周进行 2～3 次，每次留针 30 分钟。

中药治疗方案：根据患者体质和病情，选用益气养血、疏肝健脾的中药方剂，如四君子汤、逍遥散等。中药治疗可每日一剂，水煎分两次服用。

应用效果：针药结合能够显著改善慢性疲劳综合征患者的疲劳症状，提高体力和精神状态。

（二）针药结合治疗的创新思路与方法

1. 探索最佳配伍方案和治疗时机

通过深入研究针灸穴位与中药药性的相互作用关系，寻找针药结合的最佳配伍方案。例如，在神经官能症治疗中，可以探索不同穴位组合与中药方剂之间的协同作用机制。

根据疾病的病程特点和患者的个体差异，确定针药结合的最佳治疗时机。例如，在肿瘤辅助治疗中，可以根据放化疗周期和患者的耐受情况灵活调整针灸和中药的介入时机。

结合现代科技手段创新治疗方法

利用电针、激光针灸等现代科技手段提高针灸治疗的精确性和效果。例如，在慢性疲劳综合征治疗中，可以采用电针刺激特定穴位以增强疗效。

结合中药现代化制剂技术，开发新型中药制剂以提高药物的生物利用度和靶向性。例如，可以将中药有效成分提取并制成纳米颗粒或微球等剂型，以提高其在体内的稳定性和靶向输送能力。

2. 开展多中心、大样本的临床研究

通过开展多中心、大样本的临床研究来验证针药结合治疗的有效性和安全性。这些研究应该遵循严格的科学设计原则，包括随机化分组、双盲对照等，以确保研究结果的客观性和可信度。

收集和分析患者的临床数据来评估治疗效果并探索潜在的机制。这些数据可以包括患者的症状评分、生活质量评分以及相关的生物学指标等。通过对这些数据的深入分析，我们可以更好地理解针药结合治疗的作用机制并为其在临床实践中的广泛应用提供有力支持。

第三节　针药结合治疗的护理支持

一、针灸治疗的护理配合

针灸作为中医传统疗法的重要组成部分，在治疗多种疾病中发挥着显著作用。然而，针灸治疗的效果不仅取决于医师的技艺，还与护理人员的精心配合密不可分。

（一）针灸前的准备工作与注意事项

针灸作为中医传统疗法的重要组成部分，在治疗各种疾病和症状方面具有显著效果。然而，为了确保针灸治疗的安全性和有效性，治疗前的准备工作至关重要。护理人员在这一阶段扮演着举足轻重的角色，他们的细致入微和专业知识是确保治疗顺利进行的基石。

1. 环境准备

治疗环境对于患者的心理状态和治疗效果有着直接影响。因此，针灸前的第一步就是为患者营造一个安静、整洁、舒适的治疗环境。

保持安静：治疗室内应避免嘈杂声和不必要的干扰。护理人员应提醒其他人员保持安静，以确保患者在治疗过程中能够放松身心。

调节温度：室内温度应适宜，既不过冷也不过热。护理人员应根据季节和天气变化，提前调节好空调或暖气，确保患者在治疗时不会因温度不适而感到不适。

确保空气流通：治疗室内应保持空气新鲜和流通。在必要时，可以开窗通风或使用空气净化设备，以提供一个清新的治疗环境。

2. 患者准备

患者是治疗的主体，他们的身心状态直接影响到针灸的效果。因此，在针灸前，护理人员需要做好充分的患者准备工作。

核对患者信息：在治疗前，护理人员应仔细核对患者的姓名、年龄、性别等基本信息，确保治疗对象正确无误。这是防止医疗差错的关键步骤。

心理安抚与解释：针灸对于许多患者来说是一种陌生的治疗方法，他们可能会感到紧张或恐惧。护理人员应向患者详细解释针灸的过程、目的以及可能的感觉，帮助他们消除顾虑和建立信心。同时，要用温和的语言和态度与患者交流，给予他们必要的心理支持。

体位安排：协助患者采取合适的体位是针灸前的重要工作。护理人员应根据患者的具体病情和治疗需要，指导患者采取舒适且便于施针的体位。同时，要确保患者的安全，避免在施针过程中发生意外。

3. 针具准备

针具是针灸治疗的核心工具，其质量和清洁度直接关系到治疗的安全性和效果。因此，护理人员在针灸前需要对针具进行严格的检查和准备。

检查针具：护理人员应仔细检查每一根针具，确保其完整无损、无锈蚀和弯曲。如发现针具有任何瑕疵或损坏，应立即更换新的针具。

消毒处理：针具在使用前必须经过严格的消毒处理。护理人员应按照规定的消毒流程和方法，对针具进行彻底消毒，确保其无菌状态。这是防止交叉感染和保障患者安全的重要措施。

准备辅助工具：除了针具，护理人员还需要准备一些必要的辅助工具，如棉签、消毒液、止血带等。这些工具在治疗过程中起着辅助作用，有助于提高治疗的效率和舒适度。

（二）针灸过程中的护理观察与记录

针灸，作为中华医学的瑰宝，凭借其独特的疗效和安全性，在现代医学中仍占有重要地位。然而，针灸治疗并非简单的"扎针"过程，它涉及对患者生理、心理的全面观察和精准的操作。在这一过程中，护理人员的角色尤为关键。他们的细致观察和准确记录，不仅有助于确保治疗的安全和有效性，还为医师提供了宝贵的第一手资料，以便更好地调整治疗方案。

1. 观察患者反应

在针灸过程中，患者的身体反应往往能直观地反映出其生理状态和针灸效果。因此，护理人员需要密切观察患者的各种反应，以便及时发现并处理可能的问题。

面色与表情观察：面色和表情是判断患者状态的重要依据。若患者面色苍白、表情痛苦，可能意味着针灸刺激过强或患者身体不适；相反，面色红润、表情放松则通常表示治疗进展顺利。护理人员应时刻关注这些变化，并根据情况做出相应调整。

生命体征监测：针灸虽为非侵入性治疗，但仍需对患者的基本生命体征进行监测。这包括心率、血压、呼吸等指标。特别是对于首次接受针灸治疗的患者，由于他们可能对针灸的刺激较为敏感，因此需要更加密切的关注。

不适反应的处理：在针灸过程中，部分患者可能会出现头晕、恶心等不适反应。这些反应可能是由于针灸刺激引起的短暂性生理反应，也可能是患者紧张、恐惧等心理因素导致的。无论何种原因，护理人员都应及时发现并报告医师，同时采取必要的护理措施，如让患者平卧、给予温开水等，以缓解症状。

2. 记录治疗信息

准确的记录对于针灸治疗同样至关重要。它不仅有助于医师了解患者的治疗过程和效果，还可以为后续的治疗提供参考。

进针与留针时间记录：进针时间和留针时间是针灸治疗中的关键参数。它们直接影响到针灸刺激的强度和持续时间。护理人员应准确记录这些信息，以确保治疗的精确性和可重复性。

针感记录：针感是指患者在针灸过程中感受到的刺激感觉，如酸、麻、胀、痛等。这些感觉不仅反映了针灸刺激的效果，也是调整治疗方案的重要依据。护理人员应详细记录患者的针感描述，以便医师更好地了解治疗情况。

特殊反应与需求的沟通：在针灸过程中，患者可能会出现一些特殊反应或提出特殊需求。如对某些穴位特别敏感、需要调整针刺深度等。对于这些情况，护理人员应及时记录并与医师沟通，以便医师根据实际情况做出相应调整。

3. 调整针感

针灸治疗追求的是"得气"效果，即针感适中、患者舒适。因此，在针灸过程中，护理人员需要根据患者的反馈适时调整针感。

患者反馈的收集与处理：护理人员应主动询问患者的感受，了解他们对针感的接受程度。对于感觉过强或过弱的患者，应及时收集这些反馈并做出相应处理。如调整针刺深度、改变针刺方向等。

与医师的沟通与协作：在调整针感时，护理人员需要与医师保持密切沟通。他们应向医师详细描述患者的反馈和自身观察到的情况，以便医师作出更加精准的判断和调整。同时，护理人员还应根据医师的指示，协助完成针灸操作过程中的各项调整工作。

（三）针灸后的护理指导与随访

针灸作为中华传统医学的瑰宝，已经广泛应用于各种疾病的治疗与康复中。然而，针灸治疗并不仅仅局限于针刺的过程，治疗结束后的护理指导同样重要。正确的护理指导不仅有助于促进患者的康复，还能有效预防并发症的发生。

1. 指导患者保持针孔清洁

针灸治疗结束后，针孔是外界与体内组织相通的通道，因此必须保持其清洁以防止感染。护理人员应详细告知患者保持针孔清洁的重要性，并提供必要的指导和帮助。

避免接触水或污染物：在针灸后的 24 小时内，患者的针孔处于较为敏感的状态，此时应避免接触水或污染物。护理人员应明确告知患者在洗澡、洗手等日常活动中注意避开针孔部位，或使用防水贴等保护措施。

提供清洁和消毒用品：为确保针孔的清洁，护理人员应向患者提供必要的清洁和消毒用品，如无菌棉签、消毒液等。同时，应指导患者正确使用这些用品，如在更换衣物前对针孔部位进行消毒处理。

强调个人卫生：除了针孔部位的特殊护理外，护理人员还应强调个人卫生的重要性。患者应保持身体其他部位的清洁，勤换洗衣物和床单被罩，以减少细菌滋生的机会。

2. 解释后遗感

针灸治疗后，部分患者可能会出现一些后遗感，如轻度酸胀、疲乏等。这些感觉通常是由于针刺刺激引起的短暂性生理反应，属于正常现象。然而，对于缺乏了解的患者来说，这些感觉可能会引起不必要的恐慌和焦虑。因此，护理人员应及时向患者解释这些后遗感的原因和性质，以消除其顾虑。

详细解释后遗感：护理人员应向患者详细解释可能出现的后遗感及其原因。例如，轻度酸胀可能是由于针刺刺激导致肌肉收缩或血液循环改变引起的；疲乏则可能是由于身体对针刺刺激的适应性反应。通过解释，患者可以更好地理解这些感觉并正确应对。

告知正常反应与异常反应的区别：在解释后遗感的同时，护理人员还应告知患者正常反应与异常反应的区别。正常反应通常会在短时间内自行消失，且不会对身体造成损害；而异常反应则可能持续较长时间或伴随其他症状出现。若患者出现异常反应，应及时就诊以排除其他潜在问题。

提供缓解方法：对于出现后遗感的患者，护理人员可以提供一些简单的缓解方法。例如，轻度酸胀可以通过热敷或按摩来缓解；疲乏则可以通过适当休息和补充能量来改善。这些方法虽然简单，但对于缓解患者的不适感具有重要意义。

3. 定期随访

针灸治疗结束后的随访工作同样重要。通过定期随访，护理人员可以及时了解患者的治疗效果和反应，为医师调整治疗方案提供宝贵的第一手资料。同时，随访还有助于及时发现并处理可能出现的问题，确保患者的安全和健康。

制定随访计划：根据患者的具体情况和治疗需求，护理人员应制定详细的随访计划。随访计划应包括随访的时间、方式、内容等要素，以确保随访工作的有序进行。

了解治疗效果和反应：在随访过程中，护理人员应详细询问患者的治疗效果和反应。这包括症状是否改善、有无新症状出现、后遗感是否消失等方面。通过了解这些信息，护理人员可以初步判断治疗效果并评估患者的康复情况。

及时沟通与调整治疗方案：对于治疗效果不佳或出现不良反应的患者，护理人员应及时与医师沟通并报告相关情况。医师将根据患者的实际情况调整治疗方案，以确保治疗的有效性和安全性。同时，护理人员还应向患者解释调整方案的原因和目的，以取得其理解和配合。

提供持续护理支持：除了定期随访外，护理人员还应为患者提供持续的护理支持。这包括解答患者在康复过程中遇到的问题、提供必要的护理指导和建议等。通过持续的护理支持，护理人员可以帮助患者更好地应对康复过程中的挑战并促进其早日康复。

二、中药治疗的护理配合

中药治疗作为中国传统医学的核心疗法之一，其疗效在很大程度上取决于患者的服用方法和护理配合。护理人员在中药治疗的各个阶段都扮演着至关重要的角色，从煎制中药到指导患者服用，再到观察服药后的反应，都需要护理人员的精心配合。

（一）中药的煎制与服用方法指导

中药，作为中华民族传统医学的瑰宝，其疗效的发挥不仅依赖于药材本身的品质，更在于正确的煎制方法和服用方法。对于护理人员而言，掌握中药的煎制技巧，并指导患者正确服用，是确保中药疗效得以充分发挥的关键环节。

1. 煎制方法指导

中药的煎制是一门学问，它涉及药材的性质、火候的掌握、水量的控制等多个方面。下面，我们将从选择合适的煎药器具、掌握火候和时间、控制水量三个方面进行详细指导。

（1）选择合适的煎药器具。

煎制中药时，选择合适的煎药器具至关重要。砂锅、瓦罐和不锈钢锅是较为理想的煎药器具。它们化学性质稳定，不易与中药成分发生反应，从而能够保证药汁的纯净和疗效。

砂锅：砂锅透气性好，热传导均匀，是煎制中药的首选。它能够使药材充分受热，有效提取药材中的有效成分。

瓦罐：瓦罐与砂锅类似，也具有良好的透气性和热传导性，是煎制中药的常用器具之一。

不锈钢锅：不锈钢锅耐腐蚀，易清洗，也是煎制中药的不错选择。

需要避免的是铁锅和铝锅等金属器具。这些器具在煎药过程中可能与中药成分发生化学反应，影响药汁的成分和疗效。

（2）掌握火候和时间。

火候和时间是影响中药煎制效果的关键因素。火候过猛或时间过短，可能导致药材中的有效成分未能充分提取；火候过弱或时间过长，则可能导致药材中的有效成分被破坏。

解表药、清热药：这类药物多含有挥发性成分，宜用武火快煎，以减少有效成分的损失。一般来说，这类药物煮沸后继续煎煮 10～15 分钟即可。

补益药、滋补药：这类药物多含有滋补成分，需要长时间慢煎才能充分提取。因此，宜用文火慢煎，煮沸后继续煎煮 30 分钟以上，甚至可达 1～2 小时。

在煎制过程中，还需注意根据药材的质地和功效灵活调整火候和时间。例如，质地坚硬的药材可能需要更长时间的煎煮；而质地疏松的药材则可能需要较短的煎煮时间。

（3）控制水量。

水量的控制也是中药煎制过程中的重要环节。水量过多会导致药汁过稀，有效成分浓度降低；水量过少则可能导致药材煮焦，有效成分被破坏。

一般来说，加水量应根据药物的吸水量和煎药时间来确定。在煎制前，可以先将药材浸泡在水中 30 分钟左右，使药材充分吸水膨胀。然后，根据药材的质地和功效以及煎药时间来调整加水量。通常情况下，加水量以浸没药材并高出 2～3 厘米为宜。

在煎制过程中，还需注意观察火候和水量变化，及时添加适量热水以保持水量适中。同时，要避免反复加水或长时间煎煮导致药汁过浓或过稀。

2. 服用方法指导

正确的服用方法是确保中药疗效得以发挥的又一重要环节。下面，我们将从服药时间、服药温度以及注意事项三个方面进行详细指导。

（1）服药时间。

服药时间的选择应根据病情和药物性质来确定。一般来说：

补益药、滋补药：这类药物宜在饭前服用。因为饭前胃中空虚，药物能够迅速进入小肠被吸收利用，从而充分发挥其滋补作用。同时，饭前服用还可以避免食物对药物吸收的影响。

刺激性较强的药物：这类药物如苦寒清热药、活血化瘀药等，宜在饭后服用。因为饭后胃中有食物存在，可以减缓药物对胃黏膜的刺激作用，减少不良反应的发生。同时，饭后服用还可以利用食物中的营养成分促进药物的吸收和利用。

除了饭前和饭后外，还有一些特殊情况需要注意。例如，治疗失眠的药物宜在睡前服用；治疗急性病症的药物则应根据病情需要随时服用。

（2）服药温度。

服药温度的选择也应根据药物性质和个人习惯来确定。一般来说：

中药汤剂宜温服：温服可以减少对胃肠道的刺激作用，同时也有利于药物的吸收和利用。对于大多数中药汤剂来说，将药汁加热至温热状态（约 30-40℃）即可服用。

特殊药物需热服：某些特殊药物如发散风寒药、温中散寒药等，为了增强疗效或达到特定治疗目的（如驱寒、发汗等），需要将药汁加热至较热状态（约 50-60℃）后迅速服用。但需注意避免烫伤口腔和食道黏膜。

（3）注意事项。

在服用中药过程中，还需注意以下事项：

饮食禁忌：患者在服药期间应避免生冷、油腻、辛辣等刺激性食物的摄入。这些食物可能影响药物的吸收和利用效果，甚至与药物发生相互作用产生不良反应。同时，还需根据具体病情和药物性质来调整饮食结构，如糖尿病患者应避免高糖食物的摄入等。

药物反应及应对措施：在服用中药过程中，患者可能会出现一些药物反应如恶心、呕吐、腹泻等。这些反应可能是药物对胃肠道的刺激作用所致，也可能是药物过敏反应等。对于轻度反应，可以采取调整服药时间、减少药量等措施来缓解；对于严重反应如过敏反应等，应立即停药并就医诊治。此外，还需注意观察病情变化及药物疗效情况，及时调整治疗方案和用药剂量。

（二）中药服用过程中的护理观察与记录

在中医药治疗中，患者服用中药的过程是一个持续且需要密切关注的环节。护理人员在这一过程中的角色至关重要，他们不仅需要确保患者正确服药，还需要密切观察患者的反应，并记录相关信息。这些观察和记录对于评估治疗效果、预防和处理不良反应以及调整治疗方案都具有重要意义。

1. 观察服药反应

观察患者服药后的反应是护理工作中的重要一环。这些反应可能涉及多个系统，包括但不限于消化系统、皮肤系统、神经系统等。护理人员需要具备丰富的专业知识和敏锐的观察力，以便及时发现并处理这些反应。

（1）消化系统反应。

恶心、呕吐、腹泻是常见的消化系统反应。这些反应可能是由于药物对胃肠道的直接刺激，也可能是由于药物引起的全身性反应。护理人员需要密切关注患者的这些症状，一旦出现，应立即报告医生并协助处理。处理措施可能包括调整服药时间、减少药量、更换药物等。

（2）皮肤系统反应。

皮疹、瘙痒等皮肤反应也是常见的药物不良反应。这些反应可能是由于患者对某种药物过敏所致。护理人员应注意观察患者的皮肤状况，一旦发现异常，应立即停药并报告医生。医生可能会根据情况进行抗过敏治疗或更换其他药物。

（3）其他系统反应。

除了消化系统和皮肤系统外，药物还可能影响其他系统，如神经系统、心血管系统等。护理人员应注意观察患者的整体状况，包括精神状态、血压、心率等。一旦发现异常，应及时报告医生并协助处理。

（4）病情变化观察。

在观察药物反应的同时，护理人员还需要注意观察患者的病情变化。这包括症状的缓解或加重、新症状的出现等。这些变化可能是药物治疗效果的体现，也可能是疾病本身的发展。护理人员应及时向医生反馈这些情况，以便医生调整治疗方案。

2. 记录服药信息

记录服药信息是护理工作中的另一项重要任务。这些记录不仅有助于确保患者正确服药，还为医生提供了评估治疗效果和调整治疗方案的重要依据。

（1）服药时间、剂量、频次记录。

护理人员需要详细记录患者每次服药的时间、剂量和频次。这些信息对于评估药物的疗效和安全性至关重要。同时，这些记录也有助于发现患者可能存在的服药问题，如漏服、错服等。一旦发现这些问题，护理人员应及时与患者沟通并协助解决。

（2）不良反应和特殊情况记录。

对于出现不良反应或特殊情况的患者，护理人员应及时记录相关信息并报告医生。这些记录应包括反应的具体症状、发生时间、持续时间等。这些信息有助于医生判断反应的性质和严重程度，并采取相应的处理措施。同时，这些记录也为后续的治疗提供了重要的参考依据。

（3）病情变化和治疗效果记录。

除了服药信息和不良反应外，护理人员还需要记录患者的病情变化和治疗效果。这些记录应包括症状的变化情况、体征的改善程度等。这些信息有助于医生评估治疗效果和调整治疗方案。同时，这些记录也为患者提供了了解自己病情和治疗进展的重要途径。

（三）中药服用后的效果评估与反馈

中药治疗作为传统医学的重要组成部分，在现代医疗实践中仍发挥着不可替代的作用。对于患者而言，中药治疗的效果直接关系到其病情的改善和生活质量的提高。因此，对中药治疗效果的评估和反馈显得尤为重要。护理人员在这一过程中扮演着举足轻重的角色，他们不仅负责评估治疗效果，还需要收集并处理患者的反馈，为医生调整治疗方案提供有力支持。

1. 效果评估

效果评估是判断中药治疗是否有效的重要环节。它包括对患者主观感受和客观指标的全面观察与分析，以及对治疗效果的整体评价。

（1）主观感受与客观指标观察。

在评估中药治疗效果时，护理人员应首先通过询问患者了解其主观感受，如疼痛是否减轻、症状是否缓解等。同时，还需要观察并记录患者的客观指标，如体温、脉搏、血压等生命体征的变化。对于某些慢性疾病或需要长期治疗的患者，还应根据病情需要定期进行相关检查，如血常规、尿常规、心电图等，以更全面地评估病情进展和治疗效果。

在观察过程中，护理人员应保持敏锐的观察力和判断力，及时发现并记录患者的病情变化。同时，还应与患者保持良好的沟通，鼓励他们主动表达自己的感受和意见，以便更准确地了解治疗效果。

（2）疗效与安全性评价。

在收集到足够的信息后，护理人员需要对中药治疗的疗效和安全性进行评价。这需要将评估结果与治疗前的数据进行对比，分析症状改善的程度和速度，以及是否存在不良反应或副作用。如果疗效显著且未出现严重不良反应，说明中药治疗是有效的且安全的；如果疗效不佳或出现严重不良反应，则需要及时向医生报告并协助调整治疗方案。

在评价过程中，护理人员应保持客观公正的态度，不受个人情感或偏见的影响。同时，还应遵循科学的方法和标准进行评估，以确保评估结果的准确性和可靠性。

2. 患者反馈收集与处理

患者反馈是改进医疗服务和提高患者满意度的重要途径。护理人员应主动收集并处理患者的反馈意见，为医生调整治疗方案和改进护理服务提供依据。

（1）患者反馈的收集。

在收集患者反馈时，护理人员应主动与患者沟通，询问他们对中药治疗的感受和意见。可以通过面谈、问卷调查、电话随访等方式进行收集。在沟通过程中，护理人员应保持友善和耐心的态度，鼓励患者提出问题和建议，并认真倾听他们的诉求。同时，还应向患者说明收集反馈的目的和意义，以增强他们的参与意识和信任感。

对于收集到的反馈意见，护理人员应进行详细记录并分类整理。可以按照问题的性质、严重程度或紧迫性进行分类，以便后续的分析和处理。

（2）患者反馈的处理。

在处理患者反馈时，护理人员应首先对问题进行初步分析和判断。对于能够立即解决的问题，如服药时间调整、药物剂量调整等，应及时与医生沟通并协助解决；对于需要进一步调查或研究的问题，如药物副作用、治疗效果不佳等，应详细记录并报告给医生或相关部门进行深入研究和处理。同时，还应将处理结果和改进措施及时反馈给患者，以增强他们对医疗团队的信任和满意度。

在处理反馈过程中，护理人员应保持高度的责任心和敬业精神，认真对待每一个问题和意见。同时还应遵循医院的相关规章制度和流程进行操作，以确保处理结果的合法性和有效性。此外，还应注重保护患者的隐私和信息安全，避免泄露或滥用患者信息的情况发生。

三、针药结合治疗的综合护理策略

针药结合治疗作为中医特色疗法，融合了针灸与中药两种治疗方法的优势，对于许多疾病具有显著疗效。然而，要确保针药结合治疗的效果最大化，综合护理策略的制定和实施至关重要。

（一）制定个性化的护理计划

每位患者的病情、体质以及对治疗的反应都存在差异，因此制定个性化的护理计划是确保针药结合治疗效果的关键。

在中医药结合治疗的过程中，每位患者的病情、体质以及对治疗的反应都存在显著的差异。为了确保治疗效果的最大化和患者的安全与舒适，制定个性化的护理计划显得尤为重要。个性化的护理计划不仅体现了对患者个体差异的尊重，也是现代医学人文关怀的重要体现。

1. 病情评估与体质辨识

制定个性化护理计划的第一步是对患者的病情进行全面细致的评估。这包括了解患者的病程、症状严重程度、既往病史以及家族遗传史等信息。通过深入了解患者的病情，护理人员可以初步掌握患者的健康状况和治疗需求，为后续的护理和治疗提供基础资料。

同时，根据中医体质辨识理论，判断患者的体质类型也是制定个性化护理计划的重要依据。中医将人的体质分为多种类型，如气虚、阳虚、阴虚等，每种体质类型都有其特定的生理特点和易感性。通过辨识患者的体质类型，护理人员可以更加准确地了解患者的身体状况和需求，从而制定更加贴合患者实际的护理计划。

在病情评估和体质辨识的过程中，护理人员需要与患者及其家属进行充分的沟通和交流，确保获取信息的准确性和完整性。同时，还需要注重保护患者的隐私和权益，确保评估过程的安全性和舒适性。

2. 明确护理目标

制定个性化护理计划的第二步是明确护理目标。护理目标应与治疗目标相一致，旨在缓解患者症状、改善体质、提高生活质量。根据患者的具体情况和治疗需求，护理人员需要制定短期和长期的护理目标，确保治疗过程的连续性和有效性。

短期护理目标主要关注患者当前的症状缓解和身体状况改善。例如，对于疼痛患者，短期目标可能是减轻疼痛程度、提高睡眠质量等。长期护理目标则更加注重患者的整体健康和生活质量提升。例如，帮助患者调整生活习惯、增强免疫力、预防疾病复发等。

在明确护理目标的过程中，护理人员需要充分考虑患者的实际情况和期望值，确保目标的合理性和可实现性。同时，还需要与治疗团队进行充分讨论和协作，确保护理目标与治疗方案的相互支持和补充。

3. 细化护理措施

制定个性化护理计划的最后一步是细化护理措施。护理措施是实现护理目标的具体手段和方法，应包括针灸前后的护理、中药服用的指导、饮食调整建议等多个方面。

针灸前后的护理是确保针灸治疗效果的重要环节。护理人员需要向患者详细解释针灸的原理和作用，消除患者的恐惧和顾虑。在针灸过程中，护理人员需要密切观察患者的反应和舒适度，及时调整针灸刺激量和时间。针灸后，护理人员还需要指导患者进行适当的休息和调养，促进身体的恢复。

中药服用的指导也是个性化护理计划中的重要内容。护理人员需要向患者详细解释中药的服用方法、剂量和注意事项，确保患者正确、安全地服用中药。同时，还需要密切观察患者对中药的反应和效果，及时向医生反馈并调整用药方案。

此外，根据患者的体质类型和病情特点，护理人员还需要提供个性化的饮食调整建议。中医讲究"药食同源"，认为饮食对于身体的调养和治疗具有重要作用。护理人员可以根据患者的体质类型和病情特点，制定针对性的饮食方案，帮助患者调整饮食结构、改善营养状况、促进身体的康复。

除了上述基本护理措施外，针对患者的特殊需求，护理人员还需要制定额外的护理措施。例如，对于疼痛患者，可以提供疼痛管理和缓解方法；对于皮肤病患者，可以提供皮肤护理和清洁建议等。这些额外的护理措施旨在满足患者的个性化需求，提高治疗效果和患者满意度。

（二）加强护患沟通与健康教育

在针药结合治疗的过程中，护患沟通与健康教育扮演着至关重要的角色。良好的护患沟通能够建立信任关系，提高患者的合作度和治疗依从性；而健康教育则有助于患者了解治疗原理和方法，增强自我保健意识，从而提高治疗效果和生活质量。

1. 建立信任关系

护患之间的信任关系是进行治疗的基础。护理人员应通过真诚的态度和专业的技能，主动与患者建立信任关系。在患者刚入院或开始治疗时，护理人员应热情接待，介绍医院环境、治疗团队及相关注意事项，以消除患者的陌生感和焦虑情绪。在治疗过程中，护理人员要尊重患者的意见和需求，鼓励患者表达自己的想法和感受，认真倾听并及时回应患者的诉求。通过关心患者的生活、了解患者的心理状况、提供必要的帮助和支持等方式，让患者感受到温暖和关怀，从而建立起深厚的信任关系。

建立信任关系的过程中，护理人员还需要注重沟通技巧的运用。在与患者交流时，要使用通俗易懂的语言，避免使用过于专业或复杂的术语，以确保患者能够充分理解。同时，要保持耐心和细心，对于患者的疑问和困惑要给予充分的解答和指导。在沟通过程中，护理人员还应善于观察和感知患者的非语言信息，如面部表情、肢体语言等，以更全面地了解患者的需求和情绪状态。

2. 提供治疗信息

为了让患者更好地配合治疗并了解治疗进程，护理人员需要向患者提供详细的治疗信息。这包括针药结合治疗的原理、方法、可能的效果及潜在的风险等。护理人员要用简明扼要的语言向患者解释这些概念，确保患者能够充分理解并做出知情决策。同时，还要向患者解释治疗过程中的注意事项，如针灸后的休息、中药的煎服方法等，以确保患者能够正确地执行医嘱并保障治疗的安全性和有效性。

在提供治疗信息时，护理人员还需要关注患者的认知能力和文化背景。对于不同年龄段、不同文化背景的患者，要采用不同的沟通方式和信息呈现方式，以确保信息的有效传递和患者的充分理解。例如，对于老年患者或文化程度较低的患者，可以采用图示、模型等辅助工具进行解释；对于外籍患者或少数民族患者，要尊重其文化背景，提供符合其认知习惯的信息支持。

3. 开展健康教育活动

健康教育是提高患者健康素养和自我保健能力的重要途径。护理人员可以通过定期组织健康讲座或研讨会的方式，邀请专家讲解中医养生知识和针药结合治疗的优势。这些活动可以帮助患者了解中医文化的博大精深和针药结合治疗的独特魅力，增强患者对中医治疗的信心和认同感。同时，还可以邀请康复效果好的患者分享经验，为其他患者提供榜样和激励。

除了现场活动外，护理人员还可以制作并发放健康教育手册或宣传资料，方便患者随时查阅和学习。这些资料可以包括针药结合治疗的基本原理、方法步骤、注意事项以及日常生活中的保健建议等内容。通过图文并茂、通俗易懂的形式呈现信息，有助于患者更好地理解和记忆。此外，还可以利用医院网站、微信公众号等新媒体平台发布健康教育内容，扩大受众范围并提高传播效率。

4. 关注患者心理需求

在针药结合治疗过程中，患者可能会因为对治疗的恐惧、对疾病的不了解等原因而产生焦虑、抑郁等心理问题。这些问题不仅会影响患者的治疗效果和生活质量，还可能引发医患矛盾和纠纷。因此，护理人员需要关注患者的心理需求，提供必要的心理支持和干预。可以通过倾听、安慰、解释等方式缓解患者的紧张情绪；也可以引导患者参与一些放松身心的活动，如冥想、音乐疗法等；对于心理问题严重的患者，还可以请心理医生进行专业评估和治疗。

5. 持续评估与改进

为了确保护患沟通与健康教育的有效性和可持续性，护理人员需要定期评估沟通效果和健康教育成果。可以通过问卷调查、满意度测评等方式收集患者反馈信息，了解患者对沟通内容和方式的接受程度以及对健康教育的需求和期望。根据评估结果及时调整沟通策略和健康教育计划，以满足患者的不断变化的需求和提高工作效果。同时，护理人员还需要不断学习和更新专业知识与技能水平，以适应医学发展的步伐和满足患者日益增长的健康需求。

（三）提供心理支持与康复指导

在针药结合治疗的过程中，患者的心理状态对治疗效果起着至关重要的作用。因此，提供心理支持和康复指导不仅是医疗护理的职责所在，更是提高患者生活质量和促进全面康复的关键环节。

1. 关注患者心理变化

患者的心理状态往往随着病情的变化和治疗进程而波动。护理人员需要密切观察患者的情绪变化，及时发现焦虑、抑郁等负面情绪，以及可能的恐惧、不安等心理反应。这些情绪问题不仅会影响患者的治疗依从性，还可能对治疗效果产生负面影响。

为了有效关注患者的心理变化，护理人员需要与患者建立积极的互动关系，通过日常交流、护理操作等机会，了解患者的内心感受和情绪状态。同时，护理人员还应掌握一定的心理学知识，以便更准确地识别和处理患者的心理问题。

在发现患者存在负面情绪时，护理人员要采取积极有效的措施进行干预。首先，通过倾听、安慰、鼓励等方式，给予患者心理支持，帮助其建立积极的心态。倾听是理解患者内心世界的重要途径，护理人员要耐心聆听患者的诉说，表现出真诚的理解和关心。安慰和鼓励则可以帮助患者缓解紧张情绪，增强面对疾病的勇气。

2. 提供心理干预措施

对于心理压力较大的患者，单纯的倾听和安慰可能无法完全缓解其负面情绪。在这种情况下，护理人员可以引入心理咨询师或心理医生进行专业干预。这些专业人员能够运用心理学的方法和技巧，帮助患者深入剖析心理问题，找到合适的解决方案。

心理干预的方法多种多样，包括放松训练、音乐疗法、认知行为疗法等。放松训练可以帮助患者学会如何在紧张情况下保持冷静，通过深呼吸、冥想等方法缓解身心紧张状态。音乐疗法则利用音乐的独特魅力，帮助患者放松心情、改善情绪。认知行为疗法则着重于改变患者的不良思维模式和行为习惯，以更积极、健康的心态面对疾病和治疗。

在实施心理干预时，护理人员要根据患者的具体情况和需求选择合适的方法。同时，还要关注患者的反馈和效果评估，及时调整干预策略，确保心理干预的有效性和持续性。

3. 指导康复训练

康复训练是针药结合治疗的重要组成部分，旨在帮助患者恢复身体功能、提高生活质量。护理人员需要根据患者的病情和体质制定个性化的康复训练计划，确保训练内容既安全又有效。

在制定康复训练计划时，护理人员要充分考虑患者的实际情况和康复目标。训练内容可以包括适当的运动锻炼、呼吸训练、按摩等，以促进血液循环、增强肌肉力量、改善关节灵活性等。同时，还要关注患者的日常生活能力训练，如穿衣、洗漱、进食等，以帮助患者尽快回归正常生活。

在指导康复训练的过程中，护理人员要注重与患者的沟通和协作。首先要向患者详细解释康复训练的重要性和必要性，激发其主动参与训练的积极性。其次要耐心指导患者掌握正确的训练方法和技巧，确保其能够独立完成训练任务。最后还要定期评估康复训练的效果，根据患者的反馈和进步情况调整训练计划，以实现最佳的康复效果。

第十八章 推药结合治疗技术

第一节 推拿与药物治疗的结合

一、推拿的基本原理及其对人体的影响

推拿，这一中医传统疗法，凭借其独特的疗效和深厚的理论基础，在中华医学史上占据了重要的地位。它通过手法在人体特定部位施加适宜的压力，旨在调整脏腑功能、疏通经络、行气活血、理筋整复，达到治疗疾病和保健养生的目的。

（一）推拿的基本原理

推拿的基本原理主要植根于中医的脏腑学说、经络学说，并与现代医学的解剖生理学、生物力学等理论紧密结合。

（1）脏腑学说与推拿：中医脏腑学说认为，人体内部的脏腑器官与外在的体表组织有着密切的联系。通过推拿手法刺激体表特定部位，可以影响相应脏腑的功能活动，实现脏腑功能的调整和恢复。这种体表与内脏之间的联系，为推拿治疗提供了理论基础。

（2）经络学说与推拿：经络学说是中医理论的核心之一，认为人体内部存在着一个由经络构成的复杂网络。这些经络内联脏腑，外络肢节，是气血运行的通道。推拿手法通过刺激经络上的穴位，可以疏通经络，促进气血流通，从而达到治疗疾病的目的。

（3）解剖生理学与推拿：现代解剖生理学为推拿提供了更加科学的依据。通过研究人体肌肉、骨骼、神经等系统的结构和功能，可以更加准确地理解推拿手法的作用机制和效果。例如，推拿手法可以通过作用于肌肉和韧带，改善其张力和弹性，从而恢复关节的正常功能。

（4）生物力学与推拿：生物力学是研究生物体机械运动规律的学科。在推拿治疗中，生物力学原理可以帮助我们分析手法的力度、方向和作用点等因素对治疗效果的影响。通过合理的生物力学分析，可以优化推拿手法，提高治疗效果。

（二）推拿对人体的生理影响

推拿通过手法的机械刺激和神经反射机制，对人体产生多方面的生理影响。

（1）改善血液循环：推拿手法可以直接作用于肌肉、韧带、关节囊等软组织，通过

机械刺激促进局部血液循环。这种血液循环的改善可以带来更多的氧气和营养物质，加速新陈代谢，有助于消除炎症和水肿。

（2）缓解肌肉紧张：推拿手法可以舒缓紧张的肌肉纤维，改善肌肉的张力和弹性。这种肌肉放松的效果有助于缓解肌肉疼痛和紧张状态，提高关节的灵活性和运动范围。

（3.）调节内脏功能：通过神经反射机制，推拿手法可以影响内脏器官的功能活动。例如，刺激某些穴位可以促进胃肠蠕动，改善消化功能；刺激其他穴位则可以调节心率和血压等心血管功能。

（4）促进淋巴循环：推拿还可以促进淋巴液的流动，加速体内废物和毒素的排出。淋巴系统的健康对于维持人体免疫功能和内环境稳定具有重要意义。

（三）推拿对人体的心理影响

除了生理影响，推拿还对人体产生积极的心理影响。

（1）舒缓紧张情绪：推拿过程中的触摸和按压刺激可以引发人体的放松反应，有助于舒缓紧张、焦虑等负面情绪。这种情绪放松的效果可以进一步促进身体的康复和健康。

（2）减轻压力反应：推拿可以降低人体的应激激素水平，如皮质醇等。这种减压效果有助于减轻压力反应对身体的负面影响，提高人体的适应能力和抵抗力。

（3）提升自我认知：通过推拿治疗，个体可以更加深入地了解自己的身体状况和需求。这种自我认知的提升有助于增强个体的自我保健意识和能力。

（4）促进社交互动：推拿治疗往往需要在专业人员的指导下进行，这为个体提供了与他人互动和交流的机会。这种社交互动有助于满足个体的归属感和被关注的需求，对心理健康产生积极影响。

二、药物治疗的作用机制与分类

（一）药物治疗的作用机制

药物治疗的作用机制是药物与生物体内特定靶点相互作用的过程，这种相互作用能够改变生物体的生理或病理状态，从而达到治疗疾病的目的。药物的作用机制可以从以下几个方面进行阐述。

（1）药物与受体的相互作用：许多药物的作用是通过与细胞膜上的受体结合而实现的。受体是一种能够识别并结合特定分子的蛋白质，当药物与受体结合后，可以激活或抑制细胞内的信号传导通路，从而改变细胞的生理功能。例如，神经递质受体激动剂可以模拟神经递质的作用，与受体结合后产生相应的生理效应，如兴奋或抑制神经传导。

（2）药物对酶的影响：酶是生物体内催化化学反应的蛋白质，许多药物的作用机制是通过抑制或激活酶的活性来改变生物体内的代谢过程。例如，抗生素中的酶抑制剂可以抑制细菌体内的酶活性，从而破坏细菌的代谢平衡，导致细菌死亡。

（3）药物对离子通道的影响：离子通道是细胞膜上的一类特殊蛋白质，它们能够控制离子在细胞内外的流动。一些药物可以通过打开或关闭离子通道来改变细胞膜的通透性，从而影响细胞的兴奋性、传导性和收缩性等生理功能。例如，抗心律失常药物可以通过抑制心脏细胞膜的钠离子通道来减少心脏的异常电活动。

（4）药物对基因表达的影响：近年来，随着分子生物学的发展，人们发现许多药物的作用机制还涉及对基因表达的影响。这些药物可以通过调节基因转录或翻译过程来改变蛋白质的合成，从而影响细胞的生理功能。例如，抗肿瘤药物中的靶向治疗药物可以针对肿瘤细胞的特定基因进行干预，抑制肿瘤细胞的增殖和转移。

（二）药物治疗的分类

根据药物的作用机制和用途，药物治疗可以分为多种类型。以下是一些常见的药物分类及其作用特点。

（1）镇痛药：镇痛药是一类能够缓解疼痛的药物，它们的作用机制主要是通过抑制疼痛感受或阻断疼痛传导途径来实现的。根据作用机制的不同，镇痛药可以分为阿片类镇痛药、非阿片类镇痛药和局部麻醉药等。阿片类镇痛药如吗啡、芬太尼等主要通过与大脑中的阿片受体结合来产生镇痛作用；非阿片类镇痛药如阿司匹林、布洛芬等则通过抑制炎症反应或阻断疼痛传导途径来缓解疼痛；局部麻醉药则主要用于局部区域的麻醉和镇痛。

（2）抗炎药：抗炎药是一类能够减轻炎症反应的药物，它们的作用机制主要是通过抑制炎症反应过程中的关键环节来实现的。根据作用机制的不同，抗炎药可以分为非甾体抗炎药和甾体抗炎药两类。非甾体抗炎药如阿司匹林、布洛芬等主要通过抑制环氧化酶的活性来减少炎症介质的合成；甾体抗炎药如地塞米松、氢化可的松等则主要通过抑制免疫细胞的活性和减少炎症介质的释放来减轻炎症反应。

（3）抗生素：抗生素是一类能够抑制或杀灭病原微生物的药物，它们的作用机制主要是通过干扰病原微生物的代谢过程或破坏其细胞结构来实现的。根据作用范围的不同，抗生素可以分为广谱抗生素和窄谱抗生素两类。广谱抗生素如青霉素、头孢菌素等可以对多种不同类型的细菌产生抑制作用；窄谱抗生素如抗结核药物则主要针对特定的病原微生物进行干预。

除了上述几种常见的药物分类，还有许多其他类型的药物，如抗肿瘤药、抗精神病药、抗过敏药等。这些药物的作用机制和分类各有特点，需要根据具体病情和药物特性进行选择和使用。同时，在使用药物治疗时，还需要注意药物的副作用和相互作用等问题，以确保治疗效果和安全性。

三、推拿与药物治疗的互补效应

（一）推拿对药物治疗的辅助作用

推拿作为一种物理治疗方法，在结合药物治疗时，能够显著增强药物的效果，减少药物的使用量，并缩短治疗时间。具体来说，推拿对药物治疗的辅助作用主要体现在以下几个方面。

（1）改善药物吸收与分布：推拿手法通过刺激皮肤和肌肉，可以改善局部的血液循环和淋巴循环。这种循环的改善有助于药物更快地进入血液循环，提高药物的吸收速率。同时，推拿还可以促进药物在体内的分布，使药物更加均匀地作用于病变部位。

（2）增强药效：推拿手法可以刺激病变部位的神经末梢和感受器，通过神经反射机制调节内脏功能和代谢过程。这种调节作用可以增强药物在病变部位的效果，使药物发挥更大的治疗作用。例如，在炎症性疾病中，推拿可以通过改善局部血液循环和淋巴循环，促进炎症介质的消散和吸收，从而增强抗炎药物的效果。

（3）减轻药物副作用：某些药物在使用过程中可能会产生一些副作用，如胃肠道不适、头痛、皮疹等。推拿手法可以通过刺激相应的穴位和经络，调节脏腑功能和气血运行，从而减轻这些副作用的发生。这种减轻副作用的作用可以提高患者的用药依从性，使药物治疗更加顺利进行。

（二）药物治疗对推拿治疗的支持作用

药物治疗在推拿治疗中起着重要的支持作用。通过合理使用药物，可以迅速缓解症状、控制病情发展，为推拿治疗创造有利条件。具体来说，药物治疗对推拿治疗的支持作用主要体现在以下几个方面。

（1）迅速缓解症状：在某些急性或严重的症状下，如剧烈疼痛、高热等，药物治疗可以迅速缓解症状，减轻患者的痛苦。这种迅速缓解症状的作用可以为后续的推拿治疗提供有力支持，使患者能够更好地耐受和配合推拿治疗。

（2）控制病情发展：在某些慢性疾病或复杂病情下，药物治疗可以控制病情的发展，防止病情恶化。这种控制病情发展的作用可以为推拿治疗提供稳定的治疗环境，使推拿治疗能够更加有效地发挥作用。

（3）辅助推拿治疗：在某些情况下，药物治疗还可以辅助推拿治疗，提高推拿治疗的效果。例如，在炎症性疾病中，抗炎药物可以减轻炎症反应，为推拿治疗提供更好的治疗基础；在神经性疾病中，营养神经药物可以促进神经功能的恢复，增强推拿治疗对神经系统的调节作用。

（三）推拿与药物治疗的个性化结合

推拿与药物治疗的结合还可以根据患者的具体病情和个体差异制定个性化的治疗方案。这种个性化的结合可以使治疗更加精准、有效，提高患者的满意度和生活质量。

（1）急性疼痛患者的治疗策略：对于急性疼痛患者，可以先采用药物治疗迅速缓解疼痛。在药物治疗的同时，可以结合轻柔的推拿手法来放松肌肉、改善血液循环，进一步巩固疗效并预防复发。这种综合治疗方法可以迅速减轻患者的痛苦，提高治疗效果。

（2）慢性疼痛患者的治疗策略：对于慢性疼痛患者，推拿治疗可以作为主要的治疗方法。通过长期、规律的推拿治疗，可以改善局部的血液循环和代谢环境，促进炎症介质的消散和吸收，从而缓解疼痛。在推拿治疗的同时，可以辅以药物治疗来调节内脏功能和心理状态，进一步提高治疗效果。这种综合治疗方法可以从多个方面改善患者的症状和生活质量。

（3）个体化治疗方案的制定：在制定推拿与药物治疗的结合方案时，需要充分考虑患者的具体病情、个体差异以及治疗需求。例如，对于年轻、体质较好的患者，可以适当增加推拿治疗的强度和频率；对于年老、体质较弱的患者，则需要更加注重药物治疗的支持作用。此外，还需要根据患者的病情变化及时调整治疗方案，确保治疗的有效性和安全性。

四、临床实践中推拿与药物的结合应用案例

（一）颈椎病的治疗中推拿与药物的结合应用

颈椎病，作为现代社会的常见病和多发病，给患者带来了极大的不便。推拿与药物的结合治疗为颈椎病患者提供了新的治疗途径。

（1）推拿治疗的作用：推拿手法在颈椎病治疗中主要通过舒筋活络、调和气血、解痉止痛等作用，改善颈部肌肉紧张状态，恢复颈椎的正常生理曲度。具体手法包括揉法、拿法、滚法等，可以根据患者的具体情况选择合适的手法进行治疗。

（2）药物治疗的作用：药物治疗在颈椎病治疗中主要起到消炎镇痛、营养神经、改善微循环等作用。常用的药物包括非甾体抗炎药、肌肉松弛剂、神经营养药物等。这些药物可以快速缓解患者的疼痛症状，改善颈部功能。

（3）推拿与药物的结合应用：在颈椎病治疗中，推拿与药物的结合应用可以充分发挥两者的优势，提高治疗效果。一方面，推拿手法可以改善局部血液循环，促进药物在

颈部的吸收和分布；另一方面，药物可以快速缓解症状，为推拿治疗提供有力支持。同时，推拿手法还可以调整颈椎小关节紊乱，恢复颈椎的稳定性，从而预防颈椎病的复发。

（二）腰椎间盘突出症的治疗中推拿与药物的结合应用

腰椎间盘突出症是引起腰腿痛的主要原因之一，严重影响患者的生活和工作能力。推拿与药物的结合治疗为腰椎间盘突出症患者带来了新的希望。

（1）推拿治疗的作用：推拿手法在腰椎间盘突出症治疗中主要通过调整腰椎小关节紊乱、减轻椎间盘压力、缓解肌肉紧张等作用，改善患者的症状。具体手法包括按法、摩法、推法等，可以根据患者的具体情况选择合适的手法进行治疗。

（2）药物治疗的作用：药物治疗在腰椎间盘突出症治疗中主要起到消炎镇痛、营养神经、改善微循环等作用。常用的药物包括非甾体抗炎药、脱水剂、神经营养药物等。这些药物可以快速缓解患者的疼痛症状，减轻神经根水肿和炎症反应。

（3）推拿与药物的结合应用：在腰椎间盘突出症治疗中，推拿与药物的结合应用可以充分发挥两者的协同作用，提高治疗效果。推拿手法可以改善局部血液循环，促进药物在腰部的吸收和分布；同时，药物可以快速缓解症状，为推拿治疗提供有力支持。此外，推拿手法还可以调整腰椎小关节紊乱，恢复腰椎的稳定性，预防腰椎间盘突出症的复发。

（三）肩周炎的治疗中推拿与药物的结合应用

肩周炎是一种常见的肩部疾病，以肩部疼痛和活动受限为主要表现。推拿与药物的结合治疗为肩周炎患者提供了新的治疗选择。

（1）推拿治疗的作用：推拿手法在肩周炎治疗中主要通过松解粘连、改善肩部活动范围、促进血液循环等作用，缓解患者的症状。具体手法包括揉法、拿法、拨法等，可以根据患者的具体情况选择合适的手法进行治疗。

（2）药物治疗的作用：药物治疗在肩周炎治疗中主要起到消炎镇痛、改善微循环等作用。常用的药物包括非甾体抗炎药、糖皮质激素类药物等。这些药物可以快速缓解患者的疼痛症状，减轻炎症反应和水肿。

（3）推拿与药物的结合应用：在肩周炎治疗中，推拿与药物的结合应用可以充分发挥两者的优势，提高治疗效果。推拿手法可以改善局部血液循环，促进药物在肩部的吸收和分布；同时，药物可以快速缓解症状，为推拿治疗提供有力支持。此外，推拿手法还可以松解粘连，改善肩部活动范围，促进肩关节功能的恢复。

第二节　推药结合在疼痛管理中的应用

一、疼痛的定义与分类

（一）疼痛的定义

疼痛是一种复杂的主观感受，它不仅是身体上的不适，还伴随着情绪上的不愉快体验。疼痛通常与实质上的或潜在的组织损伤相关联，这种损伤可以是物理性的、化学性的或心理性的。疼痛是身体对外界刺激或内部疾病的一种自我保护反应，它通过引起不适感觉来促使个体采取避免进一步伤害的行动。

疼痛的感受具有个体差异性，不同人对相同刺激可能产生不同的疼痛感受。这种差异可能与个体的生理状态、心理状态、文化背景以及既往经历等因素有关。因此，在评估和治疗疼痛时，需要充分考虑患者的个体差异，制定个性化的治疗方案。

（二）疼痛的分类

根据疼痛的持续时间和性质，可以将其分为两大类：急性疼痛和慢性疼痛。

1. 急性疼痛

急性疼痛通常是由创伤、手术、疾病急性发作等原因引起的。它的特点是起病急骤，持续时间较短，通常伴随着明确的原因和诱因。急性疼痛可以是锐痛、钝痛、跳痛等不同类型的疼痛感觉，严重时可能影响患者的日常生活和工作。

急性疼痛的治疗原则是尽快消除病因，缓解疼痛症状。治疗方法包括药物治疗、物理治疗、心理治疗等。药物治疗是最常用的方法，通过使用镇痛药物来减轻患者的疼痛感。物理治疗包括热敷、冷敷、按摩等手段，可以帮助缓解肌肉紧张和局部疼痛。心理治疗则主要通过认知行为疗法等方法来帮助患者调整心态，减轻焦虑和恐惧情绪。

2. 慢性疼痛

慢性疼痛是由长期存在的疾病或损伤导致的疼痛。它的特点是持续时间长，通常超过 3 个月或更长时间，难以治愈或反复发作。慢性疼痛可能对患者的身体和心理造成严重影响，导致生活质量下降和社会功能受损。

慢性疼痛的原因多种多样，包括关节炎、神经痛、头痛、腰痛等常见疾病。这些疾病可能导致局部组织损伤或炎症反应持续存在，从而引发持续的疼痛感。此外，心理因素如焦虑、抑郁等也可能加重慢性疼痛的症状。

慢性疼痛的治疗更加复杂和困难。除了针对病因进行治疗外，还需要综合考虑患者的心理状况和生活环境等因素。治疗方法包括药物治疗、物理治疗、心理治疗以及生活方式调整等。药物治疗仍然是主要手段之一，但长期使用镇痛药物可能带来副作用和依赖性问题。因此，在慢性疼痛治疗中需要更加注重综合治疗和个体化治疗策略的制定。

二、推药结合在急性疼痛管理中的应用

（一）推拿在急性疼痛管理中的作用

推拿作为一种传统的中医疗法，在急性疼痛管理中发挥着重要的作用。它通过手法刺激患者的皮肤和肌肉，促进局部血液循环，加速炎症消退，减轻肌肉紧张和痉挛，从而有效缓解疼痛。

（1）促进血液循环：推拿手法可以刺激皮肤和肌肉，使局部血管扩张，增加血流量，从而改善局部血液循环。良好的血液循环有助于营养物质的供应和代谢产物的排出，为受损组织的修复创造有利条件。

（2）减轻肌肉紧张和痉挛：急性疼痛往往伴随着肌肉紧张和痉挛，进一步加重疼痛感受。推拿手法可以通过放松肌肉、解除痉挛来改善这一状况，减轻患者的疼痛感。

（3）加速炎症消退：推拿手法可以刺激局部免疫系统，促进炎症介质的消散和吸收，从而加速炎症的消退。炎症是急性疼痛的主要原因之一，因此推拿在控制炎症方面具有重要意义。

（二）药物在急性疼痛管理中的应用

药物是急性疼痛管理中不可或缺的一部分。根据患者的具体病情，可以选择适当的镇痛药物来迅速控制疼痛，提高患者的生活质量。

（1）非甾体抗炎药：非甾体抗炎药是一类具有抗炎、镇痛和解热作用的药物，常用于急性疼痛的治疗。它们通过抑制体内的炎症反应和疼痛介质的释放来发挥作用，对轻至中度的急性疼痛具有良好的疗效。

（2）阿片类药物：阿片类药物是一类强效的镇痛药物，主要用于中至重度的急性疼痛治疗。它们通过与体内的阿片受体结合来发挥镇痛作用，具有快速、有效的特点。然而，阿片类药物也存在一定的副作用和成瘾性，因此在使用时需要严格掌握适应症和剂量。

（三）推药结合在急性疼痛管理中的应用优势

推药结合是将推拿和药物两种治疗方法相结合，共同应用于急性疼痛的管理中。这种综合治疗方法可以充分发挥两者的优势，提高治疗效果，缩短病程，改善患者的生活质量。

（1）快速缓解疼痛：推拿和药物都可以迅速发挥作用，共同控制急性疼痛的症状。推拿通过手法刺激促进局部血液循环和炎症消退，而药物则可以直接作用于疼痛感受器

或神经传导通路，快速减轻患者的疼痛感。

（2）减少药物副作用：推拿作为一种非侵入性的治疗方法，可以减少患者对药物的依赖，同时减少药物可能带来的副作用。通过推拿手法刺激皮肤和肌肉，可以改善局部组织的代谢和营养状况，为受损组织的修复创造有利条件，从而降低对药物的需求。

（3）个体化治疗方案：推药结合可以根据患者的具体情况制定个体化的治疗方案。推拿手法可以根据患者的体质、病情和疼痛部位进行调整和优化，而药物的选择和剂量也可以根据患者的需求和耐受性进行灵活调整。这种个体化的治疗方案可以更好地满足患者的需求，提高治疗效果和患者满意度。

三、推药结合在慢性疼痛管理中的应用

（一）慢性疼痛的特点及其管理挑战

慢性疼痛，通常被定义为持续或反复发作超过正常组织愈合时间的疼痛，已成为全球范围内一个重大的健康问题。它不同于急性疼痛，后者通常与疾病或损伤的急性期相关，并在组织愈合后逐渐消退。慢性疼痛则往往持续时间更长，且可能没有明显的组织损伤或愈合过程。

慢性疼痛的管理面临诸多挑战。首先，其病因复杂多样，可能涉及生理、心理和社会等多个层面。其次，慢性疼痛往往难以完全治愈，需要长期的管理和控制。最后，由于个体差异大，对治疗方法的反应也因人而异，因此需要制定个体化的治疗方案。

（二）推拿在慢性疼痛管理中的作用

推拿作为一种传统的中医疗法，在慢性疼痛管理中发挥着重要作用。它通过手法刺激调整脏腑功能、疏通经络、改善局部血液循环和代谢环境，从而减轻慢性疼痛对组织的损伤。具体来说，推拿的作用机制包括以下几个方面。

（1）调整脏腑功能：脏腑功能失调是慢性疼痛的重要病因之一。推拿手法可以通过刺激相应的穴位和经络，调整脏腑功能，使其恢复正常状态。

（2）疏通经络：经络是人体内气血运行的通道。慢性疼痛往往与经络阻塞、气血不畅有关。推拿手法可以疏通经络，促进气血流通，从而缓解疼痛症状。

（3）改善局部血液循环和代谢环境：推拿手法可以刺激皮肤和肌肉，促进局部血液循环和代谢产物的排出。良好的血液循环和代谢环境有助于营养物质的供应和受损组织的修复，从而减轻疼痛感。

此外，推拿还可以促进肌肉和关节的恢复功能，提高患者的运动能力。对于慢性疼痛患者来说，适当的运动锻炼是缓解症状、改善生活质量的重要手段之一。而推拿可以

帮助患者放松紧张的肌肉和关节，提高运动能力，从而更好地进行康复锻炼。

（三）药物治疗在慢性疼痛管理中的地位

药物治疗是慢性疼痛管理中不可或缺的一部分。对于某些难以通过推拿完全控制的疼痛症状，可以选择适当的药物进行辅助治疗。药物治疗在慢性疼痛管理中的地位主要体现在以下几个方面。

（1）快速有效的疼痛控制：与推拿相比，药物可以在较短时间内发挥镇痛作用，快速减轻患者的疼痛感。这对于急性发作的慢性疼痛或疼痛难以忍受的患者来说尤为重要。

（2）针对特定病因的治疗：不同类型的慢性疼痛可能有不同的病因和发病机制。针对特定病因的药物可以更有效地控制疼痛症状并延缓病情进展。例如，对于类风湿性关节炎引起的疼痛，可以选择免疫抑制剂或生物制剂等药物进行治疗；对于神经性疼痛，可以选择抗抑郁药或抗癫痫药等药物进行治疗。

然而，药物治疗也存在一定的局限性。长期使用镇痛药物可能带来副作用和依赖性问题；同时不同患者对药物的反应也存在差异。因此，在使用药物治疗时需要严格掌握适应症和剂量，并根据患者的具体情况进行个体化的治疗方案制定。

（四）推药结合在慢性疼痛管理中的应用优势

推药结合是将推拿和药物两种治疗方法相结合共同应用于慢性疼痛的管理中。这种综合治疗方法可以充分发挥两者的优势提高治疗效果改善患者的生活质量。具体来说推药结合在慢性疼痛管理中的应用优势包括以下几个方面。

（1）综合治疗效果更佳：推拿和药物可以针对不同的病因和发病机制发挥作用，相互补充、协同作用，从而提高治疗效果。对于某些复杂的慢性疼痛病例，单一的治疗方法可能难以取得满意的效果，而推药结合可以综合考虑患者的整体状况，制定更全面的治疗方案。

（2）减少药物副作用：通过结合推拿治疗，可以减少患者对药物的依赖和副作用的发生。推拿作为一种非侵入性的治疗方法，安全性较高，且无明显副作用。在慢性疼痛管理中，通过定期的手法刺激，可以调整患者的脏腑功能和气血运行，从而减轻疼痛症状，减少药物的使用量。

（3）个体化治疗方案：推药结合可以根据患者的具体情况制定个体化的治疗方案。不同患者的慢性疼痛病因、发病机制和疼痛程度可能存在差异，因此需要针对性的治疗方法。通过综合评估患者的身体状况、疼痛程度和需求，可以制定个性化的推拿和药物治疗方案，更好地满足患者的治疗需求。

（4）长期调理与预防复发：慢性疼痛往往需要长期的管理和调理。推药结合不仅可以缓解当前的疼痛症状，还可以改善患者的整体健康状况，预防疼痛的复发。通过定期的推拿治疗和合理的药物治疗，可以帮助患者调整脏腑功能、改善气血运行、增强免疫力等，从而降低疼痛复发的风险。

四、推药结合与其他疼痛治疗方法的比较

（一）引言

疼痛是许多疾病共有的症状，对患者的生活质量和心理健康造成严重影响。随着医学的不断发展，疼痛治疗的方法也日益多样化。除了推药结合外，物理疗法、心理疗法、手术治疗等都是常见的疼痛治疗方法。

（二）推药结合与物理疗法的比较

物理疗法是利用物理因子对人体进行治疗，如热疗、冷疗、电疗、磁疗等。与推药结合相比，物理疗法具有以下特点。

（1）作用机制不同：物理疗法主要通过物理因子刺激人体组织，产生一系列的生理效应，从而达到治疗疼痛的目的。而推药结合则是通过推拿手法和药物的综合作用，调整脏腑功能、改善气血运行、减轻疼痛症状。

（2）适用范围有所差异：物理疗法适用于多种类型的疼痛，尤其是慢性疼痛和肌肉骨骼系统疼痛。然而，对于某些特定类型的疼痛（如内脏痛、神经性疼痛等），物理疗法的疗效可能有限。而推药结合在慢性疼痛管理中具有独特的优势，可以通过综合调理脏腑功能和气血运行，缓解各种类型的慢性疼痛。

（3）治疗效果因人而异：物理疗法和推药结合的治疗效果都受到个体差异的影响。不同患者对物理因子的敏感性和反应程度不同，因此治疗效果也会有所差异。同样，推药结合的治疗效果也受到患者体质、病情严重程度等因素的影响。

（三）推药结合与心理疗法的比较

心理疗法是通过心理学方法和技术，帮助患者调整心理状态、缓解疼痛症状的一种治疗方法。与推药结合相比，心理疗法具有以下特点。

（1）着重于心理因素：心理疗法认为疼痛不仅是一种生理现象，还与患者的心理状态密切相关。因此，心理疗法着重于帮助患者调整心态、减轻焦虑和压力等负面情绪，从而缓解疼痛症状。而推药结合则更注重于通过物理刺激和药物治疗来改善生理功能、减轻疼痛。

（2）适用范围广泛：心理疗法适用于多种类型的疼痛，尤其是与心理因素密切相关的疼痛（如紧张性头痛、慢性腰背痛等）。然而，对于某些器质性疾病引起的疼痛（如骨

折、肿瘤等），心理疗法的疗效可能有限。而推药结合则可以针对不同类型的疼痛制定个性化的治疗方案。

（3）治疗周期长短不一：心理疗法通常需要较长时间的治疗过程，需要患者与心理医生建立信任关系，并逐步调整心态和行为习惯。而推药结合则可以在较短的时间内缓解症状，提高患者的生活质量。当然，对于慢性疼痛等需要长期管理的疾病，推药结合也需要长期的治疗和调理。

（四）推药结合与手术治疗的比较

手术治疗是通过外科手段切除或修复病变组织，以达到治疗疼痛的目的。与推药结合相比，手术治疗具有以下特点。

（1）创伤性较大：手术治疗通常需要切开皮肤和组织，对患者造成一定的创伤和痛苦。而推药结合则是一种非侵入性的治疗方法，可以避免手术带来的风险和并发症。

（2）适用范围有限：手术治疗通常适用于某些特定类型的疼痛（如骨折、肿瘤等），且需要在严格掌握适应症和手术时机的前提下进行。而推药结合则可以广泛应用于各种类型的慢性疼痛和急性疼痛的管理中。

（3）术后康复重要：手术治疗后，患者需要进行一定的康复训练和调理，以促进伤口愈合和功能恢复。而推药结合则可以在术后康复中发挥重要作用，通过推拿手法促进局部血液循环和代谢产物的排出，加速伤口愈合和组织修复。

五、疼痛管理中推药结合的安全性与有效性评估

（一）安全性评估

在疼痛管理中，推药结合作为一种备受推崇的综合治疗方法，其安全性评估的重要性不言而喻。安全性评估主要涉及推拿手法的正确性和安全性、药物种类和剂量的选择，以及患者反应和病情变化的密切关注等方面。以下将对这些方面进行深入探讨，以确保推药结合在疼痛管理中的安全应用。

1. 推拿手法的正确性和安全性

推拿手法作为推药结合的重要组成部分，其正确性和安全性对于治疗效果和患者的安全至关重要。不正确的推拿手法可能导致皮肤损伤、肌肉拉伤等不良反应，甚至可能加重患者的病情。因此，在进行推拿治疗时，必须确保施术者具备专业的推拿技能和知识。

施术者应通过专业的培训和考核，掌握推拿的基本理论和操作技能。只有具备扎实的专业基础，才能准确判断患者的体质和病情，选择适当的推拿手法和力度。此外，施

术者还应不断学习和更新推拿知识，以适应不同患者的需求和病情变化。

在推拿过程中，施术者需要密切观察患者的反应，及时调整手法和力度。推拿治疗应以患者的舒适度和安全为前提，避免过度用力或不当操作导致的不良后果。同时，施术者还应与患者保持良好的沟通，了解患者的感受和需求，以便及时调整治疗方案。

为了确保推拿手法的安全性和正确性，医疗机构还应建立完善的推拿治疗规范和操作流程。这些规范和流程应明确推拿的适应症、禁忌症、操作步骤和注意事项等内容，为施术者提供明确的指导和依据。同时，医疗机构还应定期对施术者进行培训和考核，确保其具备专业的推拿技能和知识。

2. 药物种类和剂量的选择

药物治疗是推药结合的另一重要组成部分。在选择药物种类和剂量时，必须充分考虑患者的疼痛类型、严重程度以及个体差异等因素。不当的药物选择或剂量过大可能导致药物副作用的发生，如胃肠道不适、肝肾功能损害等。因此，在选择药物时，应遵循个体化原则，根据患者的具体情况制定合理的用药方案。

医生需要对患者的疼痛类型和严重程度进行全面评估。不同类型的疼痛可能需要使用不同的药物进行治疗。例如，对于轻度疼痛，可以选择非处方药如非甾体抗炎药进行缓解；对于中度至重度疼痛，可能需要使用处方药如阿片类药物进行治疗。同时，医生还需要考虑患者的个体差异，如年龄、性别、肝肾功能等因素，以制定个性化的用药方案。

在选择药物剂量时，医生应遵循最小有效剂量的原则。即尽可能使用最小的剂量达到缓解疼痛的效果，以减少药物副作用的发生。同时，医生还需要根据患者的反应和病情变化及时调整药物剂量，确保用药的安全性和有效性。

此外，在使用药物时，医生还需要密切关注药物之间的相互作用。某些药物可能与其他药物发生相互作用，导致药效增强或减弱，甚至产生新的副作用。因此，在使用多种药物时，医生应仔细审查患者的用药史，了解各种药物之间的相互作用，并采取相应的措施避免不良反应的发生。

3. 患者反应和病情变化的密切关注

在推药结合治疗过程中，患者的反应和病情变化是评估安全性的重要依据。施术者或医生应定期询问患者的疼痛程度、生活质量等情况，并记录相关数据。这些数据不仅有助于评估治疗效果，还可以为后续治疗方案的调整提供依据。

如果患者出现不适症状或病情变化，施术者或医生应及时调整治疗方案。例如，如果患者在推拿过程中出现皮肤损伤或肌肉拉伤等情况，应立即停止推拿治疗，并采取相应的处理措施。如果患者在用药过程中出现药物副作用或过敏反应等情况，应立即停药并就医处理。

除了及时调整治疗方案，施术者或医生还需要对患者进行健康教育和心理支持。通过向患者介绍推药结合的原理、作用机制和注意事项等内容，可以提高患者的认知水平和自我管理能力。同时，通过与患者建立良好的沟通关系，了解其心理需求和困扰，可以为其提供必要的心理支持和帮助。

（二）有效性评估

推药结合作为疼痛管理中的一种综合治疗方法，其有效性评估是衡量治疗效果的重要环节。有效性评估不仅关注疼痛程度的减轻，还涉及患者生活质量的改善以及其他相关指标的改善。以下将从这三个方面对推药结合的有效性进行深入探讨。

1. 疼痛程度的减轻

疼痛是患者最直接、最迫切需要解决的问题。因此，疼痛程度的减轻是评估推药结合治疗效果的首要指标。通过对比治疗前后的疼痛评分，可以客观地反映疼痛的减轻程度。常用的疼痛评分方法包括视觉模拟评分（VAS）、数字评分法（NRS）等。这些方法简单易行，患者容易理解和接受。

在进行疼痛评估时，需要注意以下几点：首先，确保评估的时机合适，避免在疼痛高峰期或药物作用期内进行评估，以免影响结果的准确性；其次，评估过程中要保持与患者的良好沟通，了解其真实的疼痛感受，避免主观臆断；最后，对于无法自我评估的患者（如儿童、认知障碍患者等），需要采用其他可靠的评估方法，如行为观察、生理指标监测等。

大量临床实践表明，推药结合治疗在降低患者疼痛评分方面具有显著效果。推拿手法通过刺激穴位、疏通经络、调和气血等作用，能够改善局部血液循环和代谢，从而缓解疼痛。药物治疗则可以快速、有效地控制疼痛，减轻患者的痛苦。二者相结合，可以发挥协同作用，提高治疗效果。

2. 生活质量的改善

疼痛对患者的生活质量产生严重影响，包括睡眠、饮食、日常活动等方面。因此，在评估推药结合的有效性时，还需要关注患者生活质量的改善情况。通过问卷调查等方式收集患者关于生活质量的数据，可以客观地反映治疗对患者生活质量的影响。

问卷调查应包含与疼痛相关的多个方面，如睡眠质量、食欲、精神状态、社交活动等。同时，还需要关注患者的心理状况，了解其是否存在焦虑、抑郁等情绪问题。这些心理因素也可能影响患者的疼痛感受和生活质量。

推药结合治疗在改善患者生活质量方面具有独特优势。推拿手法可以缓解肌肉紧张、改善局部血液循环，从而减轻疼痛对日常生活的影响。药物治疗则可以快速缓解疼痛，提高患者的舒适度。二者相结合，可以从多个方面改善患者的生活质量，使其重新获得生活的乐趣。

3. 其他相关指标的改善

除了疼痛程度和生活质量，还可以关注其他与疼痛相关的指标来评估推药结合的有效性。这些指标包括关节活动度、神经功能恢复情况、炎性因子水平等。这些指标的改善可以进一步证实推药结合在疼痛管理中的有效性，并为后续治疗方案的调整提供重要依据。

对于不同类型的疼痛患者，需要关注不同的相关指标。例如，对于关节炎患者，关节活动度的改善是评估治疗效果的关键指标之一；对于神经性疼痛患者，神经功能的恢复情况则更为重要。因此，在制定评估方案时，需要根据患者的具体情况进行个性化设计。

大量研究表明，推药结合治疗在改善相关指标方面具有显著效果。推拿手法可以促进关节活动度的恢复、改善神经功能；药物治疗则可以控制炎性反应、降低炎性因子水平。二者相结合，可以从多个方面改善患者的疼痛相关指标，提高治疗效果。

第三节　推药结合的护理指导

一、护理在推药结合治疗中的角色与职责

在推药结合治疗中，护理人员扮演着至关重要的角色。他们不仅是治疗计划的执行者，还是患者病情的观察者、评估者，以及患者教育与自我护理指导的提供者。护理人员的职责贯穿治疗的始终，确保治疗的安全、有效进行。

具体来说，护理人员的角色如下。

（一）治疗协调者

在疼痛管理的推药结合治疗中，护理人员扮演着治疗协调者的核心角色。他们不仅是医疗团队与患者之间的重要桥梁，还是确保治疗计划得以顺利、高效实施的关键因素。以下将深入探讨护理人员在治疗过程中的具体职责及其所需的专业素养。

1. 与医疗团队的紧密沟通与协作

护理人员与治疗师、医生等医疗团队成员之间的紧密沟通是推药结合治疗成功的基

石。他们共同参与治疗计划的制定与调整，确保治疗方案的连贯性和一致性。在这一过程中，护理人员发挥着不可替代的作用。

护理人员需要充分了解患者的病史、诊断结果以及治疗目标，为制定个性化的推药结合治疗方案提供重要信息。他们与医生和治疗师紧密合作，共同探讨治疗方案的可行性和潜在风险，确保治疗方案的科学性和安全性。

护理人员在治疗过程中持续监测患者的病情变化，并及时向医疗团队反馈。他们通过观察患者的生命体征、疼痛程度、生活质量等指标，评估治疗效果，为调整治疗方案提供客观依据。同时，护理人员还将患者的需求、疑虑和情绪变化等信息传递给医疗团队，帮助医生和治疗师更全面地了解患者状况，提高治疗效果。

2. 治疗过程的协调与管理

推药结合治疗涉及多个环节和部门，如推拿治疗、药物治疗、康复训练等。护理人员作为治疗协调者，需要统筹安排各个环节，确保治疗的顺利进行。

护理人员需要与治疗师、药师等相关人员密切合作，共同制定治疗时间表。他们要确保患者在正确的时间接受正确的治疗，避免治疗延误或冲突。同时，护理人员还要根据患者的实际情况和需求，灵活调整治疗计划，确保治疗的个性化和人性化。

护理人员需要准备治疗所需的设备和用品，确保治疗过程中的物资充足和安全。他们熟悉各种设备的使用方法和维护保养要求，确保设备在治疗过程中能够正常运行。此外，护理人员还要关注治疗环境的舒适度和安全性，为患者创造一个良好的治疗氛围。

护理人员需要协助患者取舒适体位，确保患者在治疗过程中保持舒适和安全。他们了解不同体位对治疗效果的影响，能够根据患者的实际情况选择合适的体位。同时，护理人员还要密切关注患者的反应和需求，及时调整体位或采取其他措施减轻患者的不适感。

3. 患者信息与反馈的及时传递

护理人员在治疗过程中与患者接触最为密切，因此他们能够及时获取患者的病情变化、治疗反应等信息。这些信息对于评估治疗效果、调整治疗方案以及提高患者满意度具有重要意义。

护理人员需要定期收集患者的反馈信息，包括疼痛程度的变化、生活质量的改善情况以及对治疗过程的感受和建议等。他们通过问卷调查、面谈等方式与患者沟通，了解患者的真实想法和需求。同时，护理人员还要将收集到的信息整理成报告或记录，及时传递给医疗团队其他成员，为改进治疗方案和提高治疗效果提供参考依据。

为了更好地履行治疗协调者的职责，护理人员需要具备扎实的专业知识、良好的沟通能力和团队协作精神。他们需要不断学习和更新专业知识，掌握最新的治疗技术和理念；同时，他们还要注重沟通技巧和团队协作能力的培养，以便更好地与医疗团队和患者沟通协作，共同为患者的健康福祉而努力。

（二）患者代言人

在推药结合治疗中，护理人员不仅是医疗团队的重要成员，更是患者的贴心代言人。他们时刻关注患者的需求和关切，代表患者发声，确保患者能够获得全面、个性化的医疗服务。以下将详细探讨护理人员在充当患者代言人这一角色时的具体职责及其所需的专业素养。

1. 倾听与理解：深入了解患者的内心世界

倾听是护理人员作为患者代言人的首要职责。他们需要耐心、细致地聆听患者的诉求和意见，全面了解患者的疼痛程度、心理状态和生活质量等方面的情况。通过倾听，护理人员能够捕捉到患者的真实感受和需求，为制定个性化的治疗计划提供有力依据。

在倾听过程中，护理人员还需要运用专业的沟通技巧，如开放式提问、反馈式倾听等，鼓励患者表达自己的想法和感受。这些技巧有助于建立良好的护患关系，增强患者的信任感和配合度。同时，护理人员还要保持同理心，设身处地地理解患者的痛苦和困扰，给予他们情感上的支持和安慰。

2. 解释与沟通：帮助患者建立正确的治疗认知

推药结合治疗涉及复杂的治疗方法和理念，患者往往难以理解。因此，护理人员需要向患者详细解释治疗的目的、方法、可能的风险和益处等，帮助他们建立正确的治疗期望和配合度。

在解释过程中，护理人员需要运用通俗易懂的语言和生动的例子，将专业的医学知识转化为患者易于理解的信息。他们还要关注患者的认知水平和文化背景，确保解释内容能够被患者充分理解和接受。同时，护理人员还要鼓励患者提出疑问和顾虑，及时为他们解答和澄清，消除他们的恐惧和不安。

3. 协助与支持：为患者提供全方位的帮助

推药结合治疗过程中，患者可能会遇到各种问题和困难，如疼痛控制不佳、药物不良反应等。作为患者的代言人，护理人员需要积极协助患者解决这些问题，为他们提供必要的支持和帮助。

护理人员需要密切关注患者的病情变化和治疗反应，及时发现并处理潜在的问题。他们还需要与医疗团队其他成员紧密合作，共同制定解决方案，确保患者的治疗过程顺利、安全。在提供支持方面，护理人员可以给予患者心理疏导、生活照护、康复指导等多方面的帮助，提高他们的生活质量和治疗效果。

为了更好地履行患者代言人的职责，护理人员需要具备良好的沟通技巧、同理心和解决问题的能力。他们还需要不断学习和提升自己的专业素养，掌握最新的治疗理念和技能，为患者提供更加优质、高效的医疗服务。

（三）病情观察者

在推药结合治疗的过程中，护理人员扮演着病情观察者的关键角色。他们通过专业的观察、评估和处理，确保患者的病情变化得到及时有效的监控和管理。以下是护理人员作为病情观察者的具体职责及其所需的专业素养的详细探讨。

1. 定期评估与记录：为治疗效果提供客观依据

护理人员需要定期评估患者的疼痛程度、活动能力、心理状态等指标，以全面了解患者的病情变化和治疗效果。这些评估不仅有助于医生调整治疗方案，还为患者提供了自我监测和管理的机会。

在评估过程中，护理人员需要运用专业的评估工具和方法，如疼痛评分表、功能活动量表等，确保评估结果的客观性和准确性。同时，他们还需要详细记录评估数据，包括评估时间、评估指标、评估结果等信息，以便后续分析和比较。这些记录不仅为医生提供了治疗决策的依据，还为科研和教学工作提供了宝贵的资料。

2. 密切观察与调整：确保治疗的安全性和有效性

推药结合治疗涉及多种治疗方法和药物，患者的反应和舒适度因人而异。因此，护理人员需要密切观察患者在治疗过程中的反应和舒适度，及时发现并处理潜在的问题。

例如，对于推拿治疗，护理人员需要观察患者的疼痛反应、肌肉紧张度等变化，及时调整治疗手法和力度。对于药物治疗，护理人员需要关注患者的药物反应和副作用，及时调整药物剂量或更换药物种类。这些调整旨在确保治疗的安全性和有效性，同时提高患者的舒适度和满意度。

3. 并发症与不良反应的预防与处理：保障患者的生命安全

在推药结合治疗过程中，患者可能会出现各种并发症或不良反应，如药物过敏、局部感染等。这些并发症或不良反应如果得不到及时处理，可能会对患者的生命安全和身体健康造成严重威胁。

因此，护理人员需要具备敏锐的观察力和丰富的临床经验，及时发现并处理这些潜在的风险。他们需要熟悉各种并发症和不良反应的症状、原因和处理方法，以便在紧急情况下能够迅速做出判断和处理。同时，护理人员还需要与医生和其他医疗团队成员保持紧密沟通，共同制定预防措施和应急预案，降低并发症和不良反应的发生率。

为了更好地履行病情观察者的职责，护理人员需要具备扎实的专业知识、敏锐的观察力和丰富的临床经验。他们还需要不断学习和更新自己的知识体系，掌握最新的治疗理念和技能。此外，护理人员还需要具备良好的沟通能力和团队协作精神，以便与医生和其他医疗团队成员有效合作，共同为患者提供优质的医疗服务。

（四）教育者

在推药结合治疗的过程中，护理人员不仅扮演着治疗协调者、患者代言人和病情观察者的角色，还承担着教育者的重要职责。他们负责向患者和家属传授关于推药结合治疗的知识、技能和自我护理指导，以提高患者的治疗依从性和自我管理能力，促进康复进程的顺利进行。

1. 治疗原理与操作方法的传授

护理人员需要向患者和家属详细介绍推药结合治疗的基本原理和操作方法。这包括解释治疗的目的、作用机制、适用范围以及可能的风险和益处等，帮助他们建立正确的治疗认知。同时，护理人员还需要演示正确的治疗手法和操作步骤，指导患者和家属如何正确地进行自我护理和辅助治疗。

在传授过程中，护理人员需要运用通俗易懂的语言和生动的实例，将复杂的医学知识转化为患者和家属易于理解的信息。他们还需要关注患者和家属的认知水平和学习能力，采用个性化的教学方法和手段，确保传授内容能够被充分理解和掌握。

2. 自我护理与康复训练的指导

除了治疗原理和操作方法的传授，护理人员还需要指导患者进行日常生活中的自我护理和康复训练。这包括合理饮食、适度运动、保持良好心态等方面的指导，以促进患者的康复和预防并发症的发生。

在指导过程中，护理人员需要根据患者的具体情况和需求，制定个性化的自我护理和康复训练计划。他们还需要定期评估患者的执行情况和效果，及时调整计划并给予反馈和建议。同时，护理人员还需要关注患者的心理状况和情感需求，给予他们必要的心理支持和情感关怀。

3. 健康知识与保健能力的提升

为了进一步提高患者和家属的健康意识和自我保健能力，护理人员还需要定期举办健康讲座或培训活动。这些活动可以围绕疾病预防、健康管理、健康生活方式等主题展开，向患者和家属传授相关的知识和技能。

在举办活动时，护理人员需要充分准备讲座内容和教学材料，确保信息的准确性和完整性。他们还需要采用多样化的教学方法和手段，如讲座、小组讨论、实践操作等，激发患者和家属的学习兴趣和参与热情。同时，护理人员还需要关注活动的效果和反馈，及时总结经验并改进教学方法和手段。

作为教育者，护理人员需要具备良好的教学能力、沟通能力和组织协调能力。他们需要不断学习和提升自己的专业素养和教学水平，以适应不断变化的医学环境和患者需求。同时，护理人员还需要注重与患者和家属的沟通和互动，建立良好的教学关系和信任基础。

二、推药结合治疗前的护理准备与评估

推药结合治疗作为一种综合性的治疗方法，要求护理人员在治疗前进行充分的护理准备与评估工作。这些工作的目的是确保治疗的安全、有效进行，并为患者提供最佳的治疗体验。以下将详细阐述护理人员在推药结合治疗前的三大主要任务，并分条进行论述。

（一）患者评估

在推药结合治疗前，护理人员对患者进行全面的评估是至关重要的。这一步骤为制定个性化的治疗计划提供了坚实的基础，确保治疗的有效性和安全性。以下将详细探讨患者评估的各个方面，包括病史收集、用药史与过敏史调查、疼痛程度评估、活动能力评估以及心理状态评估。

1. 病史收集：深入了解患者的健康状况

病史收集是患者评估的首要环节。护理人员需要详细询问患者的既往疾病史、手术史以及家族遗传史等关键信息。这些信息有助于护理人员全面了解患者的健康状况，识别潜在的健康风险，并为后续的治疗决策提供重要依据。

在收集病史时，护理人员需要保持耐心和细致，确保信息的准确性和完整性。他们还需要具备良好的沟通技巧和敏锐的观察力，以捕捉患者可能忽略或遗忘的重要细节。同时，护理人员还需要保护患者的隐私和权益，确保病史信息的机密性和安全性。

2. 用药史与过敏史调查：避免潜在的药物风险

用药史与过敏史调查是患者评估中不可忽视的一环。护理人员需要全面了解患者目前正在使用的药物，包括处方药、非处方药以及草药等。这有助于避免潜在的药物相互作用和不良反应，确保治疗的安全性。

同时，护理人员还需要询问患者是否对任何药物或治疗有过敏反应。这包括药物过敏、食物过敏以及其他类型的过敏反应。了解患者的过敏史有助于护理人员选择合适的治疗方法和药物，降低过敏反应的风险。

3. 疼痛程度评估：确定治疗的优先级

疼痛程度评估在推药结合治疗中具有重要地位。护理人员需要使用标准化的疼痛评估工具，如数字评分法、面部表情法等，来客观评估患者的疼痛程度。这有助于确定治疗的优先级和选择合适的治疗方法。

在评估疼痛程度时，护理人员需要关注患者的疼痛部位、性质、持续时间以及伴随症状等信息。他们还需要定期重复评估患者的疼痛程度，以监测治疗效果和调整治疗方案。同时，护理人员还需要向患者解释疼痛评估的重要性和方法，鼓励他们主动参与评估过程。

4. 活动能力评估：制定针对性的康复计划

活动能力评估是患者评估中的另一个重要方面。护理人员需要观察患者的行走、站立、坐卧等动作，以评估其活动能力受限的程度。这有助于制定针对性的康复计划和改善患者的生活质量。

在活动能力评估中，护理人员需要关注患者的肌肉力量、关节活动度、平衡能力等方面的情况。他们还需要了解患者的日常生活能力和社会参与程度，以便制定更加贴近患者需求的治疗方案。同时，护理人员还需要鼓励患者进行适度的活动，促进康复进程并预防并发症的发生。

5. 心理状态评估：提供必要的心理支持

心理状态评估在患者评估中同样占据重要地位。护理人员需要与患者进行沟通，了解他们的情绪状态、应对策略和心理需求。这有助于提供必要的心理支持和制定个性化的护理计划。

在心理状态评估中，护理人员需要关注患者的焦虑、抑郁等负面情绪以及应对压力的方式。他们还需要评估患者的认知能力和社会支持网络，以便提供更加全面的心理干预措施。同时，护理人员还需要向患者和家属解释治疗的目的和意义，增强他们的治疗信心和配合度。

（二）环境准备

在推药结合治疗前，环境准备是一个至关重要的环节。一个安全、舒适且私密的治疗环境不仅有助于患者的放松和配合，还能显著提高治疗效果。护理人员在这一过程中的责任重大，他们需要通过细致的准备工作，确保治疗环境满足患者的需求和治疗的要求。

1. 治疗室清洁与消毒

治疗室的清洁与消毒是环境准备的首要任务。护理人员需要定期对治疗室进行彻底的清洁，包括地面、墙面、家具以及各种设备等。在清洁过程中，应使用专用的清洁工具和清洁剂，确保无死角、无残留。此外，还需定期进行消毒处理，以杀灭潜在的病原菌，降低感染风险。

在选择消毒剂时，护理人员应考虑到其对人体的安全性和对环境的友好性。同时，消毒剂的浓度和使用方法也应严格按照规定进行，以确保消毒效果的同时避免对患者和环境造成不必要的伤害。

2. 设备与用品准备

治疗所需的设备和用品的齐全与功能正常是环境准备的另一重要方面。护理人员应提前检查推拿床、药物、消毒用品、治疗巾等是否准备妥当，并确保其处于良好的使用状态。这些设备和用品的清洁与消毒同样重要，以防止在使用过程中发生交叉感染。

在准备过程中，护理人员还需要关注设备和用品的摆放位置。合理的布局不仅方便护理人员操作，还能提高患者的舒适度。例如，将推拿床放置在光线适中、通风良好的位置，有助于患者的放松和治疗效果的提升。

3. 温度与湿度控制

治疗室的温度和湿度对患者的舒适度和治疗效果有着直接影响。护理人员应根据患者的需求和舒适度要求，合理调整治疗室的温度和湿度。在温暖的季节，可以通过开窗通风、使用空调等设备来降低室内温度；在寒冷的季节，则应确保室内有足够的供暖设备，以保持适宜的温度。

湿度的控制同样重要。过于干燥的环境可能导致患者皮肤干燥、不适，而过于潮湿的环境则可能滋生细菌、霉菌等有害微生物。因此，护理人员需要定期监测治疗室的湿度，并根据实际情况进行调整。

4. 噪音与光照管理

噪音和光照是影响患者舒适度和治疗效果的另外两个重要因素。护理人员应尽量减少治疗室的噪音干扰，为患者创造一个安静的治疗环境。这可以通过关闭不必要的门窗、使用消音设备、提醒其他人员保持安静等方式实现。

同时，护理人员还需要关注治疗室的光照情况。充足的光线有助于提高治疗的可见性，但过强的光线也可能刺激患者的眼睛，影响他们的舒适度。因此，护理人员应根据实际情况调节室内的光照强度，既要保证治疗的顺利进行，又要照顾到患者的感受。

5. 隐私保护

尊重和保护患者的隐私是护理人员的基本职责之一。在治疗过程中，护理人员应采取适当的隐私保护措施，确保患者的隐私不受侵犯。例如，在使用屏风、窗帘等遮挡物时，应确保能够完全遮挡患者的隐私部位；在与其他人员交流时，应避免泄露患者的个人信息和治疗情况。

此外，护理人员还应注意在治疗过程中保持适当的距离和角度，避免不必要的身体接触和视线交流。这些看似微小的细节实际上对于保护患者的隐私和尊严至关重要。

（三）患者教育

在推药结合治疗前，患者教育是护理工作中的重要一环。通过向患者提供相关的知识、指导和建议，护理人员能够帮助患者建立正确的治疗期望和配合度，提高他们对治疗的信心和满意度。以下将详细探讨患者教育的各个方面。

1. 治疗目的与方法解释

护理人员需要向患者详细解释推药结合治疗的目的、原理和方法。这包括解释治疗如何帮助缓解病情、改善功能以及提高生活质量等。同时，还应向患者说明治疗过程中可能出现的感觉和反应，如推拿时的酸胀感、药物作用后的局部反应等。通过充分的解释和沟通，护理人员可以帮助患者更好地理解治疗过程，消除不必要的恐惧和焦虑，从而更加积极地配合治疗。

在解释过程中，护理人员应注重使用通俗易懂的语言和形象的比喻，帮助患者更好地理解抽象的概念和复杂的操作。同时，还应鼓励患者提问和分享自己的感受，以便及时解答疑惑和调整治疗方案。

2. 可能的风险与益处说明

除了向患者解释治疗的目的和方法外，护理人员还需要向他们说明治疗过程中可能出现的风险、并发症和不良反应。这包括药物过敏、局部疼痛、皮肤损伤等潜在风险。同时，也应向患者介绍治疗的潜在益处和效果，如缓解症状、改善功能等。通过全面的风险与益处说明，护理人员可以帮助患者做出知情决策，明确自己的治疗期望和责任。

在说明过程中，护理人员应保持客观中立的态度，既不过度夸大治疗的益处，也不刻意隐瞒潜在的风险。他们还应根据患者的具体情况和需求，提供个性化的建议和解决方案。同时，对于患者可能提出的疑虑和担忧，护理人员应给予耐心细致的解答和支持。

3. 配合与注意事项指导

为了确保治疗的顺利进行和患者的安全舒适，护理人员需要向患者提供关于如何配合医护人员操作的指导。这包括体位调整、呼吸配合等方面的具体建议。例如，在推拿过程中，患者可能需要采取特定的体位以便医护人员更好地操作；在药物注射时，患者需要保持放松并遵循医护人员的指示进行呼吸配合等。

此外，护理人员还需要告知患者在治疗过程中应注意的事项。例如，保持治疗部位的清洁干燥以避免感染；遵循医护人员的建议进行适度活动以促进康复等。通过详细的配合与注意事项指导，护理人员可以帮助患者更好地适应治疗过程并减少不必要的误解和冲突。

4. 自我护理与康复建议

除了治疗过程中的配合与注意事项，护理人员还需要向患者提供关于自我护理和康复的建议。这包括合理饮食、适度运动、保持良好心态等方面的指导。例如，对于需要控制饮食的患者，护理人员可以向他们介绍适合的食物种类和烹饪方法；对于需要进行康复训练的患者，护理人员可以向他们演示正确的运动方式和频率等。

通过提供个性化的自我护理与康复建议，护理人员可以帮助患者在治疗过程中保持健康的生活方式并促进康复。同时，这些建议也有助于增强患者的自我管理能力和信心，提高他们的生活质量和社会参与度。

三、推药结合治疗过程中的护理操作与观察

推药结合治疗是一种将推拿手法与药物治疗相结合的综合治疗方法，旨在通过物理刺激和药物作用共同缓解患者的疼痛和不适。在治疗过程中，护理人员扮演着至关重要的角色，需要执行一系列精细的护理操作，并密切观察患者的反应和病情变化。

（一）协助患者取舒适体位

在推药结合治疗过程中，协助患者取舒适体位是护理人员的核心职责之一。一个正确的体位不仅为治疗师提供了良好的操作环境，还有助于提高患者的舒适度，从而增强治疗效果。以下是护理人员在协助患者取体位时应详细关注的四个方面。

1. 评估患者的身体状况和需求

在协助患者取体位之前，护理人员首先需要对患者的身体状况进行全面评估。这包括了解患者的病史、疼痛部位、活动能力受限情况等信息。通过评估，护理人员可以了解患者的具体需求，如是否需要额外的支撑或缓解特定部位的压力。

同时，护理人员还应关注患者的心理状况。对于感到紧张或焦虑的患者，护理人员可以通过温和的语气和解释来帮助他们放松。了解患者的需求和担忧有助于建立信任关系，并为后续的治疗打下良好的基础。

2. 解释体位的目的和重要性

在协助患者取体位时，护理人员需要向患者解释所取体位的目的和重要性。这有助于患者理解并配合治疗过程。通过详细的解释，患者可以了解到正确的体位对于治疗效果的积极影响，以及如何通过保持舒适的体位来减少不适感和提高舒适度。

此外，护理人员还应向患者说明在治疗过程中可能需要调整体位的情况。这有助于患者做好心理准备，并在需要时主动配合护理人员的指导。

3. 协助调整体位

根据治疗的需要和患者的舒适度需求，护理人员需要协助患者取合适的体位。这包括俯卧位、侧卧位、仰卧位等多种体位。在调整体位时，护理人员应关注患者的反应，确保患者在调整过程中感到舒适和安全。

为了保持体位的稳定性，护理人员可以使用枕头、垫子、沙袋等辅助工具来支撑患者的身体。这些辅助工具可以有效地减轻患者的压力，提高舒适度，并有助于保持体位的稳定性。同时，护理人员还应定期检查患者的体位是否保持正确，以便及时进行调整。

4. 保持体位的稳定性

在治疗过程中，保持患者体位的稳定性至关重要。护理人员需要密切关注患者的身体状况和反应，确保他们在整个治疗过程中都能保持舒适的体位。为了实现这一目标，护理人员可以采取多种措施。

定期检查和调整患者的体位是必要的。由于治疗过程中患者可能会出现移动或不适的情况，护理人员需要定期检查患者的体位是否发生变化，并及时进行调整。这有助于确保治疗师能够准确地进行推拿操作，同时提高患者的舒适度。

使用适当的约束设备也是保持体位稳定性的有效方法。在某些情况下，为了防止患者因意识不清或疼痛等原因而移动身体，护理人员可以使用约束带来轻轻地固定患者的身体部位。然而，在使用约束设备时，护理人员需要确保患者的安全和舒适，并遵循相关的操作规范。

此外，护理人员还可以通过与患者保持沟通来帮助他们保持体位的稳定性。通过询问患者的感受和需求，护理人员可以及时发现并解决患者的不适问题，从而提高他们的配合度和治疗效果。

（二）实施推拿治疗

在推药结合治疗中，推拿治疗扮演着重要的角色。作为一种古老而有效的物理治疗方法，推拿通过手法刺激皮肤和肌肉组织，旨在促进血液循环和淋巴循环，有效缓解疼痛和肌肉紧张。在这一过程中，护理人员起着不可或缺的作用，他们协助治疗师确保治疗的顺利进行，为患者带来最佳的治疗效果。以下是护理人员在实施推拿治疗时应特别注意的三个要点。

1. 保持手法的正确性

推拿治疗的效果在很大程度上取决于手法的正确性。护理人员需要掌握一系列专业的推拿手法，如按、摩、推、拿等，每一种手法都有其特定的目的和应用场景。按法可以深层放松肌肉，摩法则能促进表层的血液循环，推法有助于疏通经络，而拿法则能缓解肌肉紧张和疼痛。

在实施手法时，护理人员还需要根据患者的身体状况和反应进行个性化的调整。例如，对于肌肉紧张的患者，护理人员可以采用轻柔的摩法和推法来放松肌肉；而对于疼痛明显的患者，则可以采用按法和拿法来缓解疼痛。

此外，保持手法的连贯性和节奏感也非常重要。护理人员需要熟练掌握各种手法的转换和衔接，以确保整个治疗过程的流畅和舒适。

2. 观察患者的反应

在治疗过程中，密切观察患者的反应是护理人员的另一项重要职责。由于每个人的身体状况和反应都不同，因此护理人员需要时刻保持警觉，以便及时发现问题并做出调整。

护理人员需要关注患者的舒适度。如果患者在治疗过程中感到不适或疼痛加剧，护理人员应立即停止治疗并报告给医生。这可能是由于手法力度过大、频率过快或患者对某些手法不耐受等原因造成的。

护理人员还需要观察患者的皮肤状况和肌肉紧张度的变化。如果患者的皮肤出现红肿、瘀斑等异常情况，或者肌肉紧张度明显增加，护理人员应及时调整手法或停止治疗。

通过与患者的沟通和观察，护理人员可以及时了解患者的需求和反馈，为治疗师提供有价值的信息和建议，共同确保治疗的安全性和有效性。

3. 保持与治疗师的沟通

在推拿治疗过程中，护理人员与治疗师之间的紧密沟通是确保治疗顺利进行的关键。双方需要共同确定治疗方案和手法选择，以确保治疗的连贯性和一致性。

在治疗开始前，护理人员应与治疗师详细讨论患者的病历、诊断结果和治疗目标。这有助于双方对患者的病情和治疗需求达成共识，为后续的治疗打下良好的基础。

在治疗过程中，护理人员应定期向治疗师反馈患者的反应和治疗效果。这包括患者的舒适度、疼痛程度、皮肤状况等方面的信息。通过及时的反馈，治疗师可以根据患者的实际情况调整治疗方案和手法选择，以达到最佳的治疗效果。

同时，护理人员还应与治疗师共同协作，确保治疗过程中的安全。例如，在需要调整患者体位或使用辅助工具时，双方应明确分工和配合方式，以避免意外情况的发生。

（三）给予药物治疗

在推药结合治疗中，药物治疗是确保患者康复的重要手段之一。护理人员在此过程中的角色至关重要，他们需要确保药物的种类、剂量和给药途径的准确无误，以最大化药物的治疗效果，同时最小化可能的副作用。以下是护理人员在给予药物治疗时应特别注意的三个关键方面。

1. 核对药物信息

药物治疗的首要步骤是核对药物信息，这是防止药物错误的关键。护理人员在给药前必须仔细核对医嘱，确保药物的名称、剂量、给药途径等信息与医嘱完全一致。任何细微的差错都可能导致严重的后果，因此这一步骤绝不能被忽视。

除了核对医嘱，护理人员还应检查药物的包装和标签，确保药物没有过期，且储存条件符合要求。对于需要特殊储存条件的药物，如冷藏或避光保存的药物，护理人员需要特别注意。

此外，护理人员还应了解患者的药物过敏史和用药史，以避免给予患者可能导致过敏反应的药物。如果患者对某种药物有过敏反应，护理人员应立即记录并告知医生，以便调整治疗方案。

2. 观察药物效果和不良反应

给药后，护理人员需要密切观察药物的效果和不良反应。药物的效果可以通过观察患者的症状改善情况来评估，如疼痛的减轻、体温的下降等。同时，护理人员还需要关注患者可能出现的不良反应，如恶心、呕吐、皮疹等。

一旦发现患者出现不良反应，护理人员应立即采取相应的措施。对于轻微的不良反应，如轻微的恶心或头痛，护理人员可以通过调整药物剂量或给予对症治疗来缓解。然而，对于严重的不良反应，如过敏反应或药物中毒，护理人员需要立即停止给药，并迅速报告给医生，以便及时采取抢救措施。

此外，护理人员还应定期记录患者的用药情况和反应，为医生提供准确的信息，以便调整治疗方案和药物剂量。

3. 提供用药指导

为了确保患者能够正确使用药物，护理人员需要向患者提供详细的用药指导。这包括药物的用法、用量、用药时间、注意事项等。对于需要特殊用药技巧的药物，如吸入剂或滴眼剂，护理人员还应亲自示范正确的使用方法，并确保患者能够掌握。

除了提供用药指导，护理人员还应解答患者在用药过程中的疑问和困惑。对于患者提出的问题，护理人员应耐心解答，确保患者能够充分了解药物的作用和副作用，从而消除恐惧和焦虑情绪。

此外，护理人员还应强调遵医嘱用药的重要性，告诫患者不要随意更改药物剂量或停药。如果患者需要调整药物剂量或更改治疗方案，护理人员应告知医生并遵循医生的指示进行操作。

（四）密切观察病情变化

在推药结合治疗的过程中，护理人员的角色是不可或缺的。他们不仅是治疗方案的执行者，更是患者病情变化的第一观察者。密切观察病情变化是护理人员的基本职责，也是确保治疗安全和效果的关键环节。以下是在这一过程中，护理人员需要注意的三个主要方面。

1. 定期评估疼痛程度

疼痛是许多疾病的主要症状之一，也是患者最直接的感受。因此，护理人员需要定期评估患者的疼痛程度，以了解疾病的发展情况和治疗效果。评估疼痛程度时，护理人员需要关注疼痛的性质、部位、持续时间以及伴随症状等信息。这些信息不仅可以帮助护理人员更准确地评估患者的疼痛程度，还可以为医生调整治疗方案提供依据。

在评估疼痛程度时，护理人员还需要注意患者的个体差异。不同患者对疼痛的耐受度和表达方式可能不同，因此护理人员需要根据患者的实际情况进行个性化的评估。同时，护理人员还需要向患者解释疼痛评估的重要性和方法，以取得患者的配合和理解。

记录疼痛评估结果也是非常重要的。护理人员需要将每次评估的结果详细记录在病历中，以便医生和其他护理人员了解患者的疼痛变化情况。这些记录还可以作为治疗效果评价的依据，为后续的治疗提供参考。

2. 观察活动能力和心理状态

除了疼痛程度外，护理人员还需要观察患者的活动能力和心理状态。活动能力是反映患者身体状况的重要指标之一，而心理状态则直接影响患者的康复进程和生活质量。

在活动能力方面，护理人员需要关注患者的行走、站立、坐卧等日常活动情况。如果患者出现活动受限或功能障碍等情况，护理人员需要及时记录并报告给医生。同时，护理人员还需要指导患者进行适当的康复锻炼，以促进功能恢复和提高生活质量。

在心理状态方面，护理人员需要关注患者的情绪变化、睡眠质量以及社交能力等方面。如果患者出现情绪低落、焦虑不安或失眠等情况，护理人员需要及时采取措施进行心理疏导和干预。这可以通过与患者沟通、提供心理支持或建议专业心理咨询等方式实现。

3. 发现并处理异常情况

在治疗过程中，患者可能会出现各种异常情况，如药物过敏、局部感染、病情变化等。这些异常情况如果得不到及时发现和处理，可能会对患者的治疗效果和生命安全造成威胁。

因此，护理人员需要保持高度警惕，密切观察患者的病情变化。他们需要具备丰富的临床经验和敏锐的观察力，以便在第一时间发现潜在的异常情况。一旦发现异常情况，护理人员需要立即采取措施进行处理，并及时报告给医生。

处理异常情况时，护理人员需要根据患者的实际情况和医生的建议采取适当的措施。例如，对于药物过敏患者，护理人员需要立即停止给药并采取相应的抗过敏治疗；对于局部感染患者，护理人员需要进行清创换药等处理。在处理异常情况的过程中，护理人员还需要保持冷静和专业的态度，以确保患者的安全和舒适。

四、推药结合治疗后的护理随访与效果评价

推药结合治疗作为一种综合性的治疗方法，在治疗结束后并不意味着护理工作的完结。相反，治疗后的护理随访和效果评价是确保治疗效果持续、患者满意度提高的重要环节。

（一）随访观察

在推药结合治疗的过程中，随访观察是确保治疗效果持续、稳定并预防潜在并发症的关键环节。护理人员在此阶段发挥着核心作用，他们通过定期的随访，能够及时了解患者的康复情况，评估治疗效果，并提供必要的支持和干预。以下是随访观察中护理人员应重点关注的四个方面。

1. 疼痛缓解情况

疼痛是许多疾病的主要症状，也是患者最直接的感受。在推药结合治疗后，护理人员需要定期评估患者的疼痛程度，与治疗前的疼痛评分进行比较，以了解疼痛缓解的情况。这一评估过程应标准化、客观化，可使用疼痛评分工具如视觉模拟评分法（VAS）或数字评分法（NRS）进行量化评估。

若疼痛未得到缓解或出现加重趋势，护理人员应及时与医生沟通，探讨可能的原因，并协助调整治疗方案。同时，护理人员还应关注疼痛对患者日常生活的影响，如睡眠、饮食、活动等，以提供更全面的护理支持。

2. 活动能力改善情况

推药结合治疗的目标之一是改善患者的活动能力，提高生活质量。因此，护理人员需要在随访过程中观察患者行走、站立、坐卧等动作的改善情况。这些观察结果可以为进一步的康复计划提供依据，如是否需要增加物理治疗、康复训练等。

此外，护理人员还应关注患者日常生活自理能力的恢复情况，如穿衣、洗漱、进食等。这些细节的改善不仅反映了治疗效果，也是患者重拾生活信心的关键。

3. 心理状态变化

疼痛和活动能力受限往往会对患者的心理状态产生负面影响，如焦虑、抑郁等。这些心理问题不仅会影响患者的康复进程，还可能导致治疗依从性下降。因此，护理人员需要关注患者的情绪变化，及时发现并处理心理问题。

在随访过程中，护理人员应主动与患者沟通，倾听他们的感受和诉求，提供心理支持。对于出现心理问题的患者，护理人员可协助医生进行心理评估，并提供相应的心理干预措施，如认知行为疗法、放松训练等。同时，护理人员还应鼓励患者参与社交活动，与家人和朋友保持联系，以减轻孤独感和无助感。

4. 潜在问题处理

在随访过程中，护理人员可能会发现一些潜在的问题，如局部感染、药物过敏、病情复发等。这些问题如果不及时处理，可能会影响治疗效果甚至威胁患者的健康。因此，护理人员需要具备丰富的临床经验和敏锐的观察力，及时发现并处理这些问题。

对于局部感染等常见问题，护理人员应掌握基本的处理方法和预防措施。例如，保持伤口清洁干燥、定期更换敷料、遵医嘱使用抗生素等。对于药物过敏等严重问题，护理人员应立即停止给药并报告医生进行紧急处理。同时，护理人员还应向患者详细解释药物过敏的原因和注意事项，以避免类似情况再次发生。

除了以上四个方面外，护理人员在随访观察中还应关注患者的用药情况、营养状况、睡眠质量等细节问题。这些细节问题虽然看似微小，但却是影响患者康复进程的重要因素。通过全面的随访观察和细致的护理支持，护理人员可以为患者的全面康复提供有力保障。

（二）效果评价

在医疗护理领域中，效果评价是任何治疗方法不可或缺的一部分。对于推药结合治疗而言，效果评价尤为重要，因为它不仅关乎患者的康复进程，还直接影响治疗方案的调整和优化。护理人员在此环节中发挥着举足轻重的作用，他们通过与医生、治疗师等医疗团队成员的紧密合作，确保对治疗效果进行客观、全面的评价。以下将详细阐述效果评价的三个主要方面。

1. 疼痛评分改善情况

疼痛是许多疾病治疗过程中需要重点关注的症状之一，因此，在推药结合治疗后，护理人员首先需要评估患者的疼痛改善情况。为了实现这一目标，护理人员需要采用标准化的疼痛评估工具，如数字评分法、面部表情法等，定期记录患者的疼痛程度。这些评分不仅提供了患者疼痛状况的直接反馈，还是衡量治疗效果的重要指标。

在进行疼痛评分时，护理人员需要确保评估的准确性和一致性。他们需要在相同的环境下，使用相同的评估工具，由同一位评估者进行评分，以减少误差和偏差。同时，护理人员还需要关注疼痛评分的动态变化，以便及时发现疼痛加重或缓解的趋势，为调整治疗方案提供依据。

2. 生活质量评分改善情况

除了关注疼痛的缓解情况，护理人员还需要评估推药结合治疗对患者生活质量的影响。生活质量是一个综合指标，涵盖了患者的身体功能、心理状态、社会功能等多个方面。为了全面评估生活质量的改善情况，护理人员需要使用专门的生活质量评估量表，如 SF-36、QOL-BREF 等，从多个维度对患者的生活质量进行量化评估。

这些评估结果不仅可以帮助护理人员了解患者在治疗过程中的整体状况，还可以为医生提供有价值的信息，以便制定更加个性化和有效的治疗方案。同时，生活质量评分的改善也是衡量治疗效果的重要指标之一，它可以直观地反映推药结合治疗在改善患者生活质量方面的成效。

3. 客观指标变化情况

除了主观的疼痛和生活质量评分，护理人员还需要关注一些客观指标的变化情况，以便更全面地评价治疗效果。这些客观指标包括患者的活动范围、肌力恢复情况、实验室检查结果等。活动范围和肌力恢复情况是反映患者身体功能改善的重要指标，而实验室检查结果则可以提供关于疾病进展和治疗效果的更多信息。

为了准确评估这些客观指标的变化情况，护理人员需要定期进行测量和记录。他们需要使用标准的测量工具和方法，确保测量结果的准确性和可比性。同时，护理人员还需要与医生和其他医疗团队成员保持密切沟通，共同分析和解读这些客观指标的变化趋势，以便及时调整治疗方案并优化护理策略。

在未来的医疗护理实践中，我们应继续加强对效果评价的重视和投入。通过不断提高护理人员的专业素养和评估能力，我们可以更加准确地评价治疗效果，为患者的康复进程提供更有力的支持。同时，我们还应积极探索新的评估工具和方法，以适应不断变化的医疗环境和患者需求，为推药结合治疗等创新治疗方法的发展和推广贡献力量。

（三）患者满意度调查

在医疗服务领域，患者满意度被视为衡量服务质量的核心指标。特别是对于推药结合治疗这类综合性疗法，患者的满意度不仅关乎治疗方法的接受度，还直接影响医疗机构的声誉和未来发展。因此，进行患者满意度调查至关重要，它能够帮助医疗机构深入了解患者的需求和期望，及时发现服务中的短板，并为服务质量的持续改进提供有力支持。

1. 治疗环境评价

治疗环境是患者接受治疗时的第一印象，也是影响患者满意度的重要因素之一。一个整洁、舒适、设备齐全的治疗环境不仅能够提升患者的就医体验，还有助于缓解患者的紧张情绪，促进治疗效果的发挥。

在进行患者满意度调查时，护理人员应邀请患者对治疗室的清洁程度、舒适度、设备设施等方面进行全面评价。例如，治疗室是否定期清洁消毒、空气是否流通、温度湿度是否适宜、座椅床铺是否舒适、医疗设备是否先进且维护良好等。这些细节都直接关系到患者的切身感受，也是评价治疗环境优劣的重要依据。

通过收集患者的反馈，护理人员可以了解治疗环境在哪些方面达到了患者的期望，哪些方面还有待改进。对于存在的问题，护理人员应及时向医院管理层反映，并协同相关部门制定改进措施，如增加清洁频次、更新老旧设备、优化空间布局等，以提升治疗环境的整体品质。

2. 服务态度评价

服务态度是评价医疗服务质量的重要方面之一，它直接关系到患者的心理感受和治疗效果。一个热情、耐心、专业的护理人员不仅能够赢得患者的信任和配合，还能够提高患者的治疗依从性，从而有助于治疗效果的提升。

在患者满意度调查中，护理人员应邀请患者对护理人员的服务态度、沟通技巧、专业水平等方面进行评价。例如，护理人员是否主动问候患者、耐心解答患者疑问、关注患者的需求和感受；是否具备专业的医学知识和护理技能，能够熟练地操作医疗设备、正确地执行医嘱等。这些方面的评价能够反映护理人员是否具备良好的职业素养和服务意识。

通过患者的反馈，护理人员可以了解自己在服务态度方面存在的优点和不足。对于患者提出的表扬和建议，护理人员应虚心接受并持续改进自己的服务方式。同时，医院管理层也应加强对护理人员的培训和管理，提高他们的职业素养和服务水平，为患者提供更加优质、人性化的医疗服务。

3. 治疗效果评价

治疗效果是患者最为关心的方面之一，也是衡量推药结合治疗是否成功的重要标准。一个显著的治疗效果不仅能够提升患者的满意度和信心，还能够为医疗机构树立良好的口碑和形象。

在患者满意度调查中，护理人员应邀请患者对推药结合治疗的效果进行全面评价。这包括疼痛缓解程度、活动能力改善情况、生活质量提升等方面。通过收集患者的反馈数据并进行统计分析，护理人员可以了解治疗方法的实际效果以及患者的真实感受和需求。

对于治疗效果不佳的患者，护理人员应及时与医生沟通并探讨可能的原因和解决方案。同时，他们还应加强对患者的健康教育和心理支持，帮助患者建立积极的心态和正确的生活方式，以促进治疗效果的提升。对于治疗效果显著的患者，护理人员应总结经验并与其他医疗团队成员分享成功案例和治疗心得，为今后的治疗工作提供有益的参考和借鉴。

五、患者教育与自我护理指导

在推药结合治疗过程中及治疗后，患者教育与自我护理指导是护理工作中不可或缺的一部分。通过向患者提供全面的教育和指导，护理人员可以帮助患者更好地管理自己的健康状况，提高治疗效果和生活质量。

（一）疼痛管理教育

疼痛，作为一种令人不适且难以忍受的感觉，是许多疾病和治疗过程中难以避免的症状。它不仅给患者带来身体上的折磨，更对其心理状态和生活质量造成深远影响。因此，对于护理人员而言，向患者提供全面、有效的疼痛管理教育显得尤为重要。通过教育，护理人员能够帮助患者建立正确的疼痛认知，掌握有效的疼痛处理策略，从而提高他们的生活质量和治疗依从性。

1. 疼痛的原因和机制

在疼痛管理教育的首要环节，护理人员需要向患者详细解释疼痛的产生原因和生理机制。疼痛是一种复杂的生理和心理反应，它可以由多种原因引起，如组织损伤、炎症、神经压迫等。了解疼痛的本质和影响因素，有助于患者消除对疼痛的恐惧和焦虑，建立正确的疼痛认知。

护理人员可以通过使用简单易懂的语言和生动的图表，向患者讲解疼痛的生理过程，包括疼痛感受器的激活、神经信号的传导、大脑对疼痛的处理等。同时，他们还可以结合患者的具体病情和治疗方案，解释疼痛与治疗的关系，以及疼痛可能随着治疗的进展而发生变化的情况。

此外，护理人员还需要关注患者的心理反应，鼓励他们表达自己对疼痛的感受和担忧。通过倾听和理解，护理人员可以帮助患者建立积极的应对态度，增强他们战胜疼痛的信心和勇气。

2. 疼痛评估方法

为了更准确地了解患者的疼痛状况，制定有效的疼痛管理策略，护理人员需要教会患者如何正确评估自己的疼痛程度。疼痛评估是疼痛管理的基础，它能够帮助医护人员了解患者的疼痛强度、性质、部位等关键信息，为治疗方案的调整提供依据。

护理人员可以向患者介绍各种疼痛评估工具，如数字评分法、面部表情法等，并指导他们如何正确使用这些工具来评估自己的疼痛。此外，护理人员还可以鼓励患者记录疼痛日记，详细记录疼痛发作的时间、频率、强度等信息。这些数据不仅有助于医护人员更全面地了解患者的疼痛状况，还可以作为治疗效果评价的重要依据。

在教会患者使用疼痛评估工具的同时，护理人员还需要强调准确评估的重要性。他们应该向患者解释，只有准确地表达自己的疼痛感受，医护人员才能制定出更加精准有效的治疗方案。因此，患者在评估自己的疼痛时应该保持客观、真实的态度，不受其他因素的干扰。

3. 疼痛缓解方法

在了解了疼痛的原因和评估方法后，护理人员需要向患者介绍各种有效的疼痛缓解方法。这些方法包括药物治疗、物理治疗、心理疗法等，每种方法都有其独特的优势和适用范围。

药物治疗是最常见的疼痛缓解方法之一。护理人员可以向患者介绍各种镇痛药物的作用机制、使用方法、可能的不良反应等信息，并根据患者的具体情况制定个性化的用药方案。同时，他们还需要密切关注患者的用药反应，及时调整用药方案以确保药物的安全有效。

除了药物治疗，物理治疗也是一种重要的疼痛缓解方法。护理人员可以向患者介绍各种物理治疗方法，如热敷、冷敷、按摩、针灸等，并指导他们如何正确操作以获得最佳效果。这些方法可以帮助患者缓解局部疼痛、改善血液循环、促进组织修复等。

心理疗法在疼痛管理中也发挥着重要作用。护理人员可以向患者介绍各种心理疗法，如认知行为疗法、放松训练、音乐疗法等，并帮助他们选择适合自己的方法进行尝试。这些方法可以帮助患者调整心态、缓解焦虑和压力、提高疼痛阈值等。

4. 疼痛预防策略

除了缓解疼痛，护理人员还需要向患者介绍预防疼痛的策略。预防疼痛是疼痛管理的重要组成部分，它可以帮助患者降低疼痛发作的风险，提高生活质量。

护理人员可以向患者介绍各种预防疼痛的方法，如保持良好的生活习惯、避免诱发疼痛的因素等。良好的生活习惯包括保持充足的睡眠、合理的饮食、适当的运动等；避免诱发疼痛的因素则包括避免长时间保持同一姿势、避免过度用力等。同时，护理人员还可以根据患者的具体情况制定个性化的预防方案，帮助他们更好地管理自己的疼痛。

（二）药物使用指导

在推药结合治疗的过程中，药物治疗占据着举足轻重的地位。为了确保患者能够正确使用药物，并在用药过程中注意安全事项，护理人员有责任向患者提供全面、细致的药物使用指导。这不仅关乎患者的治疗效果，更直接关系到他们的生命安全和生活质量。

1. 药物名称和作用

护理人员需要向患者详细介绍所使用药物的名称和主要作用。药物的名称是识别药物的基础，而了解药物的主要作用则有助于患者理解治疗的目的和意义。

在介绍药物名称时，护理人员应确保使用正确的学名和商品名，避免使用过于专业或模糊的术语，以免给患者带来困惑。同时，他们还应向患者解释药物的治疗目的，即药物是如何针对患者的具体病情发挥作用的。这有助于患者建立对药物的信任感，从而提高治疗依从性。

此外，护理人员还应关注患者的理解能力和接受程度。对于年龄较大、文化程度较低或存在认知障碍的患者，护理人员需要采用更加通俗易懂的语言和方式进行解释，确保患者能够充分理解并记住药物的名称和作用。

2. 用法用量

正确的用法用量是确保药物治疗效果的关键。护理人员需要向患者详细解释药物的用法、用量以及用药时间等方面的要求。这包括每次用药的剂量、每日用药的次数、用药的最佳时间以及用药方式（如口服、注射等）。

在制定个性化的用药计划时，护理人员需要考虑患者的年龄、体重、病情严重程度以及肝肾功能等因素。对于特殊人群，如儿童、老年人、孕妇或哺乳期妇女，护理人员还需要根据他们的生理特点和药物代谢特点进行调整，确保用药的安全性和有效性。

同时，护理人员还应向患者强调遵医嘱用药的重要性。他们应解释为何需要按照医生的建议和处方来使用药物，以及不遵医嘱可能带来的后果。这有助于增强患者的治疗意识，提高他们对药物治疗的重视程度。

3. 可能的不良反应

药物治疗过程中可能会出现各种不良反应和副作用。护理人员需要向患者详细介绍这些可能的不良反应，包括常见的和严重的反应类型、发生概率以及可能的影响等。这有助于患者在用药过程中保持警惕，及时发现并处理潜在的问题。

同时，护理人员还应向患者传授应对不良反应的方法和技巧。例如，对于轻微的胃肠道不适，患者可以尝试调整饮食或服用胃药来缓解症状；对于严重的过敏反应，如呼吸困难或心悸等，患者应立即停药并寻求紧急医疗救助。这些具体的应对措施可以帮助患者在面对不良反应时保持冷静并做出正确的判断和处理。

4. 药物相互作用与禁忌

在多种药物联合使用的情况下，药物之间的相互作用和禁忌问题尤为突出。护理人员需要向患者解释哪些药物可以同时使用，哪些药物应避免同时使用，以及同时使用可能带来的风险和后果。这有助于患者合理规划用药方案，避免不必要的药物相互作用和冲突。

此外，护理人员还应关注患者的用药史和过敏史。对于曾经出现过药物过敏或不良反应的患者，护理人员需要特别提醒他们注意避免使用相同或类似的药物，以防止再次发生不良反应。同时，对于患有特定疾病或正在接受其他治疗的患者，护理人员还需要根据他们的具体情况提供针对性的用药建议和指导。

（三）日常生活指导

在推药结合治疗的过程中，日常生活方式的调整同样占据着举足轻重的地位。护理人员不仅需要关注患者的药物治疗，更要向患者提供关于饮食、运动、休息等方面的建议，帮助他们改善生活方式，从而促进康复进程。以下将详细阐述日常生活指导的三个方面。

1. 饮食指导

饮食是人体获取营养、维持生命活动的重要途径。对于患者而言，合理的饮食更是促进康复、增强抵抗力的关键。因此，护理人员需要根据患者的具体情况和营养需求，制定个性化的饮食计划。

在制定饮食计划时，护理人员应首先了解患者的年龄、性别、身高、体重等基本信息，以及他们的饮食习惯、偏好和禁忌。然后，结合患者的病情和治疗方案，确定每日所需的热量、蛋白质、脂肪、碳水化合物、维生素、矿物质等营养素的摄入量。在此基础上，护理人员可以进一步规划食物种类、摄入量和餐次分配，确保患者获得全面、均衡的营养。

除了制定个性化的饮食计划，护理人员还需要向患者介绍健康饮食的原则和技巧。例如，鼓励患者多摄入新鲜蔬菜、水果、全谷类食物等富含纤维和维生素的食物；适量摄入优质蛋白质，如鱼、肉、蛋、奶等；限制高糖、高脂、高盐食物的摄入；保持饮食规律，避免暴饮暴食等。这些健康饮食的原则和技巧有助于患者养成良好的饮食习惯，为康复进程提供坚实的营养基础。

2. 运动指导

适当的运动可以帮助患者增强身体素质、提高心肺功能、缓解疼痛和改善心情。然而，对于患者而言，并非所有的运动都适合他们。因此，护理人员需要向患者介绍适合的运动方式和运动强度，并制定个性化的运动计划。

在运动指导过程中，护理人员应首先评估患者的身体状况和运动能力，了解他们有无运动禁忌症或特殊需求。然后，结合患者的年龄、病情和治疗方案，选择适合的运动方式，如散步、慢跑、游泳、太极拳等。同时，根据患者的实际情况，制定具体的运动计划，包括运动时间、频率和强度等。

在运动过程中，护理人员还需要密切关注患者的反应和舒适度。他们应随时观察患者的呼吸、心率、血压等指标的变化，确保运动安全有效。此外，护理人员还应向患者传授正确的运动姿势和技巧，避免运动损伤和意外情况的发生。

3. 休息与睡眠指导

充足的睡眠和适当的休息对于患者的康复同样重要。良好的睡眠可以帮助患者恢复体力、增强免疫力、缓解疼痛和改善心情。因此，护理人员需要向患者介绍良好的睡眠习惯和休息方式。

在休息与睡眠指导中，护理人员应首先了解患者的睡眠状况和休息环境。然后，结合患者的实际情况和需求，提供必要的改善建议和支持。例如，建议患者保持规律的作息时间表，避免熬夜和过度劳累；营造安静、舒适的睡眠环境，减少噪音和干扰；睡前放松身心，避免刺激性活动和思考等。这些良好的睡眠习惯和休息方式有助于患者提高睡眠质量和休息效果。

此外，护理人员还应关注患者的心理状况和情感需求。他们应给予患者足够的关心和支持，帮助他们缓解焦虑、抑郁等负面情绪，从而改善睡眠质量和休息效果。对于存在睡眠障碍的患者，护理人员还可以配合医生进行专业的评估和治疗，确保患者获得充足的睡眠和休息。

（四）心理支持与社会资源利用

在疼痛和治疗过程中，患者不仅要面对身体上的挑战，还要应对由此产生的心理压力和负面情绪。这些压力和情绪可能源于对疾病的恐惧、对治疗的不确定感、对康复的渴望以及对生活质量的担忧等。因此，护理人员在关注患者身体状况的同时，也必须高度重视他们的心理状态，并提供必要的心理支持和建议。同时，指导患者如何利用社会资源，以获得更多帮助和支持，也是护理工作中的重要一环。

1. 心理支持

心理支持是患者在康复过程中不可或缺的一部分。护理人员作为与患者接触最密切的医疗团队成员，有责任也有能力为患者提供有效的心理支持。

建立良好的沟通关系是提供心理支持的前提。护理人员需要主动与患者交流，倾听他们的内心感受和诉求，理解他们的痛苦和困惑。在交流过程中，护理人员应保持耐心、细心和同理心，让患者感受到被尊重、被理解和被关心。

提供情感支持是心理支持的核心内容。面对疾病和治疗，患者往往会产生恐惧、焦虑、抑郁等负面情绪。护理人员需要通过鼓励、安慰、陪伴等方式，给予患者情感上的支持，帮助他们缓解这些负面情绪，增强面对困难的勇气和信心。

此外，心理疏导也是心理支持的重要手段。护理人员可以运用专业的心理学知识，帮助患者正确认识和处理自己的心理问题。例如，通过认知行为疗法，帮助患者改变消极的思维模式和行为习惯；通过放松训练，帮助患者缓解紧张情绪和躯体症状等。

2. 社会资源利用

除了心理支持外，护理人员还需要指导患者如何利用社会资源获得更多帮助和支持。社会资源是指社会各方面能够为患者提供的各种形式的帮助和支持，包括医疗援助、康复机构、志愿者服务等。

护理人员需要向患者详细介绍各种可利用的社会资源。这包括政府提供的医疗救助政策、慈善组织的援助项目、康复机构的康复服务以及志愿者服务等。通过了解这些资源，患者可以更好地寻求帮助和支持，减轻经济负担和心理压力。

护理人员还需要协助患者申请相关福利和服务。由于患者往往处于弱势地位，他们可能不知道如何申请或获取这些福利和服务。护理人员可以主动为患者提供咨询和指导，帮助他们了解申请流程、准备相关材料并跟进申请进展。

护理人员可以鼓励患者积极参与社会活动和团体组织。通过参与这些活动和组织，患者可以结交新朋友、分享经验、互相支持，从而增强社会归属感和自我价值感。这也有助于提升他们的生活质量和幸福感。

3. 家庭与社区支持

家庭和社区是患者康复过程中的重要支持力量。护理人员需要向患者及其家属介绍如何建立有效的家庭支持和社区支持网络。

护理人员可以与患者及其家属进行深入的沟通，了解他们的家庭状况、社区环境以及可用的支持资源。然后，根据患者的具体情况和需求，制定个性化的家庭护理计划和社区支持方案。

　　护理人员可以向患者及其家属传授一些基本的护理技能和康复知识。这包括如何正确照顾患者的日常生活、如何处理患者的突发状况以及如何进行简单的康复训练等。通过掌握这些技能和知识，家属可以更好地照顾和支持患者，减轻他们的负担和压力。

　　护理人员可以与社区机构合作，为患者提供更多的社区支持服务。例如，与社区康复中心合作，为患者提供定期的康复训练和指导；与社区志愿者组织合作，为患者提供陪伴、照顾等志愿服务；与社区卫生服务中心合作，为患者提供便捷的医疗服务和健康咨询等。

参考文献

[1]徐诗婷,陈丽莹,陈杨云,等.林咸明教授针药结合治疗慢性荨麻疹经验介绍[J].上海针灸杂志,2024,43(02):119-123.

[2]李笑颜,杜欣冉,石雪萌,等.高树中运用调气法治疗咽喉病经验撷菁[J].山东中医杂志,2024,43(02):172-176+180.

[3]李影,张国庆.针药结合治疗肝肾阴虚型黄褐斑临床观察[J].光明中医,2024,39(02):288-291.

[4]马铭泽,吕桂娇,陈思怡,等.针药并用治疗功能性便秘研究进展[J].河北中医,2024,46(01):167-170+176.

[5]伍宏萱,崔瑾.基于《伤寒论》六经辨证和针药结合思想辨治慢性疲劳综合征[J].贵州中医药大学学报,2024,46(01):5-9.

[6]张晨.针药结合治疗慢性盆腔炎湿热瘀结型临床观察[J].实用中医药杂志,2024,40(01):47-49.

[7]王文瑾,葛文,王婧,等.针药复合麻醉在胸腔镜肺癌手术中的肺保护作用临床观察[J].上海中医药大学学报,2024,38(01):61-66+74.

[8]苏荣华,吴仁定,张丽琼.针药联合常规康复治疗缺血性脑卒中吞咽障碍的临床研究[J].中国现代药物应用,2024,18(02):124-127.

[9]隆秀辉,刘芳玲,梁淑芹,等.基于风险评估量表的层级化策略在神经内科病人下肢深静脉血栓预防中的应用[J].循证护理,2024,10(04):710-714.

[10]胡娟,高志超.融合翻转课堂的混合式教学在高职内科护理学中的应用[J].现代职业教育,2024,(05):145-148.

[11]任少玉.案例教学法在心内科护理实习中的应用研究[J].西部素质教育,2024,10(03):166-169.

[12]郭燕君,方媛,张大鹏.认知与行为护理联合精准动态延伸护理在神经内科难治性癫痫患者中的应用研究[J].黑龙江医学,2024,48(03):343-345.

[13]何立娟.对老年跌倒高危患者实施护理专案管理的研究[J].淮北职业技术学院学报,2024,23(01):108-111.

[14]肖杭,刘丹,李杨燕,等.儿科ICU护士预防气管插管非计划性拔管的知信行调查问卷的编制及信效度检验[J/OL].重庆医学,1-16.

[15]儿童孤独症谱系障碍中西医结合干预专家共识[J].湖南中医药大学学报,2024,44(02):169-175.

[16]叶卉.临床路径结合PBL教学法在中医儿科护理临床带教中的应用效果[J].中国中医药现代远程

教育,2024,22(06):39-41.

[17]李倩,李文,万莉萍.思政教育融入中医儿科学实习带教的翻转课堂教学模式研究[J].中国中医药现代远程教育,2024,22(06):187-190.

[18]赵兴友,周旭,李成刚.简述 CDPF 教学模式在中医儿科住院医师规范化培训中的应用[J].中国中医药现代远程教育,2024,22(05):196-198.

[19]于燕,周玮君,顾晓华.门诊西药房有效期药品规范管理策略研究[J].中国卫生标准管理,2023,14(23):131-134.

[20]林婉茹.加强西药房药品管理对降低药患纠纷及药品差错发生率的影响分析[J].中国医药指南,2023,21(30):70-72.

[21]陈萍萍,吕立嵩.电话通知在门诊西药房未取药处方管理中的应用[J].中医药管理杂志,2023,31(18):70-72.

[22]丁燕,杨宁静.加强西药药房管理及减少药患纠纷的对策研究——评《医院药房流程重组》[J].世界中医药,2023,18(17):2567.

[23]李云虹.西药临床合理用药的安全性及管理措施分析[J].中国城乡企业卫生,2023,38(06):51-53.

[24]焦淑芬,胡闯,梁迎洁.我国精神科护理研究 CiteSpace 可视化文献分析[J].护理学杂志,2023,38(13):108-111.

[25]谷琼花,陈丽萍.中医特色护理措施联合常规医护措施干预精神疾病伴发睡眠障碍临床分析[J].世界睡眠医学杂志,2023,10(06):1435-1437.

[26]马春梅,陈凤,刘倩.心理护理与语言沟通对精神疾病患者的影响[J].心理月刊,2023,18(08):175-177.

[27]陈巧梅,沈理慧.职业康复联合家庭参与式护理对重性精神疾病患者生活能力和社会功能的影响[J].临床医药实践,2023,32(04):311-314.

[28]何莉.安全护理在中老年精神疾病住院患者中的应用研究[J].中国城乡企业卫生,2023,38(03):15-17.

[29]张晓璐,刘晓艳,张林,等.全膝关节置换术对血友病性关节炎治疗效果的 meta 分析[J/OL].重庆医学,1-13.

[30]张秀荣,崔欣美,赵海燕,等.广义估计方程评估调督通脉针灸法治疗不同年龄临床前类风湿关节炎的效果[J/OL].中国组织工程研究,1-7.

[31]马洁,褚晓彦,刘伙生,等.刃针结合电针治疗膝关节骨关节炎的临床疗效及对膝关节功能的影响[J/OL].针刺研究,1-8.

[32]邱清盈,窦方健,管成,等.考虑多关节时滞的液压挖掘机轨迹跟踪研究[J/OL].哈尔滨工程大学学报,1-8.

[33]李辉明,薄双娟,邢涛,等.MAPK 信号通路在防治类风湿关节炎中的作用及中药干预研究进展[J/OL].中国实验方剂学杂志,1-11.

[34]李宏恩,马恺,石春花,等.步态分析用于膝骨性关节炎诊断与功能评定的研究进展[J/OL].生物医学工程与临床,1-6.